高等学校"十四五"医学规划新形态教材

（供临床、预防、口腔、影像、检验等专业使用）

放射卫生与放射医学

主　审　苏　旭

主　编　刘晓冬　涂　彧　陈大伟

副主编　娄　云　王军平　马淑梅

编　者（按姓氏汉语拼音排序）

陈春晖　上海市卫生健康委员会监督所
陈大伟　吉林大学
陈尔东　中国疾病预防控制中心
陈肖华　军事医学科学院
邓大平　山东第一医科大学
高　福　海军军医大学
侯长松　中国疾病预防控制中心
黄瑞雪　中南大学
刘军叶　空军军医大学
刘　强　中国医学科学院放射医学研究所
刘晓冬　温州医科大学
龙鼎新　南华大学
娄　云　北京市疾病预防控制中心
马明强　浙江省卫生健康监测与评价中心
马淑梅　温州医科大学
瞿述根　温州医科大学
邵立健　南昌大学
涂　彧　苏州大学
王军平　陆军军医大学
周美娟　南方医科大学
卓维海　复旦大学

编写秘书　瞿述根　温州医科大学

中国教育出版传媒集团

高等教育出版社·北京

U0390635

内容提要

本教材由国内 20 余位放射卫生与放射医学领域的专家教授合著而成。全文共十章，包括绪论、电离辐射的物理学基础、放射损伤的生物学基础、放射损伤与放射病、辐射防护的理论与实践、辐射监测、医用辐射防护、非医用辐射防护、特殊作业环境的辐射防护、放射卫生监督与管理。

本教材系统介绍了电离辐射的基本知识、辐射损伤及其防护等内容，同时结合了核与辐射事故医学应急、军事放射医学与防护、放射工作监测与管理等，既补齐了预防医学"五大卫生"中放射卫生教材不足的短板，又能满足执业医师开具诊断处方时基于辐射防护原则做好受检者一级预防的需要。

本教材可供临床、预防、口腔、影像、检验等专业学生学习使用，也可作为放射工作人员和其他行业人员的参考用书。

图书在版编目（CIP）数据

放射卫生与放射医学 / 刘晓冬，涂彧，陈大伟主编 .
-- 北京：高等教育出版社，2023.2
供临床、预防、口腔、影像、检验等专业使用
ISBN 978-7-04-059220-7

Ⅰ.①放… Ⅱ.①刘… ②涂… ③陈… Ⅲ.①放射卫生学②放射医学 Ⅳ.①R14②R81

中国版本图书馆 CIP 数据核字（2022）第 144643 号

Fangshe Weisheng Yu Fangshe Yixue

策划编辑　吴雪梅	责任编辑　张映桥	封面设计　王　琰	责任印制　刁　毅	

出版发行	高等教育出版社	网　　址　http://www.hep.edu.cn
社　　址	北京市西城区德外大街4号	http://www.hep.com.cn
邮政编码	100120	网上订购　http://www.hepmall.com.cn
印　　刷	山东韵杰文化科技有限公司	http://www.hepmall.com
开　　本	787mm×1092mm　1/16	http://www.hepmall.cn
印　　张	25.5	
字　　数	621 千字	版　　次　2023 年 2 月第 1 版
购书热线	010-58581118	印　　次　2023 年 2 月第 1 次印刷
咨询电话	400-810-0598	定　　价　69.80元

数字课程（基础版）

放射卫生与放射医学

主编 刘晓冬 涂 彧 陈大伟

登录方法：

1. 电脑访问 http://abook.hep.com.cn/59220，或手机扫描下方二维码、下载并安装 Abook 应用。
2. 注册并登录，进入"我的课程"。
3. 输入封底数字课程账号（20 位密码，刮开涂层可见），或通过 Abook 应用扫描封底数字课程账号二维码，完成课程绑定。
4. 点击"进入学习"，开始本数字课程的学习。

课程绑定后一年为数字课程使用有效期。如有使用问题，请点击页面右下角的"自动答疑"按钮。

Abook

放射卫生与放射医学

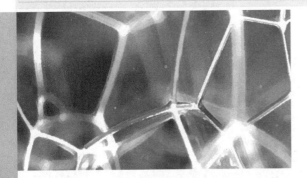

　　放射卫生与放射医学数字课程与纸质教材一体化设计，紧密配合。数字课程涵盖教学课件、知识拓展、课后习题等资源，充分运用多种形式的媒体资源，与纸质教材相互配合，丰富了知识呈现形式。在提升课程教学效果的同时，为学习者提供更多思考与探索的空间。

用户名：＿＿＿＿　密码：＿＿＿＿　验证码：＿＿＿＿　**5360** 忘记密码？ **登录** 注册

http://abook.hep.com.cn/59220

扫描二维码，下载 Abook 应用

前　言

　　随着核能与核技术在民用与军用领域的广泛应用，社会对涉及放射损伤、放射病和辐射防护知识的需求越来越大，但目前相关教材针对性不强，适用范围有限，尚缺乏既适用于预防医学专业，又适用于临床医学相关专业的教材。因此，在高等教育出版社的支持下，我们联合预防医学、放射医学等领域的高校、科研院所、监督管理机构，组织放射卫生与放射医学领域有着丰富教学、科研及监督管理经验的专家学者，专门编制了本教材。

　　本教材体系完整，通俗易懂，实用性强。教材内容丰富，集合了医疗照射、公众照射、职业照射等民众可能接触到的电离辐射内容。全书共 10 章。第一章着重介绍了放射卫生与放射医学的简史、电离辐射的来源等内容。第二章主要介绍了原子结构、辐射剂量学等基本内容。第三章主要介绍了放射损伤的生物学基础。第四章主要介绍了放射损伤与放射病。第五章主要介绍辐射防护的理论与实践。第六章主要介绍了辐射监测的目的、内容、对象、类型及质量控制，以及个人外照射监测与内照射污染监测，工作场所中表面污染监测，环境中空气、陆地和水样品的监测，流出物监测等。第七章主要介绍了医用辐射防护，包括在影像诊断、肿瘤放射治疗、核医学、介入诊疗中的辐射防护。第八章主要介绍了非医用辐射防护，主要包括工业射线探伤的辐射防护、核仪器仪表的辐射防护、工业辐照加工装置的辐射防护等内容。第九章主要介绍了特殊作业环境中的辐射防护，包括空间辐射及其防护、航海医学辐射防护、核武器与放射性复合伤及其防护。第十章主要介绍了放射卫生的监督与管理，包括放射卫生法规标准、建设项目职业病危害（放射防护）评价、辐射机构的监督与管理、职业人群的健康管理。

　　在教材编写过程中，得到了中国医学科学院、中国疾病预防控制中心、军事医学科学院、高等教育出版社等单位的鼎力支持，在此表示感谢！全体编委为此书的完成付出了诸多辛苦和努力，在即将面世之际，谨向所有编委，以及支持、关心本书编写的单位和领导致以最诚挚的谢意！由于水平能力所限，书中难免有不当之处，敬请同仁及师生们给予批评、指正。

刘晓冬

2022 年 10 月

目 录

第一章
绪 论

随着核能的发展和核技术的广泛应用，人们在生产、生活和科学研究活动中与电离辐射接触的机会日益增多。在应用核能和核技术以增进人类福祉的同时，相关机构需要保护人群免受电离辐射的危害。

放射卫生与放射医学的产生和发展，伴随着整个人类的发展进化史。人类生存在宇宙中、生活于地球上，一直受到来自空间和地下的天然放射性作用。在 X 射线发现后，特别是 20 世纪 40 年代后，核技术日渐得到广泛应用，电离辐射与人类生活的关系日益密切，人类受到人工电离辐射的机会也越来越多。因此，电离辐射对机体产生的生物效应引起了人们的广泛关注，其健康风险如何评估、是否存在阈值、如何进行三级预防等，吸引科技人员开展全方位、系统性的研究，这逐渐确立了放射卫生与放射医学的学科地位。

第一节 概 述

一、放射卫生与放射医学简史

1895 年伦琴（Röntgen）发现了 X 射线，次年贝可勒尔（Becquerel）发现了铀的辐射作用，人们开始认识到电离辐射的存在，并逐渐用于人类的生产、生活和研究中。在 X 射线被发现的第二年，就有关于电离辐射生物效应的报道，即电离辐射可致脱发，并根据这种现象将 X 射线应用于治疗良性发痣。随后不断出现电离辐射致皮肤癌和白血病的报道，人们逐渐认识到电离辐射对人类的健康危害效应，并开始了电离辐射生物效应和防护措施的研究。1947 年，美国国家科学院成立了原爆伤害调查委员会（Atomic Bomb Casualty Commission，ABCC），开始研究日本原子弹爆炸幸存者的辐射生物效应，随后 ABCC 改称为放射线影响研究所（Radiation Effects Research Foundation，RERF），继续对幸存者进行长期严密的医学观察，并积累了大量的人群资料，肯定了辐射致癌效应，研究了剂量效应关系，建立了辐射致癌的危险模型。成立于 1955 年的联合国原子辐射效应科学委员会（United Nations Scientific Committee on the Effects of Atomic Radiation，UNSCEAR），定期召集专家对电离辐射生物效应研究成果进行综述和评估，并向联合国大会提交详细报告。美国国家科学院从 1970 年开始，也不定期就电离辐射生物学研究进展发布报告并成立了电离辐射生物效应委员会（Committee on the Biological Effects of Ionizing Radiation，BEIR），大大提高了人们对电离辐射生物效应的认识。可以说，早期人们对电离辐射生物效应的认识比对其他有害健康的化学、物理和生物因素的生物效应认识更为深刻。这为国际放射防护委员会（International Commission on Radiological Protection，ICRP）推荐辐射防护建议书和国际原子能机构（International Atomic Energy Agency，IAEA）及各国制定辐射防护基本标准提供了生物学理论和实验依据，为指导辐射防护实践、放射性疾病诊治、保障人民健康、促进核能利用和造福人类发挥了重要作用。

放射卫生与放射医学在新中国的发展，大致可分为以下三个阶段。

（一）萌芽与起步阶段（1949—1978年）

我国放射卫生与放射医学萌发于国防事业发展需求，以及我国从事X射线诊断、镭疗的医学工作者的防护需要。在此期间，国家陆续选派学者赴苏联进修放射医学相关专业知识，几所大专院校和科研院所相继成立相应机构培养相关领域专业人才，我国放射卫生与放射医学开始起步。

放射卫生与放射医学初期基本采用苏联的模式。1946年，美国在比基尼岛成功进行氢弹试验。随后，苏联的劳动卫生与职业病研究所设立了生物物理部，1951年又设立了第一个放射卫生实验室，1957年在中央高等医学训练研究所成立了第一个放射卫生分部。

20世纪50—60年代，鉴于当时国际形势风云变幻，我国决定加强核能的研究与应用。1956年，我国将同位素应用研究列入科技发展规划。1958年，我国第一座实验研究反应堆投入运行并开始生产放射性同位素。60年代我国围绕核武器试验的国防事业迅速发展，放射卫生的职业照射防护、放射生物效应、放射性监测和公众防护日益得到重视，推动了我国放射卫生学科的萌芽与起步。1959年成立放射防护医学领导小组，负责全国原子能科学事业的防护、放射性同位素在医疗卫生方面的推广、干部培养和科学研究等工作，随后各省成立放射防护医学专管机构。1960年，国务院批准发布《放射性工作卫生防护暂行规定》。

20世纪50—70年代，全国多所大专院校相继创立放射医学专业。1958年，吉林医科大学组建放射医学专业（代号"工业卫生"），并于1960年招收首批放射医学本科生。同年，刘树铮教授（1925—2012）创建了国内高校第一个放射生物学教研室，并担任第一任主任。1960年8月，北京医学院建立放射医学与防护专业，当时称为第一专业，并被列为保密新专业。1962年，苏州医学院请示第二机械工业部，设立放射医学系，开始为核工业和辐射防护部门培养放射医学与防护专业人才。与此同时，科研院所也应运而生。吴德昌院士（1927—2018）于1958年筹建了我国第一个放射毒理实验室，聚焦于原子弹爆炸放射性落下灰对人体的伤害及防治，主持研究了一系列卫生防护标准、人体内放射性核素阻吸收和促排技术和药物等。程天民于1963年在研究犬急性放射病病变时，发现并命名了"骨髓巨核细胞被噬现象"，随后将工作重点由病理学转向核伤害防护医学。1965年，卫生部工业卫生实验所成立，组织来自全国81个单位的1 311人次，参与了18次我国大气层核试验现场的医学、生物学效应研究工作。主要开展核武器损伤特点及诊断治疗、核武器的防护及救治组织、核武器物理参数的测量和监测、下风向地区的医学和剂量学调查、全国放射性落下灰监测及其理化性质等方面研究。

在这一阶段，针对矿工行业人员的辐射健康风险研究也陆续开展起来。国内自60年代开始从动物实验、临床观察、流行病学调查方面开展可溶性天然铀研究。70年代起开展难溶性铀粉尘毒理学研究，提出了铀在生物体内表现为放射毒性和化学毒性的观点。铀及其化合物的毒性大小随其可溶性、分散度、价态及侵入人体途径的不同而不同，一般可溶性铀毒性大于难溶性铀，静脉注射毒性大于口服。铀进入人体后主要沉积于肾、骨、肝、脾等组织器官，对人体产生健康危害。此外，铀属于放射性物质，也可产生致癌作用。通过探讨铀的毒理学特点，为矿业从业人员的辐射防护提供了科学依据。

我国放射卫生的萌芽与起步，带动了我国放射卫生学科在辐射生物效应、放射性监测和公众防护方面的研究，培养了一大批放射卫生专业人才，推动了放射卫生的学科建设，为放射卫生学科发展奠定了重要基础。

（二）稳步发展阶段（1978—2003年）

20世纪80年代，国家工作重点逐步转移到经济建设中来，我国放射卫生工作任务转变为以核能、核技术和平利用为主的放射医学与防护研究工作，基础科学研究和基础调查工作得到加强，学术团体相继成立，国际合作与交流越发活跃。卫生部制定和颁布了一系列职业照射辐射防护、医疗照射辐射防护、放射病诊疗相关标准和法规，推动了我国放射卫生学科的稳步发展。

国际合作与交流相继开展。1979年5月，魏履新教授（1922—2018）应邀在日本广岛放射线影响研究所作题为"中国高本底辐射地区居民健康调查"的报告。1980年8月，该报告在《科学》杂志全文发表引起了广泛的国际反响，并被UNSCEAR等权威组织所引用。中国与日本、美国等合作，开展了广东阳江高辐射地区居民流行病学研究、高氡地区居民流行病学调查与研究、云锡矿工高氡暴露与肺癌流行病学研究等联合研究。1987年，中国首次派代表参加第36届UNSCEAR会议。此后，历届参会的中国代表均介绍了我国在放射医学和防护研究领域的状况、进展和成就，得到国际同仁的广泛认可，提升了中国在国际的影响力和地位。

学术组织和学术期刊相继创立。1980年6月，中华医学会放射医学与防护学分会成立。1987年3月，国际辐射研究协会中国委员会（IARR）成立。1993年12月，中国毒理学会放射毒理专业委员会成立。1994年4月，中华预防医学会放射卫生专业委员会成立。1977年，《国外医学参考资料放射医学分册》创刊并于1979年更名为《国外医学放射医学分册》，1987年更名为《国外医学·放射医学核医学分册》，2006年更名为《国际放射医学核医学杂志》。1978年《核防护》创刊，1981年更名为《辐射防护》。1981年《中华放射医学与防护杂志》创刊。1988年《放射卫生》创刊，1992年更名为《中国辐射卫生》。

从20世纪70年代开始，我国历时20年开展了全国放射水平调查。中国医学科学院放射医学研究所和卫生部工业卫生实验所，分别在全国范围内组织开展全国食品中放射性核素含量调查、食品和水中天然放射性核素的含量水平调查，以及食物和环境氡水平及所致居民剂量调查研究的工作，基本掌握了我国食品中放射性核素水平、食品中放射性核素含量、中国人放射性核素摄入量、氡所致我国公众的剂量等基线数据，建立了我国食物和饮用水放射性数据库，了解了食品中典型放射性核素含量在我国的分布，制定了多项食品卫生标准。

1978—1992 年，卫生部组织有关单位开展了黄渤海海域、长江流域、黄河水系的放射性核素水平调查，获取了海域放射性核素动态数据。1980 年，中国医学科学院放射医学研究所组织全国 28 个省份的卫生防护单位，成立了"全国医用诊断 X 射线工作者剂量与效应关系研究协作组"，开始了医用 X 射线工作者随访研究。20 世纪 80 年代，中国辐射防护研究院开展了中国核工业 30 年辐射流行病学调查。1981—1987 年，卫生部工业卫生实验所先后组织全国 29 个省份的放射卫生单位，完成"中国环境天然辐射外照射剂量的调查与评价""中国土壤中有关放射性核素的水平及分布"研究，掌握了中国土壤中有关放射性核素（^{238}U、^{232}Th、^{40}K 和 ^{137}Cs）的水平及分布。1983 年起，卫生部工业卫生实验所连续 9 年开展对白云鄂博矿肺内钍沉积量及其对健康影响的研究，探索稀土中放射性钍对矿工健康的影响，并从细胞水平、整体水平和流行病学人群调查，开展了呼吸道吸入天然钍（ThO_2）和稀土矿尘联合作用的研究。20 世纪 90 年代，中国辐射防护研究院针对部分典型铀矿开展氡致肺癌流行病学调查。1994—2004 年，卫生部工业卫生实验所与美国国家癌症研究所合作，开展了高氡地区流行病学调查，阐明了室内氡暴露与肺癌危险度的关系问题。

1978 年，吉林医科大学更名为白求恩医科大学，招收了首批放射医学硕士研究生，1984 年招收了首批放射医学博士研究生，1991 年放射医学作为基础医学组成学科被批准为博士后流动站。苏州医学院于 1977 年恢复放射医学五年制本科专业招生，1983 年被批准为放射医学硕士点，1987 年被批准为博士点。1979 年，北京医学院 101 教研室（放射医学基础）正式更名为放射医学基础教研室，1984 年被批准为放射医学硕士学位授权点。1986 年，第三军医大学被批准为博士学位授权点。

随着核能的发展和核技术的应用，人们在生产、生活和科学研究活动中与电离辐射接触的机会日益增多。然而，电离辐射对机体产生的损伤效应，包括大剂量电离辐射急性作用（核爆炸或放射性事故）、低剂量电离辐射慢性作用，以及射线和核技术在临床应用中对患者和操作人员产生的影响、环境低水平辐射作用等，都是人们关切的问题。除放射损伤救治外，鉴于电离辐射独特的穿透力与电离能力、放射性核素独具生物示踪优势等，电离辐射在疾病诊断、治疗、预后及疗效评价等多个方面应用成果显著，逐渐涵盖了诊断放射学（diagnostic radiology）、治疗放射学（therapeutic radiology）与核医学（nuclear medicine），并成为现代医学不可或缺的重要组成部分。

（三）全面发展阶段（2003 年至今）

2003 年至今，新发传染病的不断出现及诸多传统传染病的死灰复燃，引起了公众对突发公共卫生事件的高度关注，核与辐射突发事件的医学应急准备与响应，也作为公共卫生突发事件之一被纳入国家应急管理体系，国务院于 2003 年发布《突发公共卫生事件应急条例》。国家卫生行政主管部门规划在全国共建立 25 个核辐射损伤救治基地（其中国家级基地 6 个、省级基地 19 个）和 1 个国家级核辐射移动处置中心，涵盖辐射监测、航空监测、海洋监测、气象监测、辐射防护、核应急行动、决策支持、医学救援、突击抢险等核应急专业领域。

进入 21 世纪以来，核与辐射突发公共卫生事件进入公众视野。2009 年，我国出现"杞人忧钴"事件，即河南杞县辐照装置卡源事件（由于公众沟通不足，引起 10 万人大逃亡和社会恐慌）；2014 年南京 γ 探伤放射源丢失导致无辜人员受照。对此，我国陆续出台应急要求及管理办法。2012 年国务院提出按照"全球最高安全要求新建核电项目，新建核电机组必须符合三代安全标准"的安全要求；2013 年确定每年 7 月 3～9 日为全国核应急宣传周；2013 年全国人大对《核安全法》开展论证，多部门配合推进《核安全法》出台；2014 年我国将核安全观纳入国家安全体系并写入《中华人民共和国国家安全法》。放射卫生法律法规标准体系逐步完善，截至 2020 年 12 月，现行有效标准 133 项，其中放射卫生防护标准 87 项，放射病诊断标准 46 项，强制性标准 53 项，推荐性标准 80 项。自此，我国的放射卫生与放射医学事业正式进入新时代，即面向公众健康，全面保障公众照射、职业照射、医疗照射的健康风险，以及通过健康教育或健康促进提高公众对辐射安全的理解，确保社会经济平稳有序发展。

放射卫生监测的全面启动，进一步推动了放射卫生与放射医学事业的发展。2009 年，国家启动了全国职业性放射性疾病监测，2010 年启动了全国医用放射防护监测，2012 年启动了全国食品放射性污染风险监测，2012 年启动了全国饮用水放射性风险监测，2019 年启动了全国非医疗机构放射性危害因素监测。五项放射卫生监测全面提升了我国放射防护能力和水平。

二、放射卫生与放射医学的概念及内容

放射卫生与放射医学是研究暴露于环境、职业照射与医疗照射中的人员的健康风险，以及其健康与疾病现状、疾病机制和疾病防护的学科，是预防医学与临床医学的重要组成部分。其主要内容和任务是识别、评价、预测、干预电离辐射对公众及职业人员健康的影响，对电离辐射造成的早期健康损害、职业病、职业相关性疾病开展预防、诊断、治疗和康复，提出控制甚至消除电离辐射风险的方案和措施，利用电离辐射开展相关疾病的治疗，提高生命质量，保护公众健康。

放射卫生学（radiological health）是一门相对独立的预防医学分支学科，是以公众及职业人群为研究对象，研究自然环境、人为环境、职业环境中电离辐射对人群健康的影响及其防护措施的学科，其主要内容和任务是识别、评价、预测、干预电离辐射作为物理因素对公众及职业人员健康的影响，以及这些健康损害的预防等，其主要内容属于一级预防。

放射医学（radiation medicine）是一门临床医学分支学科，原本是包含放射性诊疗及其技术的综合学科。鉴于目前很多医科院校单独开办了医学影像、医学影像技术专业，故目前的放射医学已经狭义化，特指研究电离辐射对人体所引起的放射损伤及其诊疗，兼具针对肿瘤及某些功能性疾病开展治疗的学科。

尽管放射卫生学与放射医学的范围、任务分工不同，分属不同的学科，但是两者是有机统一和密切合作的，这主要体现在以下几方面。

（1）两者的最终目标是统一的：均为促进与改善生活条件、生产条件、医疗条件，创造安全、卫生和高效的环境，减少公众照射、职业照射、医疗照射，为保障公众健康提供科学证据和技术保障。

（2）放射卫生与放射医学是三级预防的完美体现：放射卫生学属于一级预防，而放射医学属于二级和三级预防。一级预防是最有效和最经济的，但是要做到完全的一级预防往往难度很大，因此，必须要有二级、三级预防作为补充和支持（诊断、治疗和康复）。放射医学还能在健康损害的第一时间起到侦查作用，发现的科学论证进而又促进了对不良环

境辐射条件的一级预防。

（3）多学科、多部门交叉协同，促进本学科工作和发展：一方面，"放射卫生与放射医学"将成为我国预防医学、临床医学等专业学生必修课之一，是学生在完成基础医学、临床医学各课程后学习的后置课程。在本课程中学生需要学习工程、安全管理和社会科学等多学科的知识和技能。另一方面，放射卫生与放射医学工作需要多部门行政领导、不同专业医务卫生人员和不同行业职业从事者的积极支持和参与。目前我国放射卫生与放射医学的教学、科研和第一线防治工作，缺乏完整性、系统性，在学科划分上也有待明确。尽管如此，放射卫生作为"五大卫生"之一，归属为预防医学的范畴不言而喻，而放射医学本科生招生一直是以临床医学的二级学科进行招生的，其研究生专业学位也于 2020 年明确单列出肿瘤放射治疗学。两者是有机、系统、密切分工合作的整体，充分体现了医防融合的理念，以及预测（prediction）、预防（prevention）、个体化（personality）、全程参与（participation）的"4P"医学理念。

三、放射卫生与放射医学的地位及作用

众所周知，预防医学是整个医学大厦的顶端，它需要坚实的基础医学理论及必需的临床医学知识和技能。预防医学是以群体为主要服务对象，研究环境因素（自然环境、生产环境、社会环境等）与人群健康的关系，找出疾病发生的原因与规律，制订预防对策，促进健康，达到控制疾病发生和流行的系统科学与艺术。放射卫生是预防医学的五大卫生之一。人类生活在"辐射"的海洋里，无论是自然环境中的天然辐射，还是人类生产生活过程中产生的人工辐射，都会通过生物效应影响人类的健康。由于社会分工，无论是公众照射、职业照射还是医疗照射，长期处于相似的辐射环境则有害因素相对清楚，易于检查评价，更能观察和发现各种健康结局，如早期健康损害、职业病（11 种法定放射性职业病）、职业相关疾病。特别是采用前瞻性队列研究得出的结论，促进了许多学科的形成和发展。而放射医学是一门临床医学学科，学生在完成基础医学、临床医学课程以后，还要学习放射生物、放射物理、放射化学、放射毒理学，以及工程安全管理和卫生相关法律法规等专业基础课程，另外还需要强化肿瘤放射治疗学、核医学、放射影像学等专业课程。本学科的工作也需要多部门不同专业医务人员、不同行业从业人员的积极支持和参与，需要较强的组织协调动员能力。

辐射无处不在，人类始终与环境辐射相伴相随。辐射"看不见摸不着"的特性使人们觉得恐慌。什么情况下环境辐射是安全的，什么情况下是不安全的，不安全情况下如何进行避免与防护，损伤发生后如何诊断、治疗，对于急性放射损伤是否有特异性治疗方案等，这些问题能否准确回答，体现出放射医学这门将医学、核物理学、放射化学、生物学等多学科融合为一体学科的唯一性，确定了本学科的不可替代性，也奠定了本学科的重要地位。

自 2016 年我国政府提出"健康中国 2030"战略，"健康融入万策"落到实处，一切以提高全民健康为出发点和立足点，公共政策出台需开展健康影响评价（health impact assessment，HIA）等。自然环境、人为生产生活环境、职业环境、医疗环境等，均存在不同的电离辐射源。目前，公众对于电离辐射的认知处于两个极端，一部分人妖魔化辐射，谈核色变；另一部分人无知无畏，拒绝遵从防护要求。前者以前述典型的"杞人忧钴"事

件为例，后者则广泛存在于医疗环境中，如核医学科要求没有病房不能开展核素治疗，但医生与患者均不容易接受这种需求。放射性职业病目前尚无特效治疗手段，仅为对症治疗，剂量不大时引起的骨髓型急性放射病尚有救治生存的机会；一旦发生胃肠型、脑型急性放射病，则难以救治存活，家庭和社会要承担繁重的医疗负担。这样的后果既不符合我国和谐社会的构建，也不符合当今时代人们对美好生活的向往和追求。总之，放射卫生与放射医学在我国和谐社会的构建和促进国民经济快速可持续性发展中起重要作用，其在国家战略需求中的地位也将更加突出。

第二节　电离辐射来源

一、天然放射源

人类生活在辐射的海洋之中，辐射无处不在。天然放射源包括宇宙射线及天然存在的放射性核素。宇宙射线指来自外层空间射向地球表面的射线，其分为初始宇宙射线、次级宇宙射线。前者即直接来自外层空间的高能带电粒子（主要是质子和 α 粒子，以及某些更重的原子核），后者即初始宇宙射线与大气中的原子核相互作用产生的次级粒子（介子、中子等）。放射性核素包括地球上原生、环境中存在（包括人体内）的放射性核素，以及宇宙射线与大气中原子核产生的宇生放射性核素（对人辐射剂量贡献明显的是 ^{3}H、^{7}Be、^{14}C、^{22}Na）。天然放射源对生物而言，既能产生外照射，又能经呼吸道、消化道、破损皮肤等进入体内产生内照射。

人类的实践活动，可以改变许多天然放射源的照射机会和剂量。例如，铀钍矿及伴生放射性矿物开采、化石燃料燃烧、磷肥生产和施用、高空飞行及地下溶洞的旅游等增加了天然放射源对人的辐射照射。

（一）宇宙辐射

来自外层空间的初级宇宙射线，绝大部分在大气层中被吸收。到达地球表面的宇宙射线几乎全是次级宇宙射线。宇宙射线产生的剂量率主要受海拔和地磁纬度的影响，即海拔高度效应和纬度效应。宇宙射线中的电离成分（主要是 μ 介子）、光子和中子均存在高度效应，即随着高度增加，其剂量率增加。在 2 km 范围内，剂量率随高度上升呈缓慢增加的趋势；2 km 后，剂量率随高度上升迅速增加；约 10 km 后，剂量率随高度上升又呈缓慢增加的趋势；20 km 后，剂量率基本保持不变。宇宙射线的纬度效应反映的是地球磁场对宇宙射线强度的影响。在地磁赤道区（低纬度），宇宙射线强度最小，剂量率最低；而在地磁两极，宇宙射线强度最大，剂量率最高。地磁效应在纬度 15°~50° 最显著。地磁纬度效应的大小还与海拔有关，随高度增加，影响增大。

UNSCEAR 在 2000 年报告中，考虑不同高度和纬度的影响，并对人口分布进行加权后，给出了宇宙射线中直接电离成分及光子成分产生的世界平均有效剂量率数值，为 340 μSv/a[①]；对中子而言，平均有效剂量率为 120 μSv/ 年。以上结果适用于室外照射。在假

---

　① Sievert 是辐射剂量单位，记作 Sv，译作"希沃特"。其定义为：每千克（kg）人体组织吸收 1 焦耳（J）能量为 1 希沃特，即 1 Sv = 1 J/kg。

定建筑物屏蔽因子为 0.8，室内居留时间占 80% 后，UNSCEAR 给出宇宙射线直接电离成分和光子成分产生的世界平均有效剂量率为 280 μSv/ 年，中子成分产生的世界平均有效剂量率为 100 μSv/ 年，宇宙射线产生的总的世界平均有效剂量率为 380 μSv/ 年。我国曾对宇宙射线做过系统调查。在对 31 个省市自治区人口加权平均后，得到宇宙射线电离成分产生的平均有效剂量率为 260 μSv/ 年，中子成分产生的平均有效剂量率为 80 μSv/ 年，宇宙射线对我国居民产生的总的平均有效剂量率为 340 μSv/ 年，略低于 UNSCEAR 给出的世界范围平均值。

（二）陆地辐射

陆地辐射指存在于地球环境中的天然放射源对人产生的照射，包括外照射和内照射。外照射主要由铀系和钍系两个天然放射系中的核素及 ^{40}K 放出的 γ 射线产生。其他一些天然放射性核素（包括锕系的各核素），虽也存在于地球环境，但其辐射水平低，对人体的外照射剂量贡献很小。通常把铀系、钍系和锕系，以及不成系列的 ^{40}K、^{87}Rb、^{138}La 和 ^{176}Lu 等，称为陆地辐射的原生放射性核素。内照射主要是由氡及其子体通过呼吸道吸入引起的照射，以及其他天然放射性核素通过不同形式摄入机体引起的照射。

1. 陆地辐射的外照射

在室外，外照射主要由土壤、岩石和道路中放射性核素所产生；在室内，外照射主要来自建筑物的建筑材料，照射源的几何条件也由室外的无限大变为环绕的室内结构，而且在室内的居留时间一般远大于室外。因此，室内年外照射剂量要高于室外。UNSCEAR 报告给出的全世界范围对人口加权平均的室内、室外空气吸收剂量率分别为 84 nGy/h[②] 和 59 nGy/h。

在取空气吸收剂量转换为成人有效剂量的转换系数（因年龄不同会有所差别）为 0.7、室内外居留因子分别为 0.8 和 0.2 时，可以得到由天然放射性核素产生的世界平均年有效剂量为：室内，$84 \times 10^{-9}(Gy/h) \times 8\,760(h) \times 0.8 \times 0.7(Sv/Gy) = 4.1 \times 10^{-4}(Sv) = 0.41(mSv)$；室外，$59 \times 10^{-9}(Gy/h) \times 8\,760(h) \times 0.2 \times 0.7(Sv/Gy) = 0.72 \times 10^{-4}(Sv) = 0.07(mSv)$。由此得到，由地面辐射造成的全世界平均的外照射年有效剂量为 0.48 mSv，对于单个国家，结果变化范围为 0.3~0.6 mSv。我国环保、卫生及核工业等有关部门曾对全国范围的陆地 γ 辐射做了广泛的调查，结果表明，各省市自治区的陆地 γ 辐射剂量率差别很大。其中，福建最高，北京最低。全国平均室外原野和道路的空气中 γ 吸收剂量率分别为 65 nGy/h 和 60 nGy/h；室内空气中 γ 吸收剂量率为 95 nGy/h。同样取空气吸收剂量转换为有效剂量的转换系数为 0.7 Sv/Gy，室内外居留因子分别为 0.8 和 0.2，计算得到我国居民接受的来自陆地 γ 辐射的外照射年平均有效剂量为 0.54 mSv。

从全球来看，各个国家、地区的空气中 γ 辐射剂量率水平是不一样的。UNSCEAR 报告的数据显示，塞浦路斯、冰岛、埃及、荷兰、文莱和美国的室外空气吸收剂量率较低，平均值小于 40 nGy/h；而澳大利亚、马来西亚和葡萄牙较高，平均值 80 nGy/h。我国的室外空气吸收剂量率介于这两类国家之间，比世界平均值 59 nGy/h 大。世界上有少数地方的空气吸收剂量率明显偏高（可高达几百 nGy/h），这就是所谓的高本底地区。例如，巴

---

② Gray 是物理量"电离辐射能量吸收剂量"的标准单位，记作 Gy，译作"戈瑞"，简称"戈"。其定义为：每千克物质吸收了一焦耳的辐射能量为 1 Gy，即 1 Gy=1 J/kg。

西的瓜拉帕里（Guarapari），印度的喀拉拉（Kerala）和马德拉斯（Madras），埃及的尼罗河三角洲，伊朗的腊姆萨尔和马拉哈，都是高本底地区。在我国河北计马店，福建鬼头山，广东阳江，广西花山，姑婆山，以及四川降扎温泉等地区，原野的γ吸收剂量率也显著地高于全国的平均值（65 nGy/h），属高本底地区。其中，福建鬼头山的原野γ剂量为409.4 nGy/h（土壤中 ^{238}U、^{232}Th、^{226}Ra 和 ^{40}K 的放射性含量偏高），而四川降扎温泉的原野外剂量率高达 3 940 nGy/h（土壤中 ^{238}U、^{226}Ra 含量极高）。

2. 氡及其衰变子体的照射

氡及其衰变子体的照射是最主要的天然放射源照射。室外氡主要来自土壤、岩石中的铀、钍放射性的衰变。室内氡主要来自房基下的土壤和岩石中的氡析出，析出的氡通过泥土地面、混凝土地板上的裂缝，以及墙、地沟、集水坑、接合面及空心砖墙的缝或孔渗入房间。此外，家庭用水时，氡会从水中析出进入房间，建筑材料也可能析出氡。

自然界中的氡有三种同位素，即 ^{222}Rn、^{220}Rn 和 ^{219}Rn，分别来自三个天然放射系即铀系、钍系和锕系。由于 ^{219}Rn 半衰期极短，故通常所说的氡系指 ^{222}Rn 和 ^{220}Rn，其中最主要的是 ^{222}Rn，它是放射性同位素 ^{226}Ra 的衰变子体，故也称镭射气。钍系中放射性核素 ^{224}Ra 的衰变子体 ^{220}Rn 称为钍射气。^{222}Rn 的半衰期为 3.82 d，^{220}Rn 的半衰期为 55.6 s。由于 ^{220}Rn 的半衰期短，很难有足够的时间从母体材料中逸散到环境中。UNSCEAR 在 2000 年报告中给出室外 ^{222}Rn 和 ^{220}Rn 的典型浓度均为 10 Bq/m³，但 ^{222}Rn 的长期平均浓度存在很宽变化范围，从接近 1 Bq/m³ 到超过 100 Bq/m³；室内 ^{222}Rn 浓度的算术平均值为 40 Bq/m³（几何平均值 30 Bq/m³），^{220}Rn 浓度与室外大致相同，也为 10 Bq/m³（用平衡当量浓度表示为 0.3 Bq/m³）。我国已开展大量的室内外 ^{222}Rn 浓度的测量，对 ^{220}Rn 的测量也正在逐步展开。我国室外氡的浓度均值约为 14 Bq/m³，高于世界平均水平 10 Bq/m³。居室中 Rn 的浓度比世界平均值高，反映我国土壤中 ^{232}Th 的浓度偏高。已开展的室内 ^{222}Rn 和 ^{220}Rn 浓度测量结果表明，我国某些地区，室内 ^{220}Rn 浓度甚至高于 ^{222}Rn 浓度。

关于氡及其短寿命子体对人产生的有效剂量，在对有关的计算参数做出假设和推荐后，UNSCEAR 报告计算得到 ^{222}Rn 引起的室内、室外剂量率分别为 1.0 mSv/ 年和 0.095 mSv/ 年；^{220}Rn 引起的室内、室外剂量率分别是 0.084 mSv/ 年和 0.007 mSv/ 年。该报告同时给出了因吸入而溶解于全身血液中的 ^{222}Rn 对有效剂量的贡献 0.051 mSv/ 年（其中室内 0.048 mSv/ 年，室外 0.003 mSv/ 年）；而食入自来水中 ^{222}Rn 的贡献为 0.01 mSv/ 年。同样，报告给出了血液中溶解的 ^{220}Rn 的贡献为 0.01 mSv/ 年，由此得到由镭射气（^{222}Rn）产生的年有效剂量为 1.15 mSv，由钍射气（^{220}Rn）产生的年有效剂量为 0.10 mSv。

利用 ^{222}Rn、^{220}Rn 室内外平衡当量浓度，计算得到了我国 ^{222}Rn 和 ^{220}Rn 室内、室外照射产生的年有效剂量，分别为 0.725 mSv 和 0.230 mSv。计算中取 ^{222}Rn 的室内、室外平衡当量浓度分别为 10 Bq/m³ 和 6 Bq/m³；^{220}Rn 的室内、室外平衡当量浓度分别为 0.7 Bq/m³ 和 0.4 Bq/m³。可见，我国居民接受的氡（指 ^{222}Rn，镭射气）及其短寿命子体的年有效剂量低于世界平均值（1.15 mSv），而钍射气及其短寿命子体的年有效剂量则高于世界平均值（0.10 mSv）。

3. 其他内照射

除氡以外，内照射还包括通过呼吸道吸入、消化道从食物和水摄入 ^{40}K 和其他放射性核素时产生的照射。相对于吸入氡及其子体产生的内照射剂量，吸入其他天然放射性核素时产生的内照射剂量是很小的。UNSCEAR 报告给出了吸入空气中的铀钍系放射性核素产生的年有效剂量，按年龄加权约为 6 μSv。食入放射性核素的量取决于人对食物和水的消费率和放射性核素的浓度。UNSCEAR 报告给出了全球按年龄加权平均的 ^{40}K 食入剂量为 170 μSv；摄入（主要是食入）铀钍系放射性核素产生的年有效剂量（基于摄入组织中的铀钍系放射性核素）为 120 μSv（主要来自 ^{210}Po）。因此，除氡外的其他内照射（不包含宇生放射性核素）产生的年有效剂量为 290 μSv（0.29 mSv）。我国居民由 ^{40}K 食入产生的年剂量为 180 μSv，而摄入其他放射性核素产生的年有效剂量为 240 μSv，由此得到我国居民所受除氡外的其他内照射产生的年有效剂量为 420 μSv（0.42 mSv）。

二、人工放射源

人类除受到天然本底的照射外，还经常受到各种人工放射源的照射。该辐射主要来自人类生产、生活过程中产生的人工射线和人工放射性核素，不同于天然放射性核素和射线。人工放射源主要包括核武器的试验和生产、核能生产、核技术应用、核与放射源事故。人工放射源尽管对机体产生照射的机会更少，但是其剂量往往远大于天然放射源，也是公众长期以来一直关注的问题。例如，核试验（大气、地下）是人工放射源对全球公众产生照射的主要来源，而在医学诊断与治疗中应用对公众产生的医疗照射则是公众接受的最大人工放射源照射，其在人工放射源照射中所占比例超过 95%。

（一）核军事应用（核试验）

1963 年 8 月 5 日，苏联、美国和英国签署了《部分禁止核试验条约》。从 1945—1980 年，世界范围共进行 543 次大气层核试验，造成裂变产物在大气的弥散和沉降。从 1961 年开始，美国、苏联、英国、法国、中国及印度、巴基斯坦相继进行了地下核试验。一般认为，大多数地下核试验是低当量的，仅有裂变气体在核试验后偶尔发生排气和扩散，使局部公众受到照射，其对公众照射产生的贡献可忽略不计。

大气层核试验产生的放射性裂变产物和其他放射性核素，除部分在试验场附近沉积外，大部分进入大气对流层和平流层，广泛地在大气中迁移、弥散，造成全球性落下灰沉降，并通过外照射、食入和吸入途径对公众产生照射。1980 年后，大气层核试验中止，由于放射性核素的衰变及迁移扩散，大气层核试验沉降灰的影响逐渐减弱，目前只存在某些痕量的长寿命裂变产物（如 ^{90}Sr、^{137}Cs、^{3}H 及 ^{14}C 等）。以 1999 年为例，大气层核试验产生的全球平均年有效剂量为 5.51 μSv（北半球为 5.87 μSv，南半球为 2.68 μSv，大部分核试验是在北半球进行的）。其中，外照射剂量为 2.90 μSv，主要来自 ^{137}Cs 的贡献；食入剂量为 2.61 μSv，主要是 ^{14}C 的贡献，其次是 ^{90}Sr 和 ^{137}Cs。随着时间的推移，大气层核试验落下灰的影响将持续减弱。1984—1999 年的年有效剂量下降趋势为每年下降 2%～4%。在估计大气层核试验落下灰沉降对我国公众产生的辐射照射时，可以采用 UNSCEAR 2000 年报告对北半球的数据，即年有效剂量为 6 μSv。

1996 年 9 月 10 日，在第 50 届联合国大会上通过了《全面禁止核试验条约》（Comprehensive Nuclear Test Ban Treaty, CTBT），其主要内容是：①缔约国将做出有步骤、渐进的努力，在全球范围内裁减核武器，以求最终实现消除核武器；②所有缔约国承诺不进行任何核武器试验爆炸或任何其他核爆炸，并承诺不导致、鼓励或以任何方式参与任何核武器试验爆炸。该条约虽然一定程度上减少了核试验的发生，但进入 21 世纪以来，一些国家又开始进行核浓缩及地下核试验。由于核试验当量不断提高及存在技术不完备等多方面的原因,地下核试验对全球公众照射产生的风险已不可忽略。地下核试验存在的风险体现在放射性化合物突破地面的喷射形成云和放射性沉降轨道,以及地下放射性同位素的渗出,从而危及周边地区。在地下水的作用下,放射性同位素向外渗出,从而使实验场地附近各种放射性同位素检出浓度升高。随着全球变暖、冻土层的融化,原存在冻土中的放射性同位素也参与到水循环中。地下核试验后在大气中会检出氚气浓度逐渐升高,20世纪后半叶氚气最大的大气浓度发生在70年代早期至中期,而这正对应于该时期频繁的大型地下核试验。核素喷出会造成地表土壤污染,河流污染,植被污染或死亡。在地下核试验场地附近地表检出的主要人造放射性同位素,主要是长寿命同位素 ^{90}Sr、^{137}Cs、$^{239-240}Pu$,其在土壤中的迁移率为 $^{137}Cs < ^{239-240}Pu < ^{90}Sr < ^{237}Np$,而在植被中以苔藓和地衣中检测出的放射性同位素浓度最高。

(二)核工业应用

核能生产引起的公众照射,是指整个核燃料循环引起的对公众的照射。核燃料循环包括:①铀的采矿、水冶、转换、富集、核燃料组件的制造、通过核反应产生能量(即核电厂运行);②乏燃料的贮存和后处理;③乏燃料中易裂变和有用物质的循环利用和回收;④放射性废物贮存和处理;⑤不同核设施间的放射性物质运输。核燃料循环系统引起的对公众的辐射照射剂量由两部分组成。其一,是核燃料循环各个阶段的气载、液态放射性流出物产生的局部和区域集体剂量;其二,也是更重要的部分,是流出物释放的长寿命核素(^{14}C、^{3}H、^{85}Kr 和 ^{129}I)弥散产生的全球集体剂量,以及固体废物(包括铀矿山废石、水冶厂尾矿)处置产生的集体剂量。

按照 UNSCEAR 报告的数据,核燃料循环各阶段中,对局部和区域集体剂量的贡献,主要来自核电厂、铀矿采矿及后处理厂。以 1995—1997 年为例,核燃料循环产生的局部区域性集体剂量为 200 人·Sv。其中,核电的贡献为 103 人·Sv,矿山开采和后处理的贡献分别为 60 人·Sv 和 33 人·Sv。核燃料循环释放的全球弥散核素(主要是 ^{14}C)产生的全球年集体剂量为 1 250 人·Sv。

(三)医疗照射

电离辐射在医学领域获得广泛应用,并成为医学诊断和治疗的重要工具。而患者在医学诊断和治疗中所接受的医疗照射,也成为人工辐射的最主要来源。主要的医疗照射实践有 X 射线诊断检查、放射性药物诊断检查、远距体外照射治疗和近距体外照射治疗,以及放射性药物治疗与介入诊疗。从表 1–1 可见,CT 检查的剂量还是不容忽视的。

按照 UNSCEAR 报告的统计,全世界每年接受诊断照射的人数为 25 亿人次,而治疗照射为 550 万人次。在诊断照射中,医学 X 射线诊断约占 70%,牙科 X 射线诊断占 21%,放射性药物诊断(也称核医学诊断)仅占 1%。在放射治疗中,远距治疗和近距治疗占 90% 以上,放射性药物治疗(核医学治疗)只约占 7%。诊断照射每年产生的全世界总集体剂量约为 250 万人·Sv。UNSCEAR 报告没有给出治疗照射产生的人均年剂量。放射性药物诊断的剂量大小,取决于所使用的放射性核素的活度大小。当采用远距和近距放射治疗时,为杀死癌细胞,治疗用剂量很大,一般为 40 ~ 60 Gy。药物治疗的剂量大小是根据治疗的需要确定的,而治疗的药物剂量同样以对患者注射的放射性药物的活度表示。

表 1-1 不同国家和机构成人各部位 CT 辐射剂量诊断参考水平

国家和机构	时间(年)	头部 CTDI_vol (mGy)	头部 DLP (mGy·cm)	颈部 CTDI_vol (mGy)	颈部 DLP (mGy·cm)	胸部 CTDI_vol (mGy)	胸部 DLP (mGy·cm)	腹盆腔 CTDI_vol (mGy)	腹盆腔 DLP (mGy·cm)	胸、腹及盆腔连扫 CTDI_vol (mGy)	胸、腹及盆腔连扫 DLP (mGy·cm)
ACR-DIR	2016	56	962	19	563	12[1]	443[1]	16[1]	781[1]	15[2]	947[2]
ACR-AAPM	2013	75				21		25			
NCRP	2012	75	1000			21		25		20	
日本	2015	85	1350			15	550	20[1]	1000	18	1300
欧盟	2014	60	970			10	400	25	800		
英国	2014	60	1000			12	610	15	745		1000[2]
爱尔兰	2012	58	940			9	390	12	600	13	12[2]
澳大利亚	2015	60	1000	30	600	15	450	15	700	30	1200
加拿大	2016	79	1302			14	521	18	874	17[2]	1269[2]
荷兰	2013		935.6				346.5	15	700		
希腊	2014	60	1055			14	480	16	760	17[2]	1020[2]
埃及	2017	30b	1360			22	420	31	1325	33	1320
中国	2017	49	832	16	690	9	332	34[3]	1965[3]	43	2297

注：ACR-DIR：美国放射学会－剂量指数注册。ACR-AAPM：美国放射学会－美国医学物理学家协会。NCRP：国家辐射防护与测量委员会。CTDI_vol：体积 CT 剂量指数。DLP：剂量长度乘积。埃及头部数据为头及颈部增强数据。中国数据为国内多中心 CT 辐射剂量调研分析数据。荷兰腹盆腔数据为 2012 年数据。①（颈部、胸部、腹盆腔，以及胸腹和盆腔连扫）平扫。②（颈部、胸部、腹盆腔，以及胸腹和盆腔连扫）增强扫描，其他平扫和增强扫描结果一致。③腹部和盆腔增强扫描的 CTDI_vol 和 DLP 分别为 13 mGy、469 mGy·cm，腹盆腔增强扫描平扫描的 CTDI_vol 和 DLP 分别为 15 mGy、755 mGy·cm，盆腔增强扫描的 CTDI_vol 和 DLP 分别为 11 mGy、18 mGy，中国胸部和腹部增强扫描的 CTDI_vol 分别为 468 mGy·cm，日本胸部和腹盆腔增强扫描的 CTDI_vol 和 DLP 分别为 15 mGy、1 800 mGy·cm、1 787 mGy·cm。

不同国家、地区的医疗保健水平不同，用于诊断和治疗的医用辐射配置也不同，同样所接受的医疗照射的大小也不同。UNSCEAR 报告把不同国家按每百万人口拥有的医生数量划分为四级医疗保健水平：Ⅰ级（每 1 000 人口至少有 1 名医生）、Ⅱ级（每 1 000～3 000 人口有 1 名医生）、Ⅲ级（每 3 000～10 000 人口有 1 名医生）和Ⅳ级（超过 10 000 人口有 1 名医生）。中国属于Ⅱ级。统计结果表明，世界约有 2/3 人口得不到适当的放射诊断和放射治疗服务。以 1991—1996 年间每 1 000 人所有的 X 射线诊断年频度为例，Ⅰ级保健水平为 920 次，Ⅱ级为 154 次，Ⅲ级仅为 17 次，而Ⅳ级为 2.9 次，差异十分明显。UNSCEAR 报告统计 1993 年来自较高和较低保健水平国家的诊断照射剂量分别为 1.1 mSv 和 0.5 mSv。

我国每年约有 2.2 亿人次接受 X 射线诊断检查，按 14 亿人口计，每 1 000 人每年受 X 射线诊断检查的次数约为 157 人。X 射线产生的全国集体剂量为 9.16×10^4 人·Sv，人均年剂量约为 0.07 mSv。核医学检查及治疗产生的集体剂量为 2.32×10^4 人·Sv，人均年剂量约为 0.02 mSv。全国平均医疗照射的年均剂量约为 0.09 mSv。

（四）核技术应用

伴随核技术的广泛应用，在放射性同位素的生产、应用等过程中，会有一定的放射性核素释放到环境中，引起对公众的照射。在良好质控情况下，正常运转时释放到环境中的放射性核素量不会太大，但是需要考虑核辐射事故与事件发生的可能性。

有关核技术应用对公众的照射有待进一步监测与评估，我国目前也缺乏这方面的数据，以下仅就几种核技术的应用做一简述。

1. 放射性药物

放射性药物源自放射性核素，其生产主要有以下几种方式：反应堆（研究堆）、加速器、核素发生器、高放废物提取等。其中加速器应用最为广泛，但所生产的核素类型与数量有限。反应堆可以弥补加速器的缺点，但技术难度大，短期内难以大范围推广。目前，国内用于同位素生产的研究堆有中国先进研究堆（CARR）、游泳池反应堆（SPR）、高通量工程实验堆（HFETR）、岷江实验堆（MJTR）、中国绵阳研究堆（CMRR）。2021 年 5 月 26 日，国家正式发布《医用同位素中长期发展规划（2021—2035 年）》。这是我国首个针对核技术在医疗卫生应用领域发布的纲领性文件，旨在推动医用同位素技术的研发和产业发展，对推动放射性药物等产业发展具有重要意义。

放射性药物是指用于临床诊断或治疗的放射性核素制剂或其标记化合物。放射性药物与其他药物的不同之处在于，放射性药物含有的放射性核素能放射出射线。我国国家药品标准收载的 36 种放射性药物都是由 14 种放射性核素制备而成的。因此，可按核素的不同分为 14 类：① ^{32}P；② ^{51}Cr；③ ^{67}Ga；④ ^{123}I；⑤ ^{125}I；⑥ ^{131}I；⑦ ^{132}I；⑧ ^{131}Cs；⑨ ^{133}Xe；⑩ ^{169}Yb；⑪ ^{198}Au；⑫ ^{203}Hg；⑬ $^{99}Tc^m$；⑭ $^{133}In^m$。按医疗用途的不同，其分类共有 15 种，即：①用于甲状腺疾病的诊断和治疗；②用于肾功能检查；③用于胃显像；④用于肺肿瘤鉴别诊断；⑤用于脑显像；⑥用于肾上腺显像；⑦用于心脏和大血管血池显像；⑧用于心肌显像；⑨用于胎盘定位；⑩用于肝显像；⑪用于肺功能检查；⑫用于治疗皮肤病；⑬用于红细胞寿命测定；⑭用于治疗真性红细胞增多症；⑮用于控制癌性胸腹水等。

（1）诊断性药物：一般是指用低能质子束轰击一定材料所做成的靶，生成所需要的特定的放射性同位素，将这些同位素制成放射性药物，这些药物被生物（如人体）吸收后，不仅参与生物体内的新陈代谢过程，而且能发射放射线。探测这些射线，从而捕捉生物器官活动的动态信息，达到医学诊断的目的。例如，用于正电子发射断层成像（PET）的药物，包含 ^{11}C、^{13}N、^{15}O、^{18}F 等可以发射正电子的放射性同位素。碳、氮、氧本身就是构成人体的元素，含 ^{18}F 的（FDG）可以模拟葡萄糖代谢，这些元素都能发射正电子，这些正电子在很短的距离内与负电子相撞，发生正负电子对湮没而产生方向相反的两束 γ 射线，因此 PET 图像分辨率高，同时可以反映人体器官的新陈代谢过程。它不仅可以对癌进行早期诊断及转移诊断，而且可进行脑功能研究。中国原子能科学研究院从 1995 年以来，利用 15～30 MeV 的质子束轰击 Ni、Tl、Cd、Ag、Zn 等靶材，通过特定的化学分离方法，分离出 ^{18}F、^{57}Co、^{201}Tl、^{68}Ge、^{111}In、^{109}Cd 和 ^{67}K 七种缺中子放射性同位素。不同的放射性同位素适用于研究不同的器官和不同的病变。如研究肺功能采用 ^{81}K，研究甲状腺采用 ^{123}I，单营养抗体或感染显像采用 ^{111}In，心肌显像采用 ^{201}Tl，软组织肿瘤定位采用 ^{67}Ga 等。

（2）治疗性药物：主要指近距离放疗采用的 ^{125}I、^{103}Pd、^{198}Au 等，可以作为永久性粒子植入治疗使用的常见放射性核素，以及甲状腺治疗使用的非密封源 ^{125}I 等。

除了在医学领域的应用外，还包括了精密仪器、精密实验方法所需的刻度校准放射源、标准放射源。

2. 辐照技术的应用

辐照灭菌技术凭借其低温灭菌、无残留、操作安全等优势在医疗器械行业发展迅速。而相比之下，环氧乙烷灭菌因为其气体残留、环境污染等诸多问题使其占有率下降。在辐照灭菌领域中，^{60}Co 伽马装置以工艺成熟、控制简单等特点占据主导地位，适用于金属类、高分子类等医疗器械产品的灭菌过程。在迎战新冠肺炎疫情中，辐照消毒技术使灭菌消毒时间从 7～14 d 缩减到 1 d 之内，及时提供了大量的医用防护服和医用防护手套，为保障医务人员安全、战胜疫情做出了贡献。

除此以外，经辐射处理食品与传统的方法比较也具有明显的优点：①能很好消灭微生物，防止病虫危害，改善品质和卫生条件；②延长食品和农产品的保存时间，某些辐射处理过的食品即使不冷冻也能保持新鲜状态达数月或数年之久；③γ 射线穿透力强，可透过重重包装，所以可在不打开包装的情况下进行杀菌；④γ 射线处理无须加热，因此辐射消毒的食品，在外形和品质上与新鲜食品几乎没有差别；⑤射线处理不会留下任何残留物，这和药剂熏蒸法比较起来有极大的优点；⑥辐射食品操作的安全性极好，效率也较高。

另外，辐照也应用于处理废物。γ 射线及电子束等的电离辐射有着超过 50 eV 的高能量，可以让分子直接或间接实现激发、电离。吸附在固体废物表面的水在这些射线的照射下，会吸收大量的能量，进而出现辐射分解现象，实现 H 和 OH 等这些具有较强活性初生态自由基的生成，这些自由基可以和有机化合物之间发生反应，通过转移或化合的形式来实现有机化合物降解。而在固体废物中，细菌及其他病原体的构成成分就是有机化合物。因此，通过辐照消毒技术，可有效杀死这些病原体，避免其对环境造成污染。除此以外，相较传统热处理，辐照处理的优点还在于不易产生氟化物等污染性物质，处理后物质便于再利用等。

第三节　辐射实践情况

一、照射情况

ICRP 2007 年建议书修订的防护体系中把照射更为条理化。由于情况与事件的发生，其过程涉及许多放射源，这些放射源可大致归纳为三种状态：一是为开发生产和应用目的，经计划慎重选择引进的受控正常运行的放射源（如各种辐射实践）；二是在计划运行过程中，因操作失误、设备故障或自然灾害等恶意事件演变成的失控状态的放射源；三是早已存在的放射源（如天然放射源等）。基于上述情况依次出现了计划照射情况、应急照射情况和现存照射情况，导致个人或公众受到照射。个体可能受到单一放射源的照射，也可能受到多个放射源的照射，但总有一个放射源起主导作用。

（一）计划照射情况

计划照射情况，是指那些在照射发生之前可以对辐射防护进行预先计划的，以及那些可以合理对照射的大小和范围进行预估的照射情况。在引入一项计划照射情况时，应当考虑与辐射防护相关的各个方面，包括设计、建造、运行、退役、废物管理，以及占用土地和设施的恢复。计划照射情况也包括对患者的医疗照射。所有类型的照射都可能在计划照射情况中发生，即职业照射、公众照射和医疗照射。计划照射情况的设计与开发应当对偏离正常作业条件引起的潜在照射有适当的重视，应当对潜在照射评价和放射源安全与安保的相关问题给予关注。由于引进了辐射实践活动，必然会产生两种照射，一是可以预期会发生的某一确定水平的照射，称为正常照射；二是预期不定发生的照射，然而由于偏离了计划的操作程序也可存在不是计划的照射，称为潜在照射。

（二）应急照射情况

应急照射情况是指在一个计划照射的运行期间发生的（或由恶意行为及其他意外情况所致的）照射情况。由于意外事件导致放射源的失控可能会造成较高的照射剂量，此时即需要采取紧急防护行动，以避免或降低有害后果。

与正常照射相比，由于放射源失控而引起的照射称为异常照射。异常照射包括应急照射和事故照射。前者是在辐射事故中，为抢救生命、防止伤害或制止事故扩大而采取的紧急行动，是自愿接受的照射；后者则因事故使工作人员接受非自愿的、意料之外的照射。目前，国际社会将核辐射事件分为七级（表 1-2）。

对应急照射情况而言，未采取防护措施时，应急预期所受的剂量称为预期剂量；在采取所有的防护措施后，应急过程中依然存在的剂量称为剩余剂量；采取防护行动所减小的剂量称为可防止剂量。由此可知，预期剂量是剩余剂量与可防止剂量之和。

即使在设计阶段已经采取了措施降低潜在照射的概率和后果，但仍可能需要提供相关的应急准备和响应。应急照射情况是意外情况，可能会发生公众成员或工作人员的照射及环境污染。照射可能是非常复杂的，由几个途径独立或同时起作用，放射危害可能伴随化学性危害等。因为实际的应急照射情况大多不可预测，所以必要的防护措施应根据实际情况灵活有序开展。

表 1-2 核辐射事故分级

级别		说明	准则	实例
偏差	0级	偏差	安全上无重要意义	2008 年斯洛文尼亚科斯克核电站事件 2021 年中国大亚湾核电站事件
事件	1级	异常	超出规定运行范围的异常情况,可能由于设备故障,人为差错或规程问题引起	2009 年法国诺尔省葛雷夫兰核电站事件 2010 年中国大亚湾核电站事件
	2级	事件	安全措施明显失效,但仍具有足够纵深防御,仍能处理进一步发生的问题。 导致工作人员所受剂量超过规定年剂量限值的事件和(或)导致在核设施设计未预计的区域内存在明显放射性,并要求纠正行动的事件	卡达哈希核电站事件
	3级	重大事件	放射性向外释放超过规定限值,使用照射最多的厂外人员受到十分之几毫希沃特量级剂量的照射。无须厂外保护性措施。 导致工作人员受到足以产生急性健康影响剂量的厂内事件和(或)导致污染扩散的事件。 安全系统再发生一点问题就会变成事故状态的事件,或者如果出现某些始发事件,安全系统已不能阻止事故发生的状况	1989 年西班牙范德略斯核电厂事件 1955—1979 年英国塞拉菲尔德核电站事件 2011 年日本福岛第二核电站事件(其中 1、2 和 4 号机组均发生不同程度的核事件)
事故	4级	没有明显厂外风险的事故	放射性向外释放,使受照射最多的厂外个人受到几毫希沃特量级剂量的照射。由于这种释放,除当地可能需要采取食品管制行动外,一般不需要厂外保护性行动。 核装置明显损坏。这类事故可能包括造成重大厂内修复困难的核装置损坏,如动力堆的局部堆芯熔化和非反应堆设施的可比拟的事件。 一个或多个工作人员受到很可能发生早期死亡的过量照射	1973 年英国温茨凯尔后处理装置事故 1980 年法国圣洛朗核电厂事故 1983 年阿根廷布宜诺斯艾利斯临界装置事故 1993 年俄罗斯托木斯克核事故 1999 年日本东海村 JCO 临界事故 2006 年比利时弗勒吕核事故
	5级	具有厂外风险的事故	放射性物质向外释放(数量上,等效放射性超过 $10^{14} \sim 10^{15}$ Bq ^{131}I)。这种释放可能导致需要部分执行应急计划的防护措施,以降低健康影响的可能性。 核装置严重损坏,这可能涉及动力堆的堆芯大部分严重损坏,重大临界事故或者引起在核设施内大量放射性释放的重大火灾及爆炸事件	1952 年加拿大恰克河核事故 1957 年英国温思乔火灾(温茨凯尔反应堆事故) 1979 年美国三里岛核电站事故 1987 年巴西戈亚尼亚医疗辐射事故
	6级	重大事故	放射性物质向外释放(数量上,等效放射性超过 $10^{15} \sim 10^{16}$ Bq ^{131}I)。这种释放可能导致需要全面执行地方应急计划的防护措施,以限制严重的健康影响	1957 年苏联基斯迪姆后处理装置事故(克什特姆核事故)
	7级	特大事故	大型核装置(如动力堆堆芯)的大部分放射性物质向外释放,典型的应包括长寿命和短寿命的放射性裂变产物的混合物(数量上,等效放射性超过 10^{16} Bq ^{131}I)。这种释放可能有急性健康影响;在大范围地区(可能涉及一个以上国家)有慢性健康影响;有长期的环境后果	1986 年苏联切尔诺贝利核电站事故 2011 年日本福岛第一核电站事故

由于存在多个、独立或同时并随时间变化的照射途径的可能性，在实施防护措施时，应关注所有途径可能导致的总照射。因此，必须制订总体防护规划，应包括评估放射情况和实施不同的防护措施。在应急照射情况的演变期间，这些措施很可能随时变化，而当应急照射情况影响明显不同的地理区域时，这些措施则可能随地点的变化而变化。在应急照射情况下，若短时间内剂量可能会达到高水平，应当对严重确定性效应的预防给予特别关注。在重大应急情况下，基于健康效应的评价是不充分的，必须对社会、经济和其他后果给予应有的考虑。另外一个重要的目标是，在实际可行的范围内，准备恢复认为是"正常"的社会和经济活动。

在应急情况的计划中，最优化过程应当应用参考水平。应急情况下最高计划剩余剂量的参考水平，典型值为 20 ~ 100 mSv。总体防护策略中的预期剩余剂量，与该策略适宜性初始评估中的参考水平进行比较。在计划阶段，应当拒绝不能把剩余剂量降到低于参考水平的防护策略。一旦应急照射情况已经发生，紧急行动就应该投入实施。可以评估预期剩余剂量的分布，参考水平可作为评价防护策略的有效性，以及是否需要修正或采取附加行动的基准。应急计划应发展成可以处理所有可能的情景。应急计划的制订是一个多步骤的反复过程，它包括评估、计划、资源分配培训、演习、监察及修订。辐射应急响应计划应当整合到综合危害应急管理计划之中。假如发生应急照射情况，应立即判明应急情况的性质。初始响应应当以一种一致且灵活的方法按照应急计划执行。最初实施的防护策略是应急计划中针对相关事件所描述的那些对策，它是作为计划阶段的一部分，是根据通用最优化原则做出的应急措施。应急响应的特点在于评议、计划和执行的迭代循环。

随着时间的推移，应急响应不可避免地从一个仅有很少信息向一个可能具有极多信息的方向发展。预期的防护和受影响的相关事物，随着时间的推移也有类似极大增加。应急照射情况考虑为三个阶段：早期阶段（可以分为报警和可能的释放阶段）、中期阶段（以任何释放的停止和释放源再次得到控制为开始）和晚期阶段。在任何阶段，决策者都必然会对事件性质、未来的影响、防护措施的有效性，以及受到直接或间接影响的其他因素产生关注。因此，一个有效的响应必须随着其影响的定期评议灵活地推进。参考水平为这个评议提供了一个重要的指示信息，也为有关照射情况与防护措施提供了一个准则。对应急照射情况所致长期污染的管理应视为一种现存照射情况。

（三）现存照射情况

现存照射情况（或称既存照射情况），是指由早已就位的放射源（如天然放射源）引起的照射情况，由天然放射源造成的照射是典型的持续照射。从辐射防护的角度，更为关注的是那些可控天然放射源照射情况。当然，以往事故或事件所造成环境中的长寿命放射性残留物的持续照射，也属于现存照射情况。现存照射情况引起公众的持续照射，其剂量率可以是保持不变、近乎恒定的，也可以是若干年内缓慢下降的。

现存照射情况可能会产生足够高的照射，对此应当采取辐射防护行动，或考虑这些行动。典型的例子是住宅和工作场所中的氡，以及天然存在的放射性物质。对涉及现存的人工照射情况做出辐射防护决策也是必要的，如来自未按辐射防护体系管理的操作，引起的放射性释放所导致的环境中的放射性残留物，或来自一个事故或一个放射事件的放射性污染土地。还有一些剂量水平较低的现存照射情况，至于现存照射的哪些成分应进行控制，需要监管机构做出判断，这既取决于放射源或照射的可控性，也取决于主要的经济、社会和文化状况，还包括放射源的排除和豁免。

现存照射情况可能很复杂，可以涉及多个照射途径，并且通常产生低到几十 mSv 范围内的年个人剂量分布。照射途径的多样性和诱导的个人习性导致照射情况难以控制。

ICRP 建议，参考水平应当与为实施现存照射情况下照射的最优化过程一起使用。其目的是实施最优化防护或循序渐进的策略，这将把个人剂量降至参考水平之下。然而，低于参考水平的照射也应进行评价，以查明防护是否最优化，以及是否需要采取进一步的防护措施。最优化过程的终点不能固定在事先规定的水平，防护最优化水平将取决于具体的情况。当防护行动已经实施时，参考水平也可用作评价防护策略有效性的准则。

在现存照射情况下，参考水平的应用和最优化过程结果的个人剂量分布，随时间的演变情况如图 1-1 所示。

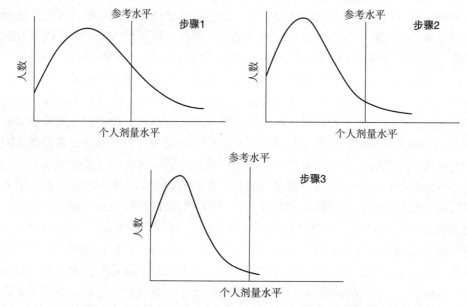

图 1-1　现存照射情况参考水平的应用和最优化过程结果的个人剂量分布随时间的演变

现存照射情况的参考水平通常设定在 1～20 mSv 范围内。在现存照射情况下，个人应当知道相关照射情况及降低受照剂量的措施。当个人生活方式成为照射的关键环节时，还须对相关个人进行辐射监测、评价，以及教育与培训。例如，在核事故或辐射事件发生后，生活在污染土地上的人即是这类照射的典型情况。在大多数的现存照射情况下，把照射降至接近或近被似视为"正常"情况的水平既是受照射个人的愿望，也是行政管理部门的愿望。这尤其适用于人类行动产生的物质引起的照射情况，即天然辐射残留物和事故污染。

二、照射类型

ICRP 在第 60 号出版物的建议中，将照射分为职业照射、医疗照射、公众照射、潜在照射。

（一）职业照射

ICRP 2007 年建议书把职业照射定义为工作人员在其工作时所受到的照射。对任何有害物质的职业照射的通行定义包括所有工作中遭受到的照射。然而由于辐射无处不在，直接应用上述定义将使所有工作人员均受到辐射防护的管理。所以使用术语"职业照射"仅限于在正常场合下（能合理地视作运营管理者负有责任的那些情况下）在工作中受到的照射。职业照射不包括排除照射及来自豁免实践的照射。

雇主对工作人员的防护负主要责任。然而，放射源的许可证持有者（如果与雇主不同）也对工作人员的防护负有责任。如果工作人员从事的工作中包含（或可能包含）不在他们的雇主控制之下的放射源，那么放射源的许可证持有者和雇主应该通力合作、互通信息，如有必要，应在工作场所促进适当的辐射防护。

我国基本标准 GB 18871-2002《电离辐射防护与辐射源安全基本标准》对于职业照射的定义为：除了国家有关法规和标准所排除的照射，以及根据国家有关法规和标准予以豁免的实践或放射源所产生的照射外，工作人员在其工作过程中所受的所有照射为职业照射。

职业照射过程中对于工作人员的界定必须明确，ICRP 将工作人员定义为任何专职、兼职或临时性受雇于雇主的人员，而这些人员清楚关于职业辐射防护的权利和义务。自主经营者既是雇主又是工作人员，从事涉及辐射的医疗职业工作人员所受照射属职业照射。GB 18871-2002 将下列有关情况下天然放射源照射引起的工作人员照射也列入职业照射：①工作人员因工作需要（或因与工作直接有关）而受到的氡的照射，不管这种照射是高于或低于工作场所中氡持续照射情况补救行动水平（^{222}Rn 500～1 000 Bq/m^3）；②工作人员在工作中受到的氡的照射虽然不是经常的，但所受照射的大小高于工作场所中氡持续照射情况补救行动水平（^{222}Rn ≥1 000 Bq/m^3）；③飞机飞行过程中机组人员所受的天然放射源照射。

（二）医疗照射

医疗照射是指为了诊治疾病、照顾或抚育患者的人员，健康、保健体检的被检者，以及为生物医学研究目的的志愿者所接受医用电离辐射源的照射。在受到医疗照射的群体中以诊治疾病的患者占绝大多数，对于这一受照群体国内外尤为关注。ICRP 2007 年建议书中把医疗照射特别加以限定为患者的医疗照射。可见患者的医疗照射是指在放射诊断、介入放射学诊疗和放射治疗程序中，患者所接受的医用放射源的照射。但是在放射性核素治疗中对患者的抚育者和照顾者，以及生物医学研究中志愿者的防护也应给予专门的考虑。

前文已提及医疗照射实践属于计划照射情况。但由于其特殊的一面，又需要有与其他计划照射情况不同的防护方案。患者的医疗照射特殊性表现为：①从自身诊治疾病或保健体检的目的出发，患者和被检者是自愿地、有意识接受的照射；②照射所带来的利益与潜在危险在同一个体体现；③照射是不均匀的，只限身体有限部分，其剂量大小因个人情况、照射方式、照射部位和照射频率而异。

（三）公众照射

公众照射是指除职业照射和医疗照射之外的其他公众所受到的辐射照射。公众照射可来自多种放射源，如人类的实践，以及大气层核试验、核事故。尽管天然放射源的照射是公众照射组分中最大的来源，但不能就此轻视较小的又比较容易控制的人工放射源对公众产生的照射，就每个放射源来讲，又可对多个个体产生照射。出于保护公众的目的，ICRP使用了"关键人群组"一词，来表征人群中所受高端照射人员所接受剂量的个人。为更确切地表述公众中受高端辐射照射的那些人，ICRP 2007年建议书推荐使用"代表人"来代替早期建议使用"关键人群组"的概念，并在ICRP第101号出版物中给出了"代表人"的相关特征。必须指出，针对妊娠期工作人员的胚胎和胎儿的照射应当作为公众照射管理。

（四）潜在照射

在计划照射情况下，可以合理控制放射源的照射，预知存在的某一确定水平的照射。然而，由于偏离计划的操作程序和事故，包括放射源的失控和恶意事件，可能会引起较高剂量的照射。尽管这种操作程序是计划的，但这种引发的高剂量的照射却不是计划发生的。ICRP将这些照射称为潜在照射。偏离计划的操作程序和事故常常是可以预见的，并且它们的发生概率也是可以估计的，但是不能对它们进行详细预测。即放射源的失控和恶意事件是不易预测的，因而需要有特殊的应对方法。

潜在照射与正常运行时计划操作引起的照射之间常常是相互联系的。例如，在正常运行期间，降低照射的行动可能增加潜在照射的概率；对长寿命废物进行贮存而不是扩散排放，可以降低因排放引起的照射，但会增加潜在照射。为了控制潜在照射，需要进行一些监督和设施维修活动，这些活动可能会增加正常照射。

在引入一个计划照射情况的计划阶段，就应当考虑潜在照射。应当认识到照射可能导致行动的可能性，即降低事件的发生概率，以及假如任何一个事件发生后限制和降低照射的行动。在应用正当性和最优化原则时，应当对潜在照射给予充分的考虑。

潜在照射通常分为三种情形：①涉及少数人受照，其危害是直接受照人员的健康危险，如擅自进入一个正在工作的辐照场所；②涉及较多人数受照，其危害不仅会增加健康风险，也会涉及其他危害，如放射性污染的土地和需要控制食物消费，以及在一个核反应堆内可能发生大事故，或可能发生放射性物质的恶意使用；③照射发生在遥远的未来且将在长时期内施予剂量，如在固体废物置于深层地质库的情况下，发生在遥远未来的照射伴随着相当大的不确定性。

第四节 辐射的三级预防

电离辐射可对机体的分子、细胞、组织和器官造成影响，在瞬间出现物理、物理化学和化学变化，并在随后的继发反应中使机体产生不同程度的生物效应。电离辐射生物效应因射线性质、剂量、剂量率、作用方式及机体状态等的不同而异。ICRP第60号建议书中在放射生物效应中区分以下4个术语。①变化（change）：由辐射引起的某种生物学改变，可能有害，也可能无害；②损伤（damage）：表示某种程度的有害变化，这种损伤是指对细胞有害，但不一定对受照射的人体有害；③损害（harm）：指临床上可观察到的有害效应，表现在受照射的个体（躯体效应）或其后代（遗传效应）；④危害（detriment）：是一个复杂的概念，要将损害的概率、严重程度和显现时间结合起来加以考虑。

电离辐射生物效应可分为躯体效应（somatic effect）和遗传效应（genetic effect）。躯体效应是指对射线受照射者本身一代所产生的效应，包括急性放射病（acute radiation disease）和慢性放射病（chronic radiation disease）、放射性皮肤病（radiation dermatopathy）、恶性肿瘤及其他局部放射性疾病等。另外，胚胎或胎儿受电离辐射作用后，出现的发育障碍是躯体效应的特殊类型。遗传效应是指对射线受照射者后代所产生的辐射效应，如基因突变、染色体畸变及遗传性疾病等。

从辐射防护的需要考虑，将电离辐射生物效应分为确定性效应（deterministic effect）和随机性效应（stochastic effect）。如果机体组织或器官受到足够大剂量的照射，有足够多的细胞被杀死或不能繁殖及发挥正常功能，引起可观察到的损伤效应（如器官功能丧失），这种效应称为确定性效应。确定性效应的特征：①有阈值，即只有剂量超过阈值水平才可发生；②损伤的严重程度随剂量增加而加重。当机体受到电离辐射作用后，一些体细胞没有发生死亡但发生了变异及恶性转化，进而发生肿瘤，即辐射致癌，称为随机性效应。其特征表现为：①辐射致癌的概率（不是严重程度）随照射剂量的增加而增加；②不存在阈剂量。

辐射防护的目的是尽可能降低随机性效应的频度，防止确定性效应的发生。现行的辐射防护法规和标准均以辐射损害的线性无阈（linear no threshold，LNT）假说为依据，也就是以高、中剂量辐射生物效应的研究资料线性外推，估算低剂量辐射（low dose radiation）生物效应和危害。

一、一级预防

一级预防指的是病因预防、预警等，其强调在源头控制危险因素，防患于未然。这既减少发病的机会、免除患者痛苦，又减少了社会负担。放射性职业性有害因素的控制，其一级预防的措施因外照射防护、内照射防护而不同。

1. 外照射防护

外照射的危害与其他化学毒物的影响因素基本一致，取决于射线的性质、暴露的量和个体易感性。故外照射防护措施包括时间防护、距离防护和屏蔽防护。

（1）时间防护：降低操作时间以减少外照射剂量的防护措施，称为时间防护。在一个相对稳定的辐射场内，人员受到外照射累积吸收剂量与辐射暴露时间成正比，即暴露时间越长，累积受照剂量就越多。

（2）距离防护：当外照射放射源处于一个稳定状态下，人员受到的外照射剂量率近似地与其距离放射源的距离的平方成反比。依据这种规律，可以通过增加与放射源的距离来减少外照射剂量率，这种防护措施称为距离防护。

（3）屏蔽防护：在人员与放射源之间增加一个可以阻挡辐射作用于人体的空间屏蔽的防护措施，这称为屏蔽防护。屏蔽防护从设计和实体上，为职业人员、公众提供了安全的工作条件和生活环境。

2. 内照射防护

对放射工作人员而言，放射性核素进入人体的主要途径是呼吸道、消化道、皮肤及伤口。对临床核医学诊疗患者而言，除上述渠道外，主要方式是口服、静脉注射或肌内注射。内照射的防护，基本原则在于针对放射源项的安全性处理，以及针对个体的阻断吸收、促进排出措施，最终使体内的放射性物质不超过 GB 18871-2002 的放射性核素年摄入

21

量限值，减少或防止人体受到内照射危害。

（1）放射源项的围封包容：对于开放型放射性工作场所，必须采取严密而有效的围封包容措施，在非密封放射性物质的周围设立系列屏障，以限制可能被污染的体积和表面，防止放射性物质向周围环境扩散，将可能产生的放射性污染限制在尽量小的范围。

（2）环境的保洁去污：放射性核素操作者必须遵守安全操作规定，防止或减少污染的发生，保持工作场所内的清洁与整洁。对受到污染表面应及时去污，对污染的空气进行合理通风，有条件者安装空气净化装置，避免局部污染并向远处扩散。采取合理而有效的措施治理放射性"三废"，是保护工作环境、减少放射性核素体内转移的重要内容。

（3）个人防护：目的是阻断吸收。事故性情况下，放射性核素进入体内的方式有经呼吸道、消化道、破损皮肤等，这种情况需要做好防护。医学诊疗时还包括注射、粒子植入等方式。操作开放型放射性核素的人员，应根据工作性质正确穿戴相应的防护衣具，如工作服、工作帽、靴鞋、手套和口罩，不使口鼻皮肤外露。必要时可戴隔绝式（或活性炭过滤）面具或特殊防护口罩。

（4）预防性用药：目的是保护靶器官、减轻放射损伤。目前，常用的药物都纳入核事故医学处理药箱中，该药箱由 11 种防治急性放射病的有效药物组装而成。其包括急性放射病预防药、急性放射病早期救治用药，以及主要放射性核素阻吸收和加速体内排泄药物、早期对症治疗药物。所有药剂与非放用药同步用药效果更佳，但其随内照射时间延长，防治效果将迅速下降。

在贯彻实施上述基本措施时，必须同时抓住以下三个环节：①对在其中从事非密封放射性物质工作的建筑物，在其设计和建造时应按规定提出防护的某些特殊要求；②提出并认真实施与从事开放型放射性工作有关的若干辐射防护措施；③放射性工作操作的特殊要求。

二、二级预防

一般而言，职业病有三个发病条件和五个特点，放射性病损同样符合这样的规律。2018 年 12 月修订的《中华人民共和国职业病防治法》将职业病定义为：企业事业单位个体经济组织等用人单位的职业从事者在职业活动中，因接触粉尘、放射性物质和其他有毒、有害因素而引起的疾病。放射性职业病的分类和目录由国务院会同卫生行政等部门制定并公布。在 10 大类 132 种法定职业病中，职业性放射性疾病有 11 种，位列第三位。

二级预防指的是"三早"预防，即早发现、早诊断、早治疗。对于放射性职业病而言，重点体现在职业健康体检的重要性，需切实健全岗前体检、岗中体检、离岗体检。体检除了常规指标外，还应该包括特异性指标。一般职业病损研究较多，已经有很多明确的暴露标志物、效应标志物、易感性标志物；放射性职业病损体检时需要重点考虑的生物剂量计（相当于效应标志物）主要有染色体畸变、微核等少量参数。该类生物剂量计可以同时结合物理剂量计使用，以更准确判定吸收剂量及预判生存和预后情况。除此之外，还可以充分考虑放射性核素在体内特定器官的蓄积导致的器官功能改变，也可以作为一种特异性效应标志物。例如，核素蓄积于肝，其肝功能水平的改变；核素蓄积于骨骼，其骨密度、成骨细胞、破骨细胞的改变，等等。

在诊断过程中一般具有放射损伤的剂量–效应关系，但仍需考虑个体敏感性，如人群中 1%～5% 属于辐射超敏人群。尽管辐射导致机体损害的剂量－效应关系是一个普遍规律，个体差异导致在同辐照情况下，机体损害程度差异较大。其原因过去笼统地归结于个人体质的不同，随着对其原因研究的逐步深入发现，个体的遗传特性可能起着重要作用。

放射性损伤的诊断，首先要依据症状与体征，判定病损情况及类型；然后要开展特异性实验室检查，包括暴露标志物（核素蓄积及代谢产物）、效应标志物（染色体畸变、微核形成、器官功能损害）；最后要通过询问和调查来明确放射性接触史，在此基础上给出确切的放射性损伤诊断结论。上述各项诊断原则，要全面、综合分析，才能做出切合实际的诊断。对有些暂时不能明确诊断的患者，应先做对症处理，动态观察，逐步深化认识，再做出正确的诊断，否则可能引起误诊误治。误诊误治的原因主要是供诊断分析用的资料不全，尤其是忽视暴露史及现场调查资料的收集。

鉴于放射性病损同其他职业病一样，无特异性治愈手段，早发现、早诊断更显得意义重大，有利于尽早给予对症治疗、支持疗法。

三、三级预防

三级预防（tertiary prevention）是指在患病以后，给予积极的临床治疗和促进康复的措施。三级预防原则主要包括：①迅速脱离辐射环境，并结合合理的治疗；②根据接触者受到健康损害的原因，对产生辐射的来源加强管理，反过来指导一级预防；③促进患者康复，预防并发症的发生和发展。依据受损的靶器官或系统，采用临床对症治疗。

三级预防体系相辅相成、浑然一体。一级预防针对整个人群，是最重要的；二级预防和三级预防是对一级预防的延伸和补充。全面贯彻和落实三级预防措施，必须做到源头预防、早期检测、早期处理、促进康复、预防并发症、改善生活质量，以构成放射卫生与放射医学的完整体系。

（刘晓冬）

思　考　题

1. 简述放射卫生与放射医学的研究内容。
2. 简述电离辐射的来源。
3. 简述辐射的实践情况及照射类型。
4. 简述放射性病损的三级预防。

数字课程学习

⊥教学课件　　◈拓展阅读　　💻课后习题

第二章
电离辐射的物理学基础

　　1895 年，德国物理学家伦琴发现了前所未知的 X 射线，很快引起了世界科技工作者的关注。其中，试图阐明 X 射线产生机制的法国物理学家贝可勒尔于 1896 年指出，铀化合物也能产生类似现象的射线。这些偶然的发现很快就推翻了原子不能再被切分的传统概念。科学家们从新的原子结构观点出发，阐明了 X 射线和放射性粒子（以下统称"电离辐射"）的产生机制，并观测到这些电离辐射的物理性质。后来，诸多科学家又从原子物理、核物理等学科出发，研究了电离辐射与物质相互作用的过程及其效应，解释了诸多电离辐射技术应用机制及其可能会对生物有机体产生危害的机制。

　　由于电离辐射最早被广泛应用于医学领域，参照剂量定量给药的剂量说法为定量电离辐射引入了辐射剂量的概念。但射线基本无法用重量或体积来定量，因此就用其与物质作用产生的电量或化学变化程度等来表示，因为这样的剂量通常与给予该物质的总能量成比例。因测量要可实现且操作相对简单，所以又根据各种定量目的定义了多种辐射量。本章在对常见电离辐射类型的产生原理、物理性质及其与物质相互作用机制进行简要介绍的基础上，对经常用到的辐射量和与其相关的量进行简要描述，以期读者能正确理解和使用这些不同的辐射量。

第一节　原子结构与放射线

一、原子结构

　　原子的英文名"atom"是从希腊语转化而来的，原意为"不可切分的"。但从 19 世纪晚期至 20 世纪早期，物理学家相继发现了电子、质子、中子等亚原子粒子及原子的内部结构，说明了原子还是能被进一步切分的。如图 2-1 所示，一个原子是由一个致密的原子核及若干围绕在原子核周围不停运动的电子组成。原子的大小是由核外运动电子所占的空间范围决定的，约为 1 埃（1 埃 = 10^{-10} m）数量级。物质的原子（正原子）中原子

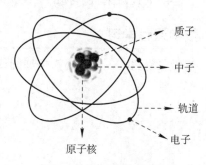

图 2-1　原子结构模式图

核带正电，核外电子带负电；反物质（负原子）的原子核和电子的电性与正原子相反（本章节之后所述的原子均为正原子）。原子核大小约为原子的万分之一（2.5×10^{-15} m 这一数量级），由带正电的质子和不带电的中子组成。一个质子和一个中子的质量基本相等，分别为 $1.672\ 6 \times 10^{-27}$ kg 和 $1.692\ 9 \times 10^{-27}$ kg，是一个电子质量的 1 835 倍。由此可见，原子的质量主要是由原子核的质量来决定的。

原子是一种物质能保持其化学性质的最小单位。原子的化学性质完全由原子核中的质子数或核外电子数决定，原子包含的质子数决定了由此原子构成的物质的性质。因此，核质子数相同的原子统称为元素，原子核中质子的个数被称为原子序数。具有确定质子数和中子数的原子被称为核素。迄今为止，人类虽然仅发现有 118 种元素，但发现的核素种类已超过 2 600 余种。为方便记忆和表述，通常用一个符号来表示一种元素，如氢元素用 H 表示，碳元素用 C 表示，铀元素用 U 表示等。因此，元素符号既表示了元素的名称，同时又隐含地表示了原子序数。而原子质量数被定义为原子核中的质子数与中子数之和。通常用 A 表示原子的质量数，Z 表示原子中包含的质子数，N 表示原子中包含的中子数。质子数 Z 相同的原子具有相同的化学性质，但原子核的性质是由质子数与中子数共同来决定的。因此，又将具有相同质子数和相同中子数的一类原子核称为核素。核素用下列符号表示：$^{A}_{Z}X_{N}$，通常可简写为 ^{A}X。其中 X 是元素符号，A 是质量数，Z 是质子数，N 是中子数。

二、X 射线产生

X 射线是在原子核外产生的、波长介于紫外线（UV）和 γ 射线之间的电磁辐射。通常包括电子的轫致辐射产生的连续谱 X 射线和特征 X 射线。轫致辐射（bremsstrahlung）又称制动辐射，原指高速运动的电子骤然减速时发出的辐射，后来泛指带电粒子与原子或原子核发生碰撞时突然减速发出的辐射。根据经典电动力学理论，带电粒子做加速或减速运动时必然伴随电磁辐射。轫致辐射的 X 射线谱往往是连续谱，这是由于在作为靶的原子核电磁场作用下，带电粒子的速度是连续变化的。轫致辐射的强度与靶核电荷的平方成正比，与带电粒子质量的平方成反比。因此重的粒子产生的轫致辐射往往远小于电子的轫致辐射。而一些高速电子进入靶物质原子内部，会与某个原子的内层电子发生剧烈的相互作用，把一部分动能传递给这个电子使它从原子中脱出，因此原子内电子层将出现一个空位，这个空位就会被更外层的电子跃迁填充，并在跃迁过程中发出一个能量等于两个能级能量差的 X 光子（X 射线），这种辐射称为特征辐射（characteristic radiation）。特征 X 射线是一线性光谱，由若干互相分离且具有特定波长的谱线组成，其强度通常超过连续谱线的强度并可叠加于连续谱线之上。这些谱线不随 X 射线发生器的工作条件而改变，只取决于靶物质材料。

三、放射性衰变

按原子核是否稳定，核素可被分为稳定性核素和不稳定性核素两类。原子核自发地放射出各种射线（包括 α、β、γ 射线）的现象称为放射性。一种元素的原子核自发地放出某种射线而转变成其他种类元素的原子核的现象，称为放射性衰变。能发生放射性衰变的核素，称为放射性核素（俗称放射性同位素）。

α 衰变是原子核自发放射 α 粒子的核衰变过程。α 粒子是由两个质子和两个中子组成的氦核。发生 α 衰变后，核素的种类、质量数和电荷数都将发生改变。β 衰变是原子核自发地放射出 β 粒子或俘获一个轨道电子而发生的转变。放出电子的衰变过程称为 β⁻ 衰变；放出正电子的衰变过程称为 β⁺ 衰变。发生 β 衰变后，核素的种类和电荷数发生了改变，但质量数保持不变。γ 衰变是指原子核从不稳定的高能状态跃迁到稳定（或较稳定）的低能状态的过程，此过程会放出 γ 射线，但核素的种类、质量数和电荷数都没有改变。γ 衰变通常是在发生 α 衰变或 β 衰变后，因这两种衰变所生成的核素仍处于不稳定的较高能量状态，需要通过放出 γ 射线使其处于稳定或较稳定的低能状态。

发生放射性衰变的根本原因是核内的核力与库仑力处于非平衡状态。无论是质子还是中子，它们之间存在核力（吸引力）。质子与质子之间存在库仑力（排斥力），如果质子过多，那么排斥力大于吸引力，当然就不稳定。通过质子变成中子等效应，降低排斥力、增加吸引力，最终使两者达到平衡，这就是衰变过程。同样，如果中子过多，吸引力大于排斥力，也会影响原子核的稳定，所以要通过减少中子数的衰变来保持其稳定。

第二节 常见射线的种类与性质

射线（ray）是由各种放射性核素，或者原子、电子、中子等粒子在能量交换过程中发射出具有特定能量的粒子束或光子束流的总称。常见的有 X 射线、α 射线、β 射线、γ 射线和中子射线等。进入 21 世纪，质子和碳离子也已被用于肿瘤的放射治疗。

一、X 射线和 γ 射线

X 射线是一种波长介于紫外线和 γ 射线之间的电磁辐射。X 射线不带任何电荷，因此其无论在磁场或电场中都不会发生偏折。常见 X 射线的波长一般短于 10 nm，频率高于 3×10^{16} Hz，能量大于 124 eV。因此，X 射线具有很强的穿透力，它能透过一般光线所不能透过的物质，如纸板、木材、肌肉等，密度较大的物质（金属、骨骼等）可以阻止它的穿透。X 射线由于这种性质常被广泛应用于医疗技术、冶金、机械制造及科学研究等方面。

γ 射线是法国科学家维拉德（Villard）于 1900 年最早发现的。它是原子核能级跃迁退激时释放出的射线，不带任何电荷，因此在磁场或电场中也不会发生偏折。γ 射线的波长短于 0.01 埃，能量通常可达 MeV 量级，频率超过 3×10^{20} Hz。因此，γ 射线通常比 X 射线具有更强的穿透力，其在工业中可被用于物件的无损检测（俗称工业探伤）或生产流水线的自动控制等；在医学上，由于 γ 射线能量高，对细胞有足够的杀伤力，可用来治疗肿瘤。

二、α 射线和 β 射线

英国物理学家卢瑟福（Rutherford）于 1898 年发现，铀和铀的化合物所发出的射线有两种不同类型。一种是极易被吸收，称为 α 射线；另一种有较强的穿透能力，称为 β 射线。

α 射线也称 α 粒子束，是高速运动的氦原子核。α 粒子由两个质子和两个中子组成。它的静止质量为 6.64×10^{-27} kg，带电量为 3.20×10^{-19} 库仑（C）。物理学中用 He 表示 α 粒子或氦核。常见的 α 粒子能量一般分布在 4~9 MeV。α 粒子由于质量相对较大，移动速度相对较慢，因此其穿透物质的本领很差，在空气中的射程只有几厘米，容易被薄层物质所阻挡，一张纸就能将其阻挡。但是 α 粒子本身带有两个单位的正电荷，具有很强的电离能力，一旦被人体摄入（包括吸入、食入、注入等），能够直接对细胞内的 DNA 造成损伤。

β 射线也称 β 粒子束，是高速运动的电子流。原子核发射出的 β 射线有两类：$β^-$ 射线和 $β^+$ 射线。$β^-$ 射线就是通常的电子，带有一个单位的负电荷，以符号 e^- 表示；$β^+$ 射线就是正电子，带有一个单位的正电荷，以符号 e^+ 表示。由于电子的质量很轻，当 β 粒子通过电场时，如果它是负电子，其路径会向正极的方向偏转；在通过磁场时，如果磁场的方向是由内向外，它会以逆时针方向扭曲，路径呈弧形。β 粒子的速度可达光速的 99%，其质量仅为 α 粒子的约 1/7300。因此，β 射线比 α 射线的穿透力更强，但在穿过同样距离，其引起的电离作用更小。β 粒子通常能被体外衣服消减、阻挡（一张几毫米厚的铝箔就可完全阻挡），但它一旦进入体内，也会引起电离辐射危害。

三、中子

中子的概念很早就有科学家提出，但直到 1932 年才由英国物理学家查德威克（Chadwick）在实验中获得证实中子的存在。中子（neutron）是组成原子核的核子之一，比质子的质量稍大、不带电，通常用字母"n"来表示。原子核中的中子通常是稳定的，但自由中子会自发转变成一个质子、一个电子和一个反中微子，并释放能量。我们常见的中子射线（也称中子流），一般是由核反应、核裂变等过程产生的，而中子束通常是用中子发生器产生的。中子具有很强的穿透能力，它与物质中原子的电子发生相互作用的概率很小，在穿透物质的过程中基本不会损失能量，因此其比相同能量的其他带电粒子具有更强的穿透能力。中子按其能量大小又可分为快中子、慢中子和热中子等。

四、质子和重离子

英国物理学家卢瑟福被公认为质子的发现人。质子英文名为 proton，这个单词是由希腊文中的"第一"演化而来的。质子是组成原子核的核子之一，它是一种带 1.6×10^{-19} C 正电荷的亚原子粒子，直径 $1.6 \times 10^{-15} \sim 1.7 \times 10^{-15}$ m。我们常见的质子射线一般都是把氢原子中的电子剥离，将原子核加速至近光速形成的射线束。使用质子加速器产生高能质子束，可为研究原子核结构提供极其重要的数据；同时，这些高能质子束在精确控制下射入人体，将能量准确地释放到病变部位，达到治疗效果，这就是质子治疗。

重离子一般是指质量数大于 4 的原子核，即元素周期表氦核以后（原子序数大于 2 的失去电子的原子）的离子，如 ^{10}B、^{12}C、^{16}O、^{22}Ne、^{56}Fe、^{84}Kr、^{238}U 等。重离子一般带正电荷，重离子射线是指这些离子超高速飞行而形成的射线。宇宙空间就有许多天然的重离子射线。近些年，通过气体放电等方式将 CO_2 等气体中碳原子的外层电子剥离，并将碳离子加速到近光速形成碳离子束的射线，已应用到临床肿瘤治疗方面。同常规的光子（X 射线或 γ 射线）放射治疗相比，重离子在生物体中线能量转移值高，而且可以精确地控制剂量及射程，定位性能好，射程末端的释放能量集中，可使杀伤效果集中在需要照射的局部范围，而减少对周围健康组织的损伤。

第三节　射线与物质的相互作用

α 射线、β 射线、质子和重离子等是带电粒子，而 X 射线、γ 射线和中子不带电荷，它们通过物质时不会与原子核或核外电子直接发生库伦作用，但最终都会在与它们相互作用的物质中损失能量，引起物质的电离或激发等。认识这些电离辐射与物质相互作用的机制，是理解电离辐射技术应用、研究辐射效应、开展屏蔽防护计算和进行辐射测量的重要物理基础。

一、X 射线、γ 射线与物质的相互作用

虽然 X 射线和 γ 射线的起源不同，能量也不相同，但它们同属电磁辐射，也满足爱因斯坦的光量子假说（$E = h\nu$）。因此，通常将 X 射线和 γ 射线统称为光子。光子与物质的相互作用主要有：光电效应、康普顿效应（又称康普顿散射，也称非相干散射）和电子对效应。其他次要的作用还有相干散射［又称瑞利（Rayleigh）散射］、光核反应、核磁共振反应等，但总概率一般小于 1%。

（一）光电效应

在 X 射线、γ 射线与靶物质发生相互作用过程中，X 射线、γ 射线的全部能量转移给靶原子轨道上的电子，使之克服原子核的束缚发射出光电子，而原来的光子全部消失，这个过程称为光电效应。发生光电效应的光子能量需大于相应靶原子轨道上电子的结合能。光电效应是低能光子（小于 1 MeV）与物质相互作用的主要效应。当能量低时，光子主要与靶原子外层轨道上电子发生相互作用；当能量增加后，越来越多的内层电子也将逸出。对于相同能量的入射光子，与其相互作用物质的原子序数越大，发生光电效应的概率就越高。因此，通常选用原子序数大的材料（如铅、铁和重金属混凝土等）来屏蔽光子，或来探测光子发生光电效应产生的光电子。光电效应产生的光电子与普通电子一样，也会使靶物质激发、电离等，并在此过程中发射特征 X 射线和俄歇（Auger）电子。

（二）康普顿效应

1923 年，美国物理学家康普顿（Compton）在研究 X 射线通过实物发生散射的实验时，发现散射光中除了有原波长的 X 射线外，还产生了其他波长的 X 射线，其波长的增量随散射角的不同而变化，这种现象称为康普顿效应。发生康普顿效应的机制是光子与靶原子的外层电子（可视为自由电子）发生弹性碰撞，光子只将部分能量传递给外层电子，使该电子脱离原子核的束缚从原子中射出，而光子本身改变运动方向。被发射出的电子称为康普顿电子，能继续与介质发生相互作用。如图 2-2 所示，散射光子与入射光子的方向间夹角称为散射角（θ），反冲电子反冲方向与入射光子的方向间夹角称为反冲角（φ）。当散射角 $\theta = 0°$ 时，散射光子的能量最大，这时反冲电子的能量为 0，光子能量没有损失；当散射角 $\theta = 180°$ 时，入射光子和电子对碰，沿相反方向散射回来，而反冲电子沿入射光子方向飞出，这种情况称反散射，此时散射光子的能量最小。康普

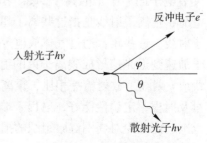

图 2-2　康普顿效应示意图

顿效应通常是 X 射线、γ 射线工作场所散射线的主要来源。

（三）电子对效应

光子经过原子核旁时，在原子核的库仑场作用下，光子转变成一个电子和一个正电子，自身消失，这个过程称为电子对效应。一个正（负）电子的静止能量为 0.511 MeV，因此，发生电子对效应的光子能量要大于 1.02 MeV，多余的能量就作为正负电子的动能。被发射出的电子还能继续与介质产生激发、电离等作用；正电子在损失能量之后，将与物质中的负电子相结合而变成 γ 射线，即湮没（annihilation）。正电子发射断层成像（PET）就是利用正电子遇到负电子后发生湮没，产生方向相反的一对能量为 0.511 MeV 的光子进行成像的。

（四）其他次要作用

原子内层电子通常受原子核束缚较紧，不能视为自由电子。低能光子与内层束缚电子碰撞，相当于和整个原子相碰，碰撞中光子传给原子的能量很小，几乎保持自己的能量不变，这样散射光子就保留了原有波长。这类散射称为相干散射、瑞利散射（Rayleigh scattering）或汤姆逊散射。

光核反应也称为光核吸收，是指大于一定能量的光子与物质原子的原子核作用发射出其他粒子（通常是中子），而自己被吸收的过程，如（γ，n）反应。光核反应的阈能一般在 5 MeV 以上，但这种相互作用与其他效应相比一般是可以忽略不计的。而核磁共振反应是入射光子把原子核激发到激发态，然后退激时再放出 γ 射线的反应。

二、β 射线与物质的相互作用

β 射线是高速运动的电子流。当其与靶物质原子的核外电子发生非弹性碰撞时，会使靶物质的原子电离或激发。电离是指传递给核外电子的能量足够大，能使电子脱离原子变成自由电子。激发是指传递给核外电子的能量不够大，仅能使电子跃迁到较高的能级上。电离损失是 β 射线在物质中损失能量的一种主要方式，物质的原子被电离后还会发射特征 X 射线。物质原子被激发（内层电子受激，跃迁后退激）后会发出可见光和紫外线。当其与靶物质原子的原子核发生碰撞前，在原子核库仑场作用下一般只会改变运动方向，不损失能量，这种过程称为弹性散射。

β 粒子穿过物质时，除了使物质的原子电离或激发损失能量外，还有另一种能量损失方式，通常称之为辐射损失。当带电粒子接近原子核时，速度迅速降低，或运动方向发生偏转，产生一种称为轫致辐射的电磁辐射，即发射 X 射线。因此，在高能 β 粒子的防护中，还应考虑轫致辐射的屏蔽问题。

另外，β 粒子在穿过介质时，还可能会使介质的原子发生暂时极化，这些原子退极化时会发射波长在可见光范围内的电磁波，称为切伦科夫辐射。值得提及的是，β^+ 粒子被慢化至静止状态时还会发生正负电子的湮没，向相反方向发射两个能量均为 0.511 MeV 的湮没光子。

三、α 射线、重离子与物质的相互作用

α 射线、重离子辐射都是带电粒子，它们与物质相互作用的机制与 β 射线基本相同。当它们与靶物质原子的核外电子发生非弹性碰撞时，会使靶物质的原子电离或激发。有所

不同的是，α 粒子和重离子所带的电荷数更多，质量也远大于 β 粒子，因此它们会引起大量的次级电离，能量沉积密度在射程的末端才会达到最大值。另一方面，韧致辐射的能量损失和切伦科夫辐射，在 α 射线、重离子辐射与物质相互作用中基本都可以忽略。

值得提及的是，高能质子重离子会与靶物质的原子核发生核反应，产生不可忽略的中子和其他核碎片。因此，在实际应用和防护中都需要予以特别考虑。

四、中子与物质的相互作用

由于中子不带电，几乎不能与靶物质原子中的电子相互作用，而只能和原子核相互作用，将中子的能量传递给靶物质。中子与靶物质原子核相互作用可分为散射和吸收两类。散射包括弹性散射和非弹性散射，这是快中子与物质相互作用过程中能量损失的主要形式。吸收即中子被原子核吸收后，仅产生其他种类的次级粒子。快中子减速成为能量较低的中子的过程称为中子的慢化。中子一般只有被慢化后才能有效地被物质吸收。

（一）弹性散射

弹性散射又分为势散射和复合核弹性散射。势散射是中子受核力场作用发生的散射，中子未进入核内，散射发生在核的外表面。复合核弹性散射是中子进入核内形成复合核，而后放出中子。在弹性散射过程中，原子核与中子间虽有能量交换，但原子核内能不变。弹性散射是中能快中子（0.1～20 MeV）与物质相互作用的主要形式。

（二）非弹性散射

非弹性散射分为直接相互作用过程和形成复合核过程。直接相互作用过程是入射中子和靶核的核子发生非常短时间的相互作用，在每次直接相互作用过程中，中子损失能量较小；复合核过程是入射中子进入靶核形成复合核，在形成复合核过程中，入射中子和核子发生较长时间的能量交换。无论经过哪种过程，靶核都将放出一个动能较低的中子而处于激发态，然后这种靶核以发射一个或若干个光子的形式，释放出激发能后回到基态。当能量高于 6 MeV 时，中子与物质相互作用开始发生非弹性散射。

（三）核反应

中子核反应包括中子俘获和散裂反应等。慢中子和热中子与物质相互作用时很容易被原子核俘获而产生核反应，核反应的产物可能是稳定核素，也可能是放射性核素。稳定核素俘获中子后生成的放射性核素会放出射线，称为感生放射性。当中子能量高于 20 MeV 时，它能使某些原子核碎裂，并释放出几种离子或碎片，即散裂反应。

第四节 辐射量与单位

电离辐射的应用与防护需要对电离放射源、周围环境，以及人员的受照剂量做出描述，并进行评价。但电离辐射无法或很难用重量或体积来定量，只能用其与物质作用产生的电量或化学变化程度等来表示。对电离辐射进行定量时还要考虑其可操作性和便利性。因此至今为止，已定义了多种基本量、防护量和实用量。

一、放射性活度

放射性活度（radioactivity）是指放射性物质在单位时间间隔 dt 内，发生放射性衰变的期望值 dN 除以 dt 所得的商，通常用符号 A 表示，$A = \mathrm{d}N/\mathrm{d}t$。放射性活度的国际单位为贝可勒尔（Becquerel），可简称贝可，记作 Bq。在采用国际单位制前使用的专用单位是居里（Curie，简记为 Ci）。两个单位的换算关系为 $1\ \mathrm{Ci} = 3.7 \times 10^{10}\ \mathrm{Bq}$。

在实际工作中，通常还用到比活度和活度浓度的概念。它们是表示单位质量或单位体积中放射性物质的活度。对于固态放射性物质而言，其单位质量的活度浓度称为比活度，单位用 Bq/kg 或 Bq/g；对于液态或气态放射性物质而言，其单位体积的活度浓度称为活度浓度，单位为 $\mathrm{Bq/m}^3$ 或 $\mathrm{Bq/cm}^3$。

二、注量与注量率

注量是用于描述电离辐射场中某一区域粒子的疏密程度。设辐射场中某一区域包含不同穿行方向的粒子，为确定该区域某一点 P 附近的粒子疏密程度，以该点为圆心画一个面积为 da 的小圆。保持 da 的圆心在 P 点不变，而改变 da 的取向，以正面迎接从各个方向射来并垂直穿过小圆 da 的粒子数目 dN_i。da 在改变取向的过程中形成一个球，dN_i 求和得到 dN（$\mathrm{d}N = \sum_i \mathrm{d}/N_i$）。那么，d$N$ 除以 da 所得的商称为注量，通常记为 $\varPhi$，即：

$$\varPhi = \frac{\mathrm{d}N}{\mathrm{d}a}$$ （式 2-1）

注量率是单位时间内进入单位截面积球中的粒子数，通常记为 φ。

$$\varphi = \frac{\mathrm{d}\varPhi}{\mathrm{d}t}$$ （式 2-2）

注量的国际单位为 m^{-2}；注量率的国际单位为 $\mathrm{m}^{-2}/\mathrm{s}$。

三、照射量与比释动能

照射量是表示 X 射线或 γ 射线在空气中产生电离能力大小的一个物理量，很早就被应用做辐射剂量学量。其定义为 X 射线或 γ 射线在单位质量 dm 的一个体积元的空气中，当光子产生的全部电子均被阻留于空气中时，在空气中形成同一种符号离子总电荷的绝对值 $|\mathrm{d}Q|$ 除以 dm 的商，通常用符号 X 表示，即：

$$X = \frac{|\mathrm{d}Q|}{\mathrm{d}m}$$ （式 2-3）

照射量 X 的国际单位为库伦每千克（C/kg），在采用国际单位制前使用的专用单位是伦琴（R）。两个单位的换算关系为：$1\ \mathrm{R} = 2.58 \times 10^{-4}\ \mathrm{C/kg}$。

比释动能是不带电粒子与物质相互作用过程中，在单位质量的物质中产生的带电粒子的初始动能的总和。其定义为不带电粒子在无限小体积元内，释放的所有带电粒子的初始动能之和的期望值 d$\bar{\varepsilon}_{\mathrm{tr}}$，除以该体积元内物质的质量而得到的商，通常用符号 K 表示，即：

$$K = \frac{\mathrm{d}\bar{\varepsilon}_{\mathrm{tr}}}{\mathrm{d}m}$$ （式 2-4）

比释动能的国际单位是焦耳每千克（J/kg），法定单位的专用名称为戈瑞，用符号 Gy 表示。在采用国际单位制前使用的专用单位是拉德（rad），$1\ \mathrm{rad} = 0.01\ \mathrm{Gy}$。

在空气中，距放射源 1 m 距离处对空气衰减和散射修正后的比释动能率称为参考空气比释动能率（单位时间内比释动能）。

四、吸收剂量与相对生物效应

吸收剂量 D 的定义为电离辐射沉积于某一无限小体积元内的平均授予能，除以该体积元中物质的质量所得到的商，即：

$$D = \frac{d\bar{\varepsilon}}{dm} \qquad （式2-5）$$

式中，$d\bar{\varepsilon}$ 是电离辐射授予某一体积元物质的平均能量（授予能是指授予某一体积元的能量中，被该体积元吸收的那一部分能量），dm 是该体积元中物质的质量。

吸收剂量的国际单位是 J/kg，法定单位的专用名称为戈瑞，用符号 Gy 表示。在采用国际单位制前使用的专用单位是 rad，1 Gy = 100 rad。

相对生物效应（relative biological effectiveness，RBE）又称相对生物效能，是衡量不同辐射种类在诱发特定健康效应方面的一种相对指标，表示参考辐射引起特定生物体或组织的特定生物效应所需的吸收剂量与所研究的辐射在相同条件下引起同样生物效应所需吸收剂量的比值。但曾经报道过 RBE 值研究所选取的参考辐射并不完全一致，多选用 ^{60}Co 和 ^{137}Cs 的 γ 射线，也有选取大于 200 kV 的 X 射线。在诱发随机性效应方面，RBE 值通常以辐射权重因子 ω_R 表示。

五、常用辐射防护量

防护量是以吸收剂量为基础的量。常用的辐射防护量有器官当量剂量、人体有效剂量、周围剂量当量、定向剂量当量和个人剂量当量等。

（一）器官当量剂量

人体某一特定器官或组织受不同类型辐射的照射，以及受同一类型不同能量的辐射照射时，其辐射危害不尽相同。某一器官或组织的当量剂量 $H_{T,R}$ 被定义为该器官或组织的吸收剂量与电离辐射的辐射权重因子 ω_R 乘积，即：

$$H_{T,R} = D_{T,R} \cdot \omega_R \qquad （式2-6）$$

式中，$D_{T,R}$ 是辐射 R 在某组织或器官的吸收剂量，ω_R 为辐射 R 的辐射权重因子。目前，ICRP 建议：光子、电子和介子的权重因子取为 1；α 粒子、重离子和核碎片的权重因子取为 20；中子的权重因子按能量 E 范围采用下式进行计算。

$$\omega_R = \begin{cases} 2.5+18.2e^{\frac{-[\ln(E)]^2}{6}} & （E < 1\ \text{MeV}） \\ 5.0+17.0e^{\frac{-[\ln(2E)]^2}{6}} & （1\ \text{MeV} \leq E \leq 50\ \text{MeV}） \\ 2.5+3.2e^{\frac{-[\ln(0.04E)]^2}{6}} & （E > 50\ \text{MeV}） \end{cases} \qquad （式2-7）$$

器官当量剂量的国际单位是 J/kg，法定单位的专用名称为希沃特，用符号 Sv 表示。在采用国际单位制前使用的专用单位是雷姆（rem），1 Sv = 100 rem。

（二）有效剂量

有效剂量 E 被定义为人体各组织或器官的当量剂量乘以相应的组织权重因子 ω_T 之后的和，即：

$$E = \sum_{T} \omega_T \cdot H_T = \sum_{T} \omega_T \cdot \sum_{R} \omega_R \cdot D_{T,R}$$ 　　　　（式 2–8）

有效剂量的国际单位是 J/kg，法定单位 Sv，在采用国际单位制前也使用的专用单位雷姆。

（三）周围剂量当量

周围剂量当量是辐射场分布为扩展齐向场的辐射粒子在 ICRU 球内、逆扩展齐向场的半径上深度 d 处产生的剂量当量，示意图见图 2–3，通常记为 $H^*(d)$。对于强贯穿辐射，d 值一般取 10 mm，记为 $H^*(10)$；对于弱贯穿辐射，d 值一般取为 0.07 mm，记为 H^*（0.07）。周围剂量当量的国际单位是 J/kg，用 Sv 表示。

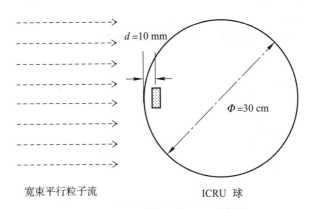

宽束平行粒子流　　　　　　　　　　ICRU 球

图 2–3　周围剂量当量定义示意图

周围剂量当量 $H^*(10)$ 通常用于描述各类辐射照射在大气环境或工作场所中所产生的辐射剂量，属于环境和场所监测中使用的实用量。而周围剂量当量率则属于瞬时剂量当量，同样用来描述辐射在大气环境或工作场所中的辐射剂量。

（四）定向剂量当量

定向剂量当量是辐射场分布为扩展齐向场的辐射粒子在 ICRU 球内、指定方向 W 的半径深度 d 处产生的剂量当量。对于强贯穿辐射，d 值一般取 10 mm，记为 $H'(10, \Omega)$；对于弱贯穿辐射，d 值一般取 0.07 mm，记为 $H'(0.07, \Omega)$。定向剂量当量的国际单位是 J/kg，用 Sv 表示。

（五）个人剂量当量

个人剂量当量 $H_p(d)$，是指人体某一指定点下深度为 d 处按 ICRU 球定义的软组织的剂量当量。个人剂量当量的国际单位是 J/kg，用 Sv 表示。

个人剂量当量 $H_p(d)$，对于强贯穿辐射，d 值一般取 10 mm，记为 $H_p(10)$；对于弱贯穿辐射，d 值一般取 0.07 mm，记为 $H_p(0.07)$。$H_p(10)$ 的值通常可作为人体躯干所受有效剂量的近似值；$H_p(0.07)$ 的值通常可作为人体皮肤所受当量剂量的近似值；而尚不太常用的 $H_p(3)$ 值可作为人类晶状体所受当量剂量的近似值。

（卓维海）

思 考 题

1. 简述 X 射线与 γ 射线来源和性质的异同。
2. 简述光子与物质相互作用的主要过程。
3. 简述放射性活度的定义。
4. 简述吸收剂量与有效剂量的区别。
5. 简述周围剂量当量和个人剂量当量的用途。

数字课程学习

⬇ 教学课件　　　◈ 拓展阅读　　　▣ 课后习题

第三章
放射损伤的生物学基础

医学关注的是人类的健康。放射卫生与放射医学关注的重点是电离辐射对机体的损伤效应，其实质即机体的辐射反应性。本章将从分子水平、细胞水平，以及器官及整体水平等方面，系统介绍电离辐射引起的损伤类型、特征及其监测指标，从多个水平阐述电离辐射损伤效应，为更好地实现"三级预防"策略提供理论依据。

第一节 生物效应及影响因素

一、生物效应种类

（一）确定性效应和随机性效应

根据辐射防护需要的不同，电离辐射生物效应可分为确定性效应（deterministic effect）和随机性效应（stochastic effect）。如果机体组织或器官受到照射，有足够多的细胞被杀死或不能增殖和发挥正常功能（细胞的丢失率＞补偿率），将会丧失其功能，这种效应称为确定性效应。确定性效应存在剂量阈值，即只有剂量超过该阈值才会发生，同时辐射损伤的严重程度随着照射剂量的增加而加大。当机体受到电离辐射作用后，一些未死亡的体细胞可能发生转化，经过不断增殖可导致恶性病变（即辐射致癌），此为随机性效应。随机性效应的发生不存在剂量阈值，电离辐射诱发肿瘤的概率随着照射剂量的增加而加大，但其严重程度与照射剂量无关。随机性效应可以是躯体效应（辐射诱发癌症），也可以是遗传效应（损伤发生在后代）；而确定性效应都是躯体效应，只造成个体本身组织或器官的损伤。

辐射防护的目的是尽可能降低随机性效应的频度和防止确定性效应的发生。因此，科学地掌握剂量与生物效应的关系非常重要。

ICRP曾提出组织反应（tissue reaction）概念，并建议取消确定性效应概念。受辐射作用产生的组织损伤（tissue injury）及其引发的不同器官特异性表现，称为组织或器官反应，是一定数量细胞功能丧失的结果。这种组织反应是在某特定组织受照射后，发生在一群关键细胞的辐射损伤反应，其表现为严重的功能障碍或死亡，而在转变为有关临床表现前，这些损伤必须持续存在或发展。

（二）躯体效应和遗传效应

根据作用靶点的不同，电离辐射生物效应可分为躯体效应（somatic effect）和遗传效应（genetic effect）。躯体效应是指对射线受照射者本身所产生的效应，包括急性放射病（acute radiation disease）、慢性放射病（chronic radiation disease）、放射性皮肤病（radiation dermatopathy）、恶性肿瘤及其他局部放射性疾病等。另外，胚胎或胎儿受电离辐射作用后，出现的发育障碍是躯体效应的特殊类型。从躯体效应出现的时间考虑，又可分为早期效应（early effect）和晚期效应（late effect）。遗传效应是指对射线受照射者后代所产生的辐射效应，如基因突变、染色体畸变及遗传性疾病等。

（三）局部效应与远隔效应

根据作用位置的不同，电离辐射生物效应可分为局部效应（local effect）与远隔效应（abscopal effect）。局部效应指的是在电离辐射引起的局部区域发生的生物效应。放射对肿瘤的局部效应一般表现为肿瘤局控率的高或低。远隔效应则是指放射治疗中只照射了一个病灶，但照射的病灶得到控制的同时，没有受照射的远处病灶也得到控制。放疗远隔效应的出现，源于肿瘤免疫逃逸机制及机体抗肿瘤免疫效应。前者是在非致死剂量下，肿瘤细胞发生变化，如会表达肿瘤相关抗原，诱导 T 细胞的激活、识别和攻击远位的肿瘤转移病灶。当然，被激活的 T 细胞足量分布于肿瘤转移灶时，才有可能引起远隔效应的发生，被激活 T 细胞在不同转移部位肿瘤组织中的分布，很大程度上取决于转移灶的解剖结构与大小、放疗部位等因素。机体抗肿瘤免疫效应是在致死剂量下，死亡的肿瘤细胞释放信号招募和激活树突状细胞，启动树突状细胞的识别和吞噬死亡的肿瘤细胞，经过一系列的复杂加工和处理，最终激活机体的抗肿瘤免疫效应。

（四）即时效应与远后效应

根据作用时效的不同，电离辐射生物效应可分为即时效应（immediate effect）与远后效应（late effect）。即时效应指超过阈值的电离辐射能够立即引起可观察到的生物效应，大多体现为确定性效应，如急性放射病、放射性皮肤损伤等。远后效应指一次中等以上的电离辐射，或长期小剂量累积作用的外照射损伤，或放射性核素一次大量（或多次少量）进入体内所致的内照射损伤，在辐照数月或数年后出现的病理变化（或急性放射损伤未得到恢复而发展成为经久不愈的病变）。辐射远后效应包括放射性白内障、放射性肿瘤、放射遗传效应、寿命缩短及其他退行性疾患等，可通过人群辐射流行病学调查随访或动物实验予以证实。

二、电离辐射生物效应影响因素

电离辐射的生物效应涉及电离辐射对机体的作用，以及机体的反应。影响辐射生物效应发生的因素包括辐射有关因素、机体有关因素及其他因素。

（一）辐射有关因素

1. 辐射种类

不同种类的辐射产生的生物效应不同，从辐射的物理特性上看，电离密度和穿透能力是影响其生物学作用的主要因素，两者呈反比关系。

α 射线的电离密度大，但穿透能力很弱，因此体外照射对机体影响很小，而在体内照射时对机体的损伤作用很大。β 射线的电离能力小于 α 射线，但穿透能力较大，外照射时可引起皮肤表层的损伤，内照射时亦引起明显的生物效应。γ射线或高能X射线穿透能力很强，与体内物质作用时产生次级电子，后者引起电离效应，其电离密度小于α射线和β射线，但X射线和γ射线能穿透深层组织，外照射时易引起严重损伤。快中子和各种高能重粒子也都具有很强的穿透力，在组织内其射程的末端发生极高的电离密度，这种集中于深部局限范围内密集的辐射杀伤作用，已用于临床肿瘤的放射治疗。

2. 辐射剂量

辐射剂量与生物效应之间存在一定的相依关系。总的规律是剂量愈大，效应愈显著，但并不全呈线性关系。衡量生物效应可以采用不同的方法和判断指标。若以机体的死亡率或存活率作为判断生物效应的指标，则可得出图3-1的函数关系。

图3-1左、右两图中各有两条曲线，1为指数曲线，2为S形曲线。S形曲线表明，

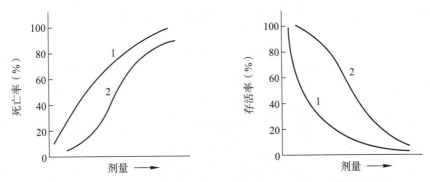

图3-1　电离辐射引起的典型死亡曲线图（左）及存活曲线图（右）

1. 指数曲线；2. S形曲线

当死亡率为50%左右时，曲线有急剧的变化，即在此处较小的剂量变化就引起较明显的死亡率改变。因此，将引起被照射机体死亡50%时的剂量称为半致死剂量（LD_{50}），作为衡量机体放射敏感性的参数；LD_{50}数值越小，机体放射敏感性越高。一般来说，在LD_{50}的后面还加一个下标，如$LD_{50/30}$或$LD_{50/15}$等，此下标的数值表示死亡发生的平均日数，$LD_{50/30}$代表30 d内引起50%死亡的辐射剂量，$LD_{50/15}$代表15 d内引起50%死亡的辐射剂量，一般未明确标示时间者多指30 d。

若以平均生存时间或死亡时间作为指标，将辐射剂量范围扩大到100 Gy以上，即可看出受照射动物的平均生存时间随辐射剂量加大而缩短，但不是完全的直线关系（图3-2）。当剂量小于1 Gy时，效应不甚明显，早期看不出生存时间的变化，在某些情况下晚期可

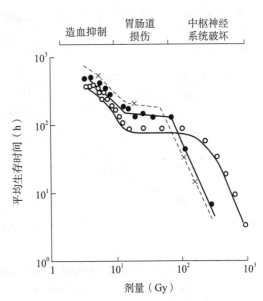

图3-2　急性全身照射时辐射剂量与平均生存时间的关系

×人；●猴；○大鼠、小鼠

能有寿命的缩短，故称晚死。当剂量超过 1 Gy 时，部分个体的存活时间缩短，出现早死。剂量在 1~10 Gy 时，剂量越大，平均生存时间越短，剂量与效应基本上呈线性关系，在此剂量范围内机体主导病变是造血功能抑制。剂量在 10~100 Gy 时，平均生存时间处于一个坪值，为 3~5 d，此时机体的主导病变是肠道损伤。剂量超过 100 Gy 时，平均生存时间又随剂量加大而缩短，基本上呈线性关系。这种剂量下机体的主导病变是中枢神经系统的破坏。以上规律是从大鼠和小鼠的大量实验性放射损伤的研究中总结出来的，基本上也适用于所有哺乳类动物，只是剂量范围的具体数值略有不同。例如，由图 3-2 可见，人和猴发生肠道死亡和中枢神经系统性死亡的剂量低于鼠类发生同类死亡的剂量。

目前，辐射对人体损伤的剂量效应关系的估计主要是根据核事故性损伤资料并参考动物实验资料进行的。对于人体损伤效应的估计见表 3-1。此外，从辐射作用的远期效应来看，辐射剂量越大，后果也越重。例如，在日本长崎、广岛原子弹爆炸后的幸存者中，受辐射剂量越大者，发生实体癌和白血病的频率越高（图 3-3）。

表 3-1　人体受不同剂量照射后的损伤效应

剂量（Gy）	病理变化
< 0.25	不明显和不易察觉的变化
0.25~0.5	可恢复的功能变化，可有血液学的变化
0.5~1.0	功能性变化、血液变化，但无临床症状
1.0~2.0	轻度骨髓型急性放射病
2.0~3.5	中度骨髓型急性放射病
3.5~5.5	重度骨髓型急性放射病
5.5~10.0	极重度骨髓型急性放射病
10.0~50.0	肠型急性放射病
> 50.0	脑型急性放射病

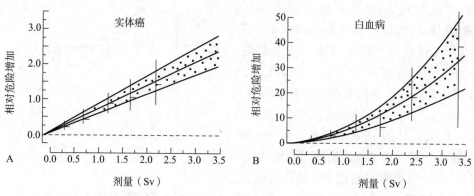

图 3-3　日本原子弹爆炸人群实体癌（A）和白血病（B）的剂量-效应曲线
竖线为 95% 置信区间，按无阈假说拟合的曲线

3. 辐射剂量率
剂量率是指单位时间内机体所接受的辐射剂量，常用 Gy/d、Gy/h、Gy/min 或 Gy/s 表

示。在一般情况下，剂量率越高，生物效应越显著，但当剂量率达到一定范围时，生物效应与剂量率之间则失去比例关系。而且剂量率对生物效应的影响，也随所观察的具体效应不同而异。要引起急性放射损伤，必须要有一定的剂量率阈值。每日 0.005 ~ 0.05 Gy 的剂量率，即使长期照射累积很大剂量，也不会产生急性放射病的症状，只能导致慢性放射损伤。当剂量率达到 0.05 ~ 0.1 Gy/min 或更高时，则有可能引起急性放射病，且其严重程度随剂量率增大而加重。

在小剂量慢性作用的条件下，剂量率对生物效应的发生也有明显的影响。例如，当累积剂量相同时，不同剂量率（Gy/d），所引起的机体寿命缩短（图 3-4）及白血病发生率（图 3-5）也不一致。

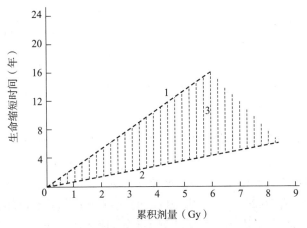

图 3-4　剂量率对辐射缩短寿命效应的影响
1. 高剂量率（≥0.5 Gy/d）；2. 低剂量率（≤0.01 Gy/d）；
3. 中等剂量率或高剂量率、低剂量率的混合作用

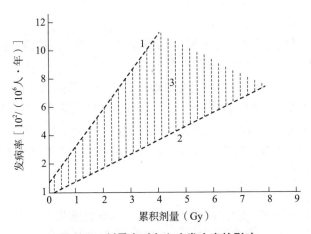

图 3-5　剂量率对白血病发生率的影响
1. 高剂量率（≥0.5 Gy/d）；2. 低剂量率（≤0.01 Gy/d）；
3. 中等剂量率或高剂量率、低剂量率的混合作用

4. 分次照射

同一剂量的辐射，在分次给予的情况下，其生物效应低于 1 次给予的效应，分次越多，各次间隔的时间越长，则生物效应越小，这显然与机体的修复过程有关。例如，大鼠 1 次全身照射 10 Gy，其死亡率为 100%；若 10 Gy 分为 10 次给予，每次 1 Gy，则死亡率降至 90%；若同样的照射剂量分 20 次给予，每次 0.5 Gy，则死亡率降至 30%。分次照射的时间间隔对生物效应的影响见表 3-2。

表 3-2 照射时间间隔与死亡率的关系

一次照射剂量（Gy）	间隔时间（d）	照射次数	总辐射剂量（Gy）	实验动物数	60 日死亡率（%）
4.75	—	1	4.75	42	39
1.19	2	4	4.75	33	20
1.19	4	4	4.75	51	0
1.19	8	4	4.75	54	7
1.19	16	4	4.75	51	0

5. 照射部位

机体受照射的部位对生物效应有明显影响。许多实验资料证明，当辐射剂量和剂量率相同时，腹部照射的全身后果最严重，依次为盆腔、头颈、胸部及四肢。大鼠全身照射（包括腹部）时，LD_{50} 为 6.50 ~ 7.50 Gy；若全身照射而屏蔽腹部，则 LD_{50} 为 12.5 Gy；若仅照射腹部，则 LD_{50} 为 10.25 Gy。若用 20 Gy 的照射剂量作用于腹部，在 3 ~ 5 日动物全部死亡；同样的照射剂量作用于盆腔，则只有部分动物死亡；该照射剂量作用于头部和胸部，则不发生急性死亡。

照射的几何条件对生物效应有很大的影响。人体事故照射时，往往由于几何条件不同，造成身体部分的不均匀照射。不同部位的器官和组织的放射敏感性有较大差别，因此不均匀照射的后果因各部位吸收剂量不同而异。

6. 照射面积

当照射的其他条件相同时，受照射的面积越大，生物效应越显著。6 Gy 的辐射作用于几平方厘米的皮肤时，只引起受照局部暂时发红，一般不伴有全身性症状。若同样的照射剂量作用于几十平方厘米的面积，就会出现恶心、头痛等症状，但不久会消失。若照射面积增加到全身的 1/3，则同样的照射剂量将会引起急性放射病。若照射面积增至全身的 1/2，则可产生致死性后果。在临床肿瘤放射治疗中，一般都将照射野缩至尽可能小的范围，并且采用分次照射以减少每次的剂量，这样就可降低正常组织的放射损伤效应，以达到对局部肿瘤尽可能大的杀伤。

7. 照射方式

照射方式可分为内照射、外照射和混合照射。内照射是指放射源（放射性核素）进入体内发出射线，作用于机体的不同部位。外照射是指放射源在体外，其射线作用于机体的不同部分或全身。若兼有内照射和外照射，则称为混合照射，即兼有内照射和外照射效应。

外照射又可分为单向照射或多向照射。一般来说，当其他条件相同时，多向照射的生物效应大于单向照射。例如，犬在多向照射时，其绝对致死量为 5 Gy，而单向照射的绝对致死量为 8 Gy。多向照射在引起与单向照射相近死亡率时，动物死亡时间亦较早（表3-3）。多向照射时组织接受的照射剂量比较均匀，照射面积亦大，所以生物效应明显增强。

表 3-3 犬的单向照射和多向照射效应比较

单向照射			多向照射		
照射剂量（Gy）	死亡率（%）	死亡时间（d）	照射剂量（Gy）	死亡率（%）	死亡时间（d）
8	100	7.5 ~ 21.5	5.00	100	5.0 ~ 12.0
5	83 ± 4.8	8.0 ~ 31.5	3.00	79 ± 3.4	10.5 ~ 17.5
4	57.7 ± 6.3	10.0 ~ 50.0	2.25	50 ± 20.4	10.0 ~ 23.0

内照射生物效应受许多因素的影响，主要有放射性核素的物理化学特性、摄入途径、分布和排出特点，以及物理半衰期和生物半排期等。

（二）机体有关因素

在放射生物学的研究中，科研人员很早就注意到，影响电离辐射生物效应与机体有关的因素主要是生物机体的放射敏感性。不同种系、个体、组织和细胞，以及不同生物大分子，对射线作用的敏感性可有很大差异。因此，当辐射的各种物理因素和照射条件完全相同时，所引起的生物效应可能会有很大差别。下面从种系、个体、组织细胞和分子 4 个方面来阐述机体的放射敏感性。

1. 不同种系的放射敏感性

不同种系的生物对电离辐射的敏感性有很大的差异，其总的趋势是：随着种系演化越高，机体组织结构越复杂，则放射敏感性越高（表3-4）。脊椎动物中哺乳类的放射敏感性比鸟类、鱼类、两栖类及爬虫类高。哺乳动物中各种动物的放射敏感性有一定差别，总的说来，人、犬和豚鼠等的放射敏感性高于大鼠和小鼠的放射敏感性。

在同一类动物中，不同品系之间放射敏感性有时亦有明显差异。一般对其他有害因子抵抗力较强的品系，其放射抵抗力亦较高。例如，C57BL 系和 CF1 系小鼠的放射抵抗力有明显的差别，6 Gy X 射线全射照射后，两品系小鼠的死亡率分别为 79% 和 92%。已知C57BL 系小鼠对麻醉剂、士的宁和移植的癌细胞等都具有较强的抵抗力，而 CF1 系小鼠则相反。

2. 个体不同发育阶段的放射敏感性

哺乳动物的放射敏感性因个体发育所处的阶段不同而有很大差别，一般规律是：放射敏感性随着个体发育过程而逐渐降低；与此同时，放射敏感性的特点亦有变化。

植入前期的胚胎对射线最敏感，剂量在 0.05 ~

表 3-4 不同种类生物的 LD_{50}

生物种类	LD_{50}（Sv）
豚鼠	2.5
犬、山羊	3.4
人	4.0
猴	6.0
小鼠	6.4
大鼠	7.0
蛙	7.0
鸡	7.15
龟	15.0
大肠埃希菌	56.0
酵母菌	300
变形虫	1 000
草履虫	3 000
芽孢、病毒	20 000

0.15 Gy 时可杀死受精卵，受孕第 1 天的大鼠在 0.1 Gy 照射后，胚胎吸收率为 11.9%（正常对照为 4.7%）。人的这一阶段为妊娠第 0~9 日，小鼠为 0~5 日。小鼠实验结果表明，此时的 $LD_{50/30}$ 为成熟动物的 1/3。

器官形成期受到照射时，主要出现先天性畸形，胚胎死亡率较前一阶段降低。大鼠和小鼠在此阶段（受孕第 5~13 日）受 1~2 Gy 照射者畸形率很高。人类在这个阶段（受孕 35 d 左右）对辐射、药物或病毒都很敏感，常引起先天性畸形。与动物不同的是，人类除中枢神经系统以外的其他畸形较动物少见。

胎儿期放射敏感性较低，引起各器官结构和功能的变化需要较大剂量，一般在几十 cGy 以上。广岛原子弹爆炸时相当于此阶段受照射孕妇出生的子代小头畸形者的百分率较高，并随剂量加大而升高。关于胚胎发育不同阶段个体对电离辐射的敏感性变化可参看表 3-5 和图 3-6。

表 3-5　子宫内时期受照后可能发生的畸形

受照射时间（d）	缺陷
0~28	大多数被吸收或流产
28~77	多数器官的严重畸形
77~112	主要是小头畸形、智力异常和生长延迟；骨骼、生殖器官和眼畸形很少
112~140	小头畸形、智力低下和眼畸形的病例很少
>210	不大可能引起严重的解剖学缺陷，可能有功能障碍

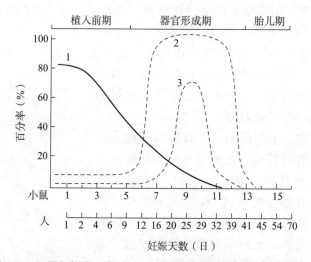

图 3-6　不同妊娠期小鼠受 2 Gy 辐射作用后死胎和畸形的发生率
1. 出生前死亡；2. 畸形；3. 新生儿死亡

胚胎在器官形成期以后，个体的放射敏感性逐渐下降。在出生后的个体发育过程中，幼年动物比成年的放射敏感性要高，但老年机体由于各种功能的衰退，其耐受辐射（特别是大剂量辐射）能力明显低于成年时期。

关于电离辐射对个体发育影响的研究，对临床医学和卫生防护都有重要的实际意义。

有研究者提出了所谓"十日法规"，建议除了医疗指征绝对必需以外，对育龄妇女下腹部的 X 射线检查，都应当在月经周期第 1 日算起的 10 日内进行，这样就可避免对妊娠子宫的照射，即使是小剂量的辐射作用也应完全避免。

3. 不同组织和细胞的放射敏感性

不同的组织和细胞对辐射的反应有很大差别。成年动物的各种细胞的放射敏感性与其功能状态有密切的关系。早在 1906 年，法国科学家 Bergonie 和 Tribondeau 在研究大鼠睾丸的辐射效应时，发现分裂的细胞（生精细胞）受辐射的影响比不分裂的细胞（间质细胞）要大。他们据此提出一条定律，即一种组织的放射敏感性与其细胞的分裂活动成正比，而与其分化程度成反比。人体各种组织和细胞的放射敏感性的顺序排列如下。

（1）高度敏感：淋巴组织（淋巴细胞和幼稚淋巴细胞）、胸腺（胸腺细胞）、骨髓（幼稚红细胞、粒细胞和巨核细胞）、胃肠上皮（特别是小肠隐窝上皮细胞）、性腺（睾丸和卵巢的生殖细胞）和胚胎组织。

（2）中度敏感：感觉器官（角膜、晶状体、结膜）、内皮细胞（主要是血管、血窦和淋巴管内皮细胞）、皮肤上皮（包括毛囊上皮细胞）、唾液腺，以及肾、肝、肺组织的上皮细胞。

（3）轻度敏感：中枢神经系统、内分泌腺（包括性腺内分泌细胞）和心脏。

（4）不敏感：肌肉组织、软骨和骨组织及结缔组织。

上述放射敏感性分类并不是绝对的，由于组织所处的功能状态不同或所用放射敏感性的指标不同，其排列顺序亦可变动。例如，在正常情况下，分裂很少的肝细胞比不断分裂的小肠黏膜上皮细胞放射敏感性低；两者同样照射 10 Gy 时，前者仍保持其形态上的完整性，而后者却出现明显的破坏。但若预先进行部分肝切除术以刺激肝细胞分裂，则引起两者同样效应的照射剂量十分相近。因此，细胞的电离辐射敏感性主要是细胞分裂过程，而不仅仅是组织中的不同细胞类型。

上述各组织和细胞的放射敏感性均以形态学损伤为衡量标准来进行比较，若以功能反应作为衡量标准，则可能得出截然不同的结论。例如，成年机体的中枢神经系统需要较大剂量才能引起形态学损伤，但极小的辐射剂量就引起显著的功能改变。

应当指出，上述 Bergonie 和 Tribondeau 定律虽然基本上适用于大多数情况，但也有明显的例外，主要是卵母细胞和淋巴细胞。这两种细胞并不迅速分裂，但两者都对辐射敏感。

4. 亚细胞和分子水平的放射敏感性

同一细胞不同亚结构的放射敏感性有很大差异，细胞核的放射敏感性显著高于细胞质。用 ^{210}Po 的 α 射线微束照射组织培养中细胞的不同部分，证明细胞核区的放射敏感性较胞质高 100 倍以上，因为胞质受 250 Gy 照射并不影响细胞的增殖，而胞核的平均致死剂量却不到 1.5 Gy。

细胞内 DNA 损伤和细胞放射反应（包括致死效应）之间的相互关系，是分子放射生物学的基本问题之一。DNA 分子损伤在细胞放射效应发生中占有关键地位。一般来说，哺乳动物细胞对辐射的致死效应是比较敏感的。在充分给氧的环境中（如细胞培养悬液内），很小的照射剂量就足以使大多数细胞停止分裂。DNA 分子的损伤被认为是细胞致死的主要因素。在采用 DNA、RNA 和蛋白质的前体物质 ^3H-TdR、尿嘧啶核苷和氨基酸（如组氨酸、赖氨酸等）的 ^{3}H 标志物进行实验，以确定其发生放射损伤的敏感度比值，发现细胞内各不同"靶"分子相对放射敏感性顺序为：DNA > mRNA > rRNA 和 tRNA > 蛋白质。

上述不同生物大分子的放射损伤的敏感度顺序，进一步表明 DNA 分子的重要性。RNA 和蛋白质在整个细胞周期中持续合成，而 DNA 合成却只在细胞周期一小段时间的 S 期进行。DNA 分子数有限，而其是细胞生长、发育、繁殖和遗传的重要物质基础，这就使得 DNA 损伤在整个细胞的放射损伤中占据着特别重要的地位。

（三）其他因素

其他因素包括介质因素、氧效应、辐射增敏剂、辐射防护剂等。

（马淑梅　刘晓冬）

第二节　分子效应基础

一、电离辐射对 DNA 的损伤效应

大量证据表明，脱氧核糖核酸（deoxyribonucleic acid，DNA）是辐射生物效应的主要靶分子，其效应包括细胞杀死、癌变及突变。因此，从带电粒子轨迹及其化学产物导致的 DNA 断裂，来考虑辐射生物效应是较合乎逻辑的。

众所周知，DNA 是具有双螺旋结构的大分子，由两条链组成，碱基之间由氢键连接。DNA 每条链的骨架由脱氧核糖和磷酸基交替组成（图 3-7）。4 种碱基连接在骨架上，其顺序决定遗传密码，其中胸腺嘧啶和胞嘧啶是单环碱基，腺嘌呤和鸟类嘌呤是双环碱基。DNA 双链上的碱基一定互补配对，腺嘌呤与胸腺嘧啶配对，鸟类嘌呤与胞嘧啶配对，图 3-8A 是 DNA 的模式图。

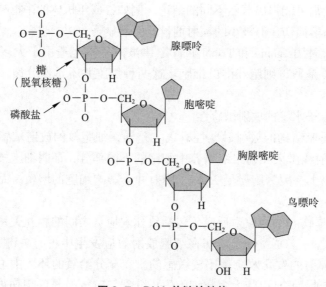

图 3-7　DNA 单链的结构

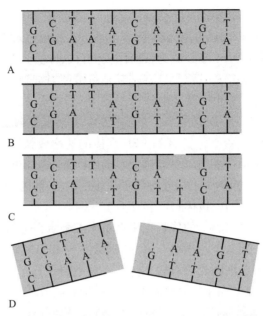

图 3-8 辐射导致的 DNA 单链和双链断裂示意图

A. 二维图显示正常的 DNA 螺旋、携带遗传密码的碱基是互补的（如腺嘌呤与胸腺嘧啶，鸟嘌呤与胞嘧啶）；
B. 单链断裂所造成的影响并不明显，因为可以使用对侧作为模板，容易修复；C. 双链断裂的断点分离较远，
修复分别进行；D. 如果双链断裂的断点直接相对，或者只间隔很少的碱基，这会造成双链断裂而形成两个片段

（一）DNA 断裂及其检测

1. DNA 断裂

电离辐射可造成大量 DNA 损伤，其中大部分能够得到修复。DNA 损伤的严重后果之一是引起细胞死亡，使细胞存活率平均降至 37% 的辐射剂量，称为 D_0。对于哺乳动物细胞，X 射线的 D_0 值一般介于 1 Gy 至 2 Gy 之间，该剂量辐射后即刻引起每个细胞 DNA 损伤的数量约是：碱基损伤 >1 000，单链断裂（single-strand break，SSB）约 1 000，双链断裂（double-strand break，DSB）约 40。

细胞受到适当剂量的 X 射线照射可引起 DNA 单链断裂的发生。DNA 经变性处理去掉支架结构，可以检测到这些 SSB，并可作为一个功能剂量来进行评价。然而，完整 DNA 内的 SSB 很少能够导致细胞死亡，因为 SSB 一般能够以互补链作为模板而修复（图 3-8B），但错误修复可能会导致突变。如果 DNA 的两条链均有断裂，但断裂点隔开一段距离（图 3-8C），则较容易修复，因为这两处断裂是被分别处理的。

相反，如果 DNA 双链的断裂点在彼此对侧或者只相距很少的碱基（图 3-8D），可能导致 DSB。DSB 是辐射导致的最重要的 DNA 损伤，两个 DSB 互相作用可能导致细胞死亡、癌变或突变。DSB 有许多形式，因 DNA 两条链上断裂点的距离和末端基团形成类型的不同而不同。电离辐射导致的 DSB 约是 SSB 的 4%，与辐射剂量呈线性关系，这说明 DSB 是由单一辐射径迹造成的。

2. DNA 断裂的检测

有许多技术可用于检测 DNA 断裂，包括蔗糖梯度沉淀、碱性及中性过滤洗脱、核酸沉淀、脉冲场凝胶电泳（pulsed-field gel electrophoresis，PFGE）及单细胞凝胶电泳（single-cell gel electrophoresis）（又称彗星试验 comet assay）。这些技术中，脉冲场凝胶电泳及单细胞凝胶电泳仍持续用于测量 DNA 的断裂。除了上述方法，通过观察 DNA 修复蛋白在损伤位点的聚集（foci）来检测 DNA 断裂成为目前比较流行的方法。

PFGE 最常用于检测 DSB 及其修复，其基础是将被照射细胞包埋于琼脂糖凝胶中，裂解后进行 DNA 电泳洗脱。脉冲场凝胶电泳可根据 DNA 片段的大小而分离 DNA，片段大小约在百万碱基对，但前提是 DSB 的产生是随机的。在琼脂糖凝胶中电泳出 DNA 断片比例与照射剂量成正比（图 3-9A）。一开始 DSB 重接的速率较快，随着修复时间的延长而减慢。目前广泛采用两个第一参数（快与慢），再加上残余 DSB 的片段来描述这种动力学过程。有研究发现，错误的 DNA 末端连接源于缓慢的 DSB 重接，而这种辐射导致的 DSB 被证明会造成染色体损伤（如染色体易位和互换）。

单细胞凝胶电泳（彗星试验）的优势在于在单个细胞水平上检测 DNA 损伤及其修复，特别是对于细胞量较少的肿瘤切片样本，检测 DNA 损伤和修复时具有明显优势。与上述脉冲场凝胶电泳方法相似，细胞受照射后，包埋入琼脂糖凝胶，在中性条件下裂解，可定量分析 DNA DSB 及其修复。而采用碱性裂解液，单细胞凝胶电泳可检测 DNA SSB 和碱性敏感位点。如果细胞未受到损伤，DNA 将保持完整且不会迁移。如果细胞已经出现 DNA DSB，其损伤数量与迁移入琼脂糖凝胶的 DNA 的量成正比。细胞经裂解和电泳后，DNA 断片的迁移会形成彗星尾（图 3-9B）。这项分析对于 SSB、碱性敏感位点和轻度的 DSB 具有很高的敏感度及特异性。

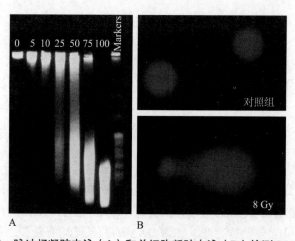

图 3-9 脉冲场凝胶电泳（A）和单细胞凝胶电泳（B）检测 DNA 断裂

A. 脉冲场凝胶电泳测量电离辐射导致的 DNA 断裂。随着辐射剂量从 5 Gy 增加到 100 Gy，用溴化乙锭染色检测到的 DNA 片段越来越小。随着辐射剂量的增大，更多 DNA 进入凝胶。在这些实验中，细胞包埋入琼脂糖凝胶，采用冰上照射以减少修复的产生。每个泳道上面的数字代表每组细胞的受照剂量（Gy）。B. 单细胞凝胶电泳检测对照组和照射 8 Gy 细胞的显微照片。溴化乙锭染色后，未受照的细胞接近球形，而照射的细胞呈现彗星状

上述两项分析都是以细胞为基础的，细胞内的 DNA 比游离的 DNA 对辐射损伤具有抗性。原因有两个：①细胞内具有低分子量的清除剂可以除去电离辐射引起的部分自由基；②被包裹的 DNA 具有物理性保护，如被组蛋白包裹的 DNA。但是 DNA 的某些区域，特别是转录活跃的基因，对射线特别敏感，另外也有证据显示某些特异的序列亦较敏感。

DNA 损伤诱发的核焦点（辐射诱发的焦点分析），是辐射损伤后细胞核内断裂 DNA 与信号蛋白和修复蛋白的复合体。相对于其他 DNA 断裂检测技术，焦点分析有许多好处，包括流程简单、可以在组织切片和个体细胞上检测等。其技术可概括如下：细胞或组织与目的信号蛋白或修复蛋白的特异性抗体共培养，抗体结合后，采用带有荧光标记的二抗再结合并显色，荧光显微镜可以观察荧光的定位和强度，进而可定量分析。

对于焦点分析，最常用的蛋白是 γH2AX 和 53BP1（图 3-10）。H2AX 是一种组蛋白，辐射应激后可快速磷酸化，形成 γH2AX。未修饰的组蛋白在蛋白质印迹法上会呈现全核染色或是没有改变的染色带，而在应激反应时，γH2AX 被快速诱发，在受伤细胞会形成小的核焦点（图 3-10）。53BP1 在应激反应时也会磷酸化，并在 DNA-DSB 区域形成核焦点。此时，蛋白质重新定位于受损的染色质，特异性抗体可以用来检测磷酸化或未经修饰的蛋白形态。流式细胞术也可以用来定量检测 DNA 损伤时所诱发的 γH2AX 和磷酸化 53BP1。其他蛋白质也会在损伤后形成焦点，如共济失调毛细血管扩张症突变（ataxia-telangiectasia mutated，ATM）蛋白、复制蛋白 A（replication protein A，RPA）、RAD51 和 BRCA1 等。

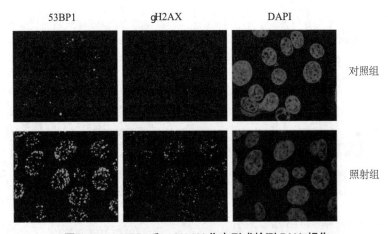

图 3-10　53BP1 和 γH2AX 焦点形成检测 DNA 损伤

分别采用 53BP1 抗体和 γH2AX 抗体染色，对照组和 2 Gy 照射细胞核焦点的显微照片。同时用 DAPI 染色以显示细胞核的位置。如果 DNA 没有断裂，很少出现 53BP1 和 γH2AX 的染色。相反，2 Gy 照射后，两种蛋白质的染色明显增加

在受损的细胞内形成几个 γH2AX 及 53BP1 焦点就和几个 DNA-DSB 直接相关。焦点数量的时间响应可反映 DNA 修复的动态过程（也就是说，随着 DSB 的修复，焦点的数目也会减少）。最近的研究发现，BRCA1 和 RAD51 通过同源重组修复来修复 DNA 损伤，这两个蛋白在 Willer 等的小型前瞻性研究中作为生物标志物，用乳腺癌组织切片进行 DNA 修复缺陷研究。

3. DNA 辐射损伤及修复机制

哺乳动物细胞已经进化出特殊的通路，去识别、应答和修复碱基损伤，以及 SSB、DSB、糖基损伤和 DNA-DNA 交联等。从酵母菌到哺乳动物细胞的研究已经证明，电离辐射导致的碱基损伤与 DSB 的修复机制不同。除此之外，DNA 损伤的不同修复通路依赖于

不同的细胞周期阶段。

细胞对 DNA 损伤产生应答，激活某些分子信号通路，引起细胞周期阻滞，修复受损的 DNA，最终根据 DNA 修复情况导致细胞存活、细胞衰老或细胞死亡的结局，从而减少 DNA 损伤带来的染色体畸变和基因组不稳定。在 DDR 过程中涉及许多条分子通路，代表性的通路有 P53 信号通路、ATM 信号通路、MAPK 信号通路等。

（1）碱基切除修复：碱基损伤可通过碱基切除修复（base excision repair，BER）通路进行修复（图 3-11）。DNA 双链上的碱基必须是互补的，如腺嘌呤（adenine，A）与胸腺嘧啶（thymine，T）配对，鸟嘌呤（guanine，G）与胞嘧啶（cytosine，C）配对。假定 U 代表单碱基突变，它先被糖基化酶、DNA 裂解酶切除（图 3-11A），随后脱嘌呤核酸内切酶 1（apurinic endonuclease 1，APE1）切除糖基残余物，DNA 聚合酶 β 置换正确的核苷酸，并由 DNA 连接酶Ⅲ -XRCC1 连接完成。如果有超过一个核苷酸被取代（图 3-11B 假定的突变 UU），则由复制因子 C（replication factor C，RFC）/增殖细胞核抗原（proliferating cell nuclear antigen，PCNA）/DNA 聚合酶 δ/ε 形成的复合物完成修复过程，这个悬出结构会被瓣状核酸内切酶 1（flap endonuclease 1，FEN1）切除，而 DNA 各断裂链将由连接酶

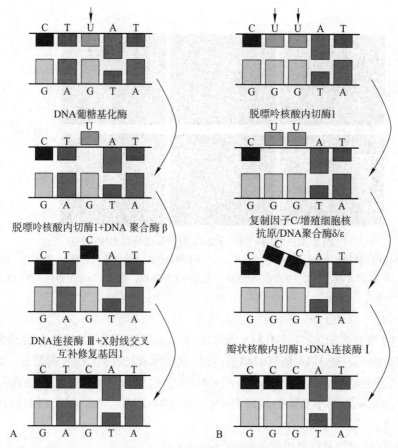

图 3-11　碱基切除修复通路

A. 单核苷酸碱基切除修复。对侧链必须是互补的：腺嘌呤（A）与胸腺嘧啶（T）配对，鸟嘌呤（G）与胞嘧啶（C）配对。U 代表一种假定的突变，此突变被 DNA 糖基化酶切除。B. 多个核苷酸碱基切除修复。在此情况，UU 代表假定的突变，先被脱嘌呤核酸内切酶 1 切除

Ⅰ封合（图 3-11B）。虽然电离辐射造成的碱基损伤可被有效修复，碱基切除修复系统的缺陷可能导致突变率增加，但不影响细胞的辐射敏感性。但 X 射线交叉互补修复基因 1（X-ray cross complementing factor 1，*XRCC1*）的突变是例外，其突变可导致辐射敏感性增加 1.7 倍。*XRCC1* 缺陷细胞辐射敏感性的改变可能源于与 *XRCC1* 有关的修复过程，如单链断裂。

（2）核苷酸切除修复（nucleotide excision repair，NER）：可切除像嘧啶二聚体等较大的 DNA 加合物。NER 过程可以再分为两个通路：全基因组修复（global genome repair，GGR 或 GG-NER）及转录偶联修复（transcription-coupled repair，TCR 或 TC-NER）。GG-NER 的过程是全基因组（例如，切除的 DNA 损伤可以是编码或是非编码的基因）。相反，TC-NER 只切除 DNA 链上有转录活性基因的损伤。当 DNA 上有转录活性的基因受损时，RNA 聚合酶可以阻止进入受损伤的区域而防止 DNA 修复。TC-NER 可以避免 RNA 聚合酶的阻断，可以有效切除受损伤的区域使得修复蛋白进入。GG-NER 和 TC-NER 作用机制的不同仅在于对损伤的识别，其余的修复通路两者相同。此通路最基本的步骤包括：①损伤的识别；②切割包含损伤区的 DNA，通常包含 24～32 个核苷酸；③切除含加合物的区域；④合成修复填满空隙区；⑤ DNA 连接（图 3-12）。核苷酸切除修复基因的突变不会导致其对电离辐射敏感性的改变。但 NER 的缺陷会增加对 UV 引起的 DNA 损伤和抗癌药物如烷化剂的敏感性，这均诱导产生加合物。核苷酸切除修复基因的胚系突变会导致人类 DNA 修复缺陷性疾病，如着色性干皮病，此类患者对于 UV 很敏感。

（3）非同源末端连接：真核细胞内 DSBs 可经两个过程修复：同源重组修复（HRR）和非同源末端连接（NHEJ）。HRR 或 NHEJ 两种修复方式的竞争性选择，受 53BP1 蛋白的部分调节。从功能上来说，ATM 通过调节 MRE11-RAD50-NBS 蛋白复合物的活性，促进 DNA 断裂末端产生可用于重组的单链 DNA，而 ATM 的切除活性可被 53BP1 抑制。

DNA-DSB 的非同源末端连接并不需要同源的序列。而 DNA-DSB 的受损末端不能简单地连接在一起，它们在被连接反应重接之前必须被修饰。NHEJ 可分成 5 个阶段：①由 Ku 的结合进行末端的识别；②招募 DNA 依赖的蛋白激酶催化亚单位（DNA-dependent protein kinase catalytic subunit，DNA-PKcs）；③末端加工；④填充合成或末端桥接；⑤连接（图 3-13）。

一个相对分子质量为 70 000 和一个相对分子质量为 83 000 的亚单位形成 Ku 异质二聚体，这个二聚体和 DNA-PKcs 结合于 DNA DSB 的末端，完成末端识别。虽然 Ku/DNA-PKcs 复合物被认为是先结合到末端，但如何把 DNA-DSB 的两个末端结合在一起至今仍不明确。虽然 1～4 个核苷酸的微同源性也能够辅助末端连接，但这个微同源性不是 NHEJ 所必需的。Ku 不仅招募 DNA-PKcs 到 DNA 的末端，而且招募另一个 Artemis 蛋白，该蛋白具有内切酶的活性，与 DNA-PKcs 形成复合物。DNA-PKcs 能够磷酸化 Artemis，激活其内切酶活性，然后处理 DNA 的 5′ 和 3′ 端的悬出结构和发夹结构。末端处理后，接着填充 Artemis 内切酶活性所造成的空隙。有时这种 NHEJ 的情况可能并不是必需的，例如，平末端或匹配末端的连接并不需要如此。目前对于内切酶加工后，填补合成反应所需要的信号仍不清楚。DNA 聚合酶 μ 或 λ 曾经被发现与 Ku/XRCC4/DNA 连接酶Ⅳ复合物有关，而且可以作为填补合成反应所需要的聚合酶。在 NHEJ 的最后一个阶段，连接 DNA 切口末端需要 PNK/XRCC4/DNA 连接酶Ⅳ/XLF 复合物的协助，而该复合物可能是被 Ku 异

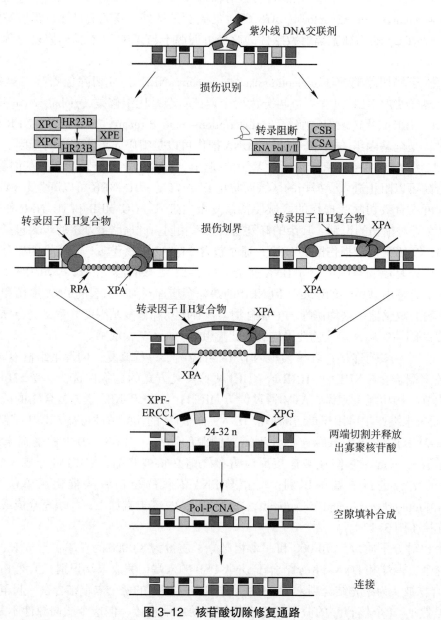

图 3-12　核苷酸切除修复通路

NER 过程可以再分为两个通路：GG-NER/GGR（全基因组修复）及 TC-NER/TCR（转录偶联修复），两者不同于起始损伤的识别。GGR 使用 XPC-XPE 蛋白质复合物，而对于 TCR，被阻断的 RNA 聚合酶与 CSB 和 CSA 协同作用，募集 NER 蛋白。识别损伤后，损伤区与转录因子 II H（transcription factor II H，TF II H）复合物、XPA 和 RPA 结合，将损害去除标记。TF II H 复合物解旋酶解开 DNA，在损伤周围形成开发延伸，之后 XPG 和 XPF-ERCC1 内切酶分别在 3′ 和 5′ 端切割，释出 24~32 个核苷酸的寡聚物。产生的空隙由聚合酶 δ/ε 在 RFC 和 PCNA 的帮助下填充，然后 DNA 链完成连接

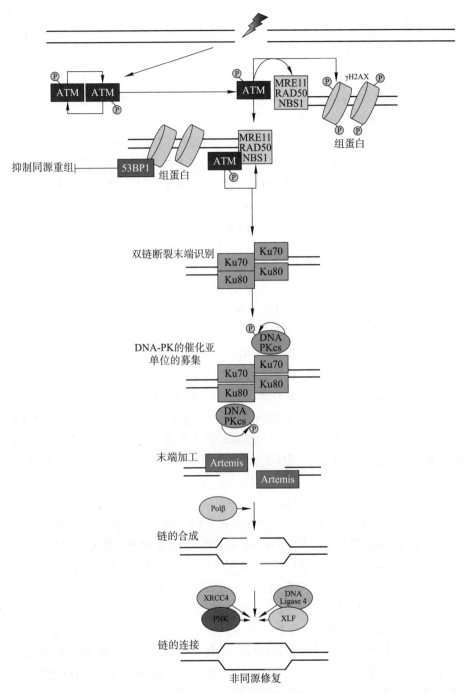

图 3-13 非同源末端连接

DNA 链断裂被 ATM 和 MRN（MRE11-RAD50-NBS1）复合物识别，导致 DNA 末端切除。同源重组被具有活性的 53BP1 抑制。NHEJ 核心通路起始于 Ku70/Ku80 异质二聚体在 DSB 末端的结合。然后这个复合物招募并活化 DNA-PK 的催化亚单位（DNA-PKcs），其作用在于将两个 DNA 末端并置。然后 DNA-PK 复合物招募连接酶复合物（XRCC4/XLF-LIGIV/PNK），促进最后的连接步骤质二聚体招募的。多聚核苷酸激酶是一种蛋白质，具有 3′–DNA 磷酸酶和 5′–DNA 激酶活性，可以去除无法连接的末端集团，进而可进行末端连接。XRCC4 样因子（XRCC4–like factor，XLF）是一种蛋白质，蛋白质结构类似 XRCC4，可以促进 DNA 连接酶Ⅳ的活性。NHEJ 是易错的，在 V（D）J 重接产生抗体的过程当中具有重要的生理作用。NHEF 易错的特质对于产生抗体多样性是必须的，而且在哺乳类细胞通常检测不到，如同构成人类大部分基因组的非编码 DNA 的错误很少有后果一样。NHEJ 主要发生在细胞周期的 G_1 期，在这个时期并没有姐妹染色体存在。

（4）同源重组修复：为哺乳类细胞基因组提供高准确度的 DNA–DSB 修复机制（图 3–14），特别是在细胞的 S/G_2 期增加重组修复活性，它的主要功能是修复 DNA 损伤并恢复 DNA 复制叉的功能。与 HRR 相比，NHEJ 不需要同源序列来连接断裂的末端，而 HRR 需要与未受损的染色质或染色体（作为模板）的物理接触，才能产生修复。

在重组修复时，ATM 使乳腺癌肿瘤抑制蛋白 BRCA1 磷酸化，然后被募集到已经结合了 MRE11–RAD50–NBS 蛋白复合物的 DSB 位点（图 3–15）。MRE11 及目前尚不清楚的一些内切酶会切割 DNA，形成 3′ 端的单链 DNA 作为 RAD51 的连接位点。BRCA2 被 BRCA1 募集到 DSB 处，促进 RAD51 装配到被 RPA 所覆盖的核酸内切酶切割产生的单链突出端。RAD51 蛋白是大肠埃希菌重组酶 RecA 的同源物，可形成核丝，并可催化与未受损染色体的互补链进行互换。另外还有 5 个 RAD51 的同源物也会结合在 RPA 所覆盖的单链区域来募集 RAD52，以防止受到核酸外切酶的降解。为了促进修复，RAD54 发挥其 ATP 酶的活性，使 DNA 分子的双链解旋，所形成的两个侵入末端可作为 DNA 合成的引物，Holliday 连接体被 MMS4 和 MUS81 以非交换的形式分解，继而 DNA 链互补配对，填补空隙；或以 Holliday 连接体交换的形式，继而填补空隙。目前对于参与空隙填补的聚合酶和连接酶尚不明确。由于 HRR 基因的失活会导致辐射敏感性及基因组不稳定性，因此这些基因是 HRR 和染色体稳定性之间的关键环节。同源重组的失调，会因杂合缺失而导致癌症的发生。

（5）交叉连接修复：电离辐射导致的 DNA–DNA 及 DNA– 蛋白质之间的交联，目前尚无广泛的研究对其进行定量评价。DNA–DNA 或 DNA– 蛋白质之间交联的修复，其中所涉及的基因和通路到目前仍在研究中。目前的观点认为 NER 和重组修复在 DNA 交联的修复中都是需要的（图 3–15）。DNA 链间交联修复的主要信号来自 DNA 复制叉的停滞，交联需要由多个步骤移除，首先其中一条链经过第二轮的 NER，导致一条链断裂和一个 DNA 加合物。DNA 合成时可以跳过这个损害，进而造成这个损害对侧的点突变。单链断裂会变成双链断裂，而且需要 HRR 来修复。最后，残留的加合物被 NER 移除。NER 和 HRR 通路突变的细胞对于交联剂并不敏感。相反，范科尼贫血患者对交联剂过度敏感。染色质若包含有正进行转录的基因，更容易受到 DNA– 蛋白质交联的影响，而这个交联的蛋白通常是细胞核基质蛋白。

（6）错配修复（mismatch repair，MMR）：会移除在复制时出现的碱基与碱基错配和小的插入错配。此外，MMR 可移除同源重组修复出现的碱基和碱基之间的错配。图 3–16 是错配修复的模式图。错配修复的过程可以分为 4 个部分：①感受器识别配对错误并转换错配碱基对的信号；②募集 MMR 因子；③识别新合成的带有配对错误的链，切除不正确和被改变的核苷酸；④完成被切除后 DNA 的重新合成和连接。MMR 是在对大肠埃希菌 Mut

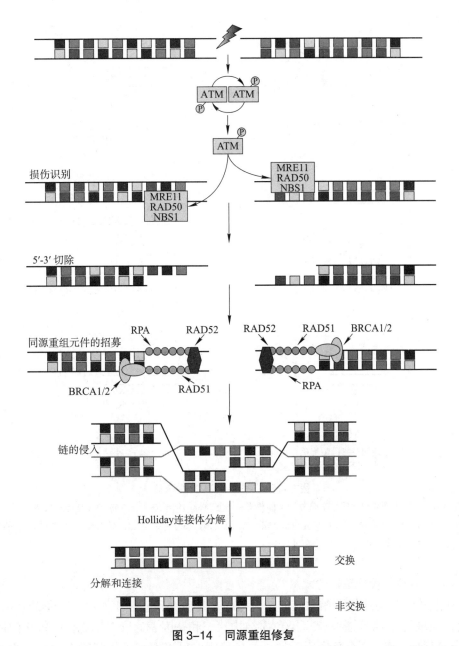

图 3-14 同源重组修复

起始步骤是对损伤的识别，识别后由 MRN（MRE11–RAD50–NBS1）复合物切割 DNA 双链，形成 3′ 端单链 DNA，被 RPA 覆盖形成核蛋白丝。随后一些特异的同源重组蛋白，如 RAD51、RAD52 及 BRCA1/2，会被募集到核蛋白丝。RAD51 是同源重组的关键蛋白，可以调控同源姐妹染色单体的侵入，导致 Holliday 连接体的形成。Holliday 连接体最后会被分解成两个 DNA 双链体

基因的鉴定时首次发现的，与这些基因产物的同源物已经在酵母菌和人类被广泛地确认和描述。修复基因 *MSH*、*MLH* 及 *PSM* 家族的突变都会导致微卫星的不稳定性（小碱基的插入或缺失）和致癌，特别是遗传性非息肉性结肠癌（hereditary nonpolyposis colon cancer，HNPCC）。

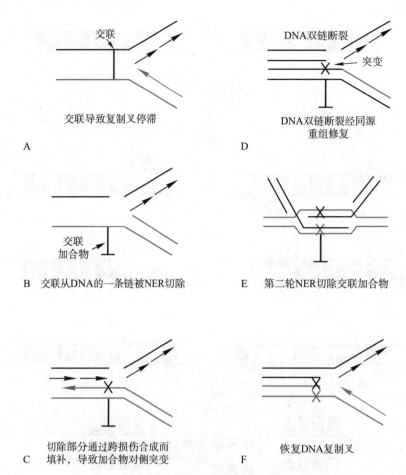

图 3-15 DNA-DNA 交联修复

A. DNA-DNA 交联修复起始信号来自复制叉的停滞；B. 交联从 DNA 的一条链被 NER 切除；C. 跨损伤合成，导致加合物对侧突变；D. 结果导致 DNA 双链断裂，需经同源重组修复；E~F. 经另一轮的核苷酸切除修复，将 DNA 交联移除。关于这种交联修复模式的研究仍在进行中

（二）电离辐射表观遗传学效应

表观遗传学是与遗传学相对应的一个概念，是研究在基因组水平上，不涉及 DNA 序列变化，表现为 DNA 甲基化谱、染色质结构状态和基因表达谱在细胞代间传递的遗传现象的一门科学。其主要研究作用于亲代的环境因素可以引起子代基因表达方式改变的原因。表观遗传学的内容主要包括 DNA 甲基化（DNA methylation）、组蛋白修饰（histone modification）、染色体重塑（chromosome remodeling）、基因组印记（genomic imprinting）、X 染色体失活（X chromosome inactivation. XCI）及 RNA 调控等。

1. DNA 甲基化

DNA 甲基化修饰是基因组表观遗传调控中主要的方式。DNA 甲基化在基因表达调控、细胞增殖、分化、发育、基因组印记和 DNA 突变等方面，都起着重要作用。DNA 甲基化修饰有多种方式。被修饰位点的碱基可以是腺嘌呤的 N-6 位、胞嘧啶的 N-4 位、鸟嘌呤的 N-7 位或胞嘧啶的 C-5 位，分别由不同的酶催化。其中，从 S- 腺苷 -L- 甲硫氨酸（S-adenosyl-L methionine，SAM）将甲基转移到胞嘧啶环的第 5 位碳原子上，生成 5- 甲

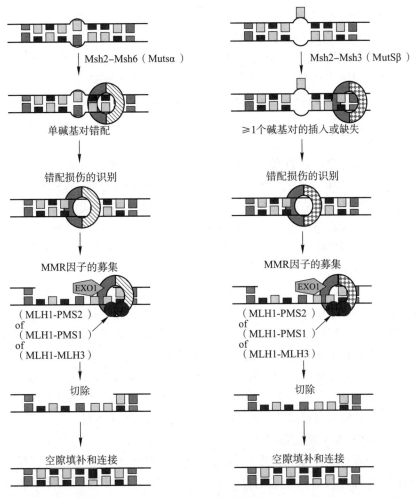

图 3-16　错配修复

错配修复通路的起始步骤通过 Msh2-Msh6 或 Msh2-Msh3 复合物对错配碱基的识别，这些识别复合物募集 MLH-PMS2，MLH1-PMS1 和 MLH-MLH3，向核苷酸外切酶 EXO1 靠拢，之后催化切除步骤。形成的空隙由聚合酶 δ/ε、RCF 和 PCNA 填补，然后是最后的连接步骤

基胞嘧啶（5-methylcytosine，5-mC），从而得到甲基化的 DNA（图 3-17），与 DNA 甲基化相反，机体存在 DNA 去甲基化（demethylation）过程，即 5- 甲基胞嘧啶被胞嘧啶代替的过程。

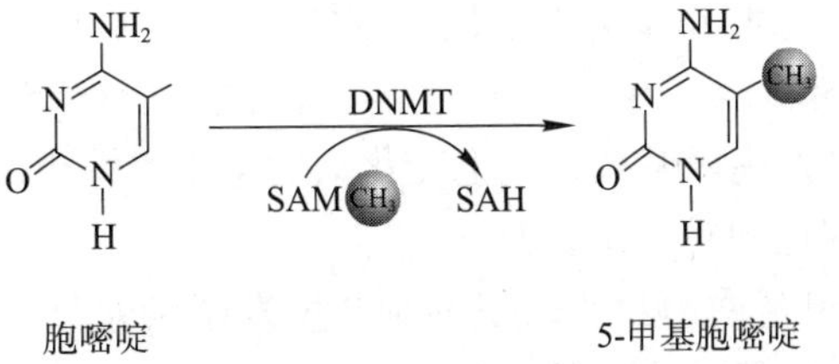

图 3-17　胞嘧啶的 DNA 甲基化

在哺乳动物的基因组中，大约有 3% 的胞嘧啶被甲基化，而且大部分位于 5′-CpG-3′ 二核苷酸（dinucleotide）处。在哺乳动物进化过程中大部分 CpG 位点（CpG site）被丢失。CpG 二核苷酸在人类基因组中占 10%，其中 70%~80% 呈甲基化状态，可称为甲基化的 CpG 位点。人类基因组中的 CpG 呈不均匀分布，以两种形式存在，一种是分散于 DNA 中，另一种是 CpG 结构高度聚集的 CpG 岛（CpG island），比第一种形式的平均密度高 10~20 倍。

2. 组蛋白修饰

组蛋白修饰是表观遗传学研究的重要内容，主要包括乙酰化、甲基化、磷酸化和泛素化，其中以乙酰化修饰最为重要。组蛋白的 N 末端不稳定，延伸至核小体以外，易受不同的化学修饰，并与基因的表达调控密切相关。一般组蛋白中不同氨基酸残基的乙酰化与活化的染色体构型（常染色质）和表达活性的基因相联系。通常，组蛋白在转录活性区域乙酰化，使其与结合的基因处于转录活化状态；低乙酰化的组蛋白位于非转录活性的常染色质区域或异染色质区域。

组蛋白乙酰化是由组蛋白乙酰基转移酶（histone acetylase，HAT）和组蛋白去乙酰化酶（histone deacetylase，HDAC）两者协调进行的。前者主要是将乙酰辅酶 A 的乙酰基转移至组蛋白 H3 和 H4 的 N 末端尾的赖氨酸残基上，中和其电荷，使核小体 DNA 易于接近转录因子；后者其功能相反，不同位置的修饰需不同的酶完成。

组蛋白除了乙酰化修饰外，甲基化修饰也是常见的一种基因表达调控方式，使染色体结构发生变化，也可通过其他转录因子调控基因的表达。组蛋白甲基化修饰主要在组蛋白 H3 和 H4 的赖氨酸和精氨酸残基上，由组蛋白甲基转移酶催化进行。

3. 电离辐射对 DNA 甲基化的影响

（1）DNA 低甲基化：小鼠细胞受照射后全基因组低甲基化迅速出现，呈剂量依赖性及性别和组织特异性，并可长期稳定存在。照射小鼠不同组织基因组低甲基化的程度与这些组织 DNA 损伤水平成正比，说明这种低甲基化可能是细胞对 DNA 损伤的即时适应反应，是细胞癌变启动阶段的早期现象。

分次低剂量照射导致小鼠胸腺 DNA 损伤及 DNA、组蛋白甲基化的改变。有实验证实，0.5 Gy X 射线全身分次照射引起小鼠胸腺组蛋白 H4-Lys20 三甲基化的降低，伴有总 DNA 甲基化的明显降低及 DNA 损伤。在照射的动物中，DNA 甲基化的改变与 DNMT1 和 DNMT3a（程度较低）低表达有关，DNMT3b 仅在雄性小鼠表达降低，同时伴有甲基结合蛋白 MeCP2 和 MBD2 的约 20% 水平降低。上述结果涉及在体内辐射诱导反应中表观遗传学的改变，起到基因组不稳定性作用，最终可能导致癌症的发生。

（2）DNA 高甲基化：电离辐射在诱导全基因组 DNA 低甲基化的同时，还能诱导肿瘤抑制基因启动子区 CpG 岛的 DNA 高甲基化。该异常改变也具有性别及组织特异性。有研究发现，慢性分次（0.05 Gy/d，10 d）X 射线全身照射可诱导 C57/BL 小鼠肝组织中 P16 基因启动子区 CpG 岛的 DNA 高甲基化，以上变化只发生于雄性小鼠。

4. 电离辐射对组蛋白修饰的影响

电离辐射作用后，组蛋白 H2AX 丝氨酸 139 位发生磷酸化（γH2AX），这种组蛋白修饰可能是细胞对 DNA DSB 最早反应事件之一。γH2AX 的形成对于 DSB 的修复和维持基因组稳定性至关重要。H2AX 磷酸化涉及旁效应及基因传递的辐射效应。γH2AX 水平的增加，在照射的父代发现体细胞和生殖细胞的旁效应，并可出现在子代。近来的研究指出，电离辐射诱导全基因组 DNA 甲基化缺失，可能与组蛋白甲基化改变有关，尤其与组蛋白 H4 赖氨酸三甲基化作用缺失有关。

另外，组蛋白 γH2AX 的高表达，作为 DNA 损伤的敏感标志，可能是一个 DNA 修复通路缺陷或基因组不稳定性指标。53BP1 是一种具有 DSB 感受器性质的保守检查点蛋白。体外照射的细胞，γH2AX 与对照存在明显的差异；接受放疗的乳腺癌患者 53BP1 位点数明显高于对照。研究结果证实，γH2AX 具有筛选乳腺癌患者辐射敏感性的潜能。

电离辐射也可激活组蛋白 H3 的磷酸化、三甲基化和乙酰化，以及组蛋白 H4 的乙酰化，并与电离辐射诱导 miR-34a 转录有关，乙酰组蛋白 H3 显著地富集在照射的人乳腺上皮细胞 miR-34a 启动子区。这些结果说明，组蛋白修饰对于电离辐射诱导人乳腺上皮细胞 miR-34a 转录功能的调节起到关键的作用。

二、电离辐射对蛋白质的影响

蛋白质是基因活化的产物，是细胞的重要组成部分，也是生命活动的主要物质基础。在个体发育过程中，蛋白质的合成遵循遗传学的中心法则，由 DNA 分子的遗传信息通过转录生成 RNA，再翻译成蛋白质，体现特定的生物学功能。第一部分已经探讨了辐射对遗传物质 DNA 的影响，这里主要从转录、翻译及蛋白质功能的角度阐述电离辐射对蛋白质的影响。

（一）电离辐射对转录及翻译的影响

1. 电离辐射对转录的影响

（1）电离辐射对 RNA 生物合成的作用：电离辐射可抑制总 RNA 合成。例如，以受照射 DNA 为模板，在 4 种核苷三磷酸、镁离子和 RNA 聚合酶的混合液中进行 RNA 的生物合成，可以观察到随着照射剂量的增加，RNA 合成逐渐减少。细胞受照射后 RNA 合成的变化要比上述体外实验复杂得多。大多数人认为，细胞受 γ 射线照射后 RNA 合成受抑制，但也有少数人认为在中等以下剂量照射后 RNA 合成增强。一般来说，RNA 合成抑制程度比 DNA 合成抑制程度轻，不同种类 RNA 合成的辐射敏感性不同，核内 RNA 的辐射敏感性比细胞质中 RNA 的辐射敏感性高。

已证明 RNA 聚合酶与 DNA 模板的结合能力随着照射剂量的增加而增强，而且 RNA 合成起始点也增加。在未照射 DNA 上进行的 RNA 合成是非对称的，即仅在一条 DNA 链上进行。但在照射后，由于模板受损，转录功能受到干扰，在另一条 DNA 链上也能进行 RNA 的合成，即由非对称转录逐步转为对称转录。

在 γ 射线引起模板 DNA 的碱基损伤、链断裂、碱基不稳定性位点和无碱基位点的形成过程中，后三种损伤是阻止 RNA 合成时链延伸的主要原因。在 $50 \, \text{J/m}^2$ 紫外线剂量范围内，L 细胞大亚基中 RNA 的链长度随照射剂量增加而逐渐缩短，而小亚基中 RNA 的链长度逐渐增加，但链总数变化不大，表明在 RNA 总合成率改变的同时，RNA 链延伸功能也受到射线的影响。

用 γ 射线照射 RNA 聚合酶本身，除了造成酶的失活外，也能引起碱基的错误配对，说明 DNA 模板和 RNA 聚合酶的结构完整性是正确的碱基配对所必需的。

细胞内 RNA 生物合成的辐射敏感性与细胞的辐射敏感性有关。大鼠经 10 Gy γ 射线全身照射后，脾、胸腺和肝细胞核 RNA 的合成能力不同，在照射后 2 h，脾细胞核的 RNA 合成明显地被抑制，6 h 下降 54.2%；胸腺细胞核 RNA 合成的抑制也十分明显；但肝细胞相反，照射后核 RNA 合成率升高。

（2）电离辐射对不均一核 RNA 和 mRNA 的影响：不均一核 RNA（hnRNA）是真核细胞转录产物中一类分子大小不均一的核 RNA，相对分子质量一般为 100 000 ~ 10 000 000，碱基组成与模板 DNA 相似，其中约 90% 的 hnRNA 在核内代谢，仅有 10% 左右经剪接等一系列复杂的加工步骤而转变成 mRNA。

射线使转录生成 hnRNA 的碱基组成发生变化，与同源正常 DNA 的分子杂交能力下降。大鼠全身受 4 Gy X 射线照射后，由胸腺细胞分离得到的 hnRNA 与同源正常 DNA 杂交反应速度和杂交百分率均明显低于未照射的正常对照。电离辐射对 hnRNA 和 mRNA 等代谢的影响比较复杂，且与细胞分裂周期有关。例如，中国仓鼠细胞在 8 Gy X 射线照射后处于细胞分裂延缓时，^{3}H-UR 掺入 hnRNA 的速率在照后 7 h 升高约 26%，这种增加并非由于转录生成的 RNA 链延长所致。在 ^{3}H-UR 掺入 hnRNA 的速率增多的同时，与多核糖体缔合的 mRNA 部分中，^{3}H-UR 掺入率比对照增高 133%。可见，射线对 hnRNA 和 mRNA 中 ^{3}H-UR 掺入速率的影响是有差别的，其机制可能与细胞受照后代谢过程发生改变有关。

关于射线对 mRNA 的半衰期的影响看法不一。有人认为，如果 mRNA 一旦形成，射线并不影响 mRNA 的衰变和以后的翻译。但也有人认为辐射能使 mRNA 的半寿期缩短。胸腺细胞受 4 Gy γ 射线照射后，具有多聚腺苷酸尾的 mRNA 半衰期由 6 h 缩短至 4 ~ 5 h，这种变化可能与受照射胸腺细胞间期死亡的机制有关。

2. 电离辐射对翻译的影响

（1）电离辐射对 tRNA 的影响：真核细胞的 tRNA 前体由 RNA 聚合酶Ⅲ合成，在核内初步甲基化后即转移到细胞质内，并进一步加工成为成熟的 tRNA。tRNA 占全部 RNA 的 16%，相对分子质量约为 25 000，由 75 ~ 90 个核苷酸组成，在蛋白质生物合成过程中，具有转运氨基酸的作用。tRNA 有数十种，结构类似。

tRNA 的前体在细胞核内转录形成过程中对射线比较敏感。射线对 RNA 聚合酶Ⅲ的影响直接关系到 tRNA 的合成。体外培养的 HeLa 细胞受 10 Gy 照射后，可观察到对 tRNA 前体生成的抑制作用。但 tRNA 一旦形成后，导致其改变所需照射剂量就要大得多。

电离辐射对不同 tRNA 接受氨基酸能力具有不同的影响。实验证明，500 Gy X 射线照射未携带氨基酸的肝细胞 tRNA 时，可使核糖体依赖的多聚赖氨酸的形成抑制 50% 左右。所涉及的机制包括 tRNA 接受赖氨酸的活性钝化和转运赖氨酸至多聚赖氨酸上的能力降低。据计算，在 1 000 个赖氨酸特异的 tRNA 分子中，经 500 Gy 照射后，有 463 个分子与蛋白质合成有关的识别位点钝化，有 325 个分子接受氨基酸的位点钝化及 138 个分子与转运和延伸有关的位点发生变化，这些改变将严重影响蛋白质的生物合成过程。

（2）电离辐射对 rRNA 的影响：在细菌中编码核糖体 RNA（rRNA）的基因转录产生 16S、23S 及 5S 的 rRNA 的前体后，经过酶切和修饰即转变为成熟的 16S、23S 及 5S rRNA。以大肠埃希菌为例，5S 与 23S rRNA 和有关蛋白质形成核糖体大亚基（50S），16S rRNA 和有关蛋白质形成核糖体小亚基（30S）。

真核细胞的 rRNA 通常比原核细胞的大，在核仁中合成后，经过适当加工生成 28S、

18S、58S 和 5S rRNA。5S rRNA 与 28S rRNA 和有关蛋白质一起组成核糖体的大亚基（60S），18S rRNA 与有关蛋白质组成小亚基（40S），然后通过核孔转移到细胞质中参与核蛋白体循环。

按照靶学说的观点，相对分子质量大或沉降系数（S）大的 rRNA 最易受到射线的攻击。用紫外线照射大肠埃希菌 BS-1，以蔗糖密度梯度离心法检测其 rRNA 的区带分布，可以观察到未照射的 rRNA 分布在 23S、16S 和 5S 附近，而随着照射的剂量增加，合成 rRNA 的 S 值逐渐变小。

在哺乳动物细胞中，紫外线照射后也可观察到类似的情况。小鼠 L 细胞中不同种类 rRNA 的合成受紫外线照射的影响呈剂量–效应关系，并与辐射敏感性相关。分子量最大的 45S rRNA 合成对紫外线最为敏感，32S rRNA–28S rRNA 次之，18S 更次之。

在 rRNA 与有关蛋白质形成核糖体的过程中，射线的影响也是如此。例如，大肠埃希菌核糖体的 50S 亚基受射线照射的影响较 30S 亚基为大。因此，在 3.6 kGy γ 射线照射后，^{3}H–UR 掺入前者的量低于后者。此外，照射后在 33S、24S 和 19S 等区域还出现了新的沉降带，这些区带变化反映出 rRNA 合成和组装成核糖体过程中所发生的辐射抑制效应。

（3）电离辐射对核糖体的影响：多核糖体是蛋白质合成时多肽链的"装配机床"，是由一个分子 mRNA 和一定数量的核糖体组成。多核糖体游离存在于细胞中或与内质网膜相结合，游离的多核糖体主要合成细胞内的蛋白质，而膜结合的多核糖体则主要合成由细胞分泌的蛋白质及膜结合蛋白质。

小鼠受 3 Gy X 射线全身照射后，^{14}C– 亮氨酸掺入肝细胞多核糖体不受影响；但在 3 Gy 以上照射，^{14}C– 亮氨酸的掺入量随照射剂量而增加；当剂量达 20 Gy 时，掺入率可高出对照组 45% 左右，提示全身照射可能增强多核糖体上蛋白质的合成过程。

膜结合多核糖体比游离多核糖体更易受射线的影响而发生解离。HeLa 细胞受 10 ~ 20 Gy 照射后，约 65% 的膜结合核糖体从内质网上解离下来，呈游离的单核糖体，但此时胞质内游离的多核糖体却无明显变化。

核糖体在体外照射后产生钝化作用。核糖体经 γ 射线照射后，其蛋白质生物合成活性随着照射剂量的增加而呈指数性下降。D_{37} 钝化剂量为 2.7 kGy，据此计算出靶相对分子质量为 22 000 000，与 70S 核糖体的相对分子质量 26 000 000 相近，这提示一次击中即可引起整个核糖体分子合成蛋白质能力的丧失。

综上所述，射线通过影响 mRNA 前体、tRNA 和 rRNA 的形成，影响 tRNA 对氨基酸接受和转运活性，以及与核糖的结合能力，干扰 rRNA 基因转录产物的加工及核糖体的组装，影响蛋白质的生物合成。

（二）电离辐射对蛋白质功能的影响

蛋白质分子所具有的多种生物学功能与其复杂的分子结构紧密相关，蛋白质的生物学功能是蛋白质分子的天然构象所具有的属性。蛋白质有 4 级结构，其中的一级结构是多肽链中氨基酸的排列顺序，是由遗传密码的排列顺序所决定的；二级结构是指多肽链盘绕或折叠，借氢键连接而形成的 α 螺旋、β 折叠、β 转角或无规则卷曲等的构象；三级结构是指整条多肽链的空间分布，即多肽链在二级结构基础上，进一步通过盘绕、折叠形式以次级键维系的紧密的球状构象；四级结构是指各亚基在寡聚蛋白中的空间排布及亚基间的相互作用。蛋白质大分子结构受电离辐射的影响而出现变化时，其生物学功能也会发生相应的改变。

蛋白质和酶等生物大分子的辐射化学与小分子相比，具有某些特殊性。例如，天然状态的蛋白质分子和变性后的蛋白质分子有着不同的辐射敏感性；同一类型氨基酸残基在一个蛋白质分子中可能有不同的辐射敏感性，这主要取决于它们是位于分子表面，还是隐藏在大分子内部；是与特异结构（活性部分）相关，还是与一般结构（非活性部分）相关，以及是否受某个邻位氨基酸残基的影响等。

1. 蛋白质一级结构与功能的变化

电离辐射引起蛋白质的一级结构变化，包括肽链电离、肽键断裂、巯基氢化、二硫键还原和旁侧羟基被氧化等。利用结构已知的结晶酶来研究辐射对蛋白质结构与功能的影响具有很大优越性。因为这些酶的结构和活性中心比较清楚，通过一些分析指标，可以确切地了解射线的损伤部位，反映生物学功能的酶活性容易定量测定。电离辐射对核糖核酸酶（RNase）的一级结构会产生一定的影响，进而改变酶活性。例如，在充氮条件下照射，半胱氨酸含量下降，酶活性也随之大幅度降低。但在充空气条件下照射，半胱氨酸含量变化很小，酶活性仍保留。由此可见，RNase 一级结构中的半胱氨酸含量的减少关系到酶活性的丧失，因为半胱氨酸上的 –SH 基团对构成酶活性中心具有重要作用。此外，其他一些氨基酸的破坏对 RNase 活性亦会产生一定的影响，如甲硫氨酸、酪氨酸、苯丙氨酸、赖氨酸和组氨酸等，虽然这些氨基酸不是处于酶的活性中心，但其对酶分子的精微结构的破坏造成潜在损伤，会影响 RNase 分子的高级结构的稳定性，妨碍被还原的多肽链重新正确地折叠起来。因此，RNase 的天然单体如在照射后使之还原，然后重新氧化，则酶分子失活的 D_{37} 仅为原来的 1/2，说明有 1/2 的酶活性已在照射后的处理过程中丧失。

2. 高级结构与功能的变化

蛋白质的高级结构一般靠 4 种作用力来维持，包括肽链氢键、侧链氢键、离子键和疏水基间的相互作用。实际上，照射所致蛋白质一级结构的变化不可能是孤立发生的，必然会引起维持高级结构的几种作用力的相应变化，这些变化可由多种物理化学指标观察到。

牛血清白蛋白受照射后，其分子构象发生变化，蛋白分子伸展，在水中溶解度降低，发生变性或部分变性，聚集过程加速。在大剂量照射后，蛋白出现凝固现象。牛血清白蛋白在充氮条件下受不同剂量 X 射线照射后，随着照射剂量的增加，分子聚集的比例增大，电泳迁移率减少，电泳区带变宽；在 600 Gy 以下辐射所致的共价交联聚集体相对分子质量约为 130 000 和 190 000，这是牛血清白蛋白的二聚体和三聚体；1 350 Gy 照射后，蛋白质分子全部高度聚集。

与上述结果相反，牛血清白蛋白在充氧条件下照射，在凝胶电泳图谱上并不显示有任何聚集体形成，而是白蛋白的降解碎片随着照射剂量而增加，电泳迁移率也相应增大。在充氧条件下，电离辐射使牛血清白蛋白降解的机制与羟自由基的作用有关。类似上述情况，在照射乳酸脱氢酶时也可见到。电离辐射后蛋白质结构的变化与其本身某些特殊氨基酸的含量和照射当时有无氧存在密切相关。

酶蛋白分子高级结构在照射后的变化可通过某些物理化学指标反映出来。例如，用 γ 射线照射铜锌超氧化物歧化酶（superoxide dismutase，SOD）的溶液可引起紫外光谱的改变，光吸收随照射剂量而增加。这表明酶蛋白大分子的几何形状发生了重大变化，其无序结构明显地增加。酶活性与酶蛋白的结构及其活性中心的构象密切相关。毫无疑问，电离辐射所致酶分子结构的变化必然会影响到酶的活性中心和酶的生物活性。

三、电离辐射诱导的非编码 RNA 改变

随着"DNA 元件百科全书"计划的完成和 RNA 测序技术的快速发展，科学家发现人类基因组的 70% 会被转录成 RNA，而这些 RNA 却只有约 2.5% 可以通过信使 RNA 被翻译成蛋白质。这些结果引起了人们对大量非编码 RNA（ncRNA）的强烈关注，并促使人们想尽快了解他们的功能。

截至目前已经确定的非编码 RNA 的种类包括微 RNA（microRNA，miRNA）、piwi 相互作用 RNA（piRNA）、长非编码 RNA（lncRNA）、转移 RNA（tRNA）、环状 RNA（circRNA）、核仁小 RNA（snoRNA）和核内小核糖核酸（snRNA），这些非编码 RNA 在 mRNA 加工、染色质重塑、基因沉默，以及蛋白质合成、转录和翻译调节中起重要作用。辐射研究中涉及的主要和研究最多的非编码 RNA，是 lncRNA、miRNA 和 circRNA。因此，以下主要介绍这三类 RNA 在电离辐射诱导后的改变，以及它们作为诊断和预后的生物标志物和治疗靶点的作用。

（一）电离辐射诱导的长非编码 RNA（lncRNA）改变

lncRNA 的特点是转录本长度大于 200 个核苷酸，缺乏清晰的蛋白质编码区，尽管最近的研究表明，在特定的 lncRNA 中可能存在一种有限的编码微肽的潜力。在人类和小鼠的基因组中，lncRNA 的数量大约是蛋白质编码基因的两倍，因此 lncRNA 的许多功能还没有被很好地研究。虽然比 mRNA 更具组织特异性，但也有报告说，在所分析的所有组织类型中都检测到 11% 的 lncRNA。与 mRNA 相比，lncRNA 的表达水平普遍较低。lncRNA 通过印迹、表观遗传因子和转录因子的支架、增强子激活和分子海绵等 4 种主要方式影响细胞进程。尽管 lncRNA 发挥着巨大的作用，但它们在物种间的序列保守性很差。然而，lncRNA 也可能在二级结构上保守，允许不同的序列发挥相同的功能。在循环系统中，已有报道在血清、尿液、唾液等体液中发现了 lncRNA。lncRNA 作为辐射损伤的生物标志物，其复杂的调控作用和众多还有待挖掘的转录本为进一步探索提供了可能。

在人外周血单个核细胞体外模型中，Beer 使用基因芯片分析方法在暴露于 0.9 ～ 60 Gy 单一剂量 20 h 后测量 lncRNA 的表达，发现在 15 Gy 和 60 Gy 的高剂量下，Trp53cor1 显著上调。同样地，在一个全身照射小鼠模型中，当照射剂量为 1、2、4、8 Gy 时，Trp53cor1 的表达水平在照射后 48 h 呈现明显的剂量依赖性。这些结果在小鼠胚胎成纤维细胞中得到了进一步的验证，并产生了类似的结果。在一个暴露于 2 Gy 单剂量照射的人 T 淋巴细胞模型中，也观察到 Trp53cor1 在照后 24 h 内的时间点出现了微弱的上调。上述研究同样证明了照射可显著上调 TUG1 和 MEG3 两个长非编码 RNA，并且 TUG1 在经历全身照射后的小鼠模型中表达水平也存在剂量依赖性。另外，TUG1 在膀胱癌组织中表达上调，并在辐射后的癌细胞系中进一步上调。在外周血单个核细胞体外模型和小鼠全身照射模型中，还证实了 MEG3 的表达在照射 30 Gy 和 12 Gy 后也出现了大幅度的提高。

Kim 等报道，上皮细胞受 UVB 照射后，约有 20 个上调和 21 个下调的 lncRNA。在一些 γ 射线、X 射线和其他高能量射线生物效应的研究中，证明低能射线可以诱导 lncRNA 的表达变化。在一项小鼠模型试验中，小鼠全身受到 0.075 Gy 的低剂量照射和 4 Gy 的高

剂量照射时，lncRNA的表达呈现了显著的差异变化：在高剂量组，36个lncRNA表达上调，17个表达下调；相反，在低剂量组只有1个lncRNA表达下调，而且没有lncRNA表达上调。

在一项利用健康人外周血淋巴细胞筛选生物学标志物的研究中，Macaeva等发现lncRNA PAPPA-AS1在0、0.1、1.0 Gy照射后显示出不同的表达水平，并且有剂量依赖性，可以作为一个潜在的生物剂量估算标志物。

（二）电离辐射诱导的微RNA（miRNA）改变

miRNA是由发夹环前体产生的长度为21~25个核苷酸的单链小RNA转录本。miRNA的作用主要通过竞争性结合靶mRNA的三个非编码区3'-UTR来抑制翻译和（或）导致mRNA降解。通过互补序列的结合，miRNA也可以与5'-UTR、编码序列和基因启动子结合。在一些情况下，miRNA转录本跨物种高度保守，对组织和功能的特异性调控取决于其亚细胞定位和miRNA及其靶点的相对丰度。另外，miRNA还可以通过外泌体和结合蛋白分泌和转运到细胞外液。一些早期研究发现，在血清、血浆和尿液中均可检测到miRNA，并且由于其分子量小和外泌体的保护，miRNA表现得很稳定且难降解。

作为潜在的辐射生物学标志物，miRNA比lncRNA更受关注，目前已有很多研究报道，众多miRNA在电离辐射后呈现上调和下调的趋势，如let-7g、miR-29c、miR-20a、miR-21、miR-16、miR-17、miR-126、miR-34a-5p、miR-34b-3p和miR-21等在电离辐射后上调，miR-150等在辐射后下调。

在最早的miRNA对辐射应答的研究中，Wagner-Ecker等报道了在2 Gy照射后6 h，人真皮微血管内皮细胞中let-7g、miR-16、miR-20a、miR-21和miR-29c上调，miR-18a、miR-125a、miR-127、miR-148b、miR-189和miR-503下调。在一项小鼠全身γ射线和^{56}Fe离子照射研究中，观察到miR-135a、miR-147、miR-680和miR-685在γ射线照射后6 h上调，并且呈现剂量依赖性，而miR-150是两种照射源中唯一差异表达的miRNA。

在放疗患者模型中（淋巴瘤、急性粒细胞白血病、急性淋巴细胞白血病缓解期Ⅰ或Ⅱ的患者），在治疗后4 h，从准备干细胞移植的患者身上采集1.25 Gy全身照射的外周血样本。与对照组相比，8例患者的样本基因分析显示，miR-21、let-7g、miR-29c、miR-20a、miR-16和miR-17的表达显著上调；另外，每位患者还有其他20种miRNA显著上调。

在全身照射48 h内，小鼠血清miR-150以剂量依赖的方式显著下调。Jacob等展示了miR-150对诊断辐射暴露的有效性，注意到miR-150在淋巴细胞中表达丰富，而淋巴细胞因辐射和骨髓损伤而衰竭。另一项C57BL/6J雄性小鼠全身辐射暴露的研究中，Acharya等发现miR-30a-3p和miR-30c-5p表达上调，miR-187-3p、miR-194-5p和miR-27a-3p表达下调。此外，通过测量这些标志物的表达水平，它们能够区分暴露于致死剂量（8 Gy）和亚致死剂量（6.5 Gy）24 h后的小鼠。

（三）电离辐射诱导的环状RNA（circRNA）改变

和传统的线性RNA不同，circRNA是共价闭合环，并且缺少5'帽和3' polyA尾。Geng等发现了circRNA的5种特性：在真核生物中大量存在；由于其特殊的共价闭合的环状结构，可以抵御核酸外切酶的水解，因此具有很强的稳定性；在种属间高度保守；主要在细胞质中定位；高度的组织特异性。circRNA分为5个类别：外显子circRNA、内含子 circRNA、反义 circRNA、基因内的 circRNA 和基因间的 circRNA。环状 RNA 可以通过海绵功能结合 miRNA 来调节细胞过程；通过结合 RNA 聚合酶 II 来调节转录，与线性剪接竞争，在某些情况下，还可以被翻译成多肽来调节细胞功能。但是目前还不清楚 circRNA 是否在非循环状态依然能保留它的功能。由于可以抵御内切酶的降解，以及其在尿液、血浆、唾液、胃液中的大量存在，circRNA 通常会比线性 RNA 的半衰期长约 2.5 倍。

circRNA 是三种主要非编码 RNA 中研究最少的一种，其作为辐射损伤正常组织的生物标志物的研究还处于起步阶段。Zhang 等将雌性 BALB/c 小鼠暴露于 7 Gy 建立创伤性脑损伤模型，对其 circRNA 的表达水平和在小鼠骨髓基质细胞中 circRNA 的检测，发现 mmu_circRNA_008488 表达差别明显，但其功能研究仍处在实验验证阶段。另外，在一项对 C57 小鼠进行腹部照射的模型中，也观察到上调和下调的 circRNA，但是功能也需要进一步的验证。总之，circRNA 作为生物标志物的作用代表了一个很有前景的研究领域。

（刘　强　杜利清　王　彦　徐　畅）

第三节　细胞效应基础

一、细胞的放射敏感性与存活曲线

同一剂量的同一种射线作用于机体后，体内不同细胞变化的差别很大。有些细胞可能迅即死亡，有些细胞则可能仍保持其形态完整性，这说明不同细胞对电离辐射的敏感程度存在很大的差异，并受许多因素的影响。

（一）不同群体细胞的放射敏感性

体内的细胞群体依据其更新速率不同，可分为 3 大类：第 1 类是不断分裂、更新的细胞群体，对电离辐射的敏感性较高；第 2 类是不分裂的细胞群体，对电离辐射有相对的抗性（从形态损伤的角度衡量）；第 3 类细胞在一般状态下基本不分裂或分裂的速率很低，对辐射相对不敏感，但在受到刺激后可以迅速分裂，其放射敏感性随之增高。

属于第 1 类的细胞有造血细胞、胃肠黏膜上皮细胞和生殖上皮细胞等。这些细胞处于不断更新分裂，总结起来讲对辐射非常敏感。Bergonie 和 Tribondeau 定律指出，组织的放射敏感性与其细胞的分裂活动成正比，而与其分化程度成反比。但仍有例外，最明显的例子是淋巴细胞，属于高度分化和不增殖的细胞，对辐射却非常敏感。淋巴细胞系在各个发育阶段都属于对电离辐射最敏感的细胞之列。成熟淋巴细胞处于休止状态时易遭辐射损伤，当其受抗原或丝裂原刺激而分裂时，放射敏感性反而相对地下降。胸腺是对辐射十分敏感的器官，半致死量全身照射后很快发生胸腺萎缩。但胸腺中分化、成熟不同阶段的胸腺细胞之间，放射敏感性存在很大差别，如胸腺中 $CD4^-/CD8^-$（双阴性）细胞为不断更新和增殖的细胞，包括干细胞和原胸腺细胞等，可分化为 $CD4^+/CD8^+$（双阳性）细胞，称为普通胸腺细胞；小部分进一步成熟成为 $CD4^+/CD8^-$ 或 $CD4^-/CD8^+$（单阳性）细胞，即成熟胸腺细胞，被释放至外周免疫组织或血液即为 T 细胞。这几类胸腺细胞对辐射的敏感性存在很大差别，按辐射敏感性顺序排列为：$CD4^+/CD8^+ > CD4^-/CD8^- > CD4^-/CD8^+ > CD4^+/CD8^-$。

属于第 2 大类的细胞，如神经细胞、肌肉细胞、成熟粒细胞和红细胞等，均为高度分化的"终末"细胞。这些细胞的存活时间各不相同，从形态上看，对辐射有很强的抵抗力。但这并不是说它们都对辐射不发生反应。已知神经细胞，包括大脑皮质和自主神经中枢的神经细胞，在功能上对辐射比较敏感，较小的剂量即可引起功能反应。

第 3 类细胞在一般情况下对辐射不敏感，但当受到刺激而进入活跃的分裂状态时，其放射敏感性增高。典型的例子是再生肝。当肝部分切除或受化学损伤而使残留肝细胞分裂活跃时，其放射敏感性高于正常状态下的肝细胞。

（二）细胞周期不同时相细胞的放射敏感性

细胞周期分为 4 个时相，即 G_1、S、G_2 和 M。照射同步化培养的细胞证明，分裂 M 期细胞对辐射极为敏感，较小剂量即可引起细胞死亡或染色体畸变，使下一代子细胞夭折。分裂间期中 G_2 期细胞对辐射最敏感，其次为 G_1 期细胞，而 S 期细胞对辐射较不敏感，若 S 期较长，则早 S 期（ES）比晚 S 期（LS）细胞对辐射较敏感。例如，图 3-18 所列举体外照射中国仓鼠细胞的剂量存活曲线表明，G_2/M 期放射敏感性最高，S 期晚期放射敏感性最低。图中的虚线（M×2.5）是 M 期细胞在低氧状态下的存活曲线，由计算获得，表明其斜率相当于有氧状态下 M 期细胞存活曲线斜率（实线）的 2.5 倍。全身照射条件下观察小肠隐窝上皮细胞不同时相细胞的相对放射敏感性，所得结果亦与上述基本一致。中子照射的结果亦然，只是放射敏感性在各时相的差异较小而已。

细胞周期不同时相细胞放射敏感性差异的机制尚未完全阐明，可能有以下两点：一是细胞由 S 期进入 G_2/M 期时，DNA 量已倍增，其染色质浓缩形成单个的染色体，此时其放射敏感性最高；二是各时相细胞内天然存在的 SH 基化合物水平不同，在 G_2/M 期较低，S 期时则较高，已知 SH 基具有辐射防护作用。以上因素可能对细胞周期不同时相细胞放射敏感性的变化具有重要影响。

（三）影响细胞放射敏感性的因素

1. 环境因素对细胞放射敏感性的影响

细胞所处内环境、外环境影响其放射敏感性。一是环境中氧分压对细胞放射敏感性的影响十分明显。在低 LET 辐射（如 X 射线）作用下，氧的存在将增强射线对细胞的杀伤力。这就是氧效应在细胞上的体现。二是次佳生长环境可促进潜在致死性损伤修复，使放射敏感性降低，由于照射后处于次佳生长环境下，有丝分裂的延迟有利于 DNA 损伤的修复。三是细胞环境中存在有防护或增敏作用的化学因子，将降低或增高细胞的放射敏感性。

2. 内在因素对细胞放射敏感性的影响

细胞的内在因素在一定程度上决定了细胞的放射敏感性。如何改变细胞的内在因素，通过基因导入及基因敲除（或沉默）的手段，改变细胞的放射敏感性，这对肿瘤放射治疗具有重要的指导意义。随着对更多数量辐射敏感基因及辐射抗性基因的发现和确认，将会推进放射肿瘤学的发展。

（四）靶学说与细胞存活曲线

1. 靶学说与靶效应

在 20 世纪 30 年代末至 40 年代初，放射生物和物理学者应用概率理论来定量解释生物体存活曲线，由此建立靶学说（target theory）。该学说认为生物体内存在靶，射线作用

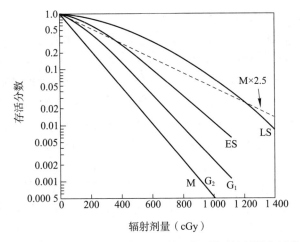

图 3-18 中国仓鼠细胞周期不同时相受照射后的剂量存活曲线

于靶或其极邻近部位可造成某种放射生物效应，即靶效应（target effect），射线对机体的作用是随机的，靶效应与射线作用于靶所产生的原初物理变化密切相关。

靶学说认为，电离辐射生物效应是由于电离粒子击中了某些分子或细胞内特定靶的结果。电离辐射引起生物大分子的失活、基因突变和染色体断裂等均是由于电离粒子击中了其中的靶。细胞至少含有一个靶或遗传关键位点，被电离辐射击中后致使细胞死亡或产生某种损伤效应。靶学说认为，电离辐射作用于细胞属于多靶事件，即细胞内一个靶区被击中多次，或是多个靶区各被击中一次，因而建立了多种数学模型。

与靶学说相对应的是非靶学说，而 ICRP 在 103 号出版物中将非靶效应定义为辐射表观遗传效应（radiation epigenetic effect）。这种效应是在照射后细胞学反应过程所导致的基因组改变和（或）细胞学效应，并没有直接诱导 DNA 损伤。非靶效应主要包括辐射诱导的基因组不稳定性、辐射旁效应、低剂量辐射诱导的适应性反应等。基因组不稳定性，可表现为单核苷酸突变、微卫星不稳定性、基因组拷贝数增加或减少、染色体畸变、染色体杂合性和纯合性丢失、微核形成、端粒酶长度变化，以及基因扩增、重排和缺失等。辐射旁效应是指受到辐射作用后，未被射线粒子直接贯穿的邻近细胞表现出损伤效应。辐射诱导的适应性反应是指受到较低剂量辐射的细胞和（或）机体会对后续的高剂量电离辐射产生一定的抗辐射性，并且被低 LET 辐射诱导后的适应性细胞，对高 LET 辐射导致的 DNA 损伤有一定的修复能力。

由于生物体的复杂性，细胞和生物大分子结构和功能的精密性，靶学说的应用是有条件的。例如，辐射防护剂、辐射增敏剂或氧效应等可影响辐射原初损伤，照射后代谢过程中出现的修复作用或继发效应可影响所观察生物效应大小。

靶效应的模型，目前公认的有以下几种。

（1）单击效应：在一个生物靶中发生一次电离或有一个电离粒子穿过，产生某种所期望的生物效应，称为单击效应（single-hit effect）。

（2）多击效应（multi-hit effect）：是 2 次或 2 次以上击中生物靶的电离事件而引起的辐射生物效应，其曲线常呈 S 形。在靶受击开始时，在一个靶体积中产生两个反应的概率很小，生物分子或细胞失活的速率很低。经过一定剂量照射后，那些受到单击而保持活性的分子或细胞，再被击中时，其失活速率急剧上升。

（3）单靶模型：单靶（single target）是指生物大分子和某些小的病毒仅具有一个对辐射敏感的单位结构。这个模型应用于生物大分子、某些小病毒和某些细菌。

（4）多靶模型：多靶（multi-target）是指某些大的病毒、细菌和哺乳类动物细胞（包括体细胞和生殖细胞）具有多个对辐射敏感的单位结构。根据靶学说的解释，细胞的剂量存活曲线属于多事件曲线（multi-event curve），即细胞内必须一个靶区被击中多次，或是多个靶区各被击中一次才能引起效应，也就是多靶单击模型（single-hit multi-target model）。

（5）细胞群的复杂模型：用数学方法可建立比上述模型更为复杂的公式，使理论曲线更适合于所观察的细胞存活曲线。辐射剂量与生物效应的关系，简称剂量效应关系，是放射生物学研究的核心问题之一。

在离体培养条件下，一个存活细胞可繁殖成一个细胞群体，称为集落（colony）。细胞存活曲线（cell survival curve），是通过测量不同剂量照射后具有增殖能力的细胞在体内、体外形成的集落，以存活率的变化绘制出的剂量效应曲线。

细胞存活的测量，包括体外测量、体内测量方式。体外测量依据的原理是：单个存活细胞可以在体外培养条件下生长并繁殖形成集落。即从单细胞悬液中取一定数量的细胞种植于平皿内，于37℃、5% CO_2 的培养条件下，经过 10～14 d 即可形成集落。一般每个集落含 50 个以上细胞，即一个存活细胞经 5 代以上增殖形成的集落。一个集落代表一个存活细胞。但由于受多种因素的影响，接种的存活细胞不可能全部形成集落，因此，需用一个系数接种效率（plating efficiency，PE）加以校正。受不同剂量照射的细胞，培养后计数形成的集落数，并分别求出细胞的存活分数（surviving fraction，SF），即某一剂量照射后形成的集落数除以未照射时形成的集落数。可由下式计算：

$$SF = \frac{某一剂量照射后形成的集落数}{接种的单个细胞数 \times PE}$$ （式 3-1）

式中，PE 为未照射时形成的集落数除以接种的单个细胞数。由不同剂量照射后所得的存活分数即可绘制出一条剂量存活曲线。

细胞存活的体内测量，以脾结节计数法测量骨髓造血干细胞存活为最常见。即先以致死剂量照射受体动物，使其无内源性脾结节形成能力。将未照射的供体动物骨髓细胞经静脉注入受体动物，9～10 d 后，受体动物脾可形成肉眼可见的结节，一般需 10^4 个正常骨髓细胞形成一个结节，一个结节代表一个存活细胞。未受照射动物骨髓细胞形成的脾结节数为 100%，便可计算出受不同剂量照射后骨髓细胞的存活分数。某一剂量照射后的存活分数可由下式计算：

$$SF = \frac{N_x/C_x}{N_c/C_c}$$ （式 3-2）

式中，N_x 和 C_x 分别代表受某一剂量照射后供体细胞形成的结节数及注入的细胞数，N_c 和 C_c 分别代表未受照射供体细胞形成的结节数及注入的细胞数。由不同剂量照射后所测定的存活分数，即可绘制剂量存活曲线。

最常见的细胞存活剂量效应曲线有 4 种，均属于指数模型。指数模型的特点是：在这种剂量效应模型中，细胞效应与辐射剂量呈指数函数关系，即细胞效应为辐射剂量的指数函数。指数模型通常适用于细胞和生物大分子，横坐标代表剂量，纵坐标代表存活分数，曲线形式为一条指数曲线。

1）指数"单击"曲线：在指数单击曲线中，细胞（或生物大分子）的存活分数为辐射剂量的简单函数，以半对数作图时呈现一条由高至低的直线。这种情况见于病毒或酶的灭活，以及少数哺乳动物细胞的杀灭。其方程如下：

$$S = e^{-kD}$$ （式3-3）

式中，S 为某剂量下细胞的存活分数；D 为所受剂量；k 为常数，与射线性质及细胞敏感性有关；e 为自然对数的底，数值为 2.718。若将存活分数取对数，则上式为：

$$\ln S = -kD$$ （式3-4）

纵坐标改为对数坐标，以半对数作图时，$\ln S$ 与剂量 D 及 k 便呈直线关系。按照靶学说的解释，上述情况属于单击单靶模型，即在细胞或生物大分子内存在一个敏感的靶区，靶区被辐射击中一次即可引起死亡或灭活。这种曲线称之为单击曲线。

引起细胞（或酶分子）63% 死亡（或灭活）的照射剂量称为 D_{37} 剂量。在此剂量下有 37% 的细胞（或酶分子）存活。在 $D = 0$ 时，$S = e^0 = 1$，即 100% 存活。在 $D = 1/k$ 时，$S = e^{-1} = 0.37$，所以 $e^{-1} = e^{-kD_{37}}$，$kD_{37} = 1$，$k = 1/D_{37}$，D_{37} 的倒数即为存活曲线的斜率。

2）"多击"或"多靶"曲线：哺乳动物细胞典型的剂量存活曲线如图3-19。以半对数做图时，纵坐标（对数刻度）为存活分数，横坐标（线性刻度）为剂量。图中剂量存活曲线的起始部分为肩区，当剂量加大时，存活曲线即呈直线。

根据靶学说的解释，这种情况属于多事件曲线，即细胞内必须一个靶区被击中多次，或是多个靶区各被击中一次才引起效应，前者称为多击单靶模型，后者称为单击多靶模型。

剂量存活曲线的直线部分斜率的倒数为 D_0 值，称为细胞的平均致死剂量（mean lethal dose）。D_0 愈小，斜率愈大。D_0 值的大小代表细胞放射敏感性的高低。在剂量存活曲线的直线部分，D_0 值为使细胞的存活分数由 0.1 减少至 0.037 所需要的剂量，或者是使细胞的存活分数由 0.01 减少至 0.0037 所需要的剂量。由纵坐标 0.1 和 0.037 各做与横坐标相平行的线与存活曲线直线部分相交，两个相交点在横坐标上投影的两个剂量点之差即为 D_0 值。若将直线部分外推与纵坐标相交点的数值称为外推 n 值（extrapolation number，n 值），图3-19中为3。n 值代表细胞内靶的个数或所需击中靶的次数。由纵坐标 1.0 处（即细胞存活 100%）作一条与横坐标的平行线，与外推线的交点在横坐标上投影点的剂量即为 D_q 值，称为准阈剂量（quasi-threshould dose，D_q）。D_q 代表细胞积累亚致死性损伤的能力，为克服肩区所需的剂量。哺乳动物细胞的 D_0 值多在 1 ~ 2 Gy。n 值多为 1 ~ 3。D_q 值通常较小，一般为 0.5 ~ 2.5 Gy。

哺乳动物细胞的剂量存活曲线多属于"多击或多靶模型"。可由下式表示：

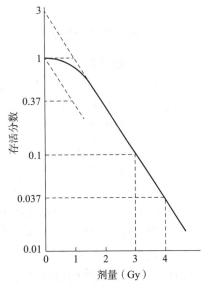

图3-19　增殖的哺乳动物细胞的剂量存活曲线

$$S = ne^{-kD} \quad\quad\quad （式 3-5）$$

式中，S 为某剂量下细胞的存活分数；n 为外推值；D 为照射剂量；k 为存活曲线直线部分的斜率，其倒数为 D_0 值。由于 D_q 代表细胞累积致死性损伤的能力，在此剂量下细胞尚未出现死亡，故 $S = 1$，代入上式即得：

$$S = 1 = ne^{-kD} \quad\quad\quad （式 3-6）$$

$$D_q = \ln n/k \quad\quad\quad （式 3-7）$$

当 D_{37} 为引起 63% 的细胞死亡（37% 细胞存活）的剂量时，

$$D_{37} = D_0 + D_q \quad\quad\quad （式 3-8）$$

如果存活曲线无肩区，则 $D_q = 0$，则 D_{37} 与 D_0 相等。这就是"单击单靶模型"的情况。也可用另外一种方式获得 D_0 值，即通过存活分数 1.0 做一条与存活曲线直线部分的平行线，此线与存活率 0.37 水平线相交点在横坐标上投影点的数值即为 D_0 值。

这一剂量存活曲线模型已被广泛采用，其主要原因是其比较简便：①由存活曲线容易获得 n 和 D_0 的数值；②若已知一种细胞的 n 和 D_0 的数值，即可绘制出近似的剂量存活曲线；③可通过对比不同细胞的 n 值和 D_0 值，比较不同的存活曲线；④当 n 为 1，D_q 为 0时，此模型即为"单击单靶模型"。

3）双相曲线：当受照射的群体内有两个放射敏感性明显不同的亚群时，就会出现中间下陷的剂量效应曲线。这种曲线可见于不同细胞周期时相的细胞及不同放射抗性的细胞群或细胞株。实际上，这种双向曲线是由两条斜率不同的指数曲线所组成，各有其相应的 D_{37} 值。

4）刺激曲线：对高等植物、某些细菌、真菌和动物的辐射效应研究发现，有时在低剂量部分可见到"阳性"效应，即出现刺激现象，表现为某些特征，如产量、植物株高和 RNA 合成速率的增高，或是动物机体的某些防御适应功能的增强并超过对照水平，其剂量效应曲线则表现为起始部分上升到正常（100%）以上，然后在高剂量部分呈指数下降。

二、细胞周期效应

（一）细胞周期

细胞周期（cell cycle）是指细胞从上一次分裂结束开始生长，到下一次分裂终末所经历的过程，其间称为细胞周期时间。细胞周期中，细胞分裂的过程称为分裂期（M 期），细胞生长的过程则称为分裂间期。间期细胞中进行着大量的蛋白质、核酸等物质的合成，间期也因此被细分为 G_1 期、S 期和 G_2 期三个时期。S 期为 DNA 合成期，G_1 期和 G_2 期分别为 S 期与 M 期之间的间隔期。G_1 期又称为 DNA 合成前期，该期细胞中进行的生化活动主要为 S 期进行准备。G_2 期称为 DNA 合成后期，为 S 期向 M 期转变的准备时期。通常将在细胞周期中连续分裂的细胞称为周期性细胞，如上皮基底层细胞等，这类细胞的分裂对于组织的更新有重要意义。而高等生物中，肝和肾等器官的实质细胞在一般情况下不分裂，但受到一定的刺激后，即可进入细胞周期，开始分裂，此类细胞称为 G_0 期细胞，生物组织的再生和创伤的愈合等均与此相关。

细胞周期普遍存在于高等生物中，但细胞周期时间在不同生物和不同组织的细胞间存在较大差异，为数小时至数年不等，G_1 期细胞则是调节细胞周期时间的关键（表 3-6）。

表 3-6 哺乳动物细胞周期的时间（h）

细胞类型	T_C	T_{G_1}	T_S	T_{G_2+M}
人				
结肠上皮细胞	25.0	9.0	14.0	2.0
直肠上皮细胞	48.0	33.0	10.0	5.0
胃上皮细胞	24.0	9.0	12.0	3.0
骨髓细胞	18.0	2.0	12.0	4.0
大鼠				
十二指肠隐窝细胞	10.4	2.2	7.0	1.2
内釉质上皮细胞	27.3	16.0	8.0	3.3
肝细胞	47.5	28.0	16.0	3.5
小鼠				
十二指肠上皮细胞	10.3	1.3	7.5	1.5
结肠上皮细胞	19.0	9.0	8.0	2.0
皮肤上皮细胞	101.0	87.0	11.8	2.2

（二）细胞周期的调控

细胞周期的调控是一个极其复杂的过程，涉及多因子在多层次上的作用，这些因子通常在细胞周期某一特定的时间，即检查点（checkpoint）起作用，多数为蛋白质或多肽。一些重要的细胞周期调控因子简介如下。

1. 周期蛋白

周期蛋白（cyclin）又称周期素，是一类随细胞周期变化呈周期性出现与消失的蛋白质，在真核细胞中，周期蛋白可分为 A、B、C、D 和 E 等几大类，可在细胞周期的不同阶段相继表达，并与细胞中蛋白激酶结合后，参与细胞周期相关活动的调节。

2. 周期蛋白依赖性蛋白激酶

周期蛋白依赖性蛋白激酶（cyclin dependent kinase，Cdk）是一类蛋白家族，在哺乳动物细胞中，已经发现的 Cdk 有 7 种，分别命名为 Cdk1 ~ 7。真核细胞的细胞周期主要由 Ser/Thr 蛋白激酶调控，都包含有 1 个催化亚单位 Cdk 和 1 个调节亚单位 cyclin。不同的 cyclin-Cdk 复合物参与细胞周期各检查点的调控。例如，在 G_1 向 S 期转换，cyclin D-Cdk4 和 cyclin D-Cdk6 调节细胞生长。在 S 期，cyclin E-Cdk2 和 cyclin A-Cdk2 调节 DNA 复制。在 G_2/M 期，cyclin A-Cdk1 和 cyclin B-Cdk1 调节细胞分裂。单独的 Cdk 亚基没有激酶活性。

3. 周期蛋白依赖性蛋白激酶抑制剂

周期蛋白依赖性蛋白激酶抑制剂（cyclin dependent kinase inhibitor，CKI）通过与 cyclin-Cdk 复合物结合而抑制 Cdk 的活性，属于细胞周期负向调节因子。目前已知的 CKI 可分为 2 大类：一类是 Ink4（inhibitor of Cdk4），可特异性地抑制 cyclin D-Cdk4 及 cyclin D-Cdk6 磷酸化激酶活性；另一类为 Kip（kinase inhibition protein），可抑制已知大多数 cyclin-Cdk 的磷酸化激酶活性。

4. 促成熟促进因子

促成熟促进因子（maturation-promoting factor，MPF）又称有丝分裂促进因子（mitosis promoting factor），是一种在 G_2 期形成，能促进 M 期启动的调控因子，MPF 广泛存在于从酵母到哺乳动物的细胞中，人类 MPF 是由 32kD 和 62kD 两种蛋白质组成的，前者为一种周期素依赖性蛋白激酶 $P34^{cdc2（Cdk1）}$，后者为 cyclin B。MPF 是一种蛋白激酶，在细胞从 G_2 期进入 M 期时起作用。

5. *GADD45* 基因

GADD45 基因（growth arrest and DNA damage inducible gene）是 *P53* 基因的下游基因之一，GADD45 蛋白可与增殖细胞核抗原（PCNA）结合，从而抑制 DNA 的合成，阻止细胞从 G_1 期进入 S 期。

6. *MDM2* 基因

MDM2（murine double minute 2）基因也是 *P53* 基因的下游基因，P53 蛋白通过结合于其基因第一内含子区 P53 蛋白的共有序列而调节其转录。MDM2 蛋白又可通过蛋白与蛋白的相互作用与 P53 蛋白的氨基末端相结合，从而抑制 P53 蛋白的转录因子活性，形成一个负反馈环。因此，MDM2 的功能是限制 G_1 期阻滞的时间，使 DNA 损伤修复后的细胞进入细胞周期。

7. 抑癌基因

存在于正常细胞中的一类能抑制细胞恶性增殖的基因为抑癌基因。这些基因通过编码一些具有转录因子作用的蛋白质，在多个检查点参与细胞周期的调控。*Rb* 及 *P53* 基因为常见的、重要的两个抑癌基因。

（三）电离辐射对细胞周期进程的影响及其机制

电离辐射对细胞周期进程产生重要的影响，细胞受照射后第一个有丝分裂周期的进程发生变化，最终表现为有丝分裂延迟（division delay）。电离辐射所致细胞有丝分裂延迟的特点是具有可逆性和明显的剂量依赖性。电离辐射通过诱导细胞周期 G_1 期阻滞、G_2 期阻滞、S 期延迟及 S/M 解偶联而影响细胞周期进程。

1. G_1 期阻滞

电离辐射照射后使处于周期中的细胞暂时停留在 G_1 期，称为辐射诱导的 G_1 期阻滞（G_1 arrest），其阻滞的程度与时间取决于细胞所受照射的剂量。G_1 期阻滞的出现取决于细胞系的 P53 状态，只有表达野生型 P53（WTP53）的细胞系表现出辐射诱导的 G_1 期阻滞。

P53/P21 分子通路是辐射诱导 G_1 期阻滞的重要分子通路之一，另一条通路是 P53/GADD45 通路。此外，电离辐射引起的 DNA 损伤可激活 *P16* 基因，P16 蛋白作为又一种重要的周期蛋白依赖性激酶抑制剂，抑制 cyclin D-Cdk4 和 cyclin D-Cdk6 活性进而发生 G_1 期阻滞。

2. G_2 期阻滞

电离辐射后，使处于周期中的细胞暂时停留在 G_2 期，称为辐射诱导的 G_2 期阻滞（G_2 arrest）。全身或体外照射，当剂量达 2 Gy 以上时，即可出现明显的 G_2 期阻滞。照射后细胞周期进程停滞于 G_2 期，不进入 M 期，因此 G_2 期细胞堆积，经过一定时间后，大量细胞同时进入 M 期。研究证明，当 X 射线引起 G_2 期阻滞时，cyclin B mRNA 及其蛋白水平处于低值。MPF 的另一组成蛋白 P34 激酶的活性在照射后亦发生变化，其蛋白表达呈剂量依赖性降低。

电离辐射及其他 DNA 损伤因子作用后，多种细胞发生 G_2 期阻滞，但各种情况下其分子调控的细节尚有区别。

3. S 期延迟

电离辐射使细胞通过 S 期的进程减慢，称为 S 期延迟（S phase delay），与 DNA 合成速率下降有关。电离辐射对 DNA 合成的抑制呈现双相的剂量效应关系，在较低剂量范围内剂量效应曲线斜率较大，在较高剂量范围内则其斜率变小。辐射敏感部分是由于复制子（replicon）启动的抑制，有人推测辐射一次击中即可阻断一整簇复制子的启动。辐射抗性部分是由于 DNA 分子延伸的受阻。有人测量延伸的 DNA 的长度，发现 DNA 链延伸的抑制呈剂量依赖性，其 D_0 值为 130 Gy。

cyclin A 参与 DNA 合成，辐射抑制其表达也可能是 DNA 合成率下降的因素之一。此外，P53 蛋白具有 DNA 结合活性，其表达增多，作为转录因子，通过对激酶的影响，抑制 DNA 合成。

（四）电离辐射影响细胞周期进程的生物学意义

电离辐射或其他 DNA 损伤因子达一定剂量时细胞发生 G_1 期及 G_2 期阻滞，这可能是由于通过细胞周期检查点的监视作用，实现防卫效应。因为这种监视机制可在 G_1 期及 G_2 期阻滞的多阶段中保证受损的 DNA 得到修复的机会，然后进入下一细胞周期，未修复的细胞则失去活力而被清除。对电离辐射和其他 DNA 损伤因子影响细胞周期进程的规律和机制的研究，也有利于设计合理的肿瘤治疗方案，提高放疗和化疗的疗效。

三、细胞的放射损伤与修复

辐射诱导的细胞损伤与修复是以细胞内生物大分子的损伤与修复为基础的复杂生物学过程。诸多因素影响着细胞辐射损伤与修复的过程。本部分将对细胞放射损伤的类型、修复及其影响因素进行阐述。

（一）细胞放射损伤的分类

电离辐射引起的哺乳类细胞损伤可以分为三类。第一类为致死性损伤（lethal damage，LD），不能修复的损伤称为致死性损伤，不可逆地导致细胞死亡。第二类为亚致死性损伤（sublethal damage，SLD），照射后经过一段充分时间能完全被细胞修复的损伤称为亚致死性损伤，在正常情况下于几小时之内修复，若在未修复时再给予另一亚致死性损伤（如再次照射），可形成致死性损伤。第三类为潜在致死性损伤（potentially lethal damage，PLD），这是一种受照射后环境条件影响的损伤，在一定条件下损伤可以修复。

受照射组织的恢复或修复过程（recovery or repair process）可发生于 3 个水平，即组织水平、细胞水平和分子水平。组织水平的修复是由于未受损伤的正常细胞在组织中再植（repopulation），形成新的细胞群体以替代由于辐射损伤而丧失的细胞群体。再植的正常细胞可来源于受照射部位未受损伤的细胞，也可来源于远隔部位的正常细胞。细胞水平的修复发生于照射后第一次有丝分裂之前，表现为细胞存活率的增高。细胞水平的修复可由两种方式诱导：一是改变照射后细胞的环境条件；二是分割照射剂量。细胞损伤的分子水平修复是通过细胞内酶系的作用，使受损伤的 DNA 分子恢复完整性。分子修复可通过细胞内恢复过程反映于细胞水平的修复，并可由于细胞存活的提高最终反映于组织水平的

71

修复。

（二）细胞放射损伤的修复

1. 潜在致死性损伤的修复

受潜在致死性损伤的细胞，如改变其所处的环境条件，使细胞在特定剂量照射后的存活分数增高，称为潜在致死性损伤修复（potentially lethal damage repair，PLDR）。

早期关于潜在致死性损伤修复的研究是用体外培养的细胞进行的。如果将体外培养的细胞置于37℃全培养基及无细胞拥挤的适宜条件下培养，照射后受潜在致死性损伤细胞的反应被视为正常，那么某一照射剂量下细胞的存活分数可由于照射后环境条件的改变而高于或低于正常，高于正常者表示潜在致死性损伤已经修复，低于正常者表示有更多的潜在致死性损伤表现出来。最常用的是一种称为密度抑制的稳相细胞培养（density-inhibited stationary-phase cell culture），即将细胞保持于拥挤的条件下，这种条件被认为是体内肿瘤细胞生长的一种较好的体外模型。图3-20即为此种实验的1例。照射后在接种细胞并进行集落形成能力测定之前，使细胞处于密集抑制状态下6~12 h，细胞存活率明显增高。上述体外试验中观察到的修复亦见于动物实验性肿瘤的体内实验。肿瘤局部照射后，经过几小时再从宿主取出肿瘤细胞，测定其增殖能力，即见到细胞存活率比照射后立即取出者显著增高，这就是潜在致死性损伤修复的表现。

综合以上的实验研究资料，可做如下概括：照射后当细胞处于次佳生长条件（suboptimal growth condition）时，潜在致死性损伤即被修复，细胞存活分数增高。次佳生长条件可使有丝分裂延迟，DNA损伤得以修复。目前认为细胞潜在致死性损伤的修复与DNA双链断裂的修复有关。

潜在致死性损伤的修复在临床放射治疗中有重要意义，潜在致死性损伤修复在动物移植肿瘤中已得到证实。有人推测某些人类肿瘤，如黑色素瘤对辐射的抗性可能与照射后大量肿瘤细胞潜在致死性损伤的修复有关，此假说有待进一步证实。

2. 亚致死性损伤的修复

哺乳动物细胞受X射线照射后，其剂量存活曲线的特点是在低剂量部分有肩区。这种反应特点表明，必须积累损伤才能产生致死效应。从靶学说的观点分析，细胞丧失其增殖能力之前，必须有多个靶被损伤（击中），多靶现象可解释存活曲线起始部分的肩。若细胞群体受到一定剂量照射，群体中的不同细胞可以发生下列三种情况之一：①细胞内没有任何关键靶区被击中，因此细胞未受损伤；②细胞内的全部关键靶区被击中，细胞将在下一代或以后的有丝分裂过程中死亡；③细胞内的某些而不是全部靶区被击中，细胞受到亚致死性损伤，但并不死亡，在供给能量和营养的情况下，经过一定时间（约1 h），细胞所受损伤能被修复，称

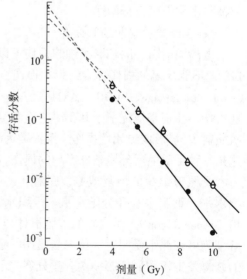

图3-20　潜在致死性损伤的修复

● 照射后立即接种；○ 照射后延迟6 h接种；

△ 照射后延迟12 h接种

为亚致死性损伤修复（sublethal damage repair，SLDR）。如果在修复之前再累积损伤，细胞则可能死亡。

亚致死性损伤的修复只有在分割剂量实验中才能表现出来，此时将一个剂量分割为两个较小剂量，中间相隔几小时，就会出现细胞存活率的增高。图 3-21 的实验表明，分割剂量的作用及两次剂量之间相隔时间的影响。将 15.58 Gy 的总剂量分割为 7.63 和 7.95 Gy 两个大致相等剂量，相隔 0~6 h 照射仓鼠细胞。发现相隔 0 h，即 15.58 Gy 一次照射后细胞存活率为 0.005；两次照射相隔时间 30 min，存活率增高；间隔时间延长至 2 h，存活率即达到了坪值，约为 0.02（为一次照射时的 4 倍）；相隔时间进一步延长，对细胞存活率不发生进一步影响。该实验中，两次照射间细胞保持室温（24℃）以消除细胞周期进程的影响。上述剂量分割以后，其细胞存活率增高被认为是亚致死性损伤修复的结果，这种现象又称为分割剂量恢复（split-dose recovery）。如果在第一次照射之后没有损伤修复，第二次照射后所得的细胞存活分数应当与未分割照射的结果一样，而实际上两者相差数倍。

若将总剂量分割多次，即得出图 3-22 的曲线，显示体外培养的中国仓鼠细胞受照射后的剂量存活曲线。图中实线为一次照射的存活曲线。若将总剂量分割，每次照射 2 或 4 Gy，则在每一次分次照射后都重新出现一个"肩"部。当总剂量相同时，由于细胞亚致死性损伤的修复，分次照射的存活分数显著增高，而且分次愈多者，增高愈显著。例如，当总剂量为 20 Gy 时，一次照射的存活分数为 4.8×10^{-7}；5×4 Gy 照射后的存活分数为 10^{-5}；而 10×2 Gy 照射后的存活分数为 9×10^{-4}，两者相差 90 倍。当总剂量为 12 Gy 时，一次照射的存活分数为 2.2×10^{-4}；3×4 Gy 照射后的存活分数为 10^{-3}；而 6×2 Gy 照射后的存活分数为 1.5×10^{-2}，两者相差 15 倍。

（三）影响细胞放射损伤及修复的因素

一定的辐射所产生的生物效应受许多因素的影响，这种影响在细胞损伤及修复方面尤为明显。研究这些因素对细胞放射损伤及修复的影响，不仅是认识整体效应的重要基础，

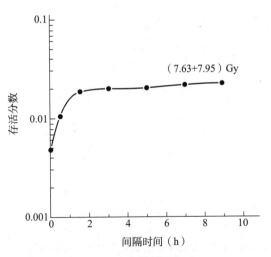

图 3-21　分割剂量实验

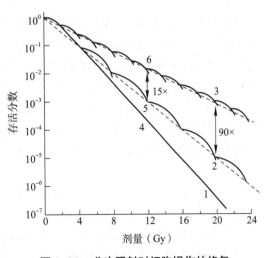

图 3-22　分次照射时细胞损伤的修复
1. 4.8×10^{-7} 存活；2. 10^{-5} 存活；3. 9×10^{-4} 存活；
4. 2.2×10^{-4} 存活；5. 10^{-3} 存活；6. 1.5×10^{-2} 存活

而且对指导肿瘤放射治疗有重要意义。

1. 射线种类

细胞放射损伤随射线 LET 的增大而加大，这种关系十分明显。图 3-23 绘出了 X 射线、15 MeV 中子及 α 粒子作用后细胞的存活曲线，可见随着 LET 的增加，从 2 keV/μm 的 X 射线到 100 keV/μm 的 α 粒子，剂量存活曲线发生明显变化，曲线斜率变陡，肩区变小，n 值降低。细胞存活的 RBE 随射线 LET 而变化的关系并非线性，LET 在 100 keV/μm 以内时，RBE 随 LET 加大而增高；LET 超过此值时，RBE 反而随 LET 进一步加大而回降。

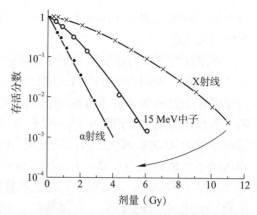

图 3-23　不同 LET 辐射作用后细胞的剂量存活曲线

归结起来，随着辐射的 LET 增大，细胞剂量存活曲线的肩变窄，斜率变陡，说明在给定剂量下高 LET 辐射所致亚致死性和致死性损伤的比例大于低 LET 辐射。

辐射种类对细胞放射损伤修复也是重要的影响因素之一。不论是培养中的细胞或动物的肿瘤受高 LET 辐射后，基本上没有潜在致死性损伤的修复。用 ^{60}Co 射线或中子照射动物肺癌后，取出肿瘤，在体外或注入受体动物以测定培养基或肺内的集落形成能力。^{60}Co 射线照射后 4~24 h，其细胞存活与照射后立即取出测定者有明显差别，前者存活率增高，剂量存活曲线斜率变小，说明潜在致死性损伤的修复（图 3-24 中曲线 1 和曲线 2），但在中子照射后立即取样和隔 4~24 h 取样所得结果没有差别，说明不存在潜在致死性损伤的修复（图 3-24 中的曲线 3）。

辐射种类对亚致死性损伤的修复也有明显的影响。图 3-23 显示，X 射线照射后，其剂量存活曲线肩区最宽；α 粒子照射者完全没有肩区；中子照射者居于上述两者之间，肩区很小。X 射线照射者在剂量分割后的修复明显增强，α 粒子照射者剂量分割与单次照射的生物效应一样，中子照射者居于两者之间。图 3-25 表示 X 射线和中子照射的差别。当将两种辐射产生相等细胞杀伤效应的总剂量进行分割照射时，X 射线照射者总剂量分成相等的 2 份，相隔 1~4 h 照射时，损伤修复增高 1 倍左右，而中子照射者同样的剂量分割及相隔时间对修复的影响则甚微。

综上所述，无论从辐射对细胞的损伤还是损伤后的修复，中子照射作为一种治疗肿瘤的方法与 X 射线相比有很大的优越性。其原因是中子对细胞的损伤大于 X 射线，且基

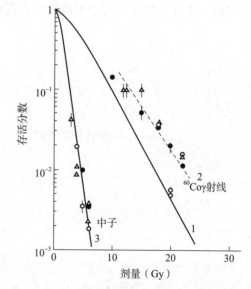

图 3-24　Lewis 肺癌细胞体内受 γ 射线和中子照射后的剂量存活曲线

1. 实线为照射后立即取样测定结果；2. 虚线为照射后隔 6~24 h 取样测定结果；3. 中子照射后测定结果

本不存在细胞潜在致死性损伤及亚致死性损伤的修复。

2. 剂量率

剂量率是决定低 LET 辐射生物效应的重要因素之一。总剂量一定时，剂量率越低，照射时间越长，生物效应就越减轻，其机制是在拖延照射的过程中发生亚致死性损伤的修复和细胞增殖。

3. 氧效应

在诸多辐射生物效应调节剂中，氧是最有效者之一。氧是最好的辐射敏化剂。哺乳动物细胞照射时，由于氧供应程度的差异而对辐射反应不同，完全氧合的细胞比低氧细胞对辐射更敏感。通常用氧增强比（*OER*）描述氧效应的大小。对低 LET 辐射，如 X 射线或 γ 射线，*OER* 值为 2.5 ~ 3.5。图 3–26 为中国仓鼠细胞在不同氧浓度下经 X 射线照射后的存活曲线，图中 A 线代表在空气中照射后的细胞存活曲线。当氧含量由 0.22% 逐渐降至 0.001% 时，细胞剂量存活曲线的斜率逐渐变小，表明细胞的放射敏感性逐渐降低。B 线代表在实验条件下的最低氧含量时细胞的存活曲线。充氧细胞比低氧细胞对 X 射线更为敏感。LET 较高时，*OER* 值较低。对很高 LET 辐射，如 α 粒子，*OER* 值为 1。中子辐射的 *OER* 值约为 1.6。

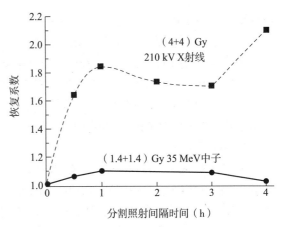

图 3–25　中国仓鼠细胞的剂量分割实验曲线

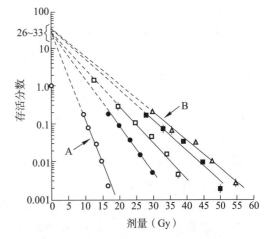

图 3–26　中国仓鼠细胞在不同氧浓度下经
X 射线照射后的剂量存活曲线

○、●、□和△氧浓度分别为 0.22%（空气）、0.036%、0.01% 和 0.001%，■氧浓度为
实验条件下极低氧浓度

氧效应在肿瘤放射治疗中有重要意义。迅速生长的肿瘤，其周边部供氧较好，细胞迅速增殖，而其中心部位有不同程度的低氧或缺氧，细胞处于静止状态。放射治疗时，周边部迅速增殖的癌细胞对辐射敏感而被杀死，但中心部的低氧细胞却有较高的辐射抗性。

4. 辐射增敏剂

辐射增敏剂（radiosensitizer）是指能够增加辐射致死效应的化学物质或药物。辐射增敏剂的作用常用增敏比（sensitive enhancement ratio，*SER*）表示。

$$SER = \frac{D_0（无增敏剂存在）}{D_0（有增敏剂存在）}$$ 　　　　（式 3-9）

辐射增敏剂必须同时具备下列条件：①治疗剂量时对正常细胞无毒；②对正常细胞增敏作用小，最好无增敏作用；③渗透性强，能向无毛细血管区域内的细胞渗透；④有适当长的生物半排期，以保证药物在体内的浓度，并可到达肿瘤组织；⑤使增殖和静止细胞均可致敏；⑥在常用的放疗分次剂量内有效。

辐射增敏剂包括许多种类，研究比较深入的有 DNA 前体碱基类似物、亲电子性辐射增敏剂（包括硝基咪唑类、硝基芳香烃及硝基杂环类化合物）、乏氧细胞放射增敏剂、生物还原化合物、放射损伤修复抑制剂、巯基抑制剂、氧利用抑制剂、类氧化合物、细胞毒类增敏剂、靶向放射增敏剂、与基因有关的肿瘤放射增敏剂和中药等。目前，应用于肿瘤放射治疗的辐射增敏剂仅有卤化嘧啶类化合物及乏氧细胞辐射增敏剂。

5. 辐射防护剂

辐射防护剂（radioprotector）是指机体或细胞受电离辐射照射前给予某种化学物质，能减轻其辐射损伤，具有这种作用的化合物（或药物）称为辐射防护剂。辐射防护剂包括含硫辐射防护剂（主要是硫氢基胺类、硫辛酸及其衍生物辐射防护剂）、香豆素衍生物辐射防护剂、有机磷化合物辐射防护剂、高分子辐射防护剂（如多糖类聚离子、合成聚离子、硫辛酸类聚离子及具有干扰素诱导作用的多聚离子物）、生物胺类化合物、激素、蛋白酶抑制剂，以及细胞因子和中草药等抗辐射剂。

辐射防护剂多为硫氢基化合物，SH 基对细胞的辐射防护作用包括：①自由基的清除；②提供氢原子使损伤的 DNA 进行化学修复。辐射防护剂的效能用剂量降低因数（dose reduction factor，*DRF*）表示：

$$DRF = \frac{有防护剂时引起致死效应所需剂量}{无防护剂时引起致死效应所需剂量} \qquad （式 3-10）$$

6. 增温

增温与 X 射线存在联合作用，增温增加 X 射线作用的程度用热增强比（thermal enhancement ratio，*TER*）表示：

$$TER = \frac{不增温时引起一定效应的剂量}{增温时引起相同效应的剂量} \qquad （式 3-11）$$

各种组织的 *TER* 随温度增高而增加，温度达 43℃，持续 1 h，*TER* 值为 20。

增温与 X 射线照射对肿瘤细胞的杀伤有互补作用，其理由是：①肿瘤中的低氧细胞对增温更敏感；②肿瘤中的营养不良细胞对增温更敏感；③肿瘤组织内由于乏氧代谢产生酸性物质的堆积，增温对低 pH 的肿瘤细胞损伤作用更大；④增温对细胞周期中的 S 期细胞损伤更大；⑤增温可抑制辐射所致肿瘤细胞潜在致死性损伤的修复。

除前述增温对细胞的效应与 X 射线有互补作用外，已经证明，无论是局部增温还是全身增温均能激起机体的全身防御反应，特别是提高机体的免疫功能，这将是增温与放射治疗联合应用提高肿瘤放疗疗效的重要因素。因此，增温作为放射治疗的辅助措施，已大量用于临床肿瘤治疗。

四、细胞衰老和细胞死亡

（一）电离辐射诱导细胞衰老

1. 细胞衰老

细胞衰老（cell senescence，cell aging）是指细胞随着时间的推移，其增殖能力和生理功能呈现逐渐下降的变化过程。

2. 细胞衰老机制

细胞衰老是一个复杂的生理过程，受到多种因素（环境因素和体内因素）的影响。科学家曾提出以下假想和学说。①自由基学说：细胞衰老是由于自由基损伤细胞成分，尤其对生物大分子的不断破坏，才使细胞最终走向衰亡；②端粒学说：端粒的长度及端粒酶活性的表达与细胞衰老和某些疾病的发生、发展相关；③遗传程序学说：一些与衰老有关的基因在生命早期不表达，当生命进入一定阶段后被激活，其表达产物特异地决定细胞的衰老和死亡；④错误成灾学说：即随着年龄的增长，以及内环境、外环境的损伤作用，使DNA损伤修复功能降低，常发生核酸和蛋白质等生物大分子合成的错误，经过积累和扩大，引起细胞代谢功能障碍，导致细胞衰老、死亡；⑤衰老蛋白质：由于衰老蛋白质的作用，细胞表面的蛋白质被切断而导致衰老。

现已证实，体内存在衰老基因和抗衰老基因两类，相互作用调控细胞的衰老过程。

（1）衰老基因：近年来，已在1、4和7号及X染色体发现衰老相关基因（senescence associated gene，SAG），可使永生化细胞逆转而衰老，其丢失或突变可引起细胞永生化。包括 *MORF4*、*p16* 和 *p21*，某些与老年性退行性有关的基因被看作衰老基因。

（2）抗衰老基因：也称长寿基因（longevity gene），已发现抗衰老基因包括蛋白质生物合成延长因子 1α（EF-1α）、sgs1、*WRN*、*Klotho* 和 *SIRT1* 等基因。

3. 电离辐射诱导细胞衰老

（1）电离辐射诱导细胞衰老相关基因和蛋白的表达：8 Gy 照射可致 80%～90% 的指数生长血管内皮细胞产生衰老表型，即辐射诱导衰老样（IR-induced senescence-like，IRSL）内皮细胞。

电离辐射诱导衰老标志可长期持续存在于体内，可能归因于组织功能永久地降低。小鼠组织受到亚致死剂量照射后 45 周，仍表达细胞衰老标志物。

电离辐射作用 10 d 以上，人间充质干细胞（mesenchymal stem cell，MSC）发生衰老，关键是照后 3～6 d 的转换期。出现与衰老相关的 β-半乳糖苷酶（β-galactosidase）、关键细胞周期调节蛋白的表达（成视网膜母细胞瘤蛋白，Rb 蛋白，retinoblastoma；P53；p21waf1/Cip1；p16INK4A 等）和分泌表型因子（IL-8、IL-12、GRO 和 MDC）。另外，肌球蛋白 10（myosin-10）减少，肌球蛋白 9 再分布，肌动蛋白 1（profilin-1）分泌。

（2）活性氧是电离辐射诱导细胞衰老的重要环节：电离辐射作用于关节软骨细胞，可导致其衰老。在这一过程中，辐射激活细胞外信号调节激酶（extracellular signal-regulated kinase，ERK），诱导细胞内活性氧（ROS）的产生和衰老相关的 β-半乳糖苷酶的活性。ROS 激活 P38 激酶，进一步促进 ROS 产生，形成一个正反馈环，以维持 ROS-P38 激酶信号。

（3）电离辐射诱导衰老细胞周期阻滞和有丝分裂遗漏：电离辐射可引发 DNA 损伤，诱导人肺成纤维细胞 WI-38 过早地衰老。电离辐射可诱导衰老细胞的有丝分裂遗漏。10 Gy X 射线照射人乳腺癌 MCF-7 细胞后，应用活细胞周期影像连续检测 5 日，显示其由 G_2 期转换到 G_1 期，无有丝分裂，称为有丝分裂遗漏（mitotic skipping）。

（4）电离辐射诱导细胞衰老的信号转导：电离辐射诱导细胞衰老的信号转导复杂，涉及许多信号通路。P53-P21$^{Cip1/Waf1}$ 通路在辐射诱导骨髓基质细胞过早衰老的变化起到重要的作用。在电离辐射照射胶质瘤中，PTEN 在决定细胞命运，即衰老和凋亡，至关重要。

细胞过早地衰老，在缺陷的肿瘤抑制基因 *PTEN* 通过 AKT/ROS/P53/P21 信号途径，可能对细胞凋亡有一个补偿作用。通过 SM22α 过表达诱导的 MT-1G，涉及激活 P16^{INK4a}/PRB 途径，导致细胞生长阻滞及促进由辐射损伤引起的细胞衰老。

（5）miRNA 涉及电离辐射诱导的细胞衰老：研究证实，电离辐射或白消安（busulfan）可诱发人肺成纤维细胞 WI-38 过早衰老，或通过连续传代复制细胞衰老，发现 8 种衰老关联 miRNA（senescence-associated miRNA，SA-miRNA）差异表达，其中 4 种下调（miR-155、-20a、-25 和 -15a）是细胞衰老的特征，提示 SA-miRNA 涉及电离辐射诱导细胞衰老的调节，因此靶向这些 miRNA 可能是一种调节细胞对辐射反应的新的手段。

（6）电离辐射诱导衰老的促炎反应受抑制：衰老对辐射诱导大鼠脑促炎症介质（pro-inflammatory mediator）表达的效应。雄性大鼠接受全脑单次 10 Gy 照射后 4、8 和 24 h，一些细胞因子、黏附分子、趋化因子和基质金属硫蛋白酶的过表达在中龄（16 月龄）和老龄（24 月龄）大鼠的海马明显减弱，这些结果提示，辐射诱导老龄大鼠脑的促炎反应被抑制。

（二）电离辐射诱导细胞死亡

2009 年，国际细胞死亡命名委员会（Nomenclature Committee on Cell Death，NCCD）建议，出现下述任何一条分子学或形态学改变即可定义为细胞死亡：①细胞丧失细胞膜完整性，体外活性染料（如碘化丙啶，PI）能够渗入细胞；②细胞（包括细胞核）彻底碎裂成为离散的小体（即凋亡小体，apoptotic body）；③在体内，细胞残骸（或其一部分）被邻近细胞吞噬。

细胞死亡依据功能分类，分为程序性细胞死亡（programmed cell death，PCD）和非程序性细胞死亡。前者是细胞主动的死亡过程，能够被细胞信号转导的抑制剂所阻断，如凋亡、坏死状凋亡、自噬和促炎性死亡等。程序性细胞死亡可基于酶学分类，即是否涉及不同的蛋白酶［胱天蛋白酶（caspase）、钙蛋白酶、组织蛋白酶和谷氨酰胺转氨酶等］和核酸酶，如胱天蛋白酶依赖的和非依赖的，前者包括细胞凋亡和促炎性细胞死亡，后者包括自噬、副凋亡（paraptosis）和有丝分裂灾难等。

依据形态学分类，分为凋亡（apoptosis）、坏死（necrosis）、自噬（autophagy）及有丝分裂灾难（mitotic catastrophe）等。

1. 细胞凋亡

（1）细胞凋亡的概念与特征：细胞凋亡的概念是英国 Kerr 于 1972 年首先提出的，以区别于细胞坏死。细胞凋亡是一种主动的由基因导向的细胞消亡过程，属于普遍存在的生物学现象，在保持机体内稳态方面发挥积极作用。

（2）细胞凋亡的分子调控：细胞凋亡是一个高度调控的过程，目前已经了解到至少有两个主要通路参与：一是内源性通路；二是外源性（死亡配体依赖性）通路。前者中有信号参与诱发线粒体释放细胞色素 C，然后细胞色素 C、Apaf-1 和 caspase-9 前体结合，使 caspase-9 活化。caspase-9 为启始凋亡蛋白酶，进一步活化效应凋亡蛋白酶 caspase-3 和 -7，启动细胞凋亡。后者可由死亡配体开动，如 CD95L、TNF-a 或 TRAIL 与受体结合并使之形成三聚体，进一步与 FADD 接头分子结合，活化另一个起始凋亡蛋白酶 caspase-8，后者进一步活化效应凋亡蛋白酶 caspase-3 和 -7，启动细胞凋亡。这两种通路的同时活化具有潜在的放大信号和协同效应。

（3）细胞凋亡的辐射效应：细胞凋亡是一种主动过程，在细胞更新较快的器官内不断进行着这一过程，胸腺即为一个典型例证。胸腺细胞不断更新，在其成熟、分化过程中经受着正负选择，由 CD4$^-$/CD8$^-$ 较早期细胞发育成 CD4$^+$/CD8$^+$ 普通胸腺细胞后，只有一小部被选择成为 CD4$^+$/CD8$^-$ 和 CD4$^-$/CD8$^+$ T 细胞，进入外周循环和组织，发挥其效应。电离辐射可促进这一过程，但并非引起细胞凋亡的唯一因素。正常小鼠的胸腺细胞在全培养液内于 37℃的 CO_2 温箱内培养时，胸腺细胞凋亡随体外培养时间延长而逐渐增加。

中等剂量的电离辐射可使胸腺细胞凋亡的百分率显著增高，无论全身照射或体外照射均是如此，但两者的发展时程不同（图 3-27）。4 Gy X 射线体外照射胸腺细胞后，其凋亡率于 24 h 内不断上升（图 3-27A）；4 Gy 全身照射后小鼠胸腺细胞凋亡于 12 h 达峰值，24 h 时回降但仍高于对照（图 3-27B）。这种差异与细胞所处环境不同有关，而全身照射后，不同时间取胸腺细胞检测，排除了培养条件所给予的影响。全身照射后 24 h 胸腺细胞凋亡率低于 12 h 的数值，可能是由于在组织内已有部分凋亡小体被吞噬而清除所致。

对于电离辐射引起胸腺细胞凋亡的剂量效应关系，0.5 ~ 6.0 Gy 的全身照射引起的细胞凋亡率呈剂量依赖性上升；但当剂量降至 0.5 Gy 以下时，胸腺细胞凋亡不一定增高，甚至可能降至对照水平以下，因而出现 J 形剂量效应曲线（图 3-28）。初步的实验资料表明，在低剂量范围内，辐射诱导的某些凋亡相关基因的表达与高剂量不同。

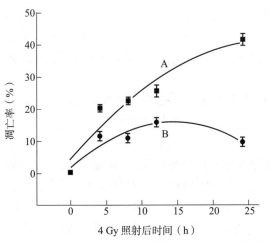

图 3-27　4 Gy X 射线照射后胸腺细胞凋亡的发展过程

A. 体外照射；B. 全身照射（FCM 检测）

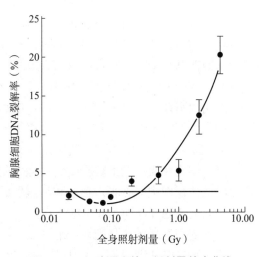

图 3-28　细胞凋亡的 J 形剂量效应曲线

2. 电离辐射诱导自噬性细胞死亡

（1）细胞自噬的概念及分类：自噬是广泛存在于真核细胞中的生命现象，是细胞的一种自我保护机制。自噬是细胞在饥饿、缺氧及应激等压力下诱导出的选择性或非选择性自我分解，以回收部分蛋白，维持细胞所必需的代谢，清除受损伤组织，是维持基因组稳定性的一种方式。

根据细胞内底物运送到溶酶体腔方式的不同，哺乳动物细胞自噬大致可分为以下三种：巨自噬（macroautophagy）、微自噬（microautophagy）和分子伴侣介导的自噬（chaperone-mediated autophagy，CMA）。

（2）自噬的分子调控机制：在自噬相关基因（autophagy-related gene，*ATG*）编码下，已有31种自噬相关蛋白相继被发现。根据其参与自噬发生的不同阶段，这些核心的自噬蛋白被分为4类：ATG1/ULK1蛋白激酶复合体、Vps34/PI3K-Beclin 1复合体、ATG9/mATG9、ATG5-ATG12-ATG16和ATG8/LC3连接系统。

（3）电离辐射与自噬性细胞死亡：电离辐射诱导细胞发生自噬性细胞死亡，尤其体现在上皮性网状细胞，这些细胞的细胞质破坏（自噬特点之一）先于细胞核破裂，或不伴随细胞核的改变（细胞凋亡的特点），并且凋亡在上皮性肿瘤放射治疗时起到很小或几乎不起杀伤细胞作用。在网状内皮源性细胞中，电离辐射对细胞的杀伤根本不涉及凋亡性反应，仅表现为酸性囊泡的形成和自噬发生。

电离辐射导致的DNA损伤是引起自噬的根本原因，但其如何诱导自噬的上游分子机制尚不清楚。最新研究显示，感受DNA损伤并启动损伤修复信号通路的基因，如P53和ATM是重要的自噬诱导因子。一方面，P53诱导自噬机制是通过激活能量感受器AMPK（AMP-activated protein kinase），进而磷酸化TSC1和TSC2（tuberous sclerosis complex 1和2）；另外，P53的活化也可上调PTEN（PI3K/AKT通路抑制因子）和TSC2转录水平。另一种机制是P53激活了溶酶体蛋白DRAM（damage-regulated autophagy modulator）而诱导巨自噬的发生。DNA损伤后，ATM启动AMPK代谢途径，进而抑制mTORC1信号通路（mTORC1负性调控自噬）。以上研究显示，自噬在DNA损伤修复中占据重要作用。

（4）自噬和凋亡的关系与转换：自噬与凋亡的关系模式，目前认为有三种：①自噬的发生促进凋亡；②自噬的发生抑制凋亡；③自噬和凋亡作为细胞内两种独立的机制，分别引起Ⅰ型或Ⅱ型PCD。然而，在抑制其中一种过程时，另一过程出现上调性改变，Bcl-2、caspase-3和beclin等发挥关键作用。

电离辐射诱导的自噬与凋亡转换：电离辐射作用于肿瘤细胞后，其疗效取决于照射条件、细胞类型等因素。研究表明，电离辐射可以通过抑制自噬促进凋亡。

3. 电离辐射诱导坏死性细胞死亡

（1）细胞坏死：是指细胞受到环境中的物理或化学刺激时发生的细胞被动死亡。细胞坏死的特征是细胞器肿胀，膜系和细胞器破坏，整个细胞崩解，细胞内容物和炎症因子释放，趋化炎细胞浸润而引起炎症反应。

（2）程序性坏死（坏死状凋亡）：许多证据表明，细胞坏死不都是非程序性的，存在胱天蛋白酶非依赖性途径，涉及信号活化和转导；在严格发育过程中，通常与细胞凋亡同时发生，也起到"后备"的作用，如动物指（趾）发育过程中的指间细胞（interdigital cell）死亡存在坏死性死亡，参与排卵、软骨细胞死亡及小肠和大肠细胞的更新，以清除不必要的细胞。有学者指出，许多与坏死形态相似的细胞死亡误认为坏死，应将传统意义上的细胞坏死分为坏死和程序性坏死（programmed necrosis）两种。坏死状凋亡，是在特定的条件下，通过多重刺激所触发的死亡，是受到严格调控的信号途径之间相互作用的结果。在大多细胞中，死亡受体配体优先激活凋亡通路，此过程中胱天蛋白酶活化受阻，可继发细胞坏死途径。

（3）电离辐射诱导坏死性细胞死亡：大剂量电离辐射作用后数分钟到数小时，发生急性细胞坏死，迅速产生膜脂质过氧化作用、起泡和膜破坏等现象。

五、电离辐射诱导细胞分化和恶性转化

细胞分化（cell differentiation）是在个体发育中，由一个或一种细胞增殖产生的后代，在形态结构和生理功能上发生稳定性的差异过程。多细胞生物如动物的个体发育，一般包括胚胎发育（embryonic development）和胚后发育（postembryonic development）两个阶段。前者指受精卵经过卵裂、囊胚、原肠胚、神经胚及器官发生等阶段，衍生出与亲代相似的幼小个体；后者是幼体从卵膜孵化出或从母体分娩以后，经幼年、成年和老年，直至衰老和死亡的过程。因此，细胞分化是一种持久性的变化，不仅发生在胚胎发育中，在一生中都在进行着，以补充衰老和死亡的细胞。一般来说，分化了的细胞将一直保持分化后的状态，直到死亡。

（一）细胞分化的特征

1. 多能性

细胞分化是多细胞生物发育的基础与核心，以胚胎期最为典型。受精卵和8细胞期细胞具有全能性细胞（totipotent cell）功能。

在人和哺乳动物的一生中，皮肤、小肠和血液等组织需要不断地更新，由干细胞（stem cell）完成。干细胞是一类具有分裂和分化能力的细胞，多能干细胞（pluripotent stem cell）可以分化出多种类型的细胞，但不可能分化出足以构成完整个体的所有细胞，所以多能干细胞的分化潜能称为多能性。单能干细胞（unipotent stem cell）来源于多能干细胞，具有向特定细胞系分化的能力，也称为祖细胞（progenitor）。

2. 方向性和稳定性

在正常情况下，细胞分化是稳定、不可逆的。一旦细胞受到某种刺激而发生变化，开始向某一方向分化后，即使引起变化的刺激不再存在，分化仍能进行，并可通过细胞分裂不断继续下去。

3. 时空性

细胞分化具有时空性，表现在一个细胞在不同的发育阶段有不同的形态结构和功能，即时间上的分化；在同一种细胞的后代，由于每种细胞所处的空间位置和环境不同，有不同的形态和功能，即空间的分化。

4. 去分化和转分化

在某些条件下，分化的细胞也不稳定，其基因活动模式也发生可逆的变化，返回到未分化的状态，这种现象称为去分化（dedifferentiation）。发生去分化的细胞失去了分化细胞的特征，即失去了特有的结构和功能，变成具有未分化细胞特征的过程。

（二）细胞分化的分子基础

1. 基因选择性表达

大量研究证实，细胞分化的本质是基因组中不同基因选择性表达的结果。在多细胞生物个体发育过程中，按照一定的时空顺序，其基因组DNA在不同细胞和同一细胞的不同发育阶段发生差异表达。

2. 细胞核在细胞融合的作用

在细胞分化中，细胞核起决定作用。细胞核内含有该种生物的全套遗传信息。在条件具备时，可使所在细胞发育分化为由各种类型细胞所组成的完整个体。

3. 基因表达的调控

基因调控是细胞分化的核心问题，涉及 DNA、mRNA 和蛋白质各个水平。染色质成分的共价修饰制约基因的转录，染色质成分的共价修饰在基因转录调控上是可遗传的。miRNA 调控蛋白基因的表达谱决定细胞分化。

（三）细胞分化的影响因素

1. 细胞质中某些因子对细胞分化的作用

研究证实，成熟的卵细胞中的大部分 mRNA 受精后才翻译为蛋白质。这些在胚胎发育中起重要作用的转录因子和调节蛋白的 mRNA 通常称为母体因子（maternal factor），编码母体因子基因称为母体效应基因（maternal effect gene）。另外，在一些物种中，精子中表达的父体效应基因（paternal effect gene）提供了不能由卵子替代的重要发育信息。

2. 胚胎诱导

在多细胞生物个体发育过程中，一部分细胞对其邻近的另一部分细胞产生影响，并决定其分化的方向，这种现象称为胚胎诱导（embryonic induction）。

3. 激素远距离的分化调节

对于远距离细胞分化的相互作用，由血液循环输送至各部位的激素完成。激素所引起的反应是按预先决定的分化程序进行的，是个体发育晚期的细胞分化调控方式。

4. 环境因素的影响

环境因素，包括物理、化学和生物因素，均可对细胞的分化和发育产生重要的影响。

（四）电离辐射对细胞分化的作用

1. 对干细胞分化的作用

应用无血清培养技术培养神经干细胞（nerve stem cell，NSC），传代后给予 0、0.5、1 和 2 Gy γ 射线照射，7 d 后巢蛋白（nestin）阳性细胞率降低，并随照射剂量的增加而降低，NSC 分化率增加。这些结果提示，电离辐射具有诱导 NSC 分化的作用，使其分化为神经元的比例增加。

2. 对成骨细胞分化的作用

成骨细胞（osteoblast）是骨形成细胞，具有产生骨细胞外基质的作用。电离辐射可引起成骨细胞分化，涉及三种分化相关的基因蛋白，即碱性磷酸酶、I 型胶原和骨钙蛋白（osteocalcin）。X 射线照射后，抑制成骨细胞的增殖，呈剂量依赖方式，并诱导 G_2/M 期细胞阻滞。

3. 对前列腺细胞分化的作用

前列腺癌是最普通的非皮肤样癌症，放疗是其治疗的重要手段。实验证实，分次照射诱导 LNCaP 前列腺细胞分化为神经内分泌样细胞，涉及前列腺癌进程、雄激素非依赖生长及不良预后。

（五）细胞恶性转化

近年来，迅速发展起来的体外细胞转化系统，已经用于研究单个细胞肿瘤形成过程。这样的转化系统既不受宿主介入的诸如激素和免疫因素的影响，也不受环境因素的影响。

1. 细胞恶性转化的特征

（1）饱和密度、胞膜运输能力和流动性增加：转化细胞的一个关键特征是当正常细胞停止生长时，转化细胞仍继续生长，这是动物体内恶性细胞生长的一个共同特性。

（2）对生长因子和营养物质的需要降低：转化细胞失去了对激素和生长因子的需求，能在最低血清浓度中生长，比正常细胞对血清的需要量低得多。

（3）生长抑制性丧失：当所需要的任何一种关键性营养物质或生长因子降低到阈值以下时，正常细胞生长即受到抑制。

（4）生长停泊依赖丧失：正常贴壁细胞需要与适于生长的物质密切接触才能生长，如果将其置于不能贴壁的表面，细胞则不能生长。而转化细胞则失去了对贴壁的依赖性，没有与某些物质的黏附，细胞仍能生长。这种特性与转化细胞形成肿瘤的能力极其相关。

（5）接触抑制性丧失：培养中的正常成纤维细胞是运动的，当两个细胞在培养基中运动并相互接触时，其中之一则停止运动或向另一方向移动，使得细胞不能重叠。当一个正常细胞被其他细胞包围时，不再运动，并与周围细胞形成缝隙连接，这种现象称为运动的接触抑制性。转化细胞则缺乏运动的接触抑制性，只能上下运动，并在彼此的顶部生长，而且很少形成缝隙连接。

（6）细胞形态学和生长习性的改变：转化细胞在形态和外观上与其母本细胞明显不同，由于其生长停泊依赖性丧失，与某些物质的黏附性显著降低，因此细胞趋于圆形，少突起。转化细胞由于接触抑制性的丧失，能够多层生长。而正常细胞则呈单层生长，仅在培养瓶的边缘有细胞重叠现象。

（7）细胞生长异常：转化细胞增殖失控（uncontrollable proliferation），不受正常神经内分泌的调节，即使处于营养不良状态，仍继续自主性生长。

（8）细胞表面成分的变化：正常细胞表面有非常丰富的糖脂和糖蛋白，但在转化细胞则常被修饰。

（9）易被凝集素所凝集：植物凝集素是对特异性糖有多个结合部位的植物蛋白。转化细胞凝集所需凝集素浓度比正常细胞低得多。

（10）葡萄糖转运增加：转化细胞比正常细胞能更快地转运葡萄糖。

（11）表面纤连蛋白减少或缺失：单层培养中的正常静止细胞被以纤连蛋白为主要成分的稠密原纤维网所覆盖，甚至生长期细胞也有纤连蛋白散在性覆盖。而转化细胞的纤连蛋白大大减少，甚至完全缺失。

（12）肌动蛋白的微丝丧失：转化细胞不仅在细胞表面与正常细胞不同，而且在细胞骨架上两者也有明显不同。扩张正常细胞长度的肌动蛋白微丝呈弥散分布，或浓集在细胞膜下。转化细胞骨架成分肌动蛋白微丝的丧失，可能是影响细胞表面蛋白发挥作用的一个原因。

（13）转化生长因子的分泌：转化细胞能分泌转化生长因子（transforming growth factor，TGF），在胚胎中也得到证实，表明 TGF 既在转化细胞又在正常细胞中起作用。

（14）蛋白酶的分泌：转化细胞常常分泌一种称作纤溶酶原激活剂的蛋白酶，能裂解血清蛋白纤溶蛋白的肽键，使纤溶酶原转化成纤溶酶。

（15）永久性生长：当培养中生长活力有限的细胞株被用作转化细胞的靶细胞时，转化刺激可使细胞转化成永久生长的细胞系。

以上所列细胞转化特性很难用一条线索加以联系，有些结果显然是相关的，但另一些则不相关。

应当指出，电离辐射在体外诱导细胞转化的效率要比许多化学致癌剂低。电离辐射引起体外细胞恶性转化的实验结果与其体内致癌效应相吻合，在人体和动物细胞都得到证实。体外细胞恶性转化的研究对探讨辐射与影响肿瘤形成其他因素的相互作用，以及对研究细胞水平的致癌机制，将是一条有意义的途径。

2. 细胞恶性转化机制

细胞的恶性转化是一个涉及多种遗传学改变的复杂过程。研究证实，诱发体外细胞恶性转化的主靶是基因组 DNA。电离辐射主要是通过诱导多种细胞遗传学变化，包括基因点突变及基因放大、染色体易位、缺失及重排等，启动细胞恶性转化的过程。

电离辐射或化学物质使原癌基因激活，引起细胞恶性转化的主要机制有三个方面：①点突变，即单个碱基的变化，使原癌基因激活并过表达，产生一个单个氨基酸变化的蛋白；②染色体重排或易位，导致原癌基因过度表达或产生一个新的融合基因，其蛋白产物获得了新的致恶性转化活性，电离辐射可高效引起细胞 DNA 链断裂，断裂的染色体可重排形成双着丝粒染色体及等数量的染色体易位，使原癌基因激活并过表达；③基因放大，可使细胞中原癌基因形成多拷贝，伴有癌基因的激活及表达，*N-myc* 基因的放大是许多神经母细胞瘤所特有的。

体内还有抑癌基因（tumor suppressor gene），即正常细胞含有能抑制肿瘤细胞恶性程度的基因。因此，癌基因的激活和抑癌基因的功能丧失，可能是电离辐射致细胞恶性转化的重要的分子基础。

细胞的恶性转化并不等于癌症。免疫系统对恶性转化的细胞有监视作用。被免疫细胞识别的新生恶性细胞可在其形成肿瘤之前被抑制或消灭。癌症发生的长潜伏期可能与免疫系统控制潜伏的恶性细胞有关。电离辐射达到一定剂量时可抑制免疫功能，使免疫系统对肿瘤的监视作用减弱，促进癌症的发生。

3. 电离辐射诱导细胞恶性转化的剂量效应

电离辐射致细胞恶性转化的剂量与剂量率效应，在 UNSCEAR 1986 年报告和 Barendsen 均对低 LET 辐射后细胞转化的剂量效应进行了全面评价。Han 等报道，^{60}Co 射线照射，剂量在 1.5 Gy 以内单次照射（剂量率 1 Gy/min）及剂量在 3 Gy 以内分次照射（剂量率 0.5 Gy/min），C3H10T1/2 细胞转化曲线均为线性且呈现出明显的剂量率效应。Little 对用 BALB/c3T3 和 C3H10T1/2 细胞所进行研究的结果进行了比较，发现 3 Gy 以内 X 射线照射 C3H10T1/2 细胞转化曲线为线性，BALB/c3T3 细胞的转化曲线近于线性。

应当指出，上述实验所用辐射剂量多在 0.2 Gy 以上，且剂量率较高。另有报道，用 0.1、1 和 10 cGy 的低剂量率 γ 射线照射 C3H10T1/2 细胞，恶性转化率降低到对照水平以下。因此，有关辐射诱导体外细胞转化的剂量 – 效应关系，还需要更深入的研究。已经证明，一种辐射诱发的永生化人类成纤维细胞株，在引入激活的 *H-ras* 癌基因后，可完全转化为恶化表型。研究还表明，当 γ 射线体外照射 28 Gy，经 50 代传代后，可形成一种永生化的人类成纤维细胞，但直到第 547 代（2 800 d 培养）才最终出现恶性转化。说明人类成纤维细胞体外恶性转化具有多阶段性。

（马淑梅　刘晓冬）

第四节　放射性损伤的临床基础

电离辐射照射人体，通过能量传递和进一步的生物学反应，可引起全身各组织器官发生随剂量增加而显著增加的变化。

一、电离辐射对造血系统的作用

造血系统包括血液、骨髓、脾、淋巴结，以及分散在全身各处的淋巴组织、淋巴细胞和单核吞噬细胞系统。胚胎时期，肝、脾为主要的造血器官，出生后红骨髓为主要的造血器官，肝和脾的造血功能基本停止，但在特殊情况下，肝和脾也可再次恢复造血，即髓外造血。

电离辐射对造血的影响，早在 1903 年就被 Heineke 所确认。由于造血器官出现变化最早，最明显，且各型放射病均有造血组织的严重损伤等原因，人们越来越关注造血系统的变化规律。根据 Bergonie 和 Tribondeau 定律，我们可以推导出辐射主要损伤的是造血干细胞、造血祖细胞、幼稚细胞和造血微环境，而对成熟的血细胞的杀伤作用不明显。

（一）辐射所致的造血器官的形态学变化

电离辐射作用于机体后，造血器官很快会出现一系列功能、代谢和形态学变化，从形态学来看，主要发生以下三种变化。

1. 细胞和组织的退行性变

细胞和组织的退行性变，包括细胞变性和坏死，其可缘于辐射的直接损伤，也可缘于神经－体液调节障碍的因素，表现为核固缩、核碎裂、核溶解、核及胞质空泡变性及组织结构的坏死。这种退行性变的损伤与恢复与射线剂量相关，剂量越大，则损伤越重，恢复越慢。骨髓象的变化可以分为初期破坏阶段、暂时回升阶段、严重抑制阶段和恢复阶段。

人体受照后数日，骨髓有核细胞总数减少，淋巴细胞数减少，形态变异；红系细胞比例下降；巨核细胞稍晚可见减少，裸核增加。骨髓中，各系造血细胞的敏感性顺序是：淋巴细胞 > 红系细胞（原始红细胞、早幼红细胞）> 粒系细胞（原始粒细胞、早幼粒细胞和中幼粒细胞）> 单核细胞 > 巨核细胞。

2. 循环障碍

循环障碍包括血管及血窦的扩张、充血、出血（血管破裂性出血和漏出性出血）、组织水肿等。引起这种形态学的改变的原因包括辐射对血管壁的直接破坏、造血功能抑制、组织破坏产物蓄积、神经－体液调节障碍等因素损伤了血小板和血管壁。

3. 代偿适应性反应

代偿适应性反应包括炎症反应、吞噬清除反应，以及类浆细胞、网状细胞和脂肪细胞的出现和增生现象等。

（二）造血细胞的损伤和修复

1. 造血干细胞

造血干细胞（CFU-S）具有很高的辐射敏感性，射线作用于机体后，造血干细胞数量呈指数降低。机体受照剂量不大时，造血干细胞不会消失殆尽（非全身均匀照射更是如此），造血系统损伤可自行恢复，并自我重建造血能力；但如果受照剂量较大，除了对细胞本身的损伤外，射线照射还容易诱发多种并发症，这些并发症会加重对造血干细胞的损伤，这时需要输入外源性造血干细胞才能重建造血。

CFU-S 的剂量存活曲线大多表现为 S 形（或半对数坐标图中的具有肩区的剂量存活曲线），脾和骨髓的 CFU-S 具有相近的 D_0 值，约为 0.9 Gy，但脾 CFU-S 的 n 接近 1，骨髓 CFU-S 的 n 值在 1~2.5 之间。随着射线能量增加，脾和骨髓的 CFU-S 的 D_0、n 值随着射线能量的增加而减少。

机体经过一次大剂量电离辐射作用后，造血干细胞的损伤在照射后一段时间还有一个持续的过程，即"辐射后效应"。如果机体受照剂量未达到完全杀死造血干细胞的情况，则干细胞可自行恢复，急性大剂量照射，造血干细胞一旦开始再生，其增长速度是较快的；机体经亚致死剂量或较小剂量照射，虽然干细胞受损较轻，但干细胞在数量上的恢复却是比较缓慢的；机体经剂量照射时，造血干细胞的变化取决于剂量率的大小，在剂量存活曲线上，缺乏肩部；机体接受局部照射时，造血干细胞的迁徙能力增强，可进一步导致造血再生的增强。

恢复中的 CFU-S 的增殖能力和分化能力相互影响。总的来说，在急性放射损伤时，造血干细胞损伤与修复相互影响的一般规律是：如造血干细胞损伤轻，以分化为主，分化大于增殖；当干细胞池缩小到一定程度，则干细胞通过增加自身更新速率来进行调节，以保证干细胞的增加；造血干细胞损伤严重破坏的情况下，干细胞数量急剧降低至阈值水平，干细胞的增殖速率会超过分化速率，分化处于抑制状态，甚至停止；最后，造血干细胞向各系细胞分化的能力不同，一般是红系大于粒系。

2. 造血祖细胞

造血祖细胞是由造血干细胞分化而来的。在此阶段，细胞已丧失自我更新和多向分化的潜能，只能沿着一个或几个有限的方向分化，根据分化的方向，可以分为红系、粒系、巨核系、淋巴系、多向系等类型。

造血祖细胞是一个不均一的细胞群体，因此，它们对射线的损伤效应也不完全相同，其中粒单系祖细胞（CFU-GM）的剂量存活曲线和 CFU-S 比较相似，可以用 CFU-GM 的测试来估计造血干细胞的情况，但 CFU-GM 的敏感性略低于 CFU-S。红系造血祖细胞可以分为前期红系造血祖细胞（pBFU-E）、早期红系造血祖细胞（BFU-E）和晚期红系造血祖细胞（CFU-E），BFU-E 和 CFU-E 的剂量存活曲线和 CFU-S 也较相似，尤其是 BFU-E，因此也可用 BFU-E 来估计造血干细胞的动态。巨核造血祖细胞的辐射敏感性低于粒系和红系造血祖细胞。

（三）对造血微环境的影响

造血细胞所处的局部造血间质组织即为造血微环境，其可支持并调控造血干细胞及其后代的增殖、分化、成熟和释放。就骨髓而言，造血微环境由微血管系统、结缔组织和联系两者的神经成分组成。造血微环境，支持并参与调节造血干细胞及其子代细胞的静止、自我更新、干细胞的定位、增生、成熟，以及过成熟细胞的凋亡。

目前认为，造血微环境中的骨髓基质细胞的增殖能力对射线也是较为敏感的，但是其残存的重建造血的功能对射线敏感性较低。骨髓基质细胞能分泌多种造血生长因子，如 GM-CSF、M-CSF、IL-1、IL-4、IL-6、IL-11、SCF 等，这些物质对维持造血同样具有很重要的作用。机体受到全身照射后，骨髓基质细胞的集落刺激能力会增加，并以此促进机体造血功能的恢复。

造血微环境的辐射敏感性略低于CFU-S，但大剂量照射时，可引起造血微环境的损伤，且该损伤恢复较慢。辐射作用后，造血干细胞、造血祖细胞、造血微环境同时受损，相互影响，相互加重，最后导致造血功能抑制。造血微环境辐射损伤过大时，屏蔽区的或外界输入的正常造血干细胞无法在其中重建造血，可成为长期永久造血功能低下或骨髓移植成功与否的关键因素。

（四）外周血细胞的损伤

射线对成熟的血细胞的杀伤作用并不明显，但由于其对骨髓的破坏，会使外周血中成熟细胞缺乏来源，加上消耗增加和死亡加速，辐射损伤时，全血细胞的减少也是非常明显的。

外周血白细胞尤其是淋巴细胞，对射线是比较敏感的，同时由于白细胞的寿命较短，一旦生成减少或者来源中断，数量则迅速下降。机体受到一定剂量的射线照射，白细胞的变化会经历早期增高、初期下降、暂时回升、达到最低值、恢复、超常和恢复正常共7个时相。

外周血白细胞的早期升高和照射剂量相关，照射剂量越大，早期增高出现越早、且越明显，如照射剂量较低时，可不发生早期升高。这种早期增高一方面是因为射线破坏了骨髓血窦，使成熟贮存的白细胞提前释放到外周血，另一方面是射线导致的器官血细胞的再分布。

外周血白细胞的初期下降是有分裂增殖能力的幼稚细胞在照射后发生间期死亡、增殖死亡，出现坏死和凋亡的原因。

外周血白细胞的暂时回升是因为一些受损较轻的残存的造血干细胞、祖细胞保留其部分增殖能力，但由于增殖能力有限，在分裂一次或者数次后进一步发生坏死或凋亡，故只能引起外周血白细胞的顿挫回升。这种回升也往往和受照剂量相关，受照剂量较大时，该回升可能不会出现。

经历暂时回升后，外周血白细胞数出现进行性下降并降到最低值，受照剂量越大，最低值越低（甚至可以为0），出现最低值的时间也越早。这是因为骨髓分裂停止导致骨髓无法向外周血输送白细胞所致。

外周血白细胞度过最低值后，随着骨髓造血功能逐步恢复，外周血白细胞也可恢复。

造血干细胞、造血祖细胞恢复时其数量逐渐增多且增殖能力旺盛，另外在体内造血因子水平也增高的情况下，外周血白细胞的数量会经历一个超过正常值的时相。最后在全身调控网络的协调下外周血白细胞的数量才完全恢复正常。

骨髓中幼稚的红细胞对辐射有较高的敏感性，受照后其分裂增殖能力受到抑制，无法向外周血输送红细胞，表现外周血网织红细胞迅速降低，甚至完全消失。但是外周血成熟红细胞的寿命较长，更新率较低，因此照后初期，外周血红细胞变化不大，但经历一定时间后，红细胞就会出现数量的下降，血红蛋白同时降低。发生这种变化的原因除了红细胞生成抑制外，消耗增多（出血、渗漏）和红细胞寿命的缩短也是其重要的原因。

由于巨核细胞的辐射敏感性较低，照后初期，血小板的变化比较缓慢，但经历一段时间后，同样也会出现进行性下降并达到最低值，但随着骨髓造血功能的恢复，巨核细胞的再生，外周血血小板也就会表现为恢复。

各类细胞，除了数量的变化外，也均会有上述形态上的变化。

二、电离辐射对消化系统的损伤

胃肠道黏膜上皮对射线较为敏感。辐射损伤时，胃肠道可发生明显的功能、形态学的变化，这种损伤还会关系到放射病患者的整体预后情况。因此照射腹部较照射其他部位所发生的放射损伤严重。

胃肠道各部分黏膜的辐射敏感性不一致。这主要取决于黏膜及腺体上皮的类型、血管分布、黏膜变异等因素。一般情况下，各部位敏感性的顺序是：肠上皮高于胃黏膜，肠黏膜近段（十二指肠、空肠）高于远段（回肠），结肠的辐射敏感性最差。

肠黏膜表面有很多突向肠腔的肠绒毛，绒毛根部的上皮细胞向固有膜下陷形成肠腺隐窝。肠腺隐窝的细胞不断分裂增殖，向上推移，形成肠绒毛。肠腺隐窝部对辐射最敏感，肠绒毛部则具辐射抗性。虽然肠腺隐窝敏感，但其修复也较快，修复的情况取决于是否有干细胞残存，如果有，则可使隐窝细胞增生，恢复隐窝结构，从而肠组织得以再生修复。

（一）口腔黏膜的变化

放射损伤时，口腔黏膜可发生广泛的上皮剥落和出血，甚至形成溃疡；牙龈也会发生出血、肿胀及牙齿松动；扁桃体淋巴组织萎缩，扁桃体水肿、出血、细菌感染和坏死等，即坏死性咽峡炎。

（二）食管的变化

食管是复层扁平上皮，上皮内生发层有增殖性分化的间期细胞，该细胞辐射敏感性高。食管内的腺体有两种：一是分布食管上部及下部的小黏膜腺，二是广泛分布于各个部位的黏膜下腺，黏膜下腺导管为复层扁平上皮，是辐射较敏感的成分。

全身均匀照射时，食管一般没有严重的损伤。但如果是大剂量局部照射，食管可出现明显的损伤，并导致其功能的障碍和形成狭窄等。

（三）胃的变化

急性放射损伤时，胃黏膜上皮细胞也会出现一过性的损伤，腺体萎缩，分泌功能抑制。

（四）肠的变化

在急性放射损伤的极期，肠黏膜可出现明显的水肿和出血灶，出血部的黏膜常发生渐进性坏死、脱落，继而形成溃疡，溃疡周围组织水肿，但很少形成穿孔。辐射损伤时，肠固有膜淋巴组织出现萎缩，导致屏障功能降低，细菌容易经肠道扩散到全身。

三、电离辐射对免疫系统的损伤

机体的免疫系统由免疫器官、免疫细胞和免疫分子组成。免疫器官又分为中枢免疫器官（胸腺、骨髓、腔上囊）和外周免疫器官（淋巴结、脾、扁桃体、其他淋巴集合体）。免疫细胞又包括T淋巴细胞、B淋巴细胞、NK细胞、抗原呈递细胞、粒细胞等。免疫分子是发挥免疫作用的分子，如补体、单核细胞因子、胸腺素、淋巴因子等。一般认为，免疫系统具有生理防御功能、自身稳定功能和免疫监视功能。

电离辐射对免疫系统成分的影响是辐射免疫效应的重要基础，不同的细胞成分对辐射的敏感性差异较大。外周血白细胞和巨噬细胞的敏感性如前所述。淋巴细胞也是辐射敏感性最高的细胞之一，辐射免疫效应的发生机制绝大部分与淋巴细胞的放射损伤相关。淋巴细胞是一个非均质的群体，包含有辐射敏感性相差很大的不同成分，外周血淋巴细胞可以分为 B 细胞和 T 细胞，它们对射线较为敏感，且 B 淋巴细胞比 T 淋巴细胞更敏感。另外，B 淋巴细胞和 T 淋巴细胞本身也不是均质体，也包含着辐射敏感性不同的亚群。分化程度较低的细胞对射线敏感，T 细胞亚群中抑制性 T 细胞的放射敏感性高于辅助性 T 细胞。各亚群淋巴细胞的放射敏感性还因激活状态而变化，各淋巴亚群受相应的抗原或丝裂原激活后，其放射敏感性显著下降。因此，辐射所致的免疫系统的变化相对比较复杂。

（一）生理防御功能的变化

机体的防御功能包括非特异性和特异性两类。机体受到电离辐射的作用后，特异性免疫和非特异性免疫均会受到损伤。

1. 非特异性免疫

（1）皮肤黏膜屏障的破坏：皮肤黏膜屏障具有机械阻挡作用和分泌杀菌物质的防护作用。由于皮肤黏膜的这些作用，微生物不仅不能通过完整的皮肤黏膜，而且容易在局部被消灭。机体受致死剂量的电离辐射之后，皮肤黏膜的这种屏障功能可被破坏，使皮肤、胃液等的杀菌作用降低；呼吸道黏膜的分泌功能、纤毛运动能力下降，此外屏障功能的破坏会使组织的通透性升高，也容易使微生物入侵，例如肠黏膜的脱落、绒毛裸露，使肠壁的通透性增高导致局部细菌入侵至全身。

（2）炎症反应异常：炎症反应对机体影响有有利的一面（防御性反应），也有不利的一面。有利的一面包括渗出、白细胞游出、肉芽形成和屏障作用；不利的一面包括局部细胞变性、坏死及出血等。电离辐射作用后，炎症反应表现为防御性功能的降低和不利因素的加剧。

（3）吞噬功能的异常：吞噬细胞包括小噬细胞（中性粒细胞）和巨噬细胞（大单核细胞和网状内皮系统成分）。辐射损伤时，骨髓造血功能被抑制，吞噬细胞的来源减少，特别是中性粒细胞数量的急剧减少，导致机体的抗感染功能降低。另外，辐射损伤时，吞噬细胞除了数量降低以外，还会出现胞内消化功能、杀菌作用的能力降低，从而进一步降低吞噬能力。

（4）非特异性体液因子削弱：血清中的非特异性抗微生物物质，如溶菌酶、补体等可提供血清的非特异性杀菌作用，虽然它们的杀菌作用不如吞噬细胞大，但是也可发挥辅助作用。辐射损伤时，非特异性抗微生物物质的含量或活性下降，进而导致血清的杀菌能力下降。

2. 特异性免疫

（1）体液免疫

1）免疫球蛋白：免疫球蛋白对辐射具有较高的抗性，辐射损伤时，其含量的下降可能是因为合成的减少、肠道损伤引起的免疫球蛋白的丢失等原因，而非其本身的破坏。

2）抗体形成：抗体形成可以分为初次反应和二次反应。抗体形成是一个辐射敏感性较高的过程，参与抗体形成的细胞辐射敏感性顺序是：潜在免疫活性细胞＞激活免疫活性细胞＞成熟效应细胞。电离辐射对抗体形成的抑制，以照射 12 ~ 72 h 最为显著，这是因为这一段时间潜在免疫活性细胞被大量破坏，引起初次反应抑制，抗体形成的潜伏期延长，上升速率和峰值效价降低。抗体形成的二次反应对辐射的抵抗力高于初次反应，是因为免疫过的机体内免疫活性细胞基数较大，增殖能力强的原因。

（2）细胞免疫：因为细胞免疫是由 T 淋巴细胞的效应细胞来实现，而 T 淋巴细胞的辐射敏感性低于 B 淋巴细胞，所以抑制细胞免疫要比抑制体液免疫需要更大的辐射剂量。

（二）自身稳定功能的变化

免疫细胞对于自身的组织和抗原具有耐受性。电离辐射对免疫耐受性具有双重影响。一方面，机体受到辐射损伤后，在恢复期的特定时间内注射抗原，可建立起对该抗原的耐受性；另一方面，机体已经建立的免疫耐受性，可以被辐射损伤破坏。

辐射与自身免疫的关系，主要表现为：①辐射诱发淋巴细胞突变，突变的细胞可对机体的正常组织产生免疫活性，从而发挥对正常组织的自身免疫攻击。②辐射可引起正常组织的自身抗原释放或组织抗原的结构改变，诱导自身免疫。

总之，辐射可加剧体细胞的变异，促进自身免疫的发生，但辐射又对免疫具有抑制作用，可抑制变异细胞的自身免疫倾向，所以最终结果是促进还是抑制自身免疫，取决这两方面因素的平衡，也和辐射的种类、总照射量等相关。

（三）免疫监视功能的变化

体内的免疫细胞对机体内出现的少量异常的细胞进行识别和杀伤的功能即为免疫监视功能。电离辐射可通过抑制机体的非特异性免疫功能和特异性免疫功能，从而削弱机体的免疫监视功能。

四、电离辐射对神经内分泌系统的损伤

神经内分泌系统，除性腺外，均表现为形态学上的不敏感，但功能学的辐射敏感的特点，一定剂量的射线照射后，功能学改变可出现时相性变化，即先兴奋后抑制，最后恢复的变化。

（一）辐射对神经系统的损伤

在病理形态方面，要造成神经细胞直接形态破坏，需要很大的剂量才会出现神经细胞的间期死亡，因此以往认为神经系统具有较高的辐射抗性，但若以脑组织作为一个整体，引起病理反应的辐射剂量并不是很大。另一方面，神经细胞本身，其辐射敏感性还因机体发育的不同阶段而有所不同。成年动物的神经细胞的放射抗性高，而发育中的动物，特别是胚胎初期和初生的机体，神经细胞有相对较高的辐射敏感性。

从功能学上来说，神经系统却是辐射非常敏感的器官，仅 0.01 Gy 就会导致相应的变化，且无论是电离辐射的全身照射，还是局部照射，无论是最大剂量照射或慢性小剂量照射，均能引起神经系统的功能变化。在亚致死剂量或致死剂量的射线照射后，高级神经活动会出现时相性变化，表现为先兴奋后抑制，最后恢复。抑制或兴奋的时相，受照射剂量的影响。较小剂量射线照射时，兴奋时相较长，或者甚至不出现抑制的时相，较大剂量照射时，则兴奋时相较短，相对较快速的转入到抑制时相。临床上，患者受到急性照射后初期表现为惊恐、焦虑、烦躁不安、头痛、失眠等。

1. 脑的辐射损伤

构成脑的细胞通称为脑细胞，主要包括神经元细胞和神经胶质细胞。神经元细胞之间通过突触相互连接，负责产生和传递神经冲动，处理和存储与脑相关的信息。神经胶质细

胞是支持细胞，主要功能包括形成神经元轴突外的髓鞘，为神经元提供养分供应和促进新陈代谢，参与脑的信号转导等。除了这两类细胞外，还有一类比较重要的细胞类型是脑血管内皮细胞。

成人的神经元细胞是非增殖的终末细胞，胶质细胞和血管内皮细胞有一定的更新率，但血管内皮细胞在辐射损伤后，可加快增殖。辐射对脑的主要且重要的损伤，主要来源于辐射所导致的晚期效应，包括脱髓鞘、脑白质病等。

2. 脊髓的辐射损伤

脊髓的辐射损伤和脑的辐射损伤类似，但是辐射损伤后的相对早期，一般是受照射后数月，易发生可逆性脱髓鞘反应。引起这种可逆性脱髓鞘的剂量远低于永久性放射脊髓病的剂量阈值。脊髓的延迟性损伤包括两种综合征，一是脱髓鞘化和白质坏死，二是血管的病变。

3. 周围神经的辐射损伤

周围神经的放射性损伤较为常见，一般认为周围神经比脑和脊髓更具有辐射抗性，但缺乏相应的证据。周围神经系统的变化主要发生在交感神经系统。受一定剂量的射线照射后，会导致交感神经节内神经细胞中形成空泡，出现中毒颗粒、神经纤维溶解，核固缩或肿胀。

（二）辐射对内分泌系统的损伤

内分泌系统是指人体的内分泌腺，和神经系统一样，对人体有重要的调节作用，能影响机体的生长发育、代谢和防御等功能。内分泌系统和神经系统之间相互作用，构成神经内分泌调节，机体受电离辐射作用后，内分泌系统的变化，对放射损伤的发展有重要影响。

1. 垂体

垂体具有较高的辐射抗性，较大剂量照射时才可见到垂体的形态结构发生改变，但功能变化所需的剂量相对较小，且亦会出现垂体功能的时相性变化。

全身照射后的早期，腺垂体内分泌细胞数量增加，体积变大，伴有分泌功能的亢进、垂体促肾上腺皮质激素（ACTH）和促甲状腺激素（TSH）的分泌增加。这些激素的分泌增加，有利于调动机体的防御适应功能，抵抗辐射损伤。因此，如在照射前摘除动物的垂体，动物则表现为辐射敏感性的增加。

全身照射后的后期，腺垂体内分泌细胞出现退行性变，甚至细胞数量的下降和分泌功能的减退。

2. 肾上腺

肾上腺是成对的内分泌器官，位于两侧肾的上方，被肾筋膜和脂肪组织所包裹，因此称为肾上腺，属于腹膜外器官。左肾上腺呈半月形，右肾上腺为三角形。在解剖学上，肾上腺包括周围的皮质部分和内部的髓质部分。

在辐射敏感性方面，肾上腺也属于形态学不敏感，但功能敏感的组织器官。急性放射病的早期，肾上腺皮质增厚，脂质增多，髓质细胞的嗜铬物质减少，功能被激活，功能增强的变化一般在照后 1 d 内达到高峰，然后回降。放射损伤的极期之后，肾上腺皮质脂类含量减少，细胞发生退行性变，甚至可出现细胞的水肿、固缩、崩解、坏死，局部出血等。如机体能进入恢复期，则这些结构变化也可能会消失。

辐射照后，肾上腺皮质功能的增强主要是下丘脑功能变化引起的，因为在下丘脑和垂体尚未建立联系的初生动物或照射前破坏下丘脑的动物，均无这种改变出现。

3. 甲状腺

甲状腺是一种低增殖、高分化的组织，对辐射直接作用的敏感性较低，故照射后，不易出现早期的增殖死亡，但增殖的甲状腺对射线敏感，即当有甲亢或恶性肿瘤时，辐射敏感性会增加。一般认为，辐射引起甲状腺的形态学损伤和功能的损伤程度均和照射剂量相关，且形态学变化和功能学变化呈平行发展。甲状腺的辐射损伤还可能与患者的受照年龄相关，幼年动物较成年动物敏感。

头颈部肿瘤放射治疗时，甲状腺也往往受到外照射损伤；核医学中，应用放射性碘进行的诊疗活动，会导致甲状腺受较大剂量的内照射作用；原子弹爆炸及核反应堆事故的产物中，会含有大量放射性碘，因此甲状腺成为原子弹爆炸或核事故受照的重要靶器官。在全球范围内，核试验、核辐射事故及医疗照射情况下，均观察到人类甲状腺不同程度的损伤或不同类型的甲状腺的并发症。

甲状腺损伤的确定性效应表现为甲状腺功能减退症，随机性效应表现为诱导甲状腺癌的发生，且外照射和内照射均可诱导癌症的发生。辐射诱导的甲状腺癌以乳头状癌和滤泡癌为多见。

五、电离辐射对心血管系统的损伤

电离辐射是心血管疾病的潜在危险因素之一。但传统的观念认为，心脏是辐射抵抗器官，其辐射敏感性介于肾、肺与中枢神经系统之间。影响心血管系统辐射损伤的因素包括电离辐射性质、照射剂量和照射时间的长短等，而照射剂量是影响心脏损伤的最重要因素。一般认为 10 Gy 以下的全身照射所出现的心血管系统损伤是由于造血器官损伤等所引起的继发反应，而 10 Gy 以上的照射，才会引起比较明确的心肌纤维肿胀、变性坏死，以及心肌纤维断裂。高剂量射线照射情况下，射线对心血管系统的物理损伤占优势，表现为持续炎症、组织纤维化、坏死等心血管损伤，低剂量电离辐射的长期作用，则表现为长期的暴露生物化学效应带来的次生产物对心血管系统的损伤。

（一）辐射对心脏的损伤

较大剂量的射线照射可引起心包炎，一开始可能是一过性、可恢复的急性心包炎，后期可出现伴有心脏狭窄的致密性硬化，并伴发呼吸困难、心前区的疼痛，甚至低热等。

辐射也可诱导心肌病变。这主要是因为受照后心肌纤维出现渐进性心肌纤维致密且弥漫的纤维化引起。心脏功能受损的情况可表现为心脏舒张功能障碍、心脏传导异常及心脏瓣膜损伤等。已有研究证实，长期小剂量电离辐射，能增加心脏病的发病风险。在核工业工作人员的相关调查中，冠状动脉粥样硬化性心脏病的病死率也显著高于对照组。在动物实验中也发现，一定剂量的电离辐射，可加速啮齿类动物的动脉粥样硬化、心肌变性和纤维化，诱发冠状动脉疾病。

（二）辐射对血管的损伤

就血管本身而言，小血管对射线敏感，尤其是毛细血管，敏感性最高；动静脉相比，动脉的敏感性高于静脉。辐射对血管的损伤在整体效应中的作用非常重要，因为很多组织和器官的辐射晚期反应取决于辐射对该器官血管损伤的程度。小血管病变是受损伤器官晚期萎缩、功能降低的原因。

血管内皮细胞是覆盖在血管内表面的一层上皮组织，参与血液与组织间的物质能量代谢，维持局部内环境稳态。内皮细胞是电离辐射作用的靶标，电离辐射会导致内皮细胞功能受损，破坏血管内皮细胞屏障功能，继而引起微血管循环障碍。正常情况下，内皮细胞的增殖率较低，当暴露于辐射之后，处于增殖期的细胞发生肿胀、空泡形成等改变，甚至引起该部分细胞的丢失，使血管表面裸露，幸存的细胞则可能异常增殖，突向血管腔，血管壁血浆蛋白浸润，继而胶原沉着，致使管腔狭窄，甚至堵塞。

目前，尚无直接证据来证明辐射引起的血管损伤与放射性心脏损伤之间的直接关系，但是来自原子弹爆炸幸存者、宇航员及接受放射治疗患者的数据显示，辐射引起的微血管损伤应该是导致放射性心血管损伤的潜在机制之一。

六、电离辐射对皮肤的损伤

皮肤是人体器官中最大的组织器官，其覆盖在人体表面，发挥着保护、排泄、调节体温和感受外界刺激等作用，它也是外照射作用于人体的第一道屏障。

从结构上来看，皮肤由表皮层和真皮层组成，表皮为最外层，可进一步分为由角化细胞组成的角质层和能不断分裂增殖并补充角质层的生发层。生发层有黑色素细胞，产生黑色素。真皮层在表皮层的下方，比表皮层厚，有丰富的血管和神经。皮肤还有毛发、汗腺、皮脂腺、指（趾）甲等皮肤附属器官。

（一）皮肤的辐射敏感性

皮肤的表皮为放射早期反应发生部位，真皮则为晚期放射反应发生部位。

皮肤及其附属器官，均属于辐射敏感组织，其敏感性顺序为：皮脂腺＞毛囊＞表皮＞汗腺。而人体不同部位毛发的敏感性顺序为：头发＞胡须＞腋毛＞睫毛＞阴毛。

（二）皮肤损伤反应的表现

随着照射剂量的增加，急性皮肤辐射损伤依次表现为：Ⅰ度为脱毛反应，Ⅱ度为红斑反应，Ⅲ度为水疱反应，Ⅳ度为溃疡、坏死反应。

1. 脱毛反应

该表现的主要临床特点是：皮肤附属器受损，受照部位最初可见色素沉着，并伴有散在的以毛囊为中心，高出皮肤表面的呈棕褐色、较坚实刺手的粟粒状突起，即毛囊角化性丘疹。皮疹之间的皮肤正常，或有轻度干燥及轻度的瘙痒。一段时间后，毛发出现松动、脱落，脱落的毛发一般会在3个月末时再生。该Ⅰ度损伤无明显的临床分期。

2. 红斑反应

通常Ⅱ度以上的皮肤放射损伤会有较明显的临床分期，即初期反应期、假愈期、临床症状明显期（基本反应期）和恢复期。红斑反应的临床特点是：皮肤附属器和皮肤本身都受到了损伤。局部皮肤受照后很快进入初期反应期，局部瘙痒、疼痛、有烧灼感，局部皮肤出现轻度水肿，可见界线分明的充血性红斑（红斑的边界即为患者受到的照射野），附近淋巴结也可出现肿大。上述症状持续数天后进入假愈期，此时症状可暂时性消失。当初期症状再度出现时，损伤进入了基本反应期。此时，初期症状可全部再次出现，且更加严重，产生持久性的界线清楚的深红色红斑，局部皮肤可出现感觉异常（皮肤敏感性增强或麻木）、瘙痒、肿胀、色素沉着、干性脱皮和脱毛等，局部淋巴结肿大，有触痛。转入恢复期后，在红斑区出现片状脱屑，感觉可逐渐恢复，但局部皮肤干燥，一般来说红斑反应不会遗留功能障碍。

3. 水疱反应

Ⅲ度和Ⅱ度的早期症状相似，但比Ⅱ度的症状出现得更早，症状更严重。在基本反应期，局部皮肤肿胀明显，皮肤发红，且颜色逐渐加深呈紫红色，受照部位瘙痒，疼痛剧烈，数天后红斑部位形成水疱和大疱，水疱周围色素沉着，水疱破裂后则形成溃疡面，很容易继发感染，不易愈合。Ⅲ度水疱反应的基本反应期，会出现附近淋巴结肿大，有明显触痛，且患者一般都会出现明显的全身症状，可因感染而引起体温升高、头晕、乏力、呕吐等。Ⅲ度反应，皮肤附属器官损伤严重，照后可出现脱毛，汗腺、皮脂腺的变性和萎缩，汗腺分泌功能障碍。Ⅲ度反应的恢复期，溃疡面痂下愈合，但再生的皮肤较正常皮肤差、皮肤菲薄、弹性差、干燥、脱屑、色素沉着或色素脱失，对外界刺激特别敏感，受到轻微刺激后很容易再次破溃而不易愈合。Ⅲ度为水疱反应的局部皮肤往往都会遗留瘢痕。

4. 溃疡、坏死反应

这种损伤涉及皮肤的各层组织，甚至皮下组织、肌肉和骨骼，Ⅳ度皮肤损伤临床经过急剧且严重。局部受照部位皮肤有烧灼感、麻木感，剧烈疼痛，肿胀和红斑非常明显，局部肌肉有明显的疼痛感。在基本反应期，局部皮肤会出现紫蓝色红斑，伴有色素沉着，并出现水疱和大疱，局部组织坏死，形成溃疡，溃疡大小不一，有的溃疡可深达骨骼，患者常疼痛难忍，局部淋巴结显著肿大，全身症状严重，易并发脓毒血症和败血症而危及生命。经过临床积极的治疗后，在几个月或几年后，局部皮肤可能会愈合，但也有一部分人甚至长期不愈合。愈合后的皮肤菲薄，会遗留有瘢痕，和Ⅲ度为水疱反应一样愈合部位易再次破溃，形成溃疡，引起反复感染。患者的皮肤附属器（毛发、毛囊、皮脂腺等）在Ⅳ度溃疡、坏死反应中，都受到严重破坏，所以毛发等永远不会再生，有时局部有瘢痕挛缩，从而引起相应部位的功能障碍。

（三）影响皮肤放射损伤的因素

1. 射线的种类和剂量

射线能量较低、电离密度较高、穿透能力较弱的软射线易被皮肤浅层组织吸收。相反，能量较高、电离密度较低、穿透能力较强的硬射线能透过皮肤表层达深层组织，易引起深层组织损伤，而引起皮肤表面损伤所需要的剂量就较大。例如，软β射线引起的皮肤损伤以表层为主；硬β射线可引起皮肤和皮下组织的损伤。γ射线损伤，伤区较深，愈合后形成的瘢痕也较重。X射线的情况比较复杂，主要由X射线机的管电压决定，管电压加大，对皮肤的损伤加深，不仅引起表皮损伤，而且引起真皮、皮下组织，甚至肌肉、骨骼损伤。

2. 剂量率与间隔时间

剂量率越大，照射间隔时间越短，皮肤的放射损伤也就越严重。

3. 受照面积

用相同的剂量照射皮肤，受照皮肤面积越大，皮肤损伤越严重，恢复也慢。

4. 生物因素

儿童的皮肤对射线的敏感程度高于成年人；女性皮肤比男性的敏感；经常受压迫摩擦

和潮湿的皮肤敏感性高；屈侧较伸侧敏感；机体处在某些疾病时，如高血压、糖尿病、甲亢时，皮肤敏感性增高。

5. 理化因素

凡是能引起皮肤充血或者血液循环不良的因素就会使局部皮肤对射线的抵抗能力下降，从而对射线的敏感程度升高。

七、电离辐射对生殖系统的损伤

生殖系统，按其功能由性腺、生殖管道和附属器官等组成，辐射对生殖系统的损伤，通常是指对性腺的影响。性腺属于放射敏感性较高的器官，生殖管道和附属器官对电离辐射有一定的抗性。

（一）睾丸的辐射损伤

1. 睾丸的放射敏感性

睾丸可分为生殖部分和间质部分。从总体上来说，睾丸的生殖部分的放射敏感性高于间质部分。睾丸的生殖部分——生精小管，含有生精细胞及支持细胞（如 Sertoli 细胞）。支持细胞可以通过分泌某种激素来调控垂体的分泌，Sertoli 细胞有相对较高的辐射抗性。虽然生殖细胞的放射敏感性较高，但生殖细胞各个发育阶段的放射敏感性有很大的差异。不同发育阶段的生殖细胞的敏感性顺序是：精原细胞 > 初级精母细胞 > 次级精母细胞 > 精子细胞 > 精子。

睾丸间质细胞又称 Leydig 细胞，合成和分泌睾酮，受黄体生成素等的调节，又对黄体生成素发挥负反馈调节作用，是具有辐射抗性的组织，很大剂量的射线对人的睾丸间质细胞的影响较小，因此临床上放疗时可能导致不育，但几乎不会影响性欲。

2. 睾丸的辐射生殖效应

一般来说，雄性动物受照后的初期仍能保持生育能力，因为受照后仍有一些精子细胞和精子存活并继续发育，但当因精原细胞受损引起进一步的分化受阻时，则会导致暂时性不育，暂时性不育的时间长短，取决于受照剂量的大小和物种品系。

在受照剂量方面，受照剂量越大，不育出现越早，但只要有足够的精原细胞存活，生精小管上皮可再生并恢复生育能力。

在物种品系方面，引起哺乳动物精子缺乏的剂量可相差 2~3 倍以上。在人类，剂量低至 0.1 Gy 的照射就会引起暂时性精子缺乏，0.15 Gy 照射可导致暂时性不育，2 Gy 照射时精子缺乏可持续数年，2 Gy 以上的照射（一般需要 6 Gy）才会引起永久性无精子。引起小鼠和其他啮齿类动物暂时性精子缺乏的剂量为 3~5 Gy。

（二）卵巢的辐射损伤

1. 卵巢的放射敏感性

卵巢的放射敏感性和睾丸完全不同，因为女性最敏感的生殖细胞是卵巢的胚细胞。胚胎期，所有的卵原细胞都发育成卵母细胞，卵母细胞不再分裂增殖，且出生后不久，卵母细胞就处于静止状态，至成年期，只有一定量的处于不同成熟阶段的卵泡，即初级卵泡、次级卵泡和成熟卵泡，随着年龄的增长，卵母细胞不断减少，至围绝经期可以降为零。卵母细胞的放射敏感性高，像淋巴细胞一样，在细胞间期死亡，辐射对正在发育的卵泡细胞和成熟的卵泡细胞具有同等的破坏作用。

2. 卵巢的辐射生殖效应

照射所致雌性动物的生殖能力的改变与照射剂量相关。如前所述，因不同阶段的卵泡细胞对辐射的敏感性一致，所以不孕可以立即发生，如果剂量较小，这种不孕为暂时性，经过一段时间后可恢复，但随着剂量的增加，如卵泡完全被破坏，则可成为永久性不孕。

在雌性，由于激素的分泌和卵泡成熟有关，因此辐射引起的不孕往往会伴随性欲的丧失，以及围绝经期的类似表现。

（周美娟）

1. 简述造血干细胞的辐射损伤情况。
2. 简述外周血白细胞在辐射损伤后的时相性变化。
3. 简述消化系统的辐射敏感性顺序。
4. 电离辐射对免疫系统的损伤有哪些？
5. 电离辐射对内分泌系统损伤的总体规律是什么？
6. 简述心脏辐射损伤的表现。
7. 简述电离辐射皮肤损伤的分度及各度的特点。
8. 电离辐射对睾丸和卵巢的损伤特点是否类似？

数字课程学习

📥 教学课件　　　◆ 拓展阅读　　　🖥 课后习题

第四章
放射损伤与放射病

1945 年，美国在日本广岛和长崎投下原子弹，爆炸导致大量受伤人员后来死于不同类型的放射病。1986 年，苏联切尔诺贝利核电站事故导致大量放射性核素释放，产生了严重污染，事故发生后，当地儿童甲状腺病的发病率显著升高。

由于核能和核技术在人类生产和生活中得到广泛应用，人们对辐射的遗传效应和致癌效应进行了系统研究。虽然经过长时间的流行病学调查，目前尚未有明确证据证实辐射的遗传效应在人群中存在，但其在动物实验中已得到证实。低剂量辐射在人类中存在致癌的健康危害已得到证实，深入研究辐射致癌的机制将为防癌、治癌提供依据。利用流行病学调查和健康大数据分析等手段，研究和评价辐射暴露所导致的生物标志物变化、致癌效应和遗传效应等，将有助于预防和检测辐射等对机体的影响，为研发抗辐射损伤措施提供监测指标，将有利于辐射、人口与健康的协调和可持续发展。

第一节　放射损伤与生物标志物

一、放射生物标志物的概念

放射对正常组织的损伤包括急性（或早期）损伤和慢性（或晚期）损伤两类。放射导致的正常组织急性损伤常在数天至数周内出现，如急性放射性肠道综合征、急性放射性骨髓衰竭等。在肿瘤放射治疗过程中，由于放射导致正常组织急性损伤而限制作用于肿瘤组织中的治疗剂量，严重影响肿瘤的治疗效果，甚至导致放弃肿瘤放疗的治疗方案。放射对正常组织慢性损伤常在辐射后数月内出现，如放射性肺纤维化、肠纤维化等。在遭受致死剂量放射的幸存者、受非致死剂量放射的受害者、经放射治疗的肿瘤患者中，放射导致的慢性组织损伤，会严重影响这类人群的生活质量和寿命。临床上尚缺乏有效的防护放射性正常组织急性和慢性损伤的治疗方案，因而需要有反映机体组织、器官和系统功能异常的早期放射生物学指标，以达到当功能异常处于亚临床状态就能检测出来的目的。

生物标志物（biomarkers）是指某个生物系统所特有的，能够反映该系统的正常功能、疾病状态，或能够反映该系统对包括治疗在内的外界干预所做出的反应，且可被测量的客观特征指标。放射生物标志物（radio biomarker）是指能够反映机体组织、器官和系统急性或慢性放射损伤的可检测的客观指标。因此，好的放射生物标志物应能反映放射与机体的相互作用、放射的剂量、放射的类型、放射暴露的时间、损伤的组织器官和损伤的严重程度等参数。生物标志物在肿瘤生物学领域得到了较好的发展，如癌胚抗原和甲胎蛋白等在肿瘤诊断和治疗中被广泛应用。但反映机体正常组织损伤的公认的放射生物标志物仍较少，是放射生物学领域的研究热点之一。反映正常组织损伤的放射生物标志物在正常状态下未检测到或表达水平恒定，其变化与放射剂量和放射暴露后时间具有相关性。放射生物标志物包括反应特异性组织损伤的标志物和机体器官系统损伤特异标志物。在肿瘤放射治疗过程中，放射不仅能杀伤肿瘤细胞，也能导致肿瘤周围的正常组织急性及慢性损伤，继而出现放射后远端组织器官和全身性不良反应。因此，反映特异性组织损伤的分子物质也许能成为机体急性及慢性损伤发生的生物标志物。

二、放射生物标志物的分类

目前，一般将正常组织的放射性损伤生物标志物分为三类，即预测标志物（predictive factor）、响应标志物（response marker）和研究替代终点标志物（surrogate endpoint）。

预测标志物是指在放射暴露前已存在于机体组织器官的生物学因子，在一定剂量放射后，其与发生放射导致正常组织损伤的概率呈统计学相关性。好的预测标志物能协助临床医生制订肿瘤患者的放疗方案，包括放疗总剂量、分次剂量、剂量分布等，在有效保护正常组织的前提下，达到最大限度杀伤肿瘤细胞的目的。响应标志物是指与机体接受放射暴露所引起的正常组织损伤发病机制相关的生物标志物，其能正确反映辐射导致的组织损伤程度。研究替代终点标志物是指可测量且可用于评估放射导致的不良反应对患者或受害者生存质量造成影响的生物学因子，其与响应标志物的区别在于，前者不一定与放射导致正常组织损伤的发病机制相关。在实际工作过程中，有时响应标志物被同时用于研究替代终点标志物。

从放射后患者或受害者体内获取检测用生物学样本的方式主要有微创和无创两种。通过微创方式获得的样本主要有血液、淋巴液和脑脊髓液等；通过无创方式获得的样本主要有唾液、尿液、泪液、汗液和粪便等。在这些获取的生物样本中，血液含有来自全身正常和病理组织（包括肿瘤组织）的代谢成分，且血液成分组成相对稳定，故血液是比较好的检测生物标志物的标本来源。在工作实践中，需要在放射前和放射后不同时间点采取生物标本，动态监测放射后标本中生物标志物含量的变化，精准预测正常组织发生放射损伤的可能性，因此通过微创或无创方式获得样本组织显得格外重要。

三、放射损伤的预测标志物

（一）转化生长因子 β-1

转化生长因子 β-1（transforming growth factor β-1，TGF-β1）作为一种多功能细胞因子，参与炎症、创伤与修复等病理生理过程。研究表明，低至 0.1 Gy 电离辐射即可激活静息状态下的 TGF-β1，激活的 TGF-β1 与细胞表面 TGF 受体结合，激活 TGF-β 信号通路，发挥抑制上皮细胞增殖和促进机体组织纤维化等病理作用。

在放射治疗肺癌和乳腺癌等胸部恶性肿瘤的过程中，常常伴随放射性肺组织和乳腺组织损伤。如在肺癌和乳腺癌放射治疗中，有 5% ~ 20% 的患者会出现放射性肺损伤，放射性肺损伤包括早期的放射性肺炎和晚期的肺纤维化，胸部放疗也会导致乳腺纤维化的副作用。在一项针对 73 位接受放疗的肺癌患者研究中，研究人员发现部分患者血清中存在高水平 TGF-β1，常常伴随放射性肺炎和肺纤维化。这个研究结果在另一项针对 27 位非小细胞肺癌放疗患者的研究中得到证实，表明在放射治疗过程中，检测血液中的 TGF-β1 水平可作为放射性肺炎和肺纤维化的预测标志物。另有研究结果证明，血液中 TGF-β1 水平升高与放疗后患者发生乳腺纤维化和肠道纤维化等病变呈正相关关系。

（二）炎性细胞因子

有研究证实，多种细胞因子参与了放射导致的正常组织损伤过程。如参与急性炎症反应的白介素 1α（IL-1α）和白介素 6（IL-6），它们能激活淋巴细胞、发热、纤维血管反应等。IL-10 是由单核细胞和巨噬细胞产生的抗炎因子，能够阻断促炎因子的产生和降低抗原呈递细胞的功能。在一项对胸部放疗前、放疗中和放疗后的 31 位肺癌患者研究中，研究人员发现放疗后 4 周至 6 个月的患者血浆中 IL-1α 和 IL-6 水平与放射性肺炎的发生呈显著正相关关系。在一项针对 96 位非小细胞肺癌患者接受放射治疗相关研究中，研究人员同样发现血浆中高水平 IL-1α 和 IL-6 患者易患放射性肺炎，未患放射性肺炎的患者血浆中 IL-10 含量较放射性肺炎患者高。其他研究也证实血浆中的 IL-1α、IL-6 和 IL-10 水平与放射导致的炎症密切相关。因此，血浆中的 IL-1α、IL-6 和 IL-10 水平能作为放射性肺炎的预测标志物。

除了 TGF-β1、IL-1α、IL-6 和 IL-10 等作为各组织器官的放射损伤预测标志物外，还有各组织器官特有的预测标志物，如来自肺 II 型上皮细胞的表面活性蛋白（SP-A 和 SP-D）。在一项针对 86 位接受胸部放射治疗患者的研究中，研究人员发现放疗过程中出现血清 SP-A 和 SP-D 患者常常会产生放射性肺炎，呈显著正相关关系。

四、放射损伤的响应标志物

由于响应标志物与正常组织放射性损伤的发生密切相关，因此，可以将其作为机体的生物剂量计，为放疗科临床医生开展生物适应性放疗提供依据。当前，越来越多的基础及临床研究正在寻找适合作为正常组织发生放射性损伤响应标志物类的生物标志物。以下介绍几类典型标志物。

（一）磷酸化组蛋白 H2AX

DNA 损伤几乎存在于所有细胞中，其可分为内源性和外源性两种类型。内源性损伤是由细胞自身引起的，可以通过细胞凋亡、切除修复、氧化损伤或脱嘌呤等多种途径引起。当细胞暴露于辐射等物理损伤或细胞毒性药物等化学试剂时，会发生外源性损伤，导致碱基损伤、糖损伤、DNA 单链断裂或 DNA 双链断裂。检测 DNA 双链断裂的方法有很多，如中性洗脱、脉冲场电泳（2-D 凝胶电泳）和单细胞凝胶电泳，磷酸化组蛋白 H2AX（γH2AX）水平在检测 DNA 双链断裂中应用广泛。

电离辐射导致 H2AX 迅速磷酸化，且每个 DNA 双链断裂会形成恒定数量或恒定百分比的 γH2AX 焦点。对于 1 Gy 的 X 射线剂量，无论 H2AX 与 H2A 的比率如何，会有 1% ~ 2% 的 H2AX 变成 γH2AX。γH2AX 不仅在培养的细胞中会出现，还存在于照射后的整个生物体中。有研究表明，照射后的 H2AX 缺陷小鼠胚胎干细胞不仅对辐射高度敏感，而且还表现出更高的基因组不稳定性。在实际工作中，常使用 γH2AX 的焦点数多少来评估辐射导致的 DNA 损伤程度，γH2AX 焦点数是检测体外和体内 DNA 双链断裂较灵敏的早期指标，其也可用于检测低剂量辐射导致的 DNA 损伤，此法比其他方法敏感 100 倍，可用于检测低至 1 mGy 的辐射剂量。另外，γH2AX 还可用于检测细胞毒性药物和肿瘤杀伤药物的药效学，测量病灶以证实药物是否到达肿瘤，药物是否达到其活化形式，以及药物是否影响 DNA。但检测 γH2AX 的窗口窄，最佳检测时间在照射后 0 ~ 2 h，随后由于 DNA 损伤的修复，γH2AX 焦点数急剧下降。

（二）放射导致的体细胞突变标志物

体细胞突变可以作为一种放射相关的响应标志物，人类体细胞突变分析反映了这些细胞在 DNA 水平上的遗传损伤，近来研究最多的 4 种体细胞突变基因是人类白细胞抗原 A（HLA-A）、β 球蛋白、次黄嘌呤鸟嘌呤磷酸核糖基转移酶（HGPRT）和红细胞人类血型糖蛋白 A（GPA）。体外 X 射线照射时，人类 T 淋巴细胞第 6 号染色体上的 HLA-A 位点突变呈线性增加，且无明显阈值，可以用半数人群具有的 HLA-A2 和 HLA-A3 抗体来识别突变细胞。但此方法目前尚未被广泛利用，若想将其用到流行病学研究中，还需进一步探究。β 球蛋白分析是指对外周血样品中携带异常血红蛋白的突变细胞进行筛选，研究表明 ^{137}Cs 辐射可引起 β 球蛋白突变，红细胞总蛋白中 90% 以上是由 α 样和 β 样基因编码的血红蛋白分子组成的，球蛋白基因发生突变的细胞子代将会携带数量不等的异常血红蛋白，出现在血液循环中，在免疫学上可通过变异蛋白对细胞进行染色，但该方法在技术操作上有难度，尚未被充分利用。

HGPRT 基因突变分析是已建立起来的检测人类体细胞突变的最好方法。这个方法的基本原理是缺乏 *HGPRT* 基因的细胞能够抗硫代鸟嘌呤，用 DNA 印迹法（southern blotting）或 PCR 方法能识别到突变。*HGPRT* 基因的突变频率能粗略反映人体的辐射暴露量，故可以作为研究电离辐射效应的理想靶基因，通过进一步的分子生物学检测能更精细地反映辐射对 DNA 的作用情况，而且突变能在体内长期存留，故可为判断事故患者的辐射损伤程度和评价远后效应提供有价值的信息。在接受放射性治疗的癌症患者及从事放疗和核医学工作的职业受照人员中，已观察到 *HGPRT* 突变频率的增加存在剂量依赖性，并且接受放射性治疗的癌症患者治疗后的 *HGPRT* 基因突变率比治疗前要大。也有证据表明，生活在室内氡照射高水平地区的人群 *HGPRT* 突变率比居住在其他地区人群的水平要高。但关于 *HGPRT* 基因突变仍存在一些问题，如 *HGPRT* 基因突变与 DNA 修复有何关系，如何研究这些关系，以及不同种类辐射对 *HGPRT* 基因的作用机制是否具有特异性，尚待摸索。

GPA 分析法是对红细胞前体细胞的 4 号染色体上遗传物质的突变频率进行测定的方法。该方法操作复杂且需要昂贵的设备，是应用荧光素配对或藻红蛋白标记单克隆抗体及流式细胞仪，检测 GPA 中两个等位基因中的任一个基因产生的缺失。已有研究用 GPA 法分析了日本广岛原爆幸存者的辐射效应，结果表明在照后 40 年幸存者的干细胞染色体上，遗传物质的突变率明显随暴露剂量增加而增加。GPA 法更适用于低剂量而不是高剂量照射，并且适用于长时间的累积照射量测定，以研究群体受照情况。

（三）放射性肠道损伤的响应标志物

1. 瓜氨酸

肠道是放射敏感器官，全身放射暴露后首先会出现胃肠道症状，影响营养物质的吸收甚至导致全身性感染。在腹盆部放疗过程中，就常常由于肠道毒性，限制放射治疗剂量从而影响放疗效果。研究人员先后发现二胺氧化酶（diamine oxidase）、钙防卫蛋白（calprotectin）和瓜氨酸（citrulline）能作为放射肠道损伤的响应标志物。

瓜氨酸是目前研究最深入的放射肠道损伤响应标志物，其能有效评估肠道上皮细胞功能，反映放射急性及慢性肠道损伤。肠上皮细胞主要通过两条途径合成瓜氨酸，分别为谷氨酰胺途径和脯氨酸合成途径。放射损伤肠上皮细胞降低瓜氨酸的合成，导致血浆中的瓜氨酸水平降低，因此，血浆中的瓜氨酸水平能用来评估小肠上皮细胞的功能。在临床上，血浆中的瓜氨酸已经成为评估放疗和化疗等条件下小肠功能的生物标志物。

血浆中瓜氨酸作为放射肠道损伤的响应标志物在动物和临床试验中均得到证实。在一项 3~12 Gy γ 射线全身放射小鼠的实验中，研究人员发现放射后 84 h 和 96 h 血浆中的瓜氨酸水平显著降低，肠上皮细胞损伤明显。在对 23 名腹盆部肿瘤放疗患者的一项临床回顾性研究中，研究人员发现血浆中的瓜氨酸浓度在接受放疗后显著下降，且显示血浆中的瓜氨酸水平与肠道受照剂量及肠道毒性反应的严重程度呈统计学相关性。此现象在其他放疗临床病例研究中也得到证实。提示监测血浆中瓜氨酸水平能预测患者放疗后发生放射性肠道损伤的风险。

在肠道辐射损伤保护作用的研究中，血浆中瓜氨酸的水平也常作为一个重要判定标准。如用 IL-11 处理致死剂量 X 射线全身照射的小鼠后，发现 IL-11 处理组小鼠血浆中的瓜氨酸水平较单纯照射组显著升高，这提示 IL-11 通过促进肠道上皮细胞恢复发挥抗辐射作用。随后实验结果证实，经 IL-11 处理 30 d 的照射小鼠存活率和肠隐窝存活率显著高于单纯照射组，充分验证了肠道损伤水平与瓜氨酸之间的相关性。另有研究结果发现，非人类灵长类动物和哥廷根小型猪出现急性肠道综合征的同时，血浆瓜氨酸水平显著降低。因此，血浆中的瓜氨酸水平不仅为辐射肠道损伤的响应标志物，而且可以用来评估抗辐射化合物或分子的肠道保护效果。

2. 肠道菌群

在健康成人的肠道系统寄居着 300~500 种细菌，能形成 10^{14} 个集落单位，重 1~2 kg，统称为肠道菌群（intestinal flora）。肠道菌群携带着超过人体基因组 100 倍的基因，也称为第二套基因组。组成肠道菌群的细菌主要包括两个门类，即厚壁菌门和拟杆菌门。

已有大量动物和临床试验证实，放射能导致肠道菌群组成的改变，如在一项针对妇科肿瘤患者盆部放疗的回顾性研究中，发现患者放疗后肠道细菌的组成显著不同于健康人群，肠道菌群的数量和丰度显著下降，且放疗后肠道厚壁菌门细菌数降低和拟杆菌门数升高。研究发现放射导致肠道菌群紊乱，引起组成肠道细菌主要代谢产物的短链脂肪酸（short-chain fatty acid，SCFA）发生变化，参与放射性肠道损伤的病理过程。在动物实验中发现，缺乏肠道菌群的无菌小鼠肠道具有更强的放射耐受性。在临床上已应用广谱抗生素预防腹盆部放疗引起的肠道损伤。因此，通过对细菌菌群的特征及其代谢产物 SCFA 的研究证实，肠道菌群可以作为放射暴露的一个新的生物标志物。但由于肠道菌群组成及其代谢产物 SCFA 受到多种因素的影响，确定肠道菌群的特异性放射生物标志物需要借助于生物信息等大数据技术进行深入研究。

由于肠道菌群可以随粪便排出体外，采样简单且为无创方式，故肠道菌群有望成为一种新型辐射损伤响应标志物。有研究表明，辐射可以引起雄性 BALB/c 小鼠粪便中特定肠道微生物群的丰度发生变化，提示了某些微生物对宿主全身照射敏感，具备作为辐射响应标志物的潜力。在哥廷根小型猪和中国恒河猴辐射综合征的模型中，这些动物肠道中的微生物呈现出可预测和辐射剂量依赖性的变化。将两者暴露于不同的辐射剂量水平下，对其粪便标本进行高通量测序，发现普氏粪杆菌、乳杆菌、梭状芽孢杆菌和颤螺菌的丰度与辐射剂量呈显著正相关。普氏粪杆菌、颤螺菌和密螺旋体丰度变化与哥廷根小型猪的存活率密切相关，链球菌丰度变化与中国恒河猴的存活率相关，提示肠道微生物中的特定成员是衡量辐射吸收剂量的可靠生物标志物。在另一项采用基因芯片分析 Wistar 大鼠受 X 射线照射后肠道微生物组成的研究中，显示拟杆菌科、乳杆菌科和链球菌科的 12 个菌株在受到辐射后 16S rRNA 水平升高，47 个单独的梭菌科菌株的 16S rRNA 水平下降，这表明肠道微生物丰度变化可用于评估辐射吸收剂量。此外，肠道微生物的代谢物质与辐射吸收剂量也有一定的相关性。如小鼠受到 $0 \sim 8$ Gy X 射线全身照射后，在肠道微生物群的代谢物质中，37 种化合物的浓度与辐射剂量相关，其中嘧啶水平与辐射剂量呈正相关，色氨酸代谢水平与辐射剂量呈负相关，这表明肠道微生物群的代谢物也是潜在的估算辐射吸收剂量的生物标志物。

（四）放射性肺损伤的响应标志物

研究证实机体炎症反应在放射性肺炎的发生发展中起重要作用。在放射性肺炎发生过程中，常伴随着外周血细胞和细胞因子组成的改变，如放射后外周血中，辅助性 T 细胞 17 数量增加，调节性 T 细胞数量减少，辅助性 T 细胞 17/ 调节性 T 细胞的比例增高，中性粒细胞 / 淋巴细胞的比例增加，IL-1α、IL-6 和 TGF-β1 水平升高等。这些参数的改变能作为放射组织损伤急性反应期的响应标志物。近年来通过对放射后组成肺的细胞和分子变化研究，发现了细胞表面活性剂和糖蛋白 KL6 等新型放射肺组织损伤的响应标志物。

1. 肺细胞表面活性蛋白

肺细胞表面活性蛋白（Surfactant protein，SP）属于 C 型凝集素超家族的集蛋白亚群，主要包括 SP-A、SP-B、SP-C 和 SP-D。这些活性蛋白参与宿主防御及肺表面活性剂的细胞外重组等功能。在放射对肺 SP 的研究中，发现 Ⅱ 型肺上皮细胞向肺泡内释放 SP，且 SP 能通过肺内皮细胞通透性增加促进其释放入血，导致放射后外周血中的 SP 含量升高。

在 86 名肺癌、乳腺癌及食管癌患者接受胸部放疗过程中，发现放射性肺炎患者在放疗开始后 3 周（照射剂量为 $30 \sim 40$ Gy），血浆中的 SP-A 与 SP-D 水平显著较放疗前升高，在放疗开始后 $5 \sim 6$ 周（累积照射剂量达 $50 \sim 60$ Gy）血浆中的 SP-A 与 SP-D 水平达到峰值。但在未发生放射性肺炎的患者血浆中未出现 SP-A 与 SP-D 水平的相应变化。放射升高血浆中的 SP-A 与 SP-B 水平与放射性肺炎的相关关系在其他研究中得到证实。这些结果表明动态监测放射暴露人群血浆中的 SP-A 与 SP-D 水平能预测放射性肺炎发生的风险。

2. 细胞角蛋白 19 片段

细胞角蛋白 19（CYFRA 21-1）是一种表达于支气管上皮的一种骨架蛋白。细胞角蛋白 19 片段（CYFRA 21-1）已被临床上用来作为肺癌标志物，也可以反映细胞凋亡情况。

细胞凋亡在放射导致的肺损伤中发挥重要作用，遭受放射损伤的 II 型肺上皮细胞可能将 CYFRA 21-1 释放入血，导致放射后血浆中 CYFRA 21-1 水平升高和放射性肺炎的发生。

在对 16 例放疗后发生放射性肺炎的患者的研究中，发现 6 例弥漫性放射性肺炎患者血浆中的 CYFRA 21-1 水平显著高于 10 例局限性放射性肺炎患者，且血浆中 CYFRA 21-1 水平的持续升高与 6 例弥漫性放射性肺炎患者病情呈正相关。因此，血浆中细胞角蛋白 19 片段 CYFRA21-1 可能作为放射性肺损伤的响应标志物。

3. 糖蛋白 KL-6

KL-6 是类似于黏液样蛋白的高分子量糖蛋白，表达于 II 型肺细胞和细支气管上皮细胞。临床上血清中 KL-6 的水平可作为间质性肺炎的辅助诊断生物标志物。在对 16 例胸部放疗患者的研究中，发现放射性肺炎患者的血清中 KL-6 水平较放射前高 1.5 ~ 2 倍，且 KL-6 的水平高低与患者病情程度呈正相关。在对 39 例肺癌放疗患者的研究中，血清 KL-6 和 SP-D 水平在经受 40 Gy 放疗的放射性肺炎患者中显著升高，特别是在弥漫性放射性肺炎患者中，血清 KL-6 和 SP-D 较放疗前显著升高。提示血清 KL-6 水平既能作为发生放射性肺炎的早期生物标志物，又能反映放射性肺炎患者的病情。

4. 血栓调节素和细胞间黏附分子 1

凝血酶调节蛋白（thrombomodulin，TM）是一种跨膜内皮细胞糖蛋白，作为内源性抗凝剂，维持正常的血栓出血平衡。在炎症、辐射和微血管损伤时，凝血酶调节蛋白下调并从内皮细胞膜释放到循环中。一项前瞻性研究调查了 17 例肺癌患者放疗前、放疗中、放疗后血浆凝血酶调节蛋白水平。研究发现，大多数患者在放疗早期血浆凝血酶调节蛋白水平下降，在治疗结束时恢复到基线水平。与发生放射性肺炎患者相比，未发生放射性肺炎患者的凝血酶调节蛋白水平显著下降，特别是在治疗的前 2 周。表明放射治疗早期凝血酶调节蛋白释放减少可能与肺毒性降低有关。

细胞间黏附分子 1（intercellular adhesion molecule 1，ICAM-1）表达于血管内皮细胞、上皮细胞和淋巴细胞表面，是淋巴细胞功能相关抗原 -1（LFA-1）的配体，它们的相互作用对 T 淋巴细胞激活和淋巴细胞迁移到炎症部位至关重要。2018 年有报道称胸部照射后肺组织 ICAM-1 表达增加，提示其参与放射引起的炎症反应。在对肺癌放疗患者的研究中，发现血清和肺泡灌洗液中的 ICAM-1 水平升高与放射性肺炎的发生密切相关，83% 的放射性肺炎患者血清中的 ICAM-1 水平较放疗前显著升高。提示放疗前和放疗后动态监测血清 ICAM-1 水平，能早期诊断放射性肺炎。

（五）放射性口腔黏膜损伤的响应标志物

有研究在对头颈部肿瘤患者进行放射治疗时，发现放射导致的正常口腔黏膜组织损伤（即放射性口腔黏膜炎）常限制放疗剂量和影响治疗效果。放疗引起口腔黏膜炎是一种急性炎症的过程，出现口腔黏膜上皮萎缩、炎细胞浸润与血管损伤等病理现象。在放射性口腔黏膜炎症过程中，常常伴随着外周血 IL-1α、IL-6 和 TGF-β1 水平升高等急性炎症的生物标志物。在放射性口腔黏膜损伤过程中，常伴随着唾液腺分泌的唾液淀粉酶水平的变化。

1. 唾液淀粉酶

口腔唾液内含有唾液淀粉酶，主要是由三对大唾液腺（即下颌下腺、腮腺和舌下腺）分泌的液体组成。在对头颈部肿瘤施行放射治疗的研究中，发现照射后几小时即可见患者血浆中的唾液淀粉酶水平明显较放射前升高，且与唾液腺的辐射体积及剂量成正比。在对接受 ^{131}I 核素治疗的甲状腺癌患者研究中，证实血浆中的唾液淀粉酶水平在开始内照射治疗后显著升高。有研究对口腔癌患者进行放疗后不同时间点直接检测唾液中的唾液淀粉酶，发现放疗后唾液中淀粉酶的水平较放疗前显著增加。综上所述，外周血和唾液中的唾液淀粉酶可以作为外照射及内照射导致的唾液腺损伤的响应标志物。

2. C 反应蛋白和红细胞沉降率

在放射性口腔黏膜炎等急性炎症发生过程中，除了外周血 IL-1α、IL-6 和 TGF-β1 水平升高，C 反应蛋白（C-reactive protein，CRP）和红细胞沉降率（erythrocyte sedimentation rate，ESR）也是常用的急性炎症标志物。如在对接受放疗的头颈部肿瘤患者研究中，发现患者在放疗后血浆中 CRP 和 ESR 的水平较放疗前显著增加，且与患者发生放射性急性黏膜炎的严重程度呈正相关。在其他肿瘤放射治疗过程中，同样能检测到血浆中 CRP 和 ESR 水平均会显著提高。提示血浆中 CRP 和 ESR 等急性期炎症标志物可作为放射性黏膜炎的生物标志物。

在放射引起的正常组织损伤中，除了会导致肠道、肺和口腔黏膜损伤外，还会导致血液、皮肤、脑和心血管等多器官系统的损伤。随着放射损伤研究机制的深入，将会有更多的组织器官损伤的特异性生物标志物出现。

五、放射损伤的研究替代终点标志物

在确定研究替代终点标志物的过程中，常选用放射导致的低级别毒性反应作为研究终点，以预示患者将发生的较高级的毒性反应。放射导致的轻微正常组织损伤，可经过一定的潜伏期发展为严重的组织损伤。如在研究头颈部肿瘤放疗损伤的研究终点中，选用放疗引起的口腔黏膜炎和吞咽困难等作为研究替代终点标志物。

六、基于大数据的新型生物标志物

目前，常应用单个或几个生物标志物来预测放射性正常组织损伤发生的风险，但其仅依赖于少数几个指标，难以对放射正常组织损伤的发生发展规律进行全面综合性的评估。随着现代生物信息学技术的发展，应用基因组学、转录组学、蛋白质组学、代谢组学、脂质组学和 miRNA 组学等先进方法，结合生物信息技术对相应大数据进行整合和分析，挖掘基于多组学的新型生物标志物，将有利于放疗中对正常组织放射性损伤进行早期诊断和治疗。

（一）蛋白质组学来源的放射损伤新型生物标志物

血液蛋白质组是指人体血液中所有的蛋白质。多肽组是指人体内所有内源性的肽。蛋白质组学（proteomics）是以蛋白质组与多肽组为对象，研究机体细胞和组织等蛋白质组成及其变化规律的一门学科。放疗后血液中的蛋白质组成分变化是机体组织器官对放射所做出的反应，因此蛋白质组学具有研究放射性正常组织损伤的生物标志物的潜能。通过质谱技术能检测放射前和放射后血液中蛋白质组和多肽组各成分的变化。常用的质谱技术包括基质辅助激光解吸电离（matrix assisted laser desorption/ionization，MALDI）和液相色谱 - 串联质谱法（liquid chromatography tandem mass spectrometry，LC-MS/MS）。MALDI 虽然能检测出样本中蛋白质或肽类物质的分布，但不能提供所检测蛋白质 / 肽成分的信息，而

LC-MS/MS 能提供所检测样本中蛋白质/肽类物质的精确信息。

研究人员对喉鳞癌、头颈部鳞癌、非小细胞肺癌和前列腺癌患者放疗前后血浆样本通过 MALDI 或 LC/MS/MS 技术进行蛋白质组学分析，发现血液中肽离子的表达水平在放疗前后出现显著的变化，且与放射导致的正常组织损伤严重程度密切相关。如在分析 20 例头颈部鳞癌患者放疗前后的血液样本蛋白质组学数据时，发现在所分析的 450 种蛋白质中，有 22 种蛋白质的表达在放疗后显著增加，大部分蛋白质与急性炎症有关；有 33 种蛋白质的表达在放疗后明显降低，大部分蛋白质参与脂质运输及血液凝固等过程。进一步分析发现，放疗后血液中蛋白质表达变化与放射性口腔黏膜炎的严重程度密切相关。因此，通过蛋白质组学技术可能发现放射组织损伤的新型生物标志物。

（二）脂质组学来源的放射损伤新型生物标志物

人体血液中所有脂质成分的总和构成脂质组学（lipidomics）。使用液相色谱-串联质谱法等检测手段，可以定量血清中构成脂质组学的各成分在放疗前后的变化。在对一组头颈部肿瘤放疗患者的研究中，通过质谱法检测放疗前、放疗中和放疗结束后 4 周患者血清中各磷脂表达水平变化，发现血清中磷脂酰胆碱（phosphatidylcholine）和溶血磷脂酰胆碱（lysophosphatidylcholine）在放疗开始后显著降低，放疗结束后逐渐升高，且脂质组学各成分表达水平的显著变化在于放疗前与放疗中两组之间，表明放射对脂质组学成分表达变化要早于蛋白质组学各成分。因此，放射后外周血中磷脂成分的变化，可能用于预测患者辐射损伤的新型生物标志物。

（三）微 RNA 组学来源的放射损伤新型生物标志物

微 RNA（microRNA，miRNA）是在真核生物中发现的一类内源性的具有调控功能的非编码 RNA，一般由 19～25 个核苷酸组成。miRNA 主要通过抑制 mRNA 翻译或诱导 mRNA 降解等方式来调节下游基因表达。单个 miRNA 可与多个 mRNA 的 3′ 非翻译区结合，调控多种蛋白质的表达，因此 miRNA 可参与机体内多种生理和病理生理过程，如细胞增殖、分化、周期调控的凋亡等。miRNA 具有进化上高度保守性、高度稳定性、组织及器官特异性等特点。前期研究已证实 miRNA 能稳定存在于血浆、尿液和甲醛固定的组织中，且通过 miRNA 组学技术易于分析。

目前，有许多研究着眼于对辐射生物剂量敏感的 miRNA，如小鼠经 1～8 Gy 单次全身照射后血清中 miR-150 的水平随照射剂量的增加呈依赖性降低，在照射后 48 h 和 72 h 或更高照射剂量（8～12 Gy）下逐渐降低。研究者又进一步研究了小鼠接受单次或分次的相同照射剂量，发现血清中 miR-150 水平的变化趋势一致，这进一步证实了 miR-150 作为潜在生物标志物的敏感性和稳定性。有研究用双 miRNA 法（miR150-5p/miR-23a-3p）估算电离辐射吸收剂量，结果显示在照射后数小时或一周内，仅用小鼠（6～10 周龄的 C57BL/6J 小鼠）的一滴血就可以估算低剂量范围（0.5～3.5 Gy）的辐射吸收剂量，分辨率较好。因此，基于 miRNA 的敏感性、稳定性和准确性，其在辐射事故的分诊中具有广阔的前景。

在对不同品系小鼠和恒河猴的研究中，放射能改变多种 miRNA 的表达。如 γ 射线照射能升高小鼠血液内的 miR30 和 miR126，同时降低 miR150 的表达。最近使用恒河猴进行的一项大型研究中，发现电离辐射后 24 h 血液中 7 种 miRNA（miR-150-5p、miR-215-5p、miR-30a-5p、miR-126-5p、miR-133a-3p、miR-133b-3p、miR-375-3p）发生显著改变。3 种 miRNA（miR-133b、miR-215、miR-375）的表达变化能准确区分辐照与未辐照恒河猴。两种 miRNA（miR-30a、miR-126）能预测辐射恒河猴的死亡率。因此，检测组织中的 miRNA 在辐射前后的变化，能成为预测放射性正常组织损伤的新型生物标志物。

在一项临床试验中，发现经放射治疗的非小细胞肺癌患者外周血中 miR-29a-3p 和 miR-150-5p 表达显著降低，且与肺功能变化密切相关，提示外周血 miR-29a-3p 和 miR-150-5p 是预测胸部放疗后放射性肺炎的潜在生物标志物。另有研究发现，非小细胞肺癌患者在接受放疗开始后 1～2 周，外周血 miR-155、miR-21 和 miR-221 表达显著增加，且常伴随严重放射性食管炎的发生。这些实验结果均表明外周血 miRNAs 可以作为放射性正常组织损伤的生物标志物。

另外，长非编码 RNA（long non-coding RNA，lncRNA）在辐射损伤标志物研究中取得了一定进展。lncRNAs 是一类长度超过 200 个核苷酸的非编码 RNA，存在于约 80% 的转录物中。与一些非编码 RNA 一样，lncRNA 在不同类型的细胞中具有特异性的表达，并可以对各种刺激作出反应。有研究将体外培养的人支气管上皮细胞分别暴露于 2、4、8 Gy X 射线中，通过微阵列筛选出 115 个与辐射剂量存在线性关系的 lncRNA。虽然 lncRNA 不编码蛋白质，但其可以在转录和翻译水平上调基因的表达，因此，研究者进一步将 115 个 lncRNA 共表达的 mRNA 进行功能预测，发现这些 lncRNA 会显著影响 P53 信号通路。这说明 lncRNA 对于研究辐射损伤作用机制和推测辐射吸收剂量有一定的指导作用。虽然 lncRNA 保守性较差，但仍有一些 lncRNA 被鉴定为与辐射损伤和癌症相关的生物标志物。有研究报道了照射后的健康人体的 T 淋巴细胞中 lncRNA FAS-AS1（antisense RNA 1）以辐射剂量依赖的方式显著上调。有研究使用全转录组测序技术检查了人胚肾细胞辐射前后的 lncRNA 和 mRNA 的表达谱，在所有样品中共检测到 18 990 个 lncRNA 和 16 080 个 mRNA。与对照组相比，照射后 24 h 组中差异表达 49 个 lncRNA 和 323 个 mRNA，且预测的基因主要参与组蛋白的 mRNA 代谢过程和 Wnt 信号通路，这项研究可能为 lncRNA 辐射诱导的 DNA 损伤研究提供新的见解。

七、辐射损伤生物标志物的展望

生物标志物对于疾病表型鉴定和药物开发至关重要。在放射生物学领域，不同的生物标志物可用于抗辐射剂的开发和评估辐射吸收剂量。在发生突发性辐射事故时，这些类型的生物标志物的效用和实施存在差异。尽管一些生物标志物已经被美国 FDA 批准用于一些适应证，但对抗辐射损伤和估算辐射剂量的生物标志物的研究尚处于初步阶段。特别是借助于生物大数据优势，扩大放射生物学研究的范围，使其成为对未来研究者更有吸引力的领域。例如引入代谢组学，可以检测辐射反应及代谢产物的变化，这是一系列放大蛋白质组和转录组事件的结果。另外，代谢物鉴定数据库的建立为临床应用及在现实生活中实现人群筛查提供可能。近年来，在大鼠和非人类灵长类动物模型中，利用代谢组学分析完成了涉及辐射剂量和时间依赖性的研究。考虑到现有的潜在生物标志物的不足，挖掘更好的辐射生物标志物非常重要。随着该领域合作研究和资金的增加，预计未来在估算辐射吸收剂量和评价抗辐射剂有效性方面的生物标志物的研究将取得快速进展。

（邵立健　黄瑞雪）

第二节 职业性放射病与肿瘤

一、职业性放射病

（一）概念

职业性放射病（occupational radiation sickness）是指放射工作人员在职业活动中接受超剂量限值电离辐射照射而引起的疾病。

（二）种类

根据我国现行《职业病分类和目录》，职业性放射性疾病包括以下种类。

（1）外照射急性放射病：是指人体一次或短时间（数日）内多次受到大剂量（>1 Gy）外照射引起的全身性疾病。多见于事故性照射或核爆。

（2）外照射亚急性放射病：在较长时间（数周至数月）内连续或间断累积接受大于全身均匀剂量 1 Gy 的外照射（剂量率小于急性放射病而明显大于慢性放射病）而引起临床上以造血功能再生障碍为主的全身性疾病。

（3）外照射慢性放射病：在较长时间内，连续或反复间断地受到超剂量当量限值 0.05 Sv 的全身外照射，累积当量剂量达到 1.5 Sv 以上引起的以造血组织损伤为主并伴有其他系统改变的全身性疾病。

（4）内照射放射病：因大量放射性核素进入体内，作为放射源对机体照射而引起的全身性疾病。经物理、化学等手段证实有过量放射性核素进入人体，形成放射性核素内污染，其有效累积剂量当量可能大于 1.0 Sv；或者较长有效生物半衰期的放射性核素，一次或多次进入体内，使机体放射性核素摄入量超过相应的年摄入量限值几十倍。

（5）放射性皮肤疾病（含放射性皮肤癌）：由于放射线（主要是 X 射线、β 射线、γ 射线及放射性同位素）照射引起的皮肤损伤，包括放射性皮肤癌。

（6）放射性肿瘤（含矿工高氡暴露所致肺癌）：指接受电离辐射照射后发生的与所受该照射具有一定程度病因学联系的恶性肿瘤，包含矿工因高氡暴露所致的肺癌。

（7）放射性骨损伤：是人体全身或局部受到一次或短时间内分次大剂量外照射，或长期多次受到超过剂量当量限值的外照射所致骨组织的一系列代谢和临床病理变化。

（8）放射性甲状腺疾病：是指电离辐射以内外照射和（或）外照射方式作用于甲状腺或（和）机体其他组织所引起的原发或继发性甲状腺功能或（和）器质性改变。

（9）放射性性腺疾病：在辐射事故及职业性照射条件下引起的不孕症及月经失调。

（10）放射性复合伤：指人体同时或相继遭受放射损伤和一种或几种非放射损伤（如烧伤、冲击伤等）。

（11）根据《职业性放射性疾病诊断标准（总则）》可以诊断的其他放射性损伤。

此外，职业性化学中毒类职业病中的"铀及其化合物中毒"和职业性眼病类职业病中的放射性白内障也属于职业性放射性疾病。

（三）职业工种

因电离辐射在工业生产、疾病诊断治疗、农业及科学研究领域广有使用。放射性职业病的患者常见于以下二十余种职业工种中。

（1）石油和天然气开采业：钻井、测井。

（2）有色金属矿采选业：有色矿打孔、炮采、机采、装载、运输、回填、支护、采矿辅助、破碎、筛选、研磨、重选、磁选、电选、选矿辅助。

（3）造纸及纸制品业：原纸涂布。

（4）无机酸制造业：钨酸合成。

（5）有机化工原料制造业：苯酐氧化。

（6）合成橡胶制造业：丁苯橡胶聚合、丁腈橡胶聚合、顺丁橡胶聚合、乙丙橡胶聚合、乙丙橡胶回收。

（7）合成纤维单（聚合）体制造业：对二甲苯氧化、二甲基色胺（DMT）酯化、对苯二甲酸（PTA）氧化、PTA精制、聚酯聚合。

（8）日用化学产品制造业：感光材料检验、片基制备。

（9）医药工业：放射性药物生产。

（10）化学纤维工业：锦纶缩聚。

（11）塑料制品业：塑料薄膜测厚。

（12）钢压延加工业：钢管探伤。

（13）稀有金属冶炼业：稀土酸溶、稀土萃取、稀土沉淀、钽铌矿分解、氧化钽（铌）制取、氧化钇制取、碳化钽制取。

（14）金属制品业：金属构件探伤。

（15）机械工业：机械设备探伤、医疗器械调试、射线装置生产。

（16）交通运输设备制造业：船舶电气安装、船用仪器装配、核反应堆安装、放射性物质运输。

（17）电子及通信设备制造业：打高压老炼、电视机调试。

（18）仪器仪表及其他计运器具制造业：放射源装配。

（19）核燃料工业：铀矿开采、铀矿加工、铀矿浓缩、铀矿转化、核反应堆安装、核反应堆运行、受照燃料后处理。

（20）射线探伤业：射线照相、X射线探伤、β射线探伤、γ射线探伤、中子照相术、加速器探伤。

（21）辐照加工业：γ辐照加工、电子束辐照加工、辐射灭菌、辐射食品保鲜、涂层辐射固化、辐射交联，辐射聚合。

（22）辐射应用业：荧光涂料、放射性同位素生产和经销、含密封型放射源、仪表的生产和使用、加速器运行。

（23）非密封型放射源应用业：放射性同位素实验室、汽灯纱罩、同位素示踪。

（24）辐射医学：X射线透视检查、X射线摄影检查，发射型计算机断层成像、核医学、放射性药物诊断性应用、近距离辐射治疗法、远距离辐射治疗法、放射性药物治疗、介入治疗、组织间质疗法。

（25）辐射农业：育种、杀虫。

（26）国防工业：核武器生产、海舰核动力装置。

（27）放射性废物贮存和处置业：废物库、处理场等。

（四）职业性放射病的特点

（1）在同一辐射剂量下，人体组织或器官受到的辐射伤害不同。因其辐射敏感性不同，由高到低可分为高度敏感（如淋巴组织、骨髓组织等）、中度敏感（如感觉器官、内皮细胞等）、低度敏感（如中枢神经系统、内分泌腺等）、不敏感（如肌肉组织、骨组织等）。

（2）不同职业受到的辐射范围不同，可分为全身受照射与局部受照射。全身受照射可造成外照射放射病或内照射放射病；局部受照射可造成皮肤、手部、性腺、晶状体等局部损伤。

（3）在人群辐射流行病学调查中并尚未发现有统计学意义的遗传效应，但动物实验研究已观察到辐射可诱发遗传效应，ICRP将遗传效应作为防护对象。

（4）在一定时间、一定程度的辐照下，人体组织或器官可发生癌变，并有可能使消化系统、呼吸系统等发病率上升。

（五）职业性放射性疾病的诊断与鉴定

根据我国《职业病分类和目录》，目前我国法定的职业性放射性疾病共有11种，配套的诊断标准共有14个，包括GBZ 104-2017《职业性外照射急性放射病诊断》、GBZ 99-2002《外照射亚急性放射病诊断标准》、GBZ 105-2017《职业性外照射慢性放射病诊断》、GBZ 96-2011《内照射放射病诊断标准》、GBZ 106-2020《职业性放射性皮肤疾病诊断》、GBZ 97-2017《职业性放射性肿瘤判断规范》、GBZ 100-2010《外照射放射性骨损伤诊断》、GBZ 101-2020《职业性放射性甲状腺疾病诊断》、GBZ 107-2015《职业性放射性性腺疾病诊断》、GBZ 102-2007《放冲复合伤诊断标准》、GBZ 103-2007《放烧复合伤诊断标准》、GBZ 95-2014《职业性放射性白内障的诊断》、GBZ 108-2002《急性铀中毒诊断标准》和GBZ 112-2017《职业性放射性疾病诊断总则》。

1. 疾病认定原则

疾病是在病因作用下机体出现自稳调节紊乱，并引发一系列代谢、功能或结构变化的异常状态，其临床表现和相应的辅助检查是判定有无疾病及其严重程度的主要依据。应遵照循证医学的要求做好诊断与鉴别诊断。

2. 危害因素判定原则

判定原则包括：①应有职业照射的受照史；②其累积受照剂量（含剂量率）达到各放射性疾病诊断标准中给出的剂量要求，特别是属于确定性效应的放射性疾病；③职业性放射性疾病的诊断应依据其相应的诊断标准，在没有相应的诊断标准时参考本标准。

3. 因果关系判定原则

判定原则包括：①时序性原则：职业性放射性疾病一定是发生在接触电离辐射之后，并符合放射性疾病的生物学潜伏期的客观规律；②生物学合理性原则：电离辐射与放射性疾病的发生存在生物学上的合理性，即电离辐射的物理学特性、毒理学资料等证实电离辐射可导致相应疾病且疾病的表现与电离辐射的生物学效应一致；③生物学梯度原则：确定性效应与电离辐射接触之间存在剂量效应关系，即接触的电离辐射应达到相应疾病的剂量阈值后才可能引起放射性疾病的发生。

4. 诊断依据

诊断依据包括：①职业性放射性疾病的诊断应遵循《职业病分类和目录》中的放射性

疾病目录；②职业性放射性疾病诊断应根据劳动者的电离辐射受照史（含射线种类）、受照剂量（含剂量率）、临床表现、相应的辅助检查结果和与辐射作用有关的特殊实验室检查结果为主要依据，按照循证医学的要求进行综合分析，并参考既往健康情况，排除其他相关疾病做出诊断结论。

5. 剂量评估原则

剂量评估原则包括：①短时间（较）大剂量受照的剂量确定：主要依据个人剂量计，对于没有佩戴个人剂量计的受照者可估算剂量（包括生物剂量和物理剂量），及时留取用于估算受照剂量的物品和生物样品；对于全身均匀受照者可通过早期临床表现和照后 $1 \sim 2$ d 淋巴细胞绝对值的最低值初步判定受照剂量的下限值。②小剂量职业照射的剂量资料可来自个人剂量监测档案和辐射防护部门提供的其他剂量资料。③综合分析受照情况和利用各方面收集到的剂量数据，评估受照者的剂量，确定病情，以采取有效的救治措施。

（六）职业性放射性疾病的处理原则

（1）及时进行正确的现场抢救，特别是对危及生命的损伤，应全力抢救生命。

（2）尽快使受照者脱离放射源，洗消放射性污染，采取阻滞放射性核素吸收或促进放射性核素排出的措施。

（3）根据病情，暂时脱离射线或调离放射工作。及时采取综合对症治疗和支持疗法。各种血细胞减少和出凝血障碍，按血液病相应原则处理，出现的症状可按内科一般处理。患职业性放射性疾病的劳动者脱离原工作场所后，经积极治疗，疾病可好转、治愈。

（4）对受照者尽早进行心理干预。

（5）将职业性放射性疾病患者纳入医学随访计划。

（七）职业性放射性疾病的预防

预防放射性疾病，可以通过技术措施和管理措施，使放射工作人员尽可能不接触电离辐射，或控制电离辐射水平在尽量低的范围内。

1. 减少照射的防护措施

针对外照射和内照射两种照射方式，有两种不同的防护措施。

（1）减少外照射的防护措施：使用放射源时应设置醒目标志，以防意外。放射性工作者应严格遵守操作规程和防护规定，以减少不必要的照射。防护措施可以分为以下三种。①时间防护：操作要熟练，缩短接触放射源的时间减少受照剂量是简易而有效的防护措施；②距离防护：设法增加操纵员与放射源之间的距离，以减少照射剂量；③屏蔽防护：放射源与工作人员之间应按射线性质安置屏蔽物来有效降低辐射剂量值，如铅玻璃、防护墙、防护衣等。

（2）减少内照射的防护措施：主要目的是防止核素进入体内，其基本原则是制定各种规章制度，采取各种有效措施，阻断放射性物质进入人体的各种途径，在最优化原则的范围内，使摄入量减少到尽可能低的水平。具体包括优化非密封放射源工作场所的布局、对非密封放射源的"包容"和"隔离"、工作场所的通风换气，以及对摄入放射性核素的医学促排等。例如，在高毒性放射操作中，需在密闭手套箱中进行，把放射性物质包容在一定范围内，以限制可能被污染的体积和表面。同时需加强通风，把工作场所中可能被污染的空气通过过滤净化经烟囱排放到大气中得到稀释，从而使工作场所空气中放射性浓度控制在一定水平以下。

2. 辐射监测

放射工作单位应根据实际需要，开展个人剂量监测和放射性场所监测项目。监测结果应记录归档，并对结果进行分析和评价。上报主管部门和所在地的放射卫生防护部门，接受监督和指导。

3. 放射工作人员的健康检查

《职业病防治法》规定，对从事放射工作人员须进行健康检查。健康检查分为岗前检查、岗中的定期检查、离岗检查和其后的随访。用人单位应进行严格的就业前体检。活动性肺结核、糖尿病、肾小球肾炎、内分泌及血液系统疾病，均属接触射线的禁忌证。定期体格检查，建立个人健康和剂量档案资料，当工作调动时，随职员档案一起移交。

二、职业性放射性肿瘤

（一）概念

职业性放射性肿瘤（occupational radiation tumor）是指接受电离辐射照射后发生的并与所受照射具有一定流行病学病因联系的恶性肿瘤。

（二）种类

在人类所有肿瘤中，0.5% ~ 3.5% 是电离辐射引起的。电离辐射中的中子、γ 射线及 X 射线等同时具有致癌启动作用和促癌作用，一旦作用于体细胞，即使没有其他促癌因子的作用也可能诱发肿瘤。辐射所致肿瘤中，相对来说，白血病的发生率高，潜伏期短（为 8 ~ 13 年，平均 10 年），诱发剂量低，发病率与受照射剂量呈明显正相关。受照射 30 年后，白血病发病几乎不再增加。铀矿工的肺癌发病率明显较普通矿工增高，未分化小细胞癌较多，其中主要是燕麦细胞癌；潜伏期外照射为 5 ~ 24.9 年，内照射为 21 ~ 24 年。辐射诱发其他实体瘤发病率较高的有甲状腺癌、乳腺癌、胃癌及多发性骨髓瘤，潜伏期较白血病长。

（三）职业工种

我国于 2002 年将职业性放射性肿瘤初次列入职业病目录，2013 年修订为放射性肿瘤（含矿工高氡暴露所致肺癌）。职业性放射性肿瘤可因工作中意外性受照，也可因医疗或其他情况的意外性受照或职业性照射而发生。职业性照射群体包括早年从事放射线工作的医师和技师、铀矿工、核工业和核试验事故的受照者、表盘描绘工等。

（四）职业性放射性肿瘤的判断依据（判断原则）

GBZ 97–2017 规定了放射性肿瘤的病因判断依据。

（1）受照后，经一定潜伏期后发生，并且得到临床确诊的原发性恶性肿瘤。

（2）根据患者性别、受照时年龄、发病潜伏期和受照剂量，计算所患恶性肿瘤起因于所受照射的病因概率（probability of causation，PC）。

（3）计算所得 95% 可信上限的 PC≥50% 者，可判断为职业性放射性肿瘤。

（五）放射致癌病因概率推断

1. 背景

电离辐射能够诱发人类癌症已经被大量的辐射流行病学调查资料所证实。1981 年美国科学家 Bond 提出病因概率（PC）这一概念。1985 年美国国立卫生研究院（NIH）提出用病因概率来评价癌症和曾受电离辐射之间的关系，并编制了计算 PC 的放射流行病学表，简称 PC 表。NIH 于 2003 年根据 LSS 的流行病学研究资料和美国的流行病学数据，对 1985 年 PC 表进行了更新，并建立了计算病因概率的交互式流行病学程序 IRER 供公众使用。我国于 1989 年编写和通过了《放射性肿瘤判断标准及处理原则》，于 1996 年发布实施。2002 年卫生部发布了 GBZ 97-2002《放射性肿瘤诊断标准》，首次使用病因概率 PC 作为放射性肿瘤的判断指标。

2. 病因概率定义

PC 是对暴露组的某一个体所患的疾病由暴露因素引起的概率估计值，具体到电离辐射致癌来讲，就是照射组某一个人所患某一类型的癌症可以归因于其接受电离辐射照射的可能性的估计值，定义为辐射所致的癌症危险与辐射危险及基线危险之和的比值。

$$PC = \frac{辐射所致的危险}{基线危险 + 辐射所致的危险} \qquad （式 4-1）$$

由于辐射致癌超额相对危险（ERR）= 由于辐射所致的危险 / 基线危险，因此：

$$PC = \frac{超额相对危险（ERR）}{1 + 超额相对危险（ERR）} \qquad （式 4-2）$$

可见，病因概率 PC 是 ERR 的函数，计算 PC 需要确定 ERR。由于辐射所致的随机性，ERR 的估计主要基于辐射流行病学研究。通过建立辐射致癌 ERR 数学模型，依据现有的辐射流行病学数据进行拟合得到相关参数，从而计算 ERR，进一步计算 PC。在将 PC 应用到具体个人时，还需要对个人所在群体，以及个体的特征对 ERR 进行适当的转换或者修正。

3. 辐射致癌超额危险计算模型

建立 PC 表的流行病学资料，主要来自美国国家科学院电离辐射生物效应科学委员会的 1980 年报告（BEIR- Ⅱ），并根据新的研究成果做了不少改动。建立 PC 表的基本前提是承认辐射致癌的随机效应。PC 表不是针对群体的，而是针对个体，是在某人发生某种癌症之后提供为判断经济赔偿而使用的病因概率估算。

BEIR- Ⅱ提出两种模型，包括绝对危险（AR）模型和相对危险（RR）模型。AR 模型假定癌亡观察数（OSB）减预期发生数（EXP）是恒定的，各年龄组相同。RR 模型假定 OSB/EXP 是恒定的。

在 ERR 的计算时，应以靶器官吸收剂量 F（D）（单位为 Gy）乘以 GBZ 97-2017 附表 C 提供的中国人不同肿瘤、不同性别、不同受照年龄及不同发病年龄下的 $ERR_{1\,Gy}$ 值。

$$ERR = F（D） \times ERR_{1\,Gy} \qquad （式 4-3）$$

式中，ERR 为放射致癌超额相对危险；F（D）为剂量函数，D 为器官吸收剂量；$ERR_{1\,Gy}$ 为单位剂量（每戈瑞）超额相对危险。

4. PC 的应用

PC 主要用于放射肿瘤的判定，作为赔偿依据。PC > 50% 说明辐射的致癌贡献超过其他致癌因子的作用。在实际应用中，各国判定方法和补偿标准不一样。我国现行放射肿瘤判断标准是根据美国 1985 年 NIH-PC 表及日本 NIRS-PC 表所编写，该标准将 PC > 50% 者判定为放射性肿瘤。该标准只列入了当时认为有可能达到 PC > 50% 的职业性照射引起的癌症，目前正在进一步的修订中。

5. 放射性致癌病因概率计算示例

患者，男，32岁，患白血病。患者25～30岁期间因职业照射致红骨髓累积剂量0.3 Gy。列表计算 PC 的95%置信上限值为116%。具体计算用参数及过程见表4-1。

表4-1　$ERR_{合计校正}$ 和 PC 均值计算表

受照年龄（岁）	$ERR_{1\,Gy}$	D（Gy）	F（D）	t（年）	T_t	$ERR_{T校正}$	$ERR_{合计校正}$	PC（%）	$PC_{95\%上限}$（%）
25	3.959	0.05	0.052 2	7	1	0.207			
26	3.961	0.05	0.052 2	6	1	0.207			
27	3.951	0.05	0.052 2	5	0.999	0.206	1.071	51.73	116
28	3.935	0.05	0.052 2	4	0.987	0.203			
29	3.925	0.05	0.052 2	3	0.866	0.177			
30	3.961	0.05	0.052 2	2	0.35	0.072			

注：查询 $ERR_{1\,Gy}$，参考 GBZ 97-2017 附表 C.16；$F(D) = D \times (1 + 0.87 \times D)$；$t$ = 诊断年龄－受照年龄；查询 T_t，参考 GBZ 97-2017 附表 F.1；$ERR_{合计校正} = ERR \times F(D) \times T$；$PC = ERR_{合计} / (ERR_{合计} + 1) \times 100\%$。

（六）职业性放射性肿瘤的诊断

（1）起因于职业性照射的放射性肿瘤可以诊断为职业性放射性肿瘤。

（2）职业照射复合职业性化学致癌暴露，辐射致癌在危险增加中的相对贡献大于1/2，合计病因概率 $PC \geq 50\%$ 者也诊断为职业性放射性肿瘤。

（七）职业性放射性肿瘤的处理原则

根据恶性肿瘤的种类、类型和发展阶段采取与同类一般肿瘤相同的方法进行积极治疗与处理。

（龙鼎新）

第三节　放射遗传效应

一、概述

放射遗传效应（genetic effects of radiation）是指放射对机体生殖细胞遗传物质的损伤，导致受照者后代出现遗传学疾病或遗传学异常。因此，放射遗传效应的研究对象包括受照亲代生殖细胞的遗传异常和子代遗传性疾病或异常发生情况。

放射对遗传物质的损害主要表现为诱发基因突变和染色体畸变。早在1925年，苏联学者纳德松（Hagcoh）等发现 X 射线能导致酵母菌发生遗传突变。随后在1927年，美国学者马勒（Muller）证实了黑腹果蝇暴露于 X 射线后可引起精子基因突变，且突变率与受照射剂量相关。1945年，美国在日本广岛和长崎投下了两颗原子弹，以及此后美苏两国频繁进行大气核试验，导致部分地区人类遗传性异常频率增加，引起了人们对放射遗传效应的关注和重视，进而开展了大量的放射遗传效应方面的研究。

对放射遗传效应的评价主要通过两种方法即直接法和间接法。直接法是直接观察实验动物（如果蝇和小鼠等）受到一定剂量照射后发生遗传效应的概率。间接法常以正常人群遗传性疾病的自然发生率为基线，得出放射导致遗传疾病发生率的相对增加即倍加剂量法。

在实际工作中，常用间接法来对放射遗传效应做出评价，如辐射实验小鼠或果蝇来研究遗传效应，结果证实放射确实能导致受照动物后代出现遗传学疾病或异常。但有关人类的放射遗传效应研究资料很有限，主要来自对日本原子弹爆炸幸存者及其后代的研究。经过几十年的系统调查研究，目前仍没有在幸存者的后代中发现辐射导致遗传效应的确切证据。

放射遗传效应的主要特点包括：遗传效应不在受照者本身出现，是在个体繁衍的后代，因而受照射情况与产生遗传效应的关系不易被发现；个体受照射到出现遗传效应的时间间隔长，可能间隔一代，也可能间隔几代；遗传效应具可遗传的特性，危害极大。

二、放射对生殖细胞的损伤

（一）雌雄生殖细胞的发育

雄性哺乳动物生精细胞位于睾丸生精小管，生精细胞分为 A 型、中间（In）型和 B 型精原细胞，其中 A 型精原细胞分为未分化精原细胞和分化精原细胞。未分化精原细胞分为 As 型（精原干细胞）、Apr 型和 Aal 型，分化型精原细胞包括 A1～A4 型；B 型精原细胞分化为初级精母细胞和次级精母细胞，经减数分裂最终分化为精细胞和成熟精子。从精原细胞发育到成熟的精子，在小鼠体内需要 6 周，在人体内需要 10 周的时间。

雌性哺乳动物的生殖细胞的发育、成熟与精子不同。卵原细胞（生殖干细胞）存在于胚胎期，出生后便生长为卵母细胞，长到足够大的初级卵母细胞经过减数分裂Ⅰ，排出第一极体而成为次级卵母细胞，次级卵母细胞经过减数分裂Ⅱ发育成为卵细胞（卵子）。所以在成熟的雌性个体中没有生殖干细胞（卵原细胞），而只有 3 种卵泡：未成熟卵泡、接近成熟卵泡和成熟卵泡。

（二）雌雄生殖细胞的胞质差异

精原干细胞经过有丝分裂和减数分裂后分化为精子，成熟精子几乎无胞质成分，仅为一个单倍体的细胞核。相反地，由卵原干细胞分化而来的卵子具有丰富的细胞质成分和细胞核，包括线粒体等细胞器。因此，受精卵内的线粒体、纺锤体和内质网等细胞器是通过细胞质遗传来自卵子。研究表明，细胞内的携带遗传信息不仅存在于细胞核，而且在细胞质中的线粒体内也含有基因组 DNA。线粒体 DNA 由 16 000 多个碱基组成，且其自发突变率显著高于细胞核基因组。在评估放射性遗传风险时，既要研究细胞核遗传物质的变化，也要考虑线粒体内遗传物质的改变，特别是卵子细胞质中的线粒体损伤，其遗传物质的损伤，可能传递到后代。

（三）辐射对雌雄生殖细胞的损伤

1. 研究辐射对生殖细胞损伤的方法

在动物实验中，可定量受到照射的动物生殖细胞的染色体畸变类型和畸变率，还可以用显性致死突变参数来研究放射对遗传物质的损伤效应。显性致死突变是雄性生殖细胞受到放射损伤后，检测其诱发的死亡事件（死胎数、吸收点及吸收胎块等）占全部着床数的百分率。可用受过放射暴露的雄性鼠与未受照射的正常雌性鼠交配，雌鼠受孕后，在仔鼠出生前检测母鼠子宫内容物正常和遗传胚胎数。在研究放射对人生殖细胞遗传损伤中，只能检测受到照射的个体生殖细胞的染色体异常情况。

2. 辐射诱发生殖细胞染色体畸变的类型

放射导致生殖细胞的染色体畸变类型，主要包括非稳定性畸变和稳定性畸变。放射导致的染色体非稳定性畸变主要是指断片形成，而稳定性畸变主要包括易位、缺失、重复和倒位等。稳定性畸变可通过细胞分裂将放射损伤带入精子，具有遗传的潜在危害。精原细胞与体细胞的染色体畸变类型基本相同，放射导致精原干细胞染色体易位畸变，在初级精母细胞分裂中期会出现多价体环和多价体链等不同畸变。初级精母细胞和次级精母细胞的染色体畸变多为单体型的。精原细胞、初级精母细胞和次级精母细胞对放射敏感，随着放射剂量的增加，不同类型的染色体畸变数也会增加。

3. 辐射诱发人生殖细胞的染色体畸变

放射对人生殖细胞的影响的大部分研究来自体外试验，结果显示健康人精子的染色体畸变率随着射线剂量的升高而增加。我国吕玉民课题组在放射导致生殖细胞染色体畸变方面进行了系统研究，如他们将分离的健康人精液暴露于 ^{60}Co γ 射线照射，使用 0、1.01、1.81、2.99 Gy 4 个不同剂量的照射，结果显示随着照射剂量的升高，精子畸变率（%）和染色体畸变率（%）增加，呈显著正相关。这些体外实验充分证明放射能升高生殖细胞染色体畸变率。

傅宝华等通过观察辐射事故中的受照人员精子的染色体结构变化，证实辐射能升高精子的染色体畸变率。年龄为 23 岁和 25 岁的两名健康男性意外遭受平均剂量为 3.5 Gy 和 1.4 Gy 的 ^{60}Co γ 射线的全身照射，睾丸部位的吸收剂量分别为 1.8 Gy 和 2.3 Gy。研究者在事故 6~7 年后，检测了受辐射的 133 个精子，并以 240 个来自未照射个体的精子作为对照，进行染色体畸变分析，发现即使照射后数年，辐射精子的染色体畸变率显著高于对照组，且染色体畸变以末端缺失为主，也存在染色体易位、双着丝粒染色体、四射体和环状染色体等畸变现象。进一步分析发现受照者 Y 精子与 X 精子的比例（61.6%）较对照组（50.8%）明显升高，因此辐射能诱发受照个体后代性比发生改变，由于受照后 Y 精子比例增高，将导致后代中雄性个体的数量增加。另有多项研究结果表明，受较高剂量辐射后的精子，即使携带有较高比例的染色体畸变，但仍有与卵子结合和受精的能力。具有染色体畸变的精子与卵子受精后，其后代是否出现相应遗传效应需要继续深入研究。

4. 辐射诱发动物生殖细胞的染色体畸变

多项体内和体外研究结果表明，放射能导致雌雄性小鼠生殖细胞染色体畸变，出现染色体断片、末端缺失、易位、双着丝粒染色体和四射体等多种畸变现象。不同发育阶段生殖细胞对放射导致的染色体畸变率不同，如次级精母细胞畸变率最高，依次为精原细胞，初级精母细胞最低，提示这些生殖细胞对放射敏感。在比较放射对处于减数分裂Ⅱ期的雌雄生殖细胞染色体畸变影响时发现，雄性生殖细胞的染色体畸变率显著高于雌性生殖细胞，这也许表明雌生殖细胞对辐射更敏感，但不排除雌激素对雌性生殖细胞的保护作用。随着现代科学技术的发展，通过新的受精卵分析能直接检测放射导致不同发育阶段的精子染色体畸变及畸变类型，且结果与显性致死突变的实验结果高度一致。这为进一步研究放射导致生殖细胞染色体畸变的机制提供新方法。

5. 辐射的适应性

辐射适应性（radioadaptive）是指受过低剂量辐照的细胞或机体，能增加细胞或机体对随后的较高剂量辐照的抗性。对低传能线密度照射来说，低剂量照射是指剂量率在 0.1 mGy/min 以内、总剂量在 0.1 Gy 以内的照射。虽然辐射诱导适应性出现的机制尚未完全阐明，但目前认为其与低剂量辐射引起的细胞 DNA 损伤和产生活性氧自由基有关。

早在 1984 年，Olivier 等学者已证实人淋巴细胞在低剂量辐射条件下可诱导出细胞遗传学适应性反应。生殖细胞的辐射适应性在动物实验上也得到证实。我国学者王献礼和王彬等用低剂量（0.01 ~ 0.30 Gy）X 射线辐射小鼠，3 ~ 6 h 后小鼠再暴露于较高剂量（0.75 ~ 2.00 Gy）X 射线辐射，观察到精原细胞、初级精母细胞和次级精母细胞的染色体畸变率显著低于单纯较高剂量辐射组，且辐射适应性小鼠的受孕率和生育能力显著提高，这些数据提示生殖细胞具有辐射适应性的特征。

通过大量实验证明，辐射适应性具有以下三个特点：①辐射适应性特点在体外培养细胞和体内动物照射情况下均存在；②辐射适应性出现的快慢与多种因素有关，如低剂量照射的剂量和剂量率、较低剂量照射和较高剂量照射的间隔时间长短等；③低剂量辐射和不同化学物质之间相互作用，可诱导辐射适应性。

（四）内照射对雌雄生殖细胞的遗传效应

不仅外照射（如 X 射线和 γ 射线等）能引起生殖细胞的染色体畸变，而且来自放射性核素的内照射也能导致生殖细胞的遗传物质损伤。内照射导致生殖细胞染色体畸变的大部分来自动物实验。

人们对核工业等领域常用的放射性核素铀研究，发现其能引起生殖细胞损伤。例如，注射 0.05 ~ 1.0 μg UO_2F_2 入小鼠睾丸后，不同时间点观察生殖系统的损伤，发现铀暴露显著升高畸形精子的比例、精原细胞和精母细胞的染色体畸变率，在显性致死突变实验中发现铀暴露增加受孕鼠的死胎数、吸收点及吸收胎块数。在核电站事故中释放放射性核素中，重核裂变产物 ^{134}Cs 较为常见，^{134}Cs 易通过不同途径进入机体内。当雄性小鼠暴露于 0.093 ~ 231.25 kBq/g 的 $^{134}CsCO_3$ 时，24 h 后即能检测到明显的精子畸形和精原细胞染色体畸变，且其对生殖细胞的损伤呈剂量效应关系。通过动物实验，已证明了其他放射性核素（如 ^{239}Pu、^3H、^{147}Pm 等）进入机体后，能导致精子畸形、生殖细胞染色体点突变、染色体畸变和显性致死突变等生殖系统损伤。因此，对有铀和铯等放射性核素暴露潜在危险的人群，要密切关注其生殖健康。

在临床上，最常用的放射性核素为 ^{131}I。在动物实验中早已证明了 ^{131}I 的生殖细胞毒性和放射遗传效应，如雄性小鼠分别暴露于 185、370、555 kBq 的不同剂量 ^{131}I 或 ^{125}I 后，发现 ^{131}I 和 ^{125}I 均能显著增加精子畸形比例、精原细胞染色体畸变率和显性致死突变。但对临床上已暴露过 ^{131}I 的人群研究，并未发现在其后代中出现放射遗传效应。由于在动物实验上已观察到 ^{131}I 的遗传毒性，临床上常将 ^{131}I 换为辐射能量较低的 ^{125}I，以降低该放射性核素对生殖细胞的毒性和遗传效应的风险。

三、放射的遗传效应

（一）辐射对人类的遗传效应

辐射对人类的遗传效应，均来自对放射事件受害人群中的研究获得。比较典型的辐射事件是日本广岛、长崎原子弹爆炸和苏联的切尔诺贝利事故。从1946年开始科研人员对日本原爆幸存者进行随访研究，并对原爆幸存者后代也进行了跟踪研究，积累了大量的辐射对人类遗传效应相关的数据。

在跟踪随访调查研究中，按照亲代受照射剂量的大小分为两个实验组：低剂量组（0.01~0.09 Gy）和高剂量组（>1 Gy），将来自广岛、长崎之外的人群为实验对照组。研究主要考察以下4个遗传学指标。①妊娠结果：死产、先天性畸形、出生后2周内的死亡数；②死亡事件：婴儿出生后17年预期寿命的死亡数；③携带性染色体异常儿童的比例；④由于基因突变导致的血液蛋白电泳变异体儿童的比例。研究结果显示近爆心（<2 km）幸存者后代与远离爆心人群相比，各遗传学效应有预期差别趋势，但没有统计学意义。

通过对上述观察指标的前三个估计了加倍剂量，通过这三个指标得出的简单平均数为1.56 Sv。这个结果与Da Cruz AD等以不同辐射暴露人群为观察对象得出的加倍剂量相似。他们对1987年发生在巴西的 ^{137}Cs 放射事故的受害人群进行跟踪随访，以HPRT基因突变率和微核为观察指标，进行放射遗传风险评估，得出的加倍剂量为1.37 Sv，这与1.56的加倍剂量相近。

虽然对发生在日本广岛、长崎原子弹爆炸幸存者的随访研究，难以得出辐射对人类存在遗传效应的结论，但也有其他研究小组得出了阳性结果。如Gardnerd等报道了英国Sellafield核工厂周围的人群中白血病发生率较对照组显著升高，Dubrova等报道了在切尔诺贝利事故中受辐射暴露的人群中，DNA卫星突变率比对照组高2倍，这些结果需要更多事件和数据来支持。

从对日本原子弹爆炸幸存者长达几十年的随访研究数据中，提示人类受到辐射导致的染色体畸变率和染色体异常的比例是比较低的，这一结论在动物实验中也得到了证明，小鼠暴露于高剂量率的小剂量辐射或低剂量率连续辐射条件下，生殖细胞的染色体异常比例较低。因此，在辐射事故中暴露于不同剂量照射的人群，也许能通过推迟妊娠来达到降低放射遗传效应带来的严重后果。为了避免放射遗传效应的出现，建议男女双方在遭受放射暴露后，等待6个月以上的时间后才考虑妊娠。

在研究放射对人类的遗传效应过程中，对辐射受照人群进行随访得出评价辐射导致人类遗传效应的4个指导原则：①不管突变是自发的还是来自辐射，大多数对机体是有害的；②任何辐射剂量都可能升高遗传风险；③辐射导致的突变数与剂量成正比，辐射剂量大，诱发的突变数多；④虽然小鼠对辐射的敏感性比人类高，但通过小鼠实验数据对遗传效应风险的评估，依然有参考价值。

（二）辐射对动物的遗传效应

尽管放射对人类的遗传效应未完全确定，还需要更长时间随访，但放射对动物的遗传效应已经在不同实验室得到证实。在研究放射对动物的遗传效应中，需要大量的实验动物，且要求实验动物在短时间内能繁殖多代，有利于观察受照动物的产仔数和计算突变率等参数，常选用的实验动物为小鼠和果蝇。Iwasaki等将雄性小鼠暴露于3 Gy的 ^{60}Co γ射线，照射后与未受照射的雌性小鼠交配，观察放射对小鼠的遗传效应，结果显示辐射雄性小鼠后导致产仔数从7.1只降低到4.9只，差异有显著统计学意义，但进一步分析发现在此剂量照射下不会影响后代仔鼠的性别比。在用X射线照射果蝇后，以性染色体隐性致死突变率为观察指标，发现受照果蝇的子代数要显著低于未照射组，证实了放射的遗传效应对后代影响严重，且辐射的遗传效应与多种因素有关，如辐射剂量、辐射剂量率、辐射的时间和分次照射等，其中最主要的影响因素为辐射剂量。因此，研究辐射对动物的遗传效应为进一步研究辐射对人类的遗传效应提供理论基础。

在遗传危险评估中，常以百万活产后代中的突变率来表示。如在正常人群中，突变率为 107 000/100 万（占 10%），在这些自发突变中，有常染色体显性及 X 连锁突变、隐性突变、常染色体畸变和不规则遗传，且有 30% ~ 50% 的突变对机体损伤严重。在辐射导致的突变研究中，若以 10 mSv 照射，第一代的突变率仅为 50/100 万，但如果将照射剂量分配到每一代中以达到遗传平衡，在此条件下的突变率为 60 ~ 1 100/100 万，尚远低于自发突变。

（邵立健）

思　考　题

1. 简述放射生物标志物的分类。
2. 简述几种常见的新型生物标志物。
3. 简述我国职业性放射病的种类。
4. 简述职业性放射性疾病的处理原则。
5. 放射对生殖细胞的损伤主要体现在哪些方面？

数字课程学习

📥 教学课件　　　📖 拓展阅读　　　🖥 课后习题

第五章
辐射防护的理论与实践

19 世纪末，人类开启了核能与核技术的研究，由此核能与核技术得到了快速发展。至 21 世纪初，在一百多年的时间里，该项技术已被广泛应用于工业、农业、国防、科技、教学科研等多个领域，极大促进了各相关行业的发展。然而万物皆有两面性，电离辐射也是一把双刃剑，人类在利用电离辐射的同时，必须严防射线带来的健康损害和环境污染风险。基于这个目的，放射卫生与辐射防护被引入到核能与核技术应用领域，为电离辐射的安全应用保驾护航。本章即主要介绍辐射防护的基本理论知识和相关的实践应用。

第一节 辐射防护的原则与基本标准

一、辐射实践

辐射实践是指任何引入新的放射源或照射途径，或扩大受照人员范围，或改变现有的照射途径，从而使人们受到照射或受到照射的可能性（或受到照射的人数）增加的人类活动。辐射实践具体包括：①放射源的产生和辐射（或放射性）物质在医学、工业、农业、教育与科学研究中的应用，包含已涉及（或可能涉及）辐射或放射性物质照射的应用有关的活动；②核能的生产，包含核燃料循环中涉及（或可能涉及）辐射或放射性物质照射的各种活动；③某些涉及天然放射源照射的实践等。

由于辐射事件的发生，其过程涉及许多放射源，这些放射源可大致归纳为三种状态：①为开发、生产和应用的目的，经计划慎重选择引进的受控正常运行的放射源（如各种辐射实践）；②在计划运行过程中，因操作失误、设备故障或自然灾害等，或恶意事件而演变成的失控状态的放射源；③早已存在的放射源（如天然放射源等）。基于上述情况，因而依次出现了计划照射情况、应急照射情况和现存照射情况，导致个人、人群组或公众受到照射。个体或人群可能受到单一放射源的照射，也可能受到多个放射源的照射，但总有一个起主导作用。

二、辐射干预

辐射干预是指任何旨在减少（或避免）不属于受控实践的（或因事故而失控的）放射

源所致的照射（或潜在照射）活动。即通过影响现存形式而降低总的照射的人类活动，如移开现存放射源、改变途径或减少受照人数。干预就得采取防护行动或补救行动。

需要实施干预行动的情况一般有两种，即应急照射情况下的防护与持续照射情况下的补救。①应急照射情况：已执行应急计划或应急程序的事故情况与紧急情况，即需要立即采取某些超出正常工作程序的行动，以避免事故发生或减轻事故后果的状态，有时也称为紧急状态；同时，也泛指立即采取超出正常工作程序的行动，审管部门或干预组织确认有正当理由进行干预的其他任何应急照射情况。②持续照射情况：是指没有任何不间断人类活动予以维持而长期持续存在的非正常公众照射。这种照射的剂量率基本上是恒定的或者下降缓慢的照射。天然放射源照射，如建筑物和工作场所内氡的照射；以往事件所造成的放射性残存物照射，以及未受通知与批准制度控制的以往实践和放射源的利用所造成的放射性残存物照射；审管部门或干预组织确认有正当理由进行干预的其他任何持续照射情况。

（一）干预的正当性判断

只有经过对健康保护和社会、经济等因素进行综合考虑，且预计干预的利大于弊时，干预才是正当的。在干预情况下，为减少或避免照射，只要采取防护行动或补救行动是正当的，则应采取这类行动。防护行动是指为避免或减少公众成员在持续照射（或应急照射）情况下的受照剂量而进行的一种干预。而补救行动是指在涉及持续照射的干预情况下，当超过规定的行动水平时所采取的行动，以减少可能受到的照射剂量。

在应急照射情况下，如果任何个人所受的预期剂量（指若不采取防护行动或补救行动，预期会受到的剂量，而不是可防止剂量。这里的可防止剂量是指采取防护行动所减少的剂量，即不采取防护行动的情况下预期会受到的剂量与在采取防护行动的情况下预期会受到的剂量之差）或剂量率接近（或预计会接近）可能导致严重损伤的阈值，则采取防护行动总是正当的。

在持续照射情况下，如果剂量水平接近或预计会接近国家标准规定值时，则无论在什么情况下采取防护行动或补救行动总是正当的。只有当放射性污染和剂量水平很低不值得花费代价去采取补救行动，或是放射性污染非常严重和广泛，采取补救行动花费的代价太大，在此种情况时，采取补救行动不具有正当性。

（二）干预的最优化选择

为减少或避免照射而要采取的防护行动（或补救行动），其形式、规模和持续时间均应是最优化的，即在通常的社会和经济情况下，从总体上考虑，能获得最大的净利益。也就是说，最优化过程是指决定干预行动的方法、规模及时间长短以谋取最大的利益。简单地讲，弊与利之间的差额用同样的量表示。在考虑进行干预的许多情况中有不少是长期存在的，不要求紧迫行动，其他由事故引起的情况，如果不采取即时措施就可能造成严重照射，应急情况下的干预计划应作为正常运行手续中的不可缺少的一部分。

（三）干预的剂量准则

需要实施干预行动的情况有两种，即应急照射和持续照射，需要针对这两种情况，建立实施干预的剂量准则。

在应急照射情况时，实施干预的剂量准则为：①急性照射的剂量行动水平，即器官或组织受到急性照射，在任何情况下都应进行干预的剂量行动水平，如全身（骨髓）受到急性照射，2 d内预期吸收剂量1 Gy。准则对其他器官或组织的剂量行动水平也都做了详细规定。②应急照射情况下的通用优化干预水平和行动水平。通用优化干预水平用可防止剂量表示，即当可防止剂量大于相应的干预水平时，则表明需要采取这种防护行动。在确定可防止剂量时，应适当考虑采取防护行动时可能发生的延误和可能干扰行动效能的其他因素。在应急计划中应根据标准所规定的准则给出对应需采取防护行动（包括隐蔽、撤离、碘防护、临时避迁和永久再定居）的不同干预水平。

在持续照射情况时，实施干预的剂量准则有：①器官或组织受持续照射时，任何情况下都应进行干预的剂量率行动水平，如性腺受到持续照射吸收剂量率为0.2 Gy/a，其他器官也做了相应规定。②在大多数情况下，住宅中氡持续照射的优化行动水平，应在年平均活度浓度为^{222}Rn 200 ~ 400 Bq/m^{3}范围内。其上限值用于已建住宅氡持续照射的干预，其下限值用于对待建住宅氡持续照射的控制。工作场所中氡持续照射情况下补救行动的行动水平是在年平均活度浓度为^{222}Rn 500 ~ 1 000 Bq/m^{3}范围内，达到^{222}Rn 500 Bq/m^{3}时宜考虑采取补救行动，达到^{222}Rn 1 000 Bq/m^{3}时应采取补救行动。

三、辐射防护的目的

电离辐射是能量的一种传播方式。在电离辐射传播过程中其能使物质发生电离。电离辐射的作用对象如果是人体，则会对人体产生辐射危害，这种危害可以发生在受照的个体，也可出现在其后代。人类在应用电离辐射线的时候，就伴随着辐射危害的可能。1895年11月，伦琴发现X射线，不到半年，《德国医学周刊》上最早报道了一位工程师因接触X射线而诱发放射性皮炎，这是人类第一次认识到X射线的辐射危害。

电离辐射应用的早期，人们没有注意到辐射损伤的严重性，对电离辐射防护毫无意识，后来回顾性调查研究发现，至少有336名死者归因于辐射照射。其中，251人死于辐射所致皮肤癌，56人死于辐射所致恶性贫血或白血病。20世纪20年代后人们逐渐认识到辐射防护的重要性，职业辐射危害事件明显减少。在后来的原子弹灾害、可移动源事故、辐射的医学应用事故和核电厂事故中，虽也有不少人遭受到电离辐射危害，但这些都是意外事件导致的辐射危害。随着生产力的发展和科学技术的进步，人们已经积累了丰富的电离辐射防护知识和经验，在通常的职业照射条件下，人们已能够很好地控制放射源的使用，人工辐射照射水平大大降低，其造成的辐射危害也随之降低。辐射防护在电离辐射的应用过程中，真正起到了保驾护航的作用。

电离辐射危害包括确定性效应和随机性效应。这种危害不仅仅发生在受照者本人，也可能会发生在受照者的后代，人们可以通过一系列的防护手段，降低辐射危害，但不能完全消除辐射危害。基于这一现象，辐射防护界总是面临这样的质询：既然不可以完全消除电离辐射的危害，那么辐射防护有什么作用？辐射危害降低到什么程度才能够被认为是安全的？辐射防护的目的是什么？

这些问题都不能以简单的方式予以回答，因为不能将辐射诱发的确定性效应和随机性效应相提并论。

确定性效应存在阈剂量，对任何人，只要其器官、组织受到的辐射照射的剂量达到相应的剂量阈值时，必然出现确定性效应（有害的组织反应），而且确定性效应的严重程度也必然随着受照剂量的增加而加重。所以，在所有的辐射实践中，只要把人员受照剂量控制在器官或组织相应阈剂量以下，就完全可以避免有害的确定性效应发生，把确定性效应的发生概率降低到零。这一点说明，通过有效的辐射防护，可以完全避免确定性效应的发生。

与确定性效应不同，随机性效应不存在剂量阈值，它的出现是由于单个细胞受电离辐射后出现的变异，这种变异不仅不能够被机体识别，还会通过细胞分裂的方式传给下一代细胞，甚至通过生殖细胞传给下一代个体，因此随机性效应不能完全被避免。在小剂量和低剂率照射条件下，随机性效应和剂量之间呈线性关系，没有阈剂量，随机性效应一旦发生，其后果的严重性与辐射剂量无关。目前，在辐射防护方面只能采取有效的措施或方法把随机性效应的发生概率（$1 \sim 2$ Sv）限制到可以接受的水平，这个水平约相当于职业人员的正常死亡率，即在 $10^{-5} \sim 10^{-4}$ 概率范围内。由此说明，通过有效的辐射防护，不能完全消除随机性效应的发生，只能降低其发生概率。

综上所述，辐射防护的目的就是在使用电离辐射过程中，尽量避免其有害的确定性效应的发生，降低随机性效应的发生概率，使之达到可以接受的水平。

四、辐射防护的原则

任何剂量的电离辐射都会带来一定程度的辐射危险，鉴于人们从事这些电离辐射活动是为了获取相应的利益，为此不得不接受一定的危险。因此，人们的电离辐射实践活动必须围绕着辐射防护目的进行。为了达到这一目的，ICRP 制定了辐射实践正当性、辐射防护最优化和个人剂量限值的防护原则。由这三项原则构成的防护体系已被各国际相关组织及绝大多数国家所采纳。

ICRP 在 1990 年建议书中，给出了实践和干预情况下的防护原则，这些原则是防护体系的基础，并且已提出了一套用于计划照射、应急照射及现存照射情况的原则。在辐射防护三原则中，两项原则（辐射实践正当性原则和辐射防护最优化原则）是与源相关的，适用于所有照射情况，一项原则（个人剂量限值原则）是与个人相关的，适用于计划照射情况。

辐射实践正当性原则是任何改变照射情况的决定都应当是利大于弊。这意味着通过引入新的放射源、减少现存照射或降低潜在照射的危险，人们能够取得足够的个人利益或社会利益以弥补其引起的损害。

辐射防护最优化原则是要考虑多因素后，使受照射的可能性降至最低水平。这意味着在任何辐射情况下防护水平都应当是最佳的，取利弊之差的最大值。为了避免这种优化过程的严重不公平的结果，应当对个人受到特定源的剂量或危险需要加以限制（剂量约束或危险约束及参考水平）。

个人剂量限值原则，其涉及的是受控源职业照射和公众个人受照剂量，是个人相关的，它适用于除医疗照射外的计划照射情况，是指除患者的医疗照射之外，任何个人受到来自监管源的计划照射的剂量之和不能超过委员会推荐的相应限值。

图 5-1 说明在计划照射情况下运用个人剂量限值与在所有情况下对单个源运用约束或参考水平之间的概念差异。

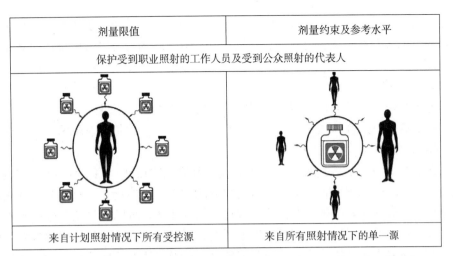

剂量限值	剂量约束及参考水平
保护受到职业照射的工作人员及受到公众照射的代表人	
来自计划照射情况下所有受控源	来自所有照射情况下的单一源

图 5-1　保护工作人员和公众成员的剂量限制与剂量约束及参考水平的对比

（一）辐射实践的正当性

任何一项辐射实践，在开展之前均需要综合考虑实践带来的利益和为此冒的风险。正当性原则是源相关的，为实现对源的控制，减少辐射实践对职业人员和公众的照射，在引入伴有辐射照射的任何实践之前，都必须经过正当性判断。它要求在进行任何伴有辐射的实践活动时，必须权衡利弊，只有在考虑了社会、经济和其他相关因素之后，只有在引入的实践对个人或社会带来的利益足以弥补其可能引起的辐射危害时，该实践才是正当的。若引入的某种实践活动不能带来超过代价的纯利益，则不能采用此种实践。当然所考虑的后果不限于辐射危害，还包括该活动的其他危险和代价及利益。辐射危害有时只是全部危害中的一小部分，因此，正当性远远超越了辐射防护的范围。正是由于这些原因，正当性应当以净利益为正值。在所有可行的各种方案中选出最佳方案，但这往往会超出了辐射防护部门的职责范围。

1. 正当性原则的应用

针对职业照射和公众照射，正当性原则的应用有两种不同的方法，它取决于是否可以直接控制源。

第一种方法用于引入新的辐射实践活动，在此主要进行辐射防护预先计划且对源进行防护。正当性原则应用于这些情况，要求只有当计划的照射对受照射个人或社会能够产生净利益，以抵消它带来的辐射危害时才可以引入。必须注意，当有新信息、新技术出现时，该辐射实践的正当性需要重新审视判断。

第二种方法用于主要通过改变照射途径而非直接对源施加控制的情况。在现存照射情况和应急照射情况下，正当性原则用于决定是否采取行动以避免进一步的照射。减小剂量的任何决定，都可能会带来某些不利因素。因此，必须做出辐射利益大于危害证明其是正当的。

在这两种方法中，判断正当性的责任通常划到政府或国家管理部门身上，以确保最广泛意义上的国家和社会整体利益，因而不必针对每个人有益。然而，正当性判断的信息可能包括许多方面，也可能是由政府部门以外的用户或其他组织或人员告知的。同样，正当性判断经常通过公众磋商过程告知，依据之一就是相关源的大小。正当性判断包含很多方面，不同的组织将会参与且负有责任，在这样的背景下，辐射防护考虑将作为重要决策过程的一个依据。

2. 非正当性照射

除非情况特殊，以下与辐射相关的实践都应当被认为是不正当的。

（1）故意添加放射性物质或进行活化，使食品、饮料、化妆品、玩具、私人珠宝及装饰品等产品的放射性活度增加的照射。

（2）在未查询临床症状情况下，为了职业、健康保险或法律目的而开展的放射检查，除非此检查预期能够为被检查个人的健康提供有用的信息，或能够为重要的犯罪调查提供证据，这几乎总是意味着必须对获得的影像进行临床评估，否则照射就不是正当的。

（3）对无症状的人群组进行涉及辐射照射的医学筛选检查，应当考虑筛选程序检查疾病的可能性，对查出疾病给予有效治疗的可能性，以及对于某些疾病，控制这些疾病给整个社会带来的利益。除非检查对个人或整个人群的预期利益足以弥补其经济和社会成本（包括辐射危害），否则照射就不是正当的。

3. 医疗照射正当性判断的特殊性

医疗照射的正当性判断的职权经常是归于专业人员，而非政府部门。医疗照射的主要目标是给患者带来净利益，采用某一特定程序的正当性就成了从业医师的责任。医生经周密权衡认为使用某一放射诊疗程序会给患者带来净利益，那么这种专业上的判断就构成了使患者接受这种照射的正当理由。为此，医疗机构开展放射诊疗工作人员的执业条件十分重要。他们必须经过放射卫生防护专业培训，熟知所采用的程序及该程序的危险与利益。GB 18871—2002 指出，医疗照射实践及其用源的申请者，在申请书中应说明执业医师在辐射防护方面的资格；承诺具备有关法规、规定的或许可证中写明的辐射防护专业资格的职业医师，才被允许开具使用其源的检查申请单或治疗处方。

（二）辐射防护最优化

对个人剂量或危险限制的防护最优化原则是防护体系的核心，适用于所有的三种照射情况，即计划照射情况、应急照射情况和现存照射情况。在过去的几十年中，最优化原则的应用已显著降低了职业照射和公众照射的剂量水平。

辐射防护最优化是一种源相关的过程原则，是在考虑了经济和社会因素后，遭受照射的可能性（不一定受到的照射）、受照射人员数目及个人所受剂量大小均应保持在可合理达到的尽可能低的水平（as low as reasonably achievable，ALARA）。

只要一项实践被判定为正当的并予采纳，就需要考虑如何有效地使用资源来降低其对职业人员和公众的照射与危险。防护最优化的本质是在付出代价与所获得净利益之间进行权衡，以最小的代价获得最大的利益。

1. 可合理达到的尽可能低的水平

如何理解可合理达到的尽可能低的水平，ICRP 已经做出结论，指出可通过运用代价与利益分析的程序来解释，并在 ICRP 第 26 号出版物中指明了进行这种分析的一种简单的方法。

对一项含有辐射照射的实践，其正当性和最优化条件可用以下数学方程来帮助分析：

令 B 代表所产生的纯利益；V 代表该项事业的价值（即毛利益）；P 代表该项事业所

用的基本生产代价；X 代表用于辐射防护而付出的代价；Y 代表该项事业带来的辐射危害代价；S 为集体有效剂量（人·Sv）。

当利益与代价能用同一尺度表示时，则有：

$$B = V - (P + X + Y) = (V - P) - (X + Y) \qquad （式 5-1）$$

式中，V、P 是与辐射照射无关的参数，而 X、Y 都是集体有效剂量（S）的函数（图 5-2）。

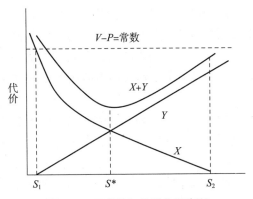

图 5-2　正当性与最优化示意图

正当性条件就是纯利益 $B > 0$，即：

$$(V - P) > (X + Y) \qquad （式 5-2）$$

最优化条件（即使引进的实践获得净利益达到最大）：

$$\frac{dB}{dS} = \frac{d(V - P)}{dS} - \frac{d(X + Y)}{dS} = 0 \qquad （式 5-3）$$

$$\frac{dX}{dS} + \frac{dY}{dS} = 0 \qquad （式 5-4）$$

集体剂量 S 对应于（$X + Y$）的最低点的值 S^*，可写成

$$\left(\frac{dX}{dS}\right)_{S^*} = -\left(\frac{dY}{dS}\right)_{S^*} \qquad （式 5-5）$$

式中表示减少单位集体有效剂量（人·Sv）所耗去的防护费用，必须与降低 1 人·Sv 而减少的危害相抵消。满足要求就是把剂量保持在"可合理达到的尽可能低的水平"。

防护最优化并非剂量的最小化，而是对辐射危害和可利用资源进行权衡、评价的结果。最优化就是通过持续、反复的权衡、评价过程，以寻求达到防护的最佳水平（如选择和实施主要情况下的最佳防护方案等）。

辐射防护最优化应在计划的立项阶段就予以考虑，它贯穿于辐射实践（或设施选址、设计、操作、运行和退役）的全过程，并应定期审核，以确定是否需要调整。最优化是一个前瞻性的反复过程，旨在防止或降低未来的照射。

2. 剂量约束

剂量约束是指除患者的医疗照射之外，在计划引进的辐射实践活动中，针对具体的源所引起个人剂量预先确定的一种限制，其限制性量值称为剂量约束值。剂量约束的目的是剔除任何导致个人剂量高于所选定剂量约束值的那些防护方案等情况，所以它是对该源进

行防护最优化时预期剂量的上限，用于放射源防护最优化时的约束条件，是代表防护的基本水平，而并非最佳水平。

在引入实践对职业人员和公众成员照射的个人剂量约束值等于个人剂量限值，即职业人员为 20 mSv/ 年；公众成员为 1 mSv/ 年。在防护设计过程中不能把剂量约束值视为目标值，防护最优化将确定一个在约束值以下的可接受的剂量水平，这个经优化的剂量水平才是设计防护行动的预期结束。又如 GB 18871–2002 指出"剂量约束值通常应在公众照射剂量限值的 10% ~ 30%（即 0.1 ~ 0.3 mSv/ 年）的范围之内"。对于职业照射，剂量约束是一个用来限制选择范围的个人剂量数值，因此在最优化过程中仅仅考虑那些预期所引起的剂量低于约束值的选择。对于公众照射，剂量约束是公众成员从一个特定可控源的计划作业中受到的辐射年剂量上界，必须强调剂量约束值不能用作或理解为规定的监管限值。

3. 危险约束

在计划照射实施中，可能存在不是计划发生的照射，即潜在照射。当引入一个辐射实践，在应用正当性和最优化原则时，就应当对其潜在照射危险予以充分考虑。

危险约束与剂量约束一样，是源相关的，且原则上使来自各项获准实践的所有潜在照射所致的个人危险应与正常照射剂量限值所相应的健康危害处于同一数量级水平。对职业照射来说，20 mSv/ 年是一个上限值，显然不能用它来估计危险。考虑到估计一个不安全状况的概率及其所致剂量时可能存在很大的不确定性，因此 ICRP 建议采用危险约束的通用值通常是适当的。在 ICRP 剂量限值体系已得到实施，且防护得到最优化的情况下，根据既往正常职业照射的普遍情况来看，平均个人年职业照射有效剂量可达 5 mSv。因此对职业人员的潜在照射，ICRP 推荐通用的危险约束值每年 2×10^{-4}，相当于平均职业年剂量 5 mSv 的致死癌症概率。对于公众的潜在照射，ICRP 推荐为每年 1×10^{-5} 危险约束值。

4. 参考水平

在应急照射或可控的现存照射情况下，参考水平表示这样的剂量或危险水平，计划允许发生的照射在该水平以上时就判断为不合适，因而应当设计并优化防护行动。所选择的参考水平数值将依赖于所考虑照射的主要情况。

当一个应急照射情况已经发生（或已经明确一个现存照射情况），且已经采取了防护行动时，可以对工作人员和公众成员的剂量进行测量或评价。此时，参考水平可以作为一种具有不同功能的基准，通过它能够对防护选择进行回顾性判断。实施某个计划的防护策略引起的剂量分布可能包含也可能不包含参考水平以上的照射，这取决于该策略的成效。然而，如果可能，都应该努力把参考水平以上的照射降低到参考水平之下。

在应急或现存可控的照射情况下，参考水平表示这样的剂量或危险水平：计划准许存在的照射高于这一水平时认为是不恰当的，在这一水平之下应进行防护最优化。医疗照射的参考水平，即 GB 18871–2002 放射诊断和核医学诊断的医疗照射指导水平。

最优化方法有多种，如直观分析法、多因素分析法、代价利益分析法和决策分析法等。大多数防护最优化的方法倾向于强调对社会及全体受照人口的利益与危害。但利益与危害不大可能在社会中以相同的方式分配，因而最优化可能在人与人之间引起相当大的不公平。为缩小或限制这种不公平，可以在最优化过程中对特定源使个人受到的剂量或危险加以限制。ICRP 引入了源相关的约束概念，但由于照射情况不同，这种限制和约束的称谓也不同。对于计划照射情况，个人可能遭受到的剂量的源相关的限制称剂量约束；而对于潜在照射这种源相关的概念为危险约束；对于应急照射和现存照射情况，源相关的限制是参考水平。不难看出，剂量约束、参考水平和危险约束的概念与辐射防护最优化一同用于对个人剂量的限制，剂量约束、危险约束和参考水平是最优化不可分割的一部分。约束为最优化过程提供了一个期望的上限，其目标是保证剂量不超过或保持在这一水平，接下来的目标是在考虑经济和社会因素后，将所有的剂量降低到可合理达到的尽量低的水平。

ICRP 对计划照射情况（除患者的医疗照射外）这一剂量水平的限制沿用了术语"剂量约束"；对应急照射和现存照射情况，则采用术语"参考水平"进行描述。诊断参考水平已经在医学诊断（即计划照射情况）中应用，以表明在常规条件下患者的剂量水平或某个特定的影像程序所注射的活度。如果有问题，则需要启动地区性复查，以确定防护是否已经得到充分的优化，或是否需要采取纠正措施。

选定的剂量约束或参考水平数值依赖于所考虑照射的环境，无论是剂量约束和危险约束，还是参考水平，都不代表"危险"与"安全"的分界线，也不表示改变个人相关健康危害的梯级。

表 5-1 列出了 ICRP 2007 报告防护体系中不同类型的剂量限制与照射情况、照射类型的关系。

表 5-1　ICRP 2007 年报告防护体系中不同类型的剂量限制与照射情况、照射类型的关系

照射情况类型	职业照射	公众照射	医疗照射
计划照射	剂量限值，计量约束	剂量限值，剂量约束	诊断参考水平[①]，剂量约束[②]
应急照射	参考水平[③]	参考水平	不适用
现存照射	不适用[④]	参考水平	不适用

注：①患者；②仅指抚育者、照顾者及生物医学研究志愿者；③长期的恢复作业作为计划中的职业照射的一部分；④在受影响区域内长期从事补救工作或从事延续性工作，所接受的照射应作为计划中的职业照射的一部分，即放射源是"现存"的。

（三）个人剂量限值

个人剂量限值是辐射防护基本原则的重要组成部分。在受控源实践中个人受到的有效剂量或当量剂量规定的不得超过的数值，称为个人剂量限值。个人受到所有有关实践合并产生的照射，应当遵守剂量限值。或者在潜在照射的情形下遵守对危险的某些控制。其目的是保证个人不会受到从这些实践来的正常情况下被断定为不可接受的辐射危险。不是所有的源都能在源所在处采取行动施加控制，所以在选定剂量限值前应先规定哪些源可以作为有关的源。

实践正当性和辐射防护最优化两者均与放射源相关，因为它们涉及的是对放射源的引用、安全防护是否正当和适宜。而个人剂量限值涉及的是受控源职业照射个人和公众个人的受照剂量，所以个人剂量限值与人相关。正当性是最优化过程的前提，个人受照剂量限值是最优化剂量的约束条件。

由于个人剂量限值是不可接受剂量范围的下限，适用于避免发生确定性效应。所以，不能把个人剂量限值直接作为防护设计和人员工作安排的依据。任何将个人剂量限值作为防护设计和人员工作安排的出发点，并在实践中执行尽可能向个人剂量限值接近的做法，

以及把个人剂量限值作为评价防护设施的主要标准做法，都是对辐射防护三原则的误解。评价防护设施的标准应该是其是否做到了最优化，而不是其是否超过了个人剂量限值。当然，个人剂量限值是不允许超过的值。

五、辐射防护的基本标准

辐射防护基本标准的实质是个人剂量限值，辐射防护三原则中的第三条原则也是基本剂量限值。为了利于管理操作，通常在基本剂量限值基础上还制定了辅助剂量限值标准，包括次级限值、导出限值、管理限值、参考水平等。

GB 18871-2002 是我国现行辐射防护标准。现行标准内容上大体包括两个部分：行为准则和剂量限值。行为准则包括在放射源开发、应用实践活动中人们应负责任和应当遵守的规则及要求；剂量限值是在实践中对职业照射人员和公众成员规定的不能超过的受照剂量的数值。ICRP1990 建议与 ICRP2007 建议中剂量限值的数值没有变化，GB 18871-2002 与 ICRP 及国际标准是一致的。

（一）基本剂量限值

以下是 GB 18871-2002 对于受控实践正常运行情况下关于职业照射和公众照射剂量限值的表述。其中的各项条款都是国家强制性的，在任何的辐射实践中都必须遵守。

1. 职业照射剂量限值

（1）应对任何工作人员的职业照射水平进行控制，使之不超过下述限值。

1）由审管部门决定的连续 5 年的年平均有效剂量（但不可做任何追溯性平均），20 mSv。

2）任何一年中的有效剂量，50 mSv。

3）晶状体的年当量剂量，150 mSv。

4）四肢（手和足）或皮肤的年当量剂量，500 mSv。

（2）对于年龄为 16～18 岁接受涉及辐射照射就业培训的学徒工，以及年龄为 16～18 岁在学习过程中需要使用放射源的学生，应控制其职业照射使之不超过下述限值。

1）年有效剂量，6 mSv。

2）晶状体的年当量剂量，50 mSv。

3）四肢（手和足）或皮肤的年当量剂量，150 mSv。

（3）在特殊情况下，剂量限值可进行如下临时变更。

1）依照审管部门的规定，可将剂量平均期破例延长到 10 个连续年；并且，在此期间内，任何工作人员所接受的年平均有效剂量不应超过 20 mSv，任何单一年份不应超过 50 mSv；此外，当任何一个工作人员自此延长平均期开始以来所接受的剂量累计达到 100 mSv 时，应对这种情况进行审查。

2）剂量限制的临时变更应遵循审管部门的规定，但任何一年内不得超过 50 mSv，临时变更的期限不得超过 5 年。

2001 年国际原子能机构（IAEA）暂行出版物第 GSRPart3 号《国际辐射防护和放射源安全的基本安全标准》提出了修改建议，主要针对职业照射的个人晶状体的当量剂量，表述如下。

（1）对于年龄在 18 岁以上的工作人员的职业照射，剂量限值为：

1）连续5年以上年平均有效剂量20 mSv（5年内100 mSv），并且任何单一年份内有效剂量50 mSv。

2）连续5年以上晶状体接受的年平均当量剂量20 mSv（5年内100 mSv），并且任何单一年份内当量剂量50 mSv。

3）一年中四肢（手和脚）或皮肤接受的当量剂量500 mSv。

（2）对于年龄在16～18岁正在接受涉及辐射的就业培训的实习生的职业照射和年龄在16～18岁在学习过程中使用源的学生的照射，剂量限值为：

1）一年中有效剂量6 mSv。

2）一年中晶状体接受的当量剂量20 mSv。

3）一年中四肢（手和脚）或皮肤接受的当量剂量150 mSv。

2. 公众照射剂量限值

实践使公众中有关关键人群组的成员所受到的平均剂量估计值不应超过下述限值：

1）年有效剂量，1 mSv。

2）特殊情况下，如果5个连续年的年平均剂量不超过1 mSv，则某一单一年份的有效剂量可提高到5 mSv。

3）晶状体的年当量剂量，15 mSv。

4）皮肤的年当量剂量，50 mSv。

3. 慰问者及探视人员的剂量限制

剂量限值不适用于患者的慰问者（例如，并非他们的职责、明知会受到照射却自愿帮助护理、支持和探视、慰问正在接受医学诊断或治疗患者的人员）。但是，应对患者的慰问者所受的照射加以约束，使他们在患者诊断或治疗期间所受的剂量不超过5 mSv。应将探视食入放射性物质患者的儿童所受的剂量限制于1 mSv以下。

剂量限值不适用于医疗照射，也不适用于无任何主要负责方负责的天然放射源照射。剂量限值包括在规定期内外照射引起的剂量，以及在同一期间内摄入放射性核素的内照射引起的待积剂量之和。

同样，剂量限值不适用于应急照射情况。但在应急照射情况结束承担恢复和重建作业的人员应视为职业受照人员，并应按正常的职业辐射防护标准进行防护，他们所受到的照射不应超过职业剂量限值。GB 18871-2002指出："一旦应急干预阶段结束，从事恢复工作（如工厂与建筑物修理，废物处置，或厂区及周围地区去污等）的工作人员所受的照射则应满足本标准第6章（即职业照射）所规定的有关职业照射的全部具体要求。"

（二）次级限值

次级限值分为外照射次级限值和内照射次级限值两类。

外照射的次级限值有浅表剂量当量限值和深部剂量当量限值。浅表剂量当量限值为每年500 mSv，用以防止皮肤的确定性效应的发生；深部剂量当量限值为每年20 mSv，用以限制随机性效应的发生率超过可以接受的水平。

内照射的次级限值是年摄入量限值（ALI）。摄入与ALI相应活度的放射性核素后，工作人员受到的待积剂量将等于职业性所规定的年待积剂量的相应限值。它可根据下面的公式确定：

$$ALI = \frac{20}{\sum_T W_T \cdot h_{50,T}} = \frac{20}{h_{50}}$$　　　　　　（式 5-6）

式中，$h_{50,T}$ 是摄入活度为 1 Bq 放射性核素后在靶器官 T 中产生的待积当量剂量；h_{50} 是摄入活度为 1 Bq 放射性核素后产生的待积有效剂量；20 是年有效剂量限值。

国家对各种放射性核素年摄入量限值都已做了规定。因此，发生内照射时，人员只要监测体内的该核素的放射性活度就可算得该人员所受的剂量。为便于应用，GB 18871-2002 给出了一组表，分别对职业照射和公众照射给出了食入和吸入单位摄入量所致的待积有效剂量。

（三）导出限值

在防护监测中，有许多测量结果很难用当量剂量来直接表示。但是，可以根据基本限值，通过一定模式推导出一个供防护监测结果比较用的限值，这种限值称为导出限值。在实际工作中，可以针对辐射监测中测量的任一量（如工作场所的当量剂量率、空气放射性浓度、表面污染和环境污染等）推导相应的导出限值。例如，导出空气浓度 DAC 就是根据下面模式推导出来的：假定参考人工作时每分钟空气吸入量为 0.02 m³/min，辐射工作人员 1 年工作 50 周，每周工作 40 h，因此 1 年总计工作 2 000 h，在此时间内工作人员吸入的空气量为 2.4×10^3 m³，于是，导出空气浓度 DAC 就等于放射性核素的年摄入量限值。

（ALI）吸入除以参考人 1 年工作时间内吸入的空气量，即：

$$DAC = （ALI）_{吸入}/2.4 \times 10^3$$　　　　　　（式 5-7）

式中，DAC 的单位是 Bq/m³。

上述参考人是由 ICRP 提出的用于辐射防护评价目的的一种假设的成年人模型，其解剖学和生理学特征并不是实际的某一人群组的平均值，而是经过选择，作为评价内照射剂量的统一的解剖学和生理学基础。

规定导出限值，目的在于确定一个数值，只要监测结果不超出这一数值，几乎可以肯定辐射防护的基本限值已经得到了遵守。但是，超过导出限值却不一定意味着违反了基本限值，它只是提示需要对超出情况进行仔细的调查。

（四）管理限值

审管机构用指令性限值作为管理的约束值的一种形式，要求运行管理部门根据最优化原则进一步降低基本剂量限值。指令性限值不一定只用于剂量，也可用于其他可由运行管理部门直接控制的对象，管理限值只用于特定场合，如放射性流出物排放的管理限值。在设置指令性限值时就应明确其目的。不管怎样说，它们不能替代防护最优化的过程。

大部分操作中的防护标准是按照有约束的最优化过程，而不是按照剂量限值来建立的。这时，适用于某些选定类型操作的强制性剂量约束值，就会是一个有用的管理工具。

管理限值应低于基本剂量限值或相应的导出限值，而且在导出限值和管理限值并存情况下，应优先使用管理限值，即管理限值要求更严，以保证基本剂量限值得以实施。

（五）参考水平

参考水平不是剂量限值，而是在职业照射中为使人员的受照剂量达到最优化指定的某一剂量限值的一个份额。在辐射防护实践中任何可测的量不论其是否存在限值，都可以建立参考水平，超过此水平就应采取相应的行动或决策。这些行动可以是单纯的数据记录，或调查原因与后果，甚至采取必要的干预行动等。最常用的参考水平有记录水平、调查水平、干预水平等。采用这些水平可以避免不必要或徒劳的工作，有助于资源的有效利用。

1. 记录水平

记录水平是指高于某水平的监测结果被认为有重要意义，需记录在案，而低于该水平的监测结果可被忽略。对于外照射个人剂量监测的记录水平，应当根据监测周期确定，一般不低于 1 mSv。

2. 调查水平

达到或超过年有效剂量限值、年摄入量限值、单位体积物质中活度浓度导出的限值和单位面积上核素污染活度控制水平的水平，称为调查水平。应当对出现这种情况的原因进行调查。可以根据预期的水平选定个人剂量和摄入量的调查水平，根据个人监测时间的周期选择相应的相关限值的一个份额作为调查水平。调查水平的剂量下限通常为 5 mSv。

3. 干预水平

为减少非受控源或事故失控源对人员的照射剂量而采取的行动，称作干预行动。针对非受控源持续照射情况或针对应急照射情况合理确定的可防止剂量水平，称为干预水平或称行动水平。当达到干预水平时，对于持续照射而言，应当采取补救行动；对于应急照射来说，应当采取防护行动。可防止剂量（avertable dose）是采取补救行动或防护行动所能减少的剂量，是与预期剂量（projected dose）相对比较而言的。不采取补救行动或防护行动时预计会受到的剂量，称为预期剂量。干预（行动）水平包括剂量率水平、剂量水平和活度浓度（比活度）水平。

GB 18871-2002 规定，任何情况下预期应进行干预的剂量水平和应急照射情况下干预水平与行动水平。器官或组织受到急性照射时，任何情况下预期都应进行干预的剂量行动水平如表 5-2 所列。器官或组织受到持续照射时，任何情况下预期都应进行干预的剂量率行动水平如表 5-3 所列。

通用优化干预水平用可防止剂量表示，即当可防止剂量大于相应的干预水平时，则表明需要采取这种防护行动。在确定可防止剂量时，应适当考虑采取防护行动时可能发生的延误，以及可能干扰行动的执行或降低行动效能的其他因素。

通用优化干预水平所规定的可防止剂量值，是指对适当选定的人群样本的平均值，而不是指对最大受照（关键居民组中）个人所受到的剂量。但无论如何，应使关键人群组的预期剂量保持在表 5-2 和表 5-3 中所规定的剂量水平以下。

一般情况下，作为防护决策的出发点，可以采用下面所推荐的通用优化干预水平。

1）紧急防护行动：隐蔽、撤离、碘防护的通

表 5-2　急性照射的剂量行动水平

器官或组织	2 d 内器官或组织的预期吸收剂量（Gy）
全身（骨髓）	1
肺	6
皮肤	3
甲状腺	5
晶状体	2
性腺	3

注：在考虑紧急防护的实际行动水平的正当性和最优化时，应考虑当胎儿在 2 d 时间内受到大于约 0.1 Gy 的剂量时产生确定性效应的可能性。

表 5-3　持续照射的剂量率行动水平

器官或组织	吸收剂量率（Gy/ 年）
性腺	0.2
晶状体	0.1
骨髓	0.4

用优化干预水平。隐蔽的通用优化干预水平是在 2 d 以内可防止剂量为 10 mSv。临时撤离的通用优化干预水平是在不长于一周的期间内可防止剂量为 50 mSv。碘防护的通用优化干预水平是 100 mGy（指甲状腺的可防止的待积吸收剂量）。

2）食品通用行动水平：见表 5-4。实际应用时，应对不同核素组分别给出的水平值单独测量，将相应核素组中各种核素的活度的总和作为食品通用行动水平。

3）临时避迁和永久再定居：开始临时避迁和终止临时避迁的通用优化干预水平分别是：一个月内可防止剂量为 30 mSv 和 10 mSv。如果预计在 1 年或 2 年之内，月累积剂量不会降低到该水平以下，则应考虑实施不再返回原来家园的永久再定居。当预计终身剂量可能会超过 1 Sv 时，也应考虑实施永久再定居。

表 5-4　食品的通用行动水平

放射性核素	一般消费食品（kBq/kg）	牛奶、婴儿食品和饮水（kBq/kg）
^{134}Cs、^{137}Cs、^{103}Ru、^{106}Ru、^{89}Sr	1	1
^{131}I	1	0.1
^{90}Sr	0.1	0.1
^{241}Am、^{238}Pu、^{239}Pu	0.01	0.001

（六）豁免准则与豁免水平

1. 豁免准则

（1）被豁免的实践或源对个人造成的辐射危险足够低，没有必要再对它们实施管理。

（2）被豁免的实践或源引起的群体辐射危险足够低，通常情况下不值得再对它们实施管理控制。

（3）被豁免实践或源具有其固有安全性，能满足前两项要求，并能始终得到保证。

如果经过审管部门确认，在任何实际可能的情况下，下列豁免准则都能得以满足的话，就可以不作更进一步考虑而将实践或实践中的源予以豁免。

1）被豁免的实践或源使任何公众成员在 1 年内受到的有效剂量预计为 10 μSv 量级或更小。

2）实施该实践一年内引起的集体有效剂量不大于 1 人·Sv，或防护最优化评价结果表明豁免是最优选择。

2. 可豁免的源与豁免水平

依据豁免准则，下列各种实践中的源经过审管部门认可以后，可以被豁免。

（1）具有审管部门认可型式的辐射发生器或符合下列条件的电子管件（如显像用阴极射线管）：①正常运行操作条件下，在距设备的任何可达表面 0.1 m 处引起的周围剂量当量率或定向剂量当量率不超过 1 μSv/h；②产生辐射的最大能量不大于 5 keV。

（2）符合以下要求的放射性物质，即任何时间段内，在进行实践的场所存在的给定核素的总活度或在实践中使用的给定的活度浓度，不应超过审管部门规定的豁免水平。GB 18871-2002 附录 A 中给出的放射性核素的豁免活度浓度和豁免活度，是根据某些可能不足以无限制使用的照射情景、模式和参数推导得出的，只能作为申报豁免的基础。在考虑豁免时，审管部门会根据实际的情况逐例审查，在某些情况下也可能会采取更严格的豁免水平。在应用 GB 18871-2002 附录 A 中给出的豁免水平时，必须注意以下几点：①这些豁免水平原则上只适用于组织良好和人员有素的工作场所，即只适于以小量放射性物质和源的工业应用、实验室应用或医学应用。例如，利用小的密封点状源刻度探测器，将少量非密封放射性物质溶液装入容器内，或作为工业示踪剂，或作为低活度气体核素的医学应用等。②对于未被排除的天然放射性核素豁免的应用，只限于引入到消费品中的天然放射性核素，或者是将它们（如 ^{226}Ra、^{210}Po）作为一种放射源使用，或者是利用它们（如钍、铀）的元素特性等情况。③对于一种以上的放射性核素，仅当各种放射性核素的活度（或活度浓度）与其相应的豁免活度（或豁免活度浓度值）之比值都小于 1 时，才可能考虑给予豁免。④除非有关的照射已经被排除，否则对较大批量放射性物质的豁免，即使其活度浓度低于规定的豁免水平，也需要由审管部门做更进一步的考虑。⑤严格禁止为了申报豁免而采用人工稀释等方法降低放射性活度浓度。

遵守审管部门规定（如与放射性物质的物理或化学形态有关的条件，以及与放射性物质的使用或处置有关的条件）时，可以予以有条件的豁免。

第二节　外照射防护

开展外照射防护时，应根据实际情况把工作场所划分成不同的区域，针对不同区域的不同要求，采取相应的措施，以求做到辐射防护的最优化。同时，应知道采取什么样的措施来达到外照射防护的目的。

一、工作场所区域划分

对于一个已经经过正当性判断的实践中的源，在考虑了经济与社会因素的前提下，个人有效剂量、受照的工作人员数目和可能发生但并未实际接受的照射，都应保持在可以合理做到的尽量低的水平。如前所述，为便于辐射防护管理和职业照射控制，应把辐射工作场所分为控制区和监督区，外照射场所划分与内照射稍有不同。

（一）控制区

控制区（controlled area）是指在辐射工作场所划分的一种区域，在这种区域内要求或可能要求采取专门的防护手段和安全措施，以便在正常工作条件下控制正常照射或防止污染扩展，防止潜在照射或限制其程度。

在确定控制区的边界时，应考虑预计的正常照射的水平、潜在照射的可能性和大小，以及所需要的防护手段与安全措施的性质和范围；某些范围较大的控制区，若其中的照射或污染水平在不同的局部变化比较大，需实施不同专门防护手段或安全措施，则可根据需要再划分出不同的子区，以方便管理。

密封源或辐射装置的注册者、许可证持有者应做到以下几点。

（1）采用实体边界划定控制区，不能采用实体边界时也可以采用其他适当的手段。

（2）源的运行或开启只是间歇性的或仅是把源从一处移至另一处的情况，应采用与主导情况相适应的方法划定控制区，并对照射时间加以规定。

（3）应在控制区的进出口及其他适当位置处设立醒目的警告标志，并给出相应的辐射水平和污染水平的指示。

（4）应制订职业防护与安全措施，包括适用于控制区的规则与程序。

（5）要应用行政管理程序（如进入控制区的工作许可制度）和实体屏障（包括门锁和联锁装置）限制进出控制区；限制的严格程度应与预计的照射水平和可能性相适应。

（6）按需要在控制区的入口处提供防护衣具（监测设备和个人衣物贮存柜）。

（7）按需要在控制区的出口处，提供皮肤和工作服的污染监测仪、被携出物品的污染监测设备、冲洗或淋浴设施，以及被污染防护衣具的贮存柜。

（8）定期审查控制区的实际状况，以确定是否有必要改变该区的防护手段或安全措施，以及改变该区的边界。

（二）监督区

监督区（supervised area）是指未被确定为控制区，通常不需要采取专门防护手段和安全措施，但要不断检查其职业照射条件的任何区域。

对于监督区，密封源或辐射装置的注册者和许可证持有者应做到以下几点：①采用适当的手段划出监督区的边界；②在监督区入口处的适当地点设立标明监督区的标牌；③定期审查该区的条件，以确定是否需要采取防护措施和做出安全规定，或是否需要更改监督区的边界。

二、外照射防护基本措施

外照射防护的措施包括时间防护、距离防护和屏蔽防护。

（一）时间防护

缩短操作时间以减少外照射剂量的防护措施，称为时间防护。在一个相对恒定的辐射场内，外照射剂量率（dose）是相对稳定的，人员在该辐射场内受到外照射累积剂量（D）与操作时间（t）成正比，即：

$$D = Dose \cdot t \tag{式 5-8}$$

操作时间越长，累积受照剂量就越多。所以，在用放射性物质进行试验之前，或是在进入放射性场所从事实践之前，可以通过"冷试验"方法对某种操作动作或操作过程进行预试验，以熟练操作技术，节省操作时间，减少外照射剂量。所谓"冷试验"，就是用非放射性物质替代放射源进行的预试验。

（二）距离防护

一般情况下，在外照射源的工作状态较为稳定的情况下，人员受到的外照射剂量率近似地与其离开放射源的距离的平方成反比；依据这种规律减少外照射剂量率的防护措施，称为距离防护。设 D_1 和 D_2 分别是人员离开源的距离为 r_1 和 r_2 处的外照射剂量率（μSv/h），则：

$$D_1/D_2 = r_2^2/r_1^2 \text{ 或 } D_1 r_1^2 = D_2 r_2^2 \tag{式 5-9}$$

式 5-9 称为外照射剂量率的"平方反比定律"。例如，在离开源 1 m 处的剂量率为 400 μSv/h 时；在 2 m 处的剂量率则为 100 μSv/h；在 10 m 处为 4 μSv/h；在 20 m 处为 1 μSv/h。可见，增大人体与源之间的距离对减少外照射剂量率非常明显。因此，常用灵活可靠的长柄夹具操作点状 γ 源，或用遥控技术操作外照射源。

（三）屏蔽防护

在人体与外照射源之间设置的能够减弱剂量率的实体屏障，称为屏蔽体。利用屏蔽体减少人员接受外照射剂量的防护措施，称为屏蔽防护。

时间防护、距离防护和屏蔽防护都可以减少人员接受外照射的剂量。相对于前两者，屏蔽防护从设计和实体上为职业人员和公众提供了安全的工作条件和生活环境。在工作中，为了更好地达到辐射防护的目的，应当根据具体情况综合应用这三项外照射防护措施。

在选择屏蔽材料时，除经济因素和地理空间因素外，还应综合考虑外照射源的辐射类型、辐射能量和活度等条件。对于 γ 射线和 X 射线常用原子序数高的材料作屏蔽体。例如，可选用贫化铀、铅、铸铁、混凝土或砖，以及含合适铅当量的复合材料做屏蔽体；在某些情况下还可选用无离子水作为 γ 放射源的屏蔽体。对于中子，常选用含硼的聚乙烯板或石蜡层或水等原子序数低的材料做屏蔽体。对于高能 β 粒子则通常选用铝或有机玻璃板等低原子序数的材料做屏蔽体，以减少轫致辐射的产额。

按照屏蔽范围的不同，可以将屏蔽分为整体屏蔽、分离屏蔽、阴影屏蔽和局部屏蔽。整体屏蔽就是将放射源完全包围的屏蔽；分离屏蔽是指用一次屏蔽包围最强的放射源（如反应堆活性区的一次屏蔽），在一次屏蔽与二次屏蔽之间也有放射源（如反应堆载热剂系统）；阴影屏蔽建立在放射源与被防护区域之间，它的大小限于屏蔽"所投向"的"阴影"，这种屏蔽在质量和外廓受限制的情况下常被利用；局部屏蔽是为限制工作人员进入的区域所采用的减弱屏蔽。例如，在核潜艇上，在底部方向可以采用局部屏蔽。按照屏蔽体的样式，可将其分为可移动屏蔽体和不可移动屏蔽体。可移动屏蔽体包括贮源容器、手套箱、企口铅砖、合适铅当量的橡胶围裙、橡胶手套、橡胶背心、橡胶围颈、橡胶三角裤，以及合适铅当量的玻璃屏风和玻璃眼镜等。不可移动屏蔽体包括屏蔽墙、屏蔽地板、屏蔽天棚、屏蔽门和屏蔽玻璃观察窗等。

三、辐射屏蔽的剂量计算

对于外照射的防护，虽然可以采取时间防护、距离防护和屏蔽防护三种措施，但从实际看，由于时间不可能无限制地缩短，距离也不可能无限制地拉远，所以单单采用这两种措施是远远不够的，必须采用屏蔽防护。而且，在更多情况下，人们更愿意选择屏蔽防护，因为足够的屏蔽防护可以让人们有更充裕的时间去完成一些工作，而且地域上距离的缩短也给工作带来了极大的便利。正如前面所说，屏蔽防护是从设计和实体上为职业人员和公众提供了安全的工作条件和生活环境，以下介绍外照射屏蔽防护相关内容。

对于外照射的屏蔽防护，这里主要探讨针对光子、带电粒子和中子的情况。

（一）光子屏蔽防护计算

电离辐射中讨论的光子能量比较高，与物质的相互作用机制主要有光电效应、康普顿散射和电子对产生效应三种，虽然还有其他机制，如瑞利散射、光核反应等，但由于反应截面相对很小，不予考虑。能量在 20 keV 至 10 MeV 的光子通过屏蔽体时，发生的光电效应、康普顿散射和电子对产生效应是其与物质相互作用的基本过程，也是辐射防护中主要考虑的过程。发生光电效应时，入射光子的能量将全部被屏蔽体吸收，并释放出带有一定能量的自由电子，这种效应主要发生在光子能量较小的情况下。发生电子对产生效应时，入射光子的全部能量转化为正负电子对的静止质量和运动的能量，这种效应主要发生在光子能量高时，能量大于 1.02 MeV 才可能出现这种效应，能量越高出现这种效应的概率越大。在这个能量范围内，康普顿效应很明显。发生康普顿效应时，光子能量未被全部吸收，其一部分能量授予相互作用的核外电子，使其摆脱原子核的束缚成为具有一定运动能量的自由电子，光子本身能量减小，并发生一定角度的散射。光子能量超过 10 MeV 时，光核反应逐渐变得显著，反应中产生的中子防护问题，此时已不得不考虑，这个问题将在其他书籍中讨论。虽然光子与物质的相互作用是一个随机过程，但从总体上看，无论光子能量如何，其在通过屏蔽体后剂量率符合指数衰减规律。

1. 窄束光子通过屏蔽体时的衰减规律

若入射 X 射线、γ 射线在物质中的衰减忽略散射光子的影响，则称该 X 射线、γ 射线是"窄束的"。确定窄束光子通过屏蔽体后衰减规律试验的几何布置（图 5-3）。

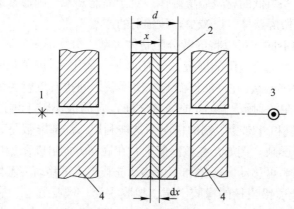

图 5-3　窄束光子通过屏蔽体后衰减规律试验的几何布置图
1. 源；2. 屏蔽体；3. 探测器；4. 准直器

"窄束"的光子束先通过准直器然后入射到屏蔽体，穿过屏蔽体的光子再通过准直器后达到探测器。在这种几何条件下，只有未散射（即未与屏蔽体相互作用）的那部分光子可以达到探测器；入射光子的减弱规律表达式为：

$$D = D_0 e^{-\mu d}$$（式 5-10）

式中，D 和 D_0 分别是在有屏蔽体时和没屏蔽体时在探测器所在位置的剂量率；d 为密度为 ρ 的屏蔽体厚度，单位为 cm；e 为自然对数的底，值为 2.718 3；μ 是光子通过该屏蔽体时的线性减弱系数，单位为 cm^{-1}。μ 与屏蔽体的材料及光子的能量有关。特定能量光子通过屏蔽体的线性衰减系数 μ 表示：X 射线、γ 射线在物质中穿行单位长度路程时，其光子注量减少的份额，数值上等于垂直通过足够厚的屏蔽体并被准直的光子束，其剂量率 D 的相对减弱 $\Delta D/D_0$ 值除以屏蔽体厚度 d 之商，即：

$$\mu = \frac{\Delta D}{D_0 d}$$（式 5-11）

把光子源辐射剂量率减弱到其原始剂量率的 1/2 所需的屏蔽体厚度，称为该屏蔽体针对相应能量光子的半值厚度（half value thickness，HVT）。HVT = 0.693/μ。把光子源的剂量率减弱到其原始剂量率的 1/10 所需的屏蔽体厚度，称为该屏蔽体针对相应能量光子的 1/10 值厚度（tenth value thickness，TVT）。TVT = 2.30/μ。TVT = 3.32 HVT。不同屏蔽材料的 μ 值各不相同；同一种屏蔽材料的 μ 值因入射光子的能量不同也不同。γ 射线在几种材料中的线性衰减系数 μ 如表 5-5 所示。

表 5-5　γ 射线在几种材料中的线性衰减系数 μ　　　　单位：cm^{-1}

γ 射线能量（MeV）	材料				
	水	混凝土	Pb	Fe	Al
0.5	0.096 9	0.204	0.227	0.652	1.74
1.0	0.070 6	0.149	0.166	0.468	0.780
1.5	0.057 5	0.121	0.135	0.383	0.576
2.0	0.049 3	0.105	0.117	0.334	0.509
3.0	0.039 6	0.085 3	0.095 3	0.285	0.470
4.0	0.033 9	0.074 5	0.083 7	0.260	0.468
5.0	0.030 1	0.067 4	0.076 1	0.247	0.479
8.0	0.024 0	0.057 1	0.065 1	0.234	0.519
10.0	0.021 9	0.053 8	0.061 8	0.234	0.547

2. 宽束光子通过屏蔽体时的减弱规律

在通常的 X 射线、γ 射线辐射场中进行测量时，探测器所在的位置上既测到了未散射的光子，同时又测到了散射的光子，有这种几何条件的光子，称为宽束光子。图 5-4 展示了宽束几何条件的 γ 射线的径迹。

在这种几何条件下，探测器除了测到没与屏蔽体相互作用的光子以外，还测到了通过屏蔽体时经过一次和多次散射的光子。考虑到散射光子的剂量贡献，宽束光子通过屏蔽体

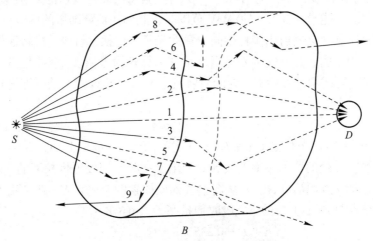

图 5-4　宽束几何条件的典型 γ 射线的径迹

S. 源；D. 探测器；B. 屏蔽体

时的衰减规律为：

$$D = D_0 Be^{-\mu d}$$　　　　　　　　　（式 5-12）

式中，B 称为剂量积累因子，数值上等于在探测点探测到的未散射的光子的剂量率 D_{nd} 与在该探测点上探测到的散射光子剂量率 D_d 之和除以未散射光子剂量率 D_{nd} 之商，即：

$$B = \frac{D_{nd} + D_d}{D_{nd}} = 1 + \frac{D_d}{D_{nd}}$$　　　　　（式 5-13）

式中其他符号的物理含义同上式。

积累因子 B 在数值上总是大于 1。所谓光子的自由程，是指单个光子从入射到屏蔽体开始到其初次与该屏蔽体相互作用所经历的"路程"。由于光子与屏蔽体的相互作用是随机的，因此其自由程在数值上可能是从零到无穷大的任何值。将自由程的平均值称为平均自由程。平均自由程等于将光子剂量率衰减 e（2.718 3）倍时所需屏蔽体厚度，记做作 λ。λ 在数值上等于线性减弱系数的倒数，即 $\lambda = 1/\mu$。屏蔽体厚度 d 与平均自由程 λ 之比 $d/\lambda = \mu d$，因此，μd 在数值上等于平均自由程个数。

B 与入射光子的能量、屏蔽体厚度、屏蔽体材料的原子序数、屏蔽体的几何条件，以及屏蔽体与探测点之间的位置等诸多因素有关。另外，高能光子与屏蔽体相互作用产生的次级辐射——电子所致的轫致辐射也对 B 值有影响。因此，当以高原子序数的材料做屏蔽设计时，按照惯例应当有 2 倍的安全系数。

用于屏蔽光子的材料，可以选择低原子序数的物质，如水、水泥、聚乙烯等，也可以选择高原子序数的物质，常用的如铅、钢等。

3. X、γ 点源外照射剂量率估算

常用的 X 射线源或 γ 射线源的尺寸与源到探测器的距离相比小得多，而且其剂量率与该距离的平方成反比，将这样的源称为点源。简化处理，即认为源是各向同性的，且源材料内部无自吸收。

距 γ 点源 1 m 处空气吸收剂量率 D（μGy/h）可用下列经验公式快速估算：

$$D \approx 0.123\, AE\gamma$$　　　　　　　（式 5-14）

式中，A 为母核素的活度，单位为 MBq；$E\gamma$ 为母核素每次衰变发射的 γ 射线总能量，单位为 MeV。当 γ 射线的能量在 0.07～2.0 MeV 范围时，此公式估算结果的偏差小于 ±12%。

若母核素每次衰变会发射出多种不同能量的光子（包括 γ 射线、内转换电子产生的特征射线和轫致辐射）时，用 γ 常数 Γ 进行剂量率估算较为方便。γ 常数是指特定放射性核素各向同性源的 γ 射线辐射在距离 r 处的照射量率 $x(r)$ 和该距离的平方之积除以源活度 A 之商，即：

$$\Gamma = x\,(r)\,r^2/A$$　　　　　　　（式 5-15）

γ 常数的国际单位制单位是 C·m²/kg，专用单位是 R·m²/（h·Ci），数值上相当于距离单位活度点源 1 m 处的照射量率。表 5-6 列出了一些常用放射性核素的 γ 照射量常数 Γ 的近似值。若已知 γ 点源活度 A，并从表中查到该核素的 γ 常数 Γ，直接代入下列公式即可估算出离开该点源 r（m）处的空气吸收剂量率 D（μGy/h）：

$$D = 0.235 \times A \cdot \Gamma/r^2$$　　　　　（式 5-16）

式中，A 为 γ 点源的活度，单位为 MBq；r 为离开 γ 点源的距离，单位为 m。

表 5-6　常用放射性核素 γ 照射量常数 Γ 的近似值

核素	半衰期	主要的光子能量（MeV）	照射量常数 [R·m²/(h·Ci)]
^{60}Co	5.26a	1.17；1.33	1.32
^{125}I	60.25d	0.027；0.031；0.035	≈0.07
^{137}Cs	30.0a	0.66	0.33
^{182}Ta	115.0d	0.0427～1.453	0.68
^{198}Au	2.7d	0.412	0.236
^{226}Ra①	1 604.0a	0.18～2.2	0.835②

注：①与衰变子体平衡，经 0.5 mmPt 过渡；②是按 1R·m²/(h·Ci) = 1.93×10⁻¹⁸·C·m²/kg 的关系计算的。

　　X 射线点源主要来自加速器中电子打靶产生的韧致辐射，X 射线源周围的照射水平主要取决于 X 射线的激发电压，阴极、阳极间通过的电流，X 射线出口过滤条件及离开源的距离。距离靶 r 处，X 射线源产生的空气比释动能率 $K_a(r)$ 可粗略估计为：

$$K_a(r) = I \cdot \Delta / r^2 \qquad （式 5-17）$$

式中，I 为管电流或加速器的平均电子束流；Δ 是特定管电压、射线出口过滤条件下，X 射线源的发射率常数，其数值上等于离靶 1 m 处，由单位管电压或单位电子束流所致的空气比释动能率，其 SI 单位是 Gy·m²/(mA·min)。关于各种工作条件下的发射率常数，可参考有关文献或由相关单位提供，也可由仪器测得。对于某些情况下的非点源情况，可以将非点源视作很多个点源的结合，得到各点源的剂量率并相加即可得非点源剂量率情况。

（二）带电粒子屏蔽防护计算

　　带电粒子射进靶物质时，主要与靶物质原子的原子核或核外电子发生库仑相互作用。在带电粒子能量足够高的情况下，也可以仅克服原子核的库仑势垒而进入核力作用范围，进而引起核反应，但相对于库仑相互作用的截面，核反应要小得多，可以忽略。带电粒子与物质之间发生的库仑相互作用过程主要有以下三个：①与物质原子核、核外电子发生弹性碰撞；②与原子核和核外电子的非弹性碰撞；③与原子核相互作用发生韧致辐射。下面将带电粒子分为重带电粒子和电子分别进行讨论。

1. 重带电粒子

　　重带电粒子指静止质量大于电子的带电粒子，即除电子以外的所有带电离子均为重带电粒子，如质子、α 粒子等。随着社会的进步，高能量的重带电粒子逐渐进入人们的生活。因此，不得不直面重带电粒子的防护这个问题。重带电粒子与物质相互作用相当复杂，同时存在多种相互作用，如与核外电子或原子核发生弹性碰撞，与原子核作用引起原子的电离或激发，与原子核发生非弹性碰撞引起核的库仑激发等。其中，最主要、发生概率最大的就是重带电粒子与原子核外电子相互作用引起的原子电离和激发。

　　下面简单介绍针对中能、高能重带电粒子的贝特G布洛赫公式。速度为 v，电荷量为 Ze 的重带电粒子穿过由原子序数 Z 的元素组成的纯的阻止介质时，单位路程上因电离激发而损失的能量或称线性碰撞阻止本领（以 MeV/cm 为单位），公式为：

139

$$-\frac{dE}{dx} = \frac{4\pi z^2 e^4 ZN}{m_0 v^2}\left[\ln\left(\frac{2m_0 v^2}{I}\right) - \ln\left(1-\beta^2\right) - \beta^2\right] \tag{式 5-18}$$

式中，m_0 为电子静止质量；N 为阻止介质内单位体积的原子数目；I 为阻止介质的原子的平均电离电势，以 eV 为单位时 $I \approx 9.1Z\left(1+1.9Z^{-2/3}\right)$；$\beta = v/c$，$c$ 为真空中光速；方括号中第二、三项是相对论修正项。

由上式可以看出：①阻止介质中电子密度越高，对同一带电粒子的阻止本领越大；②两种不同质量的带电粒子，只要它们的速度和所带电荷一样，则在同一种介质中有相同的阻止本领；③带电粒子在阻止介质中的阻止本领与其所带电荷量的平方 Z^2 成正比。

在能量较低时，重带电粒子的电离能量损失过程非常复杂，受到多种因素的影响，至今尚无满意的理论描述。

在阻止介质为化合物时，对于重带电粒子的阻止本领的计算，可以采用布拉格相加规则。为了简单，只考虑电子阻止，忽略核阻止。这里首先要求出原子阻止截面 Σ，其等于阻止本领除以阻止介质单位体积内的原子数 N，即：

$$\Sigma_e = -\frac{1}{N}\left(dE/dx\right) \tag{式 5-19}$$

原子阻止截面的单位是 $eV \cdot cm^2/$ 原子。根据布拉格相加规则，对于由 a 个 X 原子和 b 个 Y 原子构成某一化合物 XaYb，每个化合物分子的阻止截面 Σ_{XaYb} 为：

$$\Sigma_{XaYb} = a\Sigma_X + b\Sigma_Y \tag{式 5-20}$$

当然，布拉格相加规则只是一种近似，其忽略了化合物分子中各个原子间的结合能效应。在中能、高能粒子入射到中阻、重阻止介质的情况，近似较好。能量较低时，依然不能很好地解决。

因为重带电粒子在阻止介质中会不断损失能量，当其能量全部损失以后，将停在介质中。重带电粒子在介质中的路径近似一直线，走过的路程长度近似等于其穿过的阻止介质的厚度。相同能量的同种带电粒子在同种阻止介质中可以走过近似相等的路程，这个路程近似等于其射程 R，对于重带电粒子，射程与阻止本领之间的关系如下：

$$R = \int_{E_0}^{0} dE/\left(-dE/dx\right) \tag{式 5-21}$$

可见，如果知道相应粒子的阻止本领，就可由式 5-21 算出射程。另外，由准直束的投射实验，可以直接测得射程。

虽然对于重带电粒子做了很多这方面的研究，但是由于与介质相互作用的复杂性，目前没有很好的数学公式可以比较合理地估算重带电粒子外照射剂量率，一般采用蒙卡程序来解决这个问题。因为对于重带电粒子，只需要保证屏蔽层厚度大于其最大射程就可以很好地实现防护的目的。

2. 电子

工农业生产、科研、医疗等用的电子大致来自两个方面，一个是放射性核素的 β 衰变发出的电子，另一个就是加速器产生的高速运动的电子。发生 β 衰变的放射性核素主要是富中子核素，其通过衰变转变为同质异位核，在这个过程中因为伴随中微子的发射，产生的电子能谱是连续的，有一个特征最大值，而电子平均能量约为这个最大能量的 1/3。大多数放射性核素发射出的 β 粒子的最大能量 $E_{\beta max}$ 不大于 5 MeV。加速器产生的电子能量较为单一，而且可以达到很高的能量，电子运动速度甚至可以接近光速。为此将放射性核素组成的 β 源和产生高能电子的加速器统称为电子源。

电子的静止质量与重带电粒子相比要小三个数量级以上，质量上的差异导致了电子与重带电粒子物质与相互作用时的不同。差异主要体现在：①重带电粒子在阻止介质中有确定的平均射程，走直线路径，电子路径则非常曲折、单能电子的射程也有很大变化；②电子与核外电子相互作用时每次损失的能量相对较多；③与原子核相互作用，电子运动方向容易发生大的偏转。电子与物质相互作用主要发生电离激发和轫致辐射。

电子与物质相互作用过程中因电离激发而损失的能量（碰撞阻止本领）为：

$$-\frac{dE}{dx}=\frac{2\pi e^4 ZN}{m_0 v^2}\left[\ln\left(\frac{m_0 v^2 E}{2I(1-\beta^2)}\right)-\ln\left(2\sqrt{1-\beta^2}-1+\beta^2\right)+1-\beta^2+\frac{1}{8}\left(1-\sqrt{1-\beta^2}\right)^2\right] \quad (式5-22)$$

对于各个量，如式 5-22 中所示。在低速时（β≈0）有：

$$-\frac{dE}{dx}=\frac{2\pi e^4 ZN}{m_0 v^2}\left[\ln\frac{2m_0 v^2}{I}-1.232\,9\right] \quad (式5-23)$$

因电子的静止质量远小于重带电粒子，因此在粒子的能量相同时，电子的速度要大很多，由上式易知，电子的碰撞阻止本领要远小于重带电粒子，这也就决定了相同能量的电子的穿透本领要远大于重带电粒子。

电子在介质中穿过单位路程时，因轫致辐射损失能量（辐射阻止本领）近似为：

$$(-de/dX)_r=Z^2 N(E+m_0 c^2) \quad (式5-24)$$

可见电子在阻止介质中因轫致辐射损失能量与电子能量 E 和该阻止介质的原子序数的平方 Z^2 成正比，电子能量越高、阻止介质的原子序数越高，发生轫致辐射的概率越大。这在电子的辐射防护中很重要，由于轫致辐射产生的 X 射线的防护比电子防护更难，一般会尽量减少电子的轫致辐射损失。

与重带电粒子一样，电子在物质中也有一个相对的射程，但是因为电子的路径比较曲折，式 5-21 并不适于计算电子的射程。Katz 和 Pendold 在总结了大量的研究结果后发现电子在吸收介质中射程 R（mg/cm²）与其能量 E（MeV）间有如下经验关系：

$$R=412E^n \quad n=1.265-0.0954\ln E \quad 0.01\,MeV<E<3\,MeV$$
$$E^{-106} \quad R=530E^{-106} \quad 1\,MeV<E<20\,MeV \quad (式5-25)$$

对于带电粒子，无论是重带电粒子还是电子，屏蔽介质既可以选择高原子序数材料，也可以选择低原子序数的材料，只要其厚度不小于相应粒子的最大射程，就能很好地实现防护目的。但是对于电子，尤其是能量较高时，正如上面所说，为了避免轫致辐射，一般会选择低原子序数的材料，如水、液体石蜡、聚乙烯、水泥等。

对于 β 点源，在空气中的吸收剂量可近似表示为：

$$D=8.1\times10^{-12}\cdot A/r^2 \quad (式5-26)$$

式中，A 为放射源活度，单位为 Bq；r 为与源的距离，单位为 m；D 单位为 Gy/h。

对于非点状的 β 源在空气中的吸收剂量可以看作是很多点源的相加。

一般而言，对于电子源，有：

$$D=\phi(r)\cdot\frac{S_{col}}{\rho} \quad (式5-27)$$

141

式中，$\phi(r)$ 为距离电子源 r（m）处相应电子的粒子注量率，单位为 cm^{-2}/s；$\dfrac{S_{col}}{\rho}$ 为相应电子的质量碰撞阻止本领，单位为 $\text{MeV}\cdot\text{cm}^2/\text{g}$，$D$ 单位为 $\text{MeV}/(\text{g}\cdot\text{s})$。

当然，对于电子也有最大射程，如果仅从辐射防护的角度考虑，只要屏蔽层厚度不小于相应电子的最大射程，就可以很好地实现屏蔽目的。

四、外照射场所的防护要求

下面以医学中常见的诊断 X 射线机、γ 远距离治疗机、医用电子直线加速器屏蔽室为例，来说明外照射场所建造的防护要求。

（一）诊断 X 射线机房的建造与防护要求

1. 机房的位置要求

X 射线机房位置选取必须充分考虑周围环境的安全，一般可设在建筑物底层的一端；机房应有充足的使用面积，新建的 X 射线机房，一般 100 mA 以下的不小于 24 m²，200 mA 以上的不小于 36 m²，多管头 X 射线机房的面积可酌情扩大。牙科用 X 射线机应有单独的机房。

2. 机房墙壁的防护要求

防护要求：①机房墙壁的厚度，必须保证在所预计的 X 射线机每周最大工作负荷范围内，使墙外周围区域的每周剂量当量水平小于表 5-7 给出的值。②建筑材料宜选普通砖，在估算砖墙的铅当量时，考虑到施工中的一些因素，它的实际防护铅当量按

表 5-7　墙外周围区域的每周剂量限值

分类	剂量（mSv/周）
职业照射	1
公众中的个人长期受照	0.02

理论铅当量的 70% 估算会安全一些，即在诊断 X 射线能量范围内，厚度为 18 cm 实心砖墙（$\rho = 1.6\ \text{g/cm}^3$）实际铅当量约 1.1 mmPb，24 cm 厚实心砖墙实际铅当量约 1.4 mmPb；37 cm 厚实心砖墙的实际铅当量约 2.2 mmPb。③确定墙壁防护铅当量时，要考虑满足我国颁布的 GB 18871-2002 中有关墙壁防护铅当量的规定。

3. 机房门的防护要求

在确定机房门的防护铅当量时，要特别注意两个因素：一是机房门外的环境情况，二是机房门是否对应主射线或散射线。摄影机房对应有用线束的门，其铅当量应不小于 3.0 mm 屏蔽厚度，对应散射束的门，其铅当量应不小于 2.5 mm 屏蔽厚度；透视机房防护门铅当量应不小于 2.5 mm 屏蔽厚度。

4. 机房门窗的防护要求

机房在楼的底层时，应设高窗，即窗的下缘至少高出地面 2 m。在无有用线束朝向时，且窗外一般无人停留的情况下，窗的铅当量约 2.5 mm 屏蔽厚度即可，若窗外常有人居留，其铅当量应至少 3.0 mm。

（二）γ 远距治疗室设计的防护要求

1. 治疗室的总体布局

治疗室可独立建造，也可建在建筑物底层的一端。治疗室及其辅助设备室应同时设计，并根据安全、卫生、方便的原则合理布局。应采用迷道形式与操作室相通。疗室应有充足的使用面积，一般应不小于 30 m²，层高不低于 3.5 m。布置治疗机时，有用线束不应

朝向迷道。

2. 机房墙壁的防护要求

屏蔽防护设计时，机房周围的环境剂量应小于 GB 18871-2002 中叙述的放射工作人员和公众中的个人剂量限值；要严格按国家标准 GBZ 121-2020《放射治疗放射防护要求》的有关要求进行设计。

3. 迷道、防护门和机房顶棚的防护要求

迷道内墙与外墙共同防护迷道外某区域的安全时，可将内墙、外墙作为一个整体来计算其屏蔽厚度；单层建筑的治疗室顶棚的屏蔽厚度应根据贯穿顶棚的射线通过空气散射对地面的影响，以及放射源 45° 角的射线对附近高出治疗室顶棚的建筑物的影响而进行设计；防护门应与放射源控制系统联锁，确保关上门后才能开机，开机后不能开门，但从操作室内可开门；防护门的屏蔽铅当量可用国标 GBZ/T 201.3-2014《放射治疗机房的辐射屏蔽规范 第 3 部分：γ 射线》中相关内容进行计算。

（三）医用电子加速器室设计的防护要求

1. 总体布局

医用电子加速器室的总体布局基本上和 γ 远距离治疗室的总体布局相同，但治疗室的使用面积应足够大。

2. 屏蔽防护的基本要求

治疗室的选址和建筑设计必须符合国标 GB 18871-2002 要求，以保障周围环境安全；在屏蔽防护设计中，应考虑设备的最大工作负荷；应根据治疗室周围的情况合理选择居留因子与利用因子的最大值；在计算有用线束所需的屏蔽厚度时，不应考虑可能吸收一部分射线的可移动体；在计算散射辐射和泄漏辐射所需的屏蔽厚度时，应考虑产生最大散射和泄漏辐射的预期使用条件。

3. 屏蔽防护的具体要求

有用线束直接投照的防护墙（包括天棚），按主屏蔽要求设计，其余墙和天棚按二次屏蔽要求设计；用混凝土做屏蔽材料时，应使材料充分均匀，屏蔽层不得留有腔隙，混凝土的密度若不是 2.35 g/cm^3 时，应校正。

治疗室防护墙开孔和穿线管的部位，应尽可能远离放射源和工作人员的位置，防护墙内的中空管道必须拐弯进行；设备的安装，必须确保接头、钉子、螺栓或安装管道、线管的屏蔽不受影响，若窗、墙、管道等造成屏蔽体性能减弱，应增加屏蔽补偿；治疗室入口必须设置防护门和迷道，防护门必须与机器联锁。

4. 加速器室中子的防护要求

医用加速器 X 射线能量大于 10 MeV 时，在治疗室和迷道都会有一定量的中子存在，其随 X 射线的能量和剂量率的增加而增加；另外，中子与机房中物质作用引起活化产生感生放射性，其生长率随 X 射线能量增加而增加。感生放射性的存在，对加速器调试和给患者照射定位的工作人员而言，也是放射性防护的重点。

因此，应对 10 MeV 以上加速器的中子防护引起重视。对于能量为 10 MeV 的加速器，应注意迷道和防护门的中子防护；对于能量大于 15 MeV 的加速器，应注意治疗室、迷道及防护门的中子防护。在实践过程中可用以下的方法降低中子水平：在场地范围一致的前提下，建筑最小的截面而尽可能长的迷道；治疗室，迷道的表面层使用硼或锂填充面板或硼酸化胶材料；较高的迷道中使用混凝土过梁来减少迷道截面积。

5. 加速器室迷道的防护要求

迷道的宽度应方便治疗机和患者担架推车进出；当迷道内墙与外墙共同防护迷道外某区域的安全时，可作为一个整体来计算其屏蔽厚度，但应适当使内墙稍厚些；迷道墙要足够长，应使迷道口的门处看不见主射线束。

6. 加速器室防护门的防护要求

加速器室防护门必须与加速器联锁；应能有效屏蔽散射线，使门外的辐射水平应满足相应的防护要求；射线标称能量超过 10 MeV 的加速器室防护门，屏蔽设计时，需考虑中子辐射的防护；在治疗室门的上方须设置指示灯及电离辐射标志；医用加速器防护门一般宜用电动防护门。

（四）联锁装置

联锁装置是指当射线装置存在某种危险状态时，能立即自动切断电源或束流的电气线路。在联锁设计中，应考虑联锁装置的多重性和冗余性。在采用双重联锁的情况下，应合理安排联锁装置，使两套电路不可能同时失效。对双重联锁的主要要求是：无论哪一路电路失灵，都应给出相应的明显的信号。只有当两电路都指示"安全"时，这一系统才是安全的；若两电路指示不一致或者都指示"危险"时，必须断路。

完整的联锁链应包括按不同主序列和次序列排列的触点。有些触点是接通电源的序列，有些则是切断电源的序列。每个联锁都能直接或通过继电器使一对电触点断开或闭合。医用放射治疗射线装置的安全联锁分为两个系统：①人身安全联锁系统，旨在保障工作人员人身安全；②机器安全联锁系统，旨在保护机器的设施和运行安全。人身安全联锁系统：医用辐射装置是一个放射源，对于诊断和治疗射束，都可能在很短时间内导致受到初级束流或者次级束流照射的人员接受很大剂量。因此，必须保证在放疗设备运行期间工作人员和其他无关人员绝对避免进入或误入机房。这就需要在机房安装可靠的人身安全联锁装置。一旦有人员误入或因紧急情况（如火灾等）而需要进入机房时，通过安全联锁装置的联锁结构，自动切断射线来源（即加速器装置切断束流或放射源装置强行使源归位），从而保证人身安全。

一些与核设施相关的恶性事故，几乎都与联锁系统相关。除了一些人为因素外，该系统设计不尽合理也是事故的一个重要原因。辐射产生装置的人身辐射安全联锁系统的设计，取决于机器的类型、用途、场所的特点等情况，其设计一般应遵从下列一些原则。

1. 建立严格的隔离区

应将辐射装置周围的区域视其辐射水平和潜在的辐射水平进行分类，将其中的高辐射区和一部分辐射区建成隔离区。隔离区的四周应用固定的围墙与其他区域隔开。隔离区与其他区域的通道应同装置的运行严格联锁。

2. 依靠硬件

在重点区域要依靠硬件。例如，只要有可能，应选择设置墙式屏蔽体或在门上加锁，而不是仅设警告装置、辐射探测装置或电子监测系统等。

3. 安全保护

在电气或电子学线路中，任何一处的失效应能切断联锁系统，而使机器处于安全状态。其他气动或电动阀门及其他零部件的设计均应满足这一原则，如气源、电源的任何故

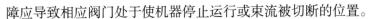

障应导致相应阀门处于使机器停止运行或束流被切断的位置。

4. 冗余

在同一位置、为同一目的而使用若干种联锁手段，以提高可靠性的原则称为"冗余"原则。在特别重要的地方，为提高可靠性可使用多重联锁。应该注意，"冗余"不是简单地重复，必须考虑多样性及各种冗余手段间的独立性。

5. 最优切断

联锁系统切断的应是机器最初始的运行功能（如电子枪的触发、离子源的高压、微波功率触发等），这样才能终止可能发生在任何地方的严重辐照危险。只切断后级控制而前级仍在运行时，辐射危险并未消除。

6. 指示要醒目明确

高辐射区内其他辐射区内及两者入口要有醒目且明确的区域指示或区域内状况的指示。预备开机或准备接受束流时，该区域内应有警铃及闪动灯光，在开机或束流出现后保持警告灯为平光状态。区域入口处要有中英文的"高辐射区""辐射区"等字样。指示灯应为红色或绿色，但对有残余放射性的区域，应改为黄灯。考虑到单色盲比复合色盲要多得多，最好把指示灯选为复合色，如洋红、橙黄、苹果绿等。

7. 急停开关

需在高辐射区内和辐射区内设置急停开关，这可以使在辐射危险即将或已经出现时仍留在这类区域内的人及时中止机器运行而达到自救的目的。急停开关要有醒目的标志并安装在人员容易到达的地方。

8. 自锁

联锁系统的主要环节上要设置自锁。一旦联锁从该处切断，则安全负责人员必须到该现场检查，确保不安全因素已被排除后先于当地"复位"，然后再按动控制屏上的复位开关，联锁系统才能全部复位投入运行。

9. 束流闸

大型机器中，束流可能被引到多个隔离区去工作。在束流分叉处，仅仅将伺动束流转弯的电气元件投入联锁是不够的，必须插入束流闸，并将其驱动线路接入联锁系统。为符合安全保护原则，在动力失效情况下该束流闸应处于关闭位置。

10. 钥匙箱的使用

大型机器上，需使用钥匙箱并将其投入联锁系统。钥匙箱是装有一组钥匙开关的箱子，这些钥匙必须全部插入并转到适当位置上才能完成该点的联锁。若在临时停机期间进入隔离区，应先登记，然后再从钥匙箱中取走一把钥匙随身携带，从该区出来后再将钥匙放回并转到原位，机器才能继续运行。该钥匙通常也作为开启隔离区门的钥匙。小机器上钥匙箱可以只置于联锁系统控制屏上。

11. 辐射监测器与联锁系统

应将区域辐射监测器接入联锁系统，并恰当地设置 A 与 B 两个阈值。当辐射剂量超过 A 阈值而不超过 B 阈值时要报警，但不切断联锁，超过 B 阈值时则在报警的同时切断联锁系统。

12. 联锁的旁路

只有确实需要，才可将某些辐射区（而不是高辐射区）的联锁进行旁路。对于可能旁路的地方，在设计阶段就应予以考虑。旁路应加锁，要取得钥匙应首先取得运行负责人员同意并登记。在联锁显示屏上要明确显示旁路并在运行记录中记录。有条件时可以接入一个计时器或限时器。一旦工作结束，应立即拆除旁路。

13. 排风的联锁

高功率机器产生的束流在经过的隔离区内会导致较强的空气和灰尘活化，在人员进入前必须对该区域排风。活化产物多为短寿命放射性核素，为减少对装置周围环境的影响，应将排风系统并入机器运行的联锁系统中。排风应在粒子束流在该隔离区内停止出现后开始。

14. 质量保证

设计和安装联锁系统时，组件的材料质量要好，安装牢靠，防止似是而非的组合。对于可能受到强辐射照射的组件，应选用耐辐射损伤的材料。在放射源运行中要定期检验与维修该系统。要考虑到并不是每一个使用机器的人都能自觉遵守操作规程，系统的设计要保证在一些人不自觉地违反了操作规程的情况下，依然不会酿成严重的辐射事故。联锁系统不允许操作人员随意短路或修改，只有在安全最高负责人的同意下才能修改该系统。

第三节　内照射防护

电离辐射在使用过程中，根据其作用于人体的方式，分为内照射和外照射。内照射（internal exposure）即进入人体内的放射性核素作为放射源对人体的照射。源又称放射源，是所有致电离辐射物质与装置的总称。密封放射源是密封在包壳里的或紧密地固结在覆盖层里并呈固体形态的放射性物质。密封放射源的包壳或覆盖层应具有足够的强度，使放射源在设计使用条件和磨损条件下，以及在预计的事件条件下，均能保持密封性能，不会有放射性物质泄漏出来，密封放射源在工业、农业、医学、科研等方面有着广泛的用处。开放放射源，又称非密封放射源，或非密封放射性物质（unsealed radioactive material），在使用过程中放射性物质是要与环境介质相接触的，因此其特点是极易于扩散，在使用时会污染工作场所表面或污染环境介质，由此，非密封放射源存在可能导致内照射危险。非密封放射源在工业、农业、医学、科研等方面同样有着广泛的用处。

一、内照射产生的因素

操作非密封放射性物质时工作人员受到同时存在内照射和外照射的危险。外照射主要来自场所存在 β 粒子、γ 光子外照射，由于 α 粒子的穿透能力很弱，通常不会引起外照射危害，目前 α 粒子的内照射应用比较罕见；内照射则多半是由放射性污染物形成的表面污染及空气污染，直接或间接地进入人体引起内照射。医用放射性核素的非密封放射性物质污染多为 β、γ 辐射体污染。

（一）非密封放射性物质的外照射

非密封放射性物质在运输、存放和使用过程中，其释放出来的射线会对人员造成外照射。以核医学诊断或治疗而言，职业人员受到的外照射来自三种情况：在给患者用药前的药物准备、配制过程会受到 β 粒子和 γ 光子外照射；在给患者使用核药物过程会受

到 β 射线和 γ 射线外照射；患者服用核药物后其本身就是外照射源。例如，接触装有活度为 3.7 MBq 的 $^{99}Tc^m$、$^{113}In^m$、^{131}I 和 ^{198}Au 的注射器表面时，手指皮肤受到的外照射剂量（表 5-8）。

在核医学诊断或治疗中，医务人员无论是其手指还是全身受到的外照射剂量，都没有超过国家现行辐射防护标准中对职业人员个人规定的手部皮肤年当量剂量限值和全身年有效剂量限值。受照剂量的上限大约相当于天然本底辐射水平的 2 倍。当工作量增加或使用的核药物活度增大时，应当采取必要的外照射防护措施。

表 5-8 接触装有核素的注射器表面的手指皮肤吸收剂量率

核素	吸收剂量率（mGy/min）
$^{99}Tc^m$	0.01 ~ 0.05
$^{113}In^m$	0.15
^{131}I	0.14 ~ 0.70
^{198}Au	0.08 ~ 0.20

（二）表面放射性污染

表面是指在开放型放射性工作场所内所有与空气介质有接触的物体表层，包括地面、墙面、桌面、仪器设备表面、外衣表层及人员外露皮肤等。由于非密封放射性物质易于扩散，在操作过程的蒸发、挥发、溢出或洒落，以及使用与存放不当导致的泄漏等，都可以使工作场所的地面、墙面、设备、工作服、手套和人体皮肤等表面，受到程度不同、面积不等的放射性物质污染，这种污染称为表面放射性污染。放射性污染物在表面上的存在有两种状态：非固定性污染状态和固定性污染状态。非固定性污染状态是一种松散的物理附着状态，又称松散性污染；固定性污染状态是渗入或离子交换的结果，不易去除。随着表面污染时间的延长，非固定性污染物中有一部分会转化为固定性污染物。

形成表面放射性物质污染的另一些原因，包括工作人员把污染区使用的设备或物品拿到清洁区使用；或工作人员在污染区工作后进入清洁区之前，没有在卫生通间更换个人防护衣具，也没能在卫生通过间进行必要的污染洗消程序，而是径直进入清洁区。由于这些原因，常常造成交叉污染，使清洁区办公桌、椅子或电话及公用钥匙等受到不同程度的放射性物质污染。

表面污染的主要危害是放射性污染物可以经过接触，由手口和（或）皮肤（尤其是伤口）进入体内，也可以由于从表面重新扬起、悬浮而扩散到空气中，再经呼吸道进入人体，最终导致内照射。当然，表面放射性污染对工作人员也存在外照射危害。

（三）工作场所的空气污染

工作场所空气受污染是由非密封放射性物质核衰变时反冲核作用导致的自然扩散或挥发、蒸发扩散，以及液体搅动扩散和压力液体雾化扩散等原因造成的。此外，非固定性表面污染物在气流扰动和在机械振动等外力作用下，飞扬、悬浮成为气载污染物。气载污染物与空气中固有的凝聚核相结合后体积变大，因重力作用又回降到物体表面污染表面。于是，形成表面松散污染物与空气污染物之间的动态效应。

值得重视的另一个原因是，如果对放射性气体废物、液体放射性废物、松散的固体放射性废物、受污染的医疗器械和器皿、含放射性核素的患者的粪便，和服用核药物患者呼出的气体等在管理上不严格，它们也会成为工作场所空气污染源。甚至会影响环境质量，影响公众成员的辐射安全。

（四）放射性核素进入人体内的途径

对放射工作人员而言，放射性核素进入人体的主要途径是呼吸道，其他渠道还有消化道和完整的皮肤及伤口。对临床核医学诊疗患者而言，除上述渠道外，其他渠道还有口服、静脉注射或肌内注射。

二、内照射防护的基本措施

放射性物质进入人体的方式多种多样，但内照射防护的基本原则只有两条，即：①积极采取各种有效措施，切断放射性物质进入人体的各种途径，尽可能地减少或避免放射性核素进入人体内的一切机会；②使进入体内的放射性物质不超过 GB 18871-2002 的放射性核素年摄入量限值，减少或防止人体受到内照射危害。为了达到安全操作非密封放射性物质的目的，围绕内照射防护原则，确实做好内照射防护是必需的环节，为此有效的内照射防护基本措施包括以下几个方面。

（一）围封包容

对于开放型放射性工作场所，必须采取严密而有效的围封包容措施，在非密封放射性物质的周围设立一系列屏障，以限制可能被污染的体积和表面，防止放射性物质向周围环境扩散，将可能产生的放射性污染限制在尽量小的范围。

1. 工作场所分级

操作非密封放射性物质的活度不同，对工作场所和对环境的污染程度也不同，操作活度越大，污染程度就越明显。GB 18871-2002 根据非密封放射性物质的日等效最大操作活度不同将工作场所分为甲、乙、丙三级（表5-9）。

表5-9 非密封放射性物质工作场所分级

工作场所级别	日等效最大操作活度（Bq）
甲级	$> 4 \times 10^9$
乙级	$2 \times 10^7 \sim 4 \times 10^9$
丙级	豁免活度值以上 $\sim 2 \times 10^7$

非密封放射性物质的日等效最大操作活度（Bq），在数值上等于在一年中实际计划的各核素日最大操作活度，与该核素的毒性组别修正因子的乘积之和除以与操作方式相关的修正因子所得的商，即：

日等效最大操作活度＝日最大操作活度 × 核素毒性组别修正因子 / 操作方式修正因子

放射性核素毒性组别修正因子、操作方式与放射源状态修正因子，分别如表5-10和表5-11所示。

表5-10 放射性核素毒性组别修正因子

核素毒性组别	毒性组别修正因子
极毒	10
高毒	1
中毒	0.1
低毒	0.01

表5-11 操作方式与放射源状态修正因子

操作方式	放射源状态			
	表面污染水平低的固体	液体溶液，悬浮液	表面有污染的固体	气体、蒸汽、粉末，压力高的液体，固体
源的贮存	1 000	100	10	1
很简单的操作	100	10	1	0.1
简单操作	10	1	0.1	0.01
特别危险的操作	1	0.1	0.01	0.001

2. 工作场所分类

鉴于临床核医学工作场所主要是乙级或丙级非密封工作场所，为了便于实际操作，作为特例，在 GBZ 120-2020《核医学放射防护要求》中，根据计划操作最大量放射性核素的加权活度，把核医学工作场所分成Ⅰ、Ⅱ、Ⅲ三类（表 5-12）。

表 5-12 临床核医学工作场所分类

分类	操作最大量放射性核素的加权活度（MBq）
Ⅰ	> 50 000
Ⅱ	50 ~ 50 000
Ⅲ	< 50

操作最大量放射性核素的加权活度的计算公式如下：

$$操作最大量放射性核素的加权活度 = 计划的日操作最大活度 \times \frac{核素的毒性权重因子}{操作性质修正因子}$$

表 5-13 中给出了临床核医学实践中常用的放射性核素的毒性权重因子。权重因子越大，毒性越大。表 5-14 中给出了核医学实践过程中操作性质的修正因子，越是复杂的操作，修正因子就越小。

表 5-13 临床核医学实践中常用放射性核素的毒性权重因子

类别	放射性核素	核素的毒性权重因子
A	^{75}Se、^{89}Sr、^{125}I、^{131}I、^{32}P、^{90}Y、^{99}Mo、^{153}Sm	100
B	^{11}C、^{14}N、^{15}O、^{18}F、^{51}Cr、^{67}G、$^{99}Tc^m$、^{111}In、$^{113}In^m$、^{123}I、^{201}Tl	1
C	^{3}H、^{14}C、$^{81}Kr^m$、^{133}Xe、^{127}Xe	0.01

3. 工作场所选址

放射性工作单位的选址要选离居民区尽量远且人较少到的地方。操作非密封放射性物质的场所在单位内部应尽量选择在偏僻的区域，尽可能设在建筑物内，或与其他部门合建时可设在无人长期居住的建筑物的一层或一端，尽量与放射治疗集中在一个区；要与非放射性工作场所隔开，放射性物质应设有单独出入口。

表 5-14 核医学操作性质的修正因子

操作方式和区域	操作性质的修正因子
储存	100
废物处理	10
闪烁法计数和显像	10
候诊区及诊断病床区	10
配药、分装及施给药	1
简单放射性药物制备	1
治疗病床区	1
复杂放射性药物制备	0.1

4. 工作场所平面布局

根据 GB 18871-2002 的要求，放射性工作场所应分为控制区和监督区。控制区即在辐射工作场所划分的一种区域，在这种区域内要求或可能要求采取专门的防护手段和安全措施，以便在正常工作条件下控制正常照射或防止污染扩展，防止潜在照射或限制其程度。监督区即未被确定为控制区，通常不需要采取专门防护手段和安全措施但要不断检查其职业照射条件的任何区域。

一般情况下，将操作非密封放射性物质的场所分区为三区，分别是控制区、监督区和非限制区。操作非密封放射性物质活度很小的丙级工作场所不一定按三区原则布置，但是，工作场所必须具有良好的通风柜和工作台。下面以核医学为例，说明操作非密封放射性物质场所的三区分布。表 5-15 列出了核医学工作场所分区、年受照剂量及受照相

表 5-15　工作场所分区、年受照剂量及受照相应位置

分区	年受照剂量	受照相应位置
控制区	可能超过年个人限值的 3/10	制备、分装放射性药物的操作室、给药室。治疗患者的床位区等
监督区	不超过年个人限值的 3/10	标记实验室、显像室、诊断患者的床位区、放射性贮存区、放射性废物贮存区
非限制区	不超过年个人限值的 1/10	办公室、电梯等

应位置。

5. 工作场所防护要求

操作非密封放射源的各级工作场所建筑设计应符合下述基本防护要求：门、窗、内部设计和设备等尽量简单；地面与墙壁相交处和墙壁与墙壁相交处应成弧形；地面有一定坡度趋向于地漏；地面、墙面、顶棚和工作台面等表面采用不易渗透的抗酸碱腐蚀的材料作覆面或喷涂；水、电、暖气、通风管道线路应力求暗装；自来水开关采用脚踏式、肘开式或感应式；通风柜内保持一定负压，开口处负压气流速度不应小于 1 m/s；通气柜排气口应设有废气净化装置，排出的废气不应当超过管理限值。

对不同级别工作场所室内表面和设备的具体防护要求，参见表 5-16 所示。

表 5-16　不同核医学工作场所用房室内表面及装备结构的基本辐射防护要求

场所分类	Ⅰ类	Ⅱ类	Ⅲ类
结构屏蔽	需要	需要	不需要
地面	与墙壁接缝无缝隙	与墙壁接缝无缝隙	易清洗
表面	易清洗	易清洗	易清洗
分装柜	需要	需要	不必要
通风	特殊的强制通风	良好通风	一般自然通风
管道	特殊的管道	普通管道	普通管道
盥洗及去污	洗手盆和去污设备	洗手盆和去污设备	洗手盆

以体外放射免疫分析为目的而使用含有 ^3H、^{14}C、^{125}I 等核素的放射免疫药盒时，普通化学实验室即可以作为其工作场所，无须专门的防护。

（二）保洁去污

操作非密封放射性物质的过程中，特别是开放型操作，往往不可避免地会使建筑物、设备、工具、甚至人体表面沾染上放射性物质。这个现象统称为表面放射性污染。这些污染常常是工作场所放射性气溶胶浓度和外照射剂量升高的重要原因。特别是工具、防护用品和环境的污染，如果不及时加以控制和清除，就会蔓延扩大，有的后果可能很严重。

在大多数情况下，工具或设备的污染是不会太严重的。经过仔细去污，使其污染水平降至控制水平以下的，就能继续使用。但是，在少数情况下，污染严重，无法清洗到控制

水平以下，或者说从经济上考虑还不如更换一个新的更合算和方便，这时污染的物件只能当作废物处理。

污染在表面上的放射性物质，一般分为固定性的和非固定性的两类。凡是当两个表面接触时，能从一个表面转移到另一个表面上的污染，称为非固定性的污染（又称松散性污染）；而不能从一个表面转移到另一个表面上的污染，称为固定性的污染。但是，这两者又是相对的，因为可转移的程度往往与污染核素的特性、污染时间的长短，两个接触的表面性质，接触的方式，以及媒介物质的化学性质和物理性质等许多因素有关。

为了便于除去污染，对材料表面的要求是光滑、无孔和化学交换能力小，不仅能耐酸、耐碱及有机溶液，而且能够耐热，因为在加热时去污效果普遍较高。但对材料磨光是不必要的，因为经过一次去污后能完全破坏了它的光洁度。

采用适当的方法从表面上消除放射性污染物，称为去除表面放射性污染物，简称表面去污染。表面可能是设备、构件、墙壁和地表等表面，也可以是个人防护衣具或人体皮肤。污染物可能是松散的放射性固体，也可能是含放射性物质的液体、蒸汽或挥发物。

去污工作必须做得恰当，否则会扩大污染。去污时，应遵守下述一般原则。

1. 尽早去污

因为污染时间较短的放射性物质容易去除，单次去污效率较高，也可减少污染的扩大。

2. 配制合适的去污试剂

不同种类的试剂，其去污作用也不同，应选择去污效果高、费用低、操作安全的去污试剂。

3. 合理选择去污方法

一般的去污方法有浸泡、冲刷、淋洗和擦拭等，它们均可在常温下进行。其具体方法一般应根据污染物件的特点、污染元素和表面介质的性质、去污设施和废物（包括废液）处理的条件等因素选择。将超声波发生器放在去污液中，用超声波去除零件上的放射性物质。

4. 防止交叉和扩大污染

去污程序一般应由污染较弱处开始，逐渐向污染较强处伸展。有时为了降低外照射或减少污染的扩散，先应对污染最强处做一次粗略的去污。在大多数情况下，去污剂和擦拭材料均不能反复使用，擦拭物的每个擦拭面也不能在不同地点来回擦，否则容易将去污剂或擦拭物上的放射性物质扩散出去。

5. 认真处理去污过程中产生的废物和废液

去除放射性物质污染的过程，实质上是把放射性物质转移到去污剂中或擦拭物上的过程。这些去污剂或擦拭物，极个别情况下还可以进行处理，如回收其中有用的放射性物质。但在一般情况下，只能作为放射性废物或废水处理。这时特别要注意的是，防止因废物处理不当而扩大污染。

6. 去污时要做好安全防护

去除大面积污染时，应划出"禁区"，严禁任何人随意出入。去污工作人员首先应注意外照射防护，有时需要采用简单的工具和设备；要注意配备必要的个人防护用品，以防止形成内污染，减少内外照射总剂量。

（三）个人卫生防护

无论是从技术方面考虑还是从经济方面考虑，在操作非密封放射性物质过程中期望完全彻底地包容放射源是不切实际的。因此，还需要采取辅助性防护措施加以补充，这就是拟订安全操作规则和穿戴个人防护衣具保护工作人员。

开放型放射性核素的操作人员，应根据工作性质及要求正确穿戴符合要求的工作服、工作帽、靴鞋、手套和口罩等防护衣具，必要时可佩戴隔绝式或活性炭过滤面具等特殊防护口罩。限制暴露于污染环境中的时间，遵守个人卫生规定，不留长发和长指甲，禁止在开放型放射性工作场所或污染区存放和（或）食用食品、饮用水，禁止吸烟等。

1. 个人安全操作的卫生要求

（1）操作非密封放射性物质时，应穿好工作服和工作鞋，佩戴口罩和手套，必要时应戴塑料套袖和围裙。在高活度下工作，还应佩戴个人剂量计，进行外照射个人剂量监测。个人防护用品要保持清洁和完整。被放射性污染的防护用具，不能带入放射性工作场所；不能继续使用的个人防护用具，应集中妥善处理。

（2）严禁在工作场所进食、饮水、吸烟，存放食物及其他个人物品。

（3）避免使用容易导致皮肤破损的容器和玻璃器具。手若有小伤，要清洗干净，妥善包扎，戴上乳胶手套才能进行水平较低的放射性操作，如伤口较大或患有严重感冒者，需停止工作。不能用有机溶剂（乙醚、氯仿、乙酸乙酯、甲苯等）洗手和涂抹皮肤，否则会增加皮肤对放射性物质的通透性。如果皮肤被污染，切忌用有机溶剂洗涤。

（4）在甲级放射工作场所或粉尘操作完毕后，必须严格执行卫生通过间制度。工作完毕，要更衣、洗手、淋浴、进行污染检查，合格后才能离开。

2. 安全操作

（1）工作人员在操作放射性物质前，应做充分准备，拟定出周密的工作计划和步骤，检查仪器是否正常，通风是否良好，个人防护用品是否齐全及发生事故时的应急方案。凡采用新技术、新方法时，在正式操作前必须熟悉操作的内容及放射性物质的性质（电离辐射种类、能量、物理化学状态等）。

（2）对于难度较大的操作，要预先用非放射性物质做空白实验（也称冷实验），经反复练习成熟后，再开始工作。必要时还需有关负责人审批。对于危险性操作，必须有两人以上在场，不能一个人单独操作。

（3）凡开瓶、分装、煮沸、蒸发等能产生放射性气体、气溶胶的操作及粉尘操作，必须在通风橱或操作箱内进行。应采取预防污染的措施，如操作放射性液体时，须在铺有吸水纸的瓷盘内进行，并根据核素的性质和辐射强度，使用相应的防护屏和远距离操作器械。操作 4×10^7 Bq 以上的 β 射线、γ 射线，应佩戴防护眼镜。

（4）凡装有放射性核素的容器，均应贴上有明显标志的标签，并注明放射性核素的名称、活度等信息，以免与其他非放射性试剂混淆。

（5）放射性工作场所要保持清洁。清扫时，要避免灰尘飞扬，应用吸尘器吸去灰尘或用湿拖把。场所内的设备和操作工具，使用后应进行清洗，不得随意携带出去。

（6）经常检查人体和工作环境的污染情况，发现超限值水平的污染，应及时妥善处理。

（7）严格管理制度，防止放射性溶液泼洒、弄错或丢失。

3. 穿戴个人防护衣具

个人防护用具分为两类，包括基本个人防护衣具和附加个人防护衣具。可以根据实际需要，合理组合使用这两类个人防护衣具。

（1）基本个人防护衣具：是通常情况下穿戴的工作帽、防护口罩、工作服、工作鞋和防护手套等。

1）工作帽：常以棉织品或纸质薄膜制作。留长发的工作人员应当把头发全部罩在工作帽内。

2）防护口罩：常用的是纱布或纸质口罩，或超细纤维滤膜口罩。这些口罩对放射性气体核素没有过滤效果，仅对放射性气溶胶粒子有过滤效果。对气溶胶粒子的过滤效率比较好的口罩是超细纤维滤膜口罩，过滤效率达99％以上。

3）工作手套：常用的是乳胶手套。戴手套之前应当仔细检查手套质量，漏气或破损的手套不能使用。戴脱手套的概念正好与外科医生戴脱手套的概念相反，即手套表面是受污染面，手套内表面是清洁面，不能使手套的内面受污染。切勿戴着受污染的手套到清洁区打电话，或取拿、传递开门钥匙。

4）工作服：常以白色棉织品或以特定染色的棉织品制作。丙级工作场所的工作服以白色为常见。乙级工作场所的工作服则以上下身分离的工作服为常见。禁止穿着受污染的工作服和工作鞋进入清洁区。

（2）附加个人防护衣具：是在某些特殊情况下需要补充采用的某些个人防护衣具。例如，气衣、个人呼吸器、塑料套袖、塑料围裙、橡胶铅围裙、橡胶手套、纸质鞋套和防护眼镜等。

（四）妥善处理放射性废物

任何开放型放射性工作都会产生一定量的放射性废物。采取合理而有效的措施治理放射性"三废"，是保护工作环境，减少放射性核素体内转移的重要内容。在贯彻实施上述基本措施时，必须同时抓住以下三个环节：①对从事非密封放射性物质工作的建筑物的设计和建造按规定提出防护的某些特殊要求；②提出并认真实施与从事开放型放射性工作有关的若干辐射防护措施；③放射性工作操作的特殊要求。

1. 非密封放射性物质的管理

操作非密封源的单位应配备专（兼）职人员负责放射性物质的管理，应建立非密封放射源的账目（如交收账、库存账、消耗账），并建立登记保管、领用、注销和定期检查制度。非密封放射源应存放在具备防火、防盗等安全防范措施的专用贮存场所妥善保管，不得将其与易燃、易爆及其他危险物品放在一起。

辐射工作场所贮存的非密封放射源数量应符合防护与安全的要求，对于不使用的非密封放射源应及时贮存在专用贮存场所。贮存非密封放射源的保险橱和容器在使用前应经过检漏。容器外应贴有明显的标签，注明元素名称、理化状态、射线类型、活度水平、存放起始时间和存放负责人等。存放非密封放射源的库房应采取安保措施，严防被盗、丢失。应定期清点非密封放射源的种类、数量，做到账物相符。工作人员如发现异常情况应按相关规定及时报告。

应做好非密封放射源的领用和注销工作，领用人一般应做到：①掌握辐射防护基本知识；②履行登记手续，按期归还；③不允许擅自转借；④用后办理注销手续。

2. 放射性废物管理

所有操作非密封放射性物质的单位和个人，都应从源头控制、减少放射性废物的产生，防止污染扩散。分类收储废物，采取有效方法尽可能进行减容或再利用，努力实现废物最小化。做好废物产生、处理、处置（包括排放）的记录，建档保存。

操作非密封放射性物质的单位，一般应建立放射性废液处理系统，确保产生的废液得到妥善处理。不得将放射性废液排入普通下水道，不允许利用生活污水下水系统洗涤被放射性污染的物品，不允许用渗井排放废液。废液应妥善地收集在密闭的容器内。盛装废液的容器，除了其材质应不易吸附放射性物质外，还应采取适当措施保证在容器万一破损时其中的废液仍能收集处理。遇有强外照射时，废液收集地点应有外照射防护措施。经过处理的废液在向环境排放前，应先送往监测槽逐槽分析，符合排放标准后方可排放。

使用少量或短寿命放射性核素的单位，可设立采取衰变方法进行放射性废液处理的处置系统，该系统应有足够的防渗漏能力。产生放射性固体废物较多的单位应当建立固体废物暂存库，确保储存的废物可回取。操作非密封源的单位产生的废物（包括废弃的放射源），应按要求送指定的废物库暂存。送贮的废物应符合送贮条件。对于半衰期短的废物可用放置衰变的办法，待放射性物质衰变到清洁解控水平后作普通废物处理，以尽可能减少放射性废物的数量。

对工作场所放射性废气或气溶胶的排放系统，应经常检查其净化过滤装置的有效性。凡预计会产生大量放射性废气或气溶胶而可能污染环境的一次性操作，亦应采取有效的防护与安全措施和监测手段。

三、操作非密封放射性物质的综合防护

（一）场所内环境及设备要求

针对非密封放射性核素操作容易引起表面污染、容易产生内照射危害的特点，对其操作场所环境及设备通常需要一些特殊要求。

（1）地板：应光滑、无缝隙、无破损。所用材料能耐酸碱，易去除放射性污染。木材及水泥地面不宜单独使用，应覆盖一层聚氯乙烯板或硬橡胶板。板与板的接缝应衔接平整。在地板与墙连接处，塑料板应上翻到离地面 20 cm 以上。地面应有一定坡度，在最低处尽可能设置地漏。

（2）墙面：乙级场所的地面与墙面或墙面与天花板交接处应做成圆角，以利去污。丙级场所中离地面 2 m 以下的墙壁，应刷上浅色油漆。乙级以上场所的墙壁和天花板应全部刷漆。

（3）工作台面：所有工作台面均应铺上耐酸碱而又光滑的材料，如钢化玻璃台面或上釉陶瓷砖等。在瓷砖的交接处用环氧树脂、硅酸钠等抹缝。有的可用不锈钢台面。

（4）门窗家具：为便于去污和防止表面聚积放射性物质，场所的所有门窗及各种家具都应刷漆，房门采用非手接触开闭的弹簧门。

（5）供水与排水：乙级以上场所要有冷水、热水供给设备。水龙头最好采用长臂肘开、脚踏开关或感应开关。应采用上釉陶瓷水池。放射性下水池应有明显的标志，以便和非放射性水池分开。乙级场所放射性下水道和非放射性下水道应分开。丙级场所的高毒性放射性废水必须经处理后才能直接排放。乙级以上场所的放射性废水，只能通入专门废水

储存池，以便集中进行去污处理。

（6）污物桶：室内应设置放射性污物桶和非放射性污物桶。放射性污物桶应有明显标志。桶内衬塑料膜口袋，当装满废物时，便于把整个塑料袋一起拿出，直接集中处理。

（7）照明：室内灯光要足够明亮，乙级场所的日光灯和电线最好安装在天花板内，成封闭式照明。通风橱应从外面提供照明或采用封闭式照明，照明灯的功率要大于一般照明用的功率。

（8）通风与通风橱：整个场所要有良好的通风，气流方向只能从清洁区到污染区，从低放射性区到高放射性区。规模较大的放射性单位，应根据操作性质和特点，合理安排通风系统，严防污染气体倒流。室内换气次数：乙级；每小时 4~6 次；丙级：每小时 3~4 次。根据工作性质，室内应配备必要的工作箱和通风橱等设备。通风橱操作口的截面风速必须保证不小于 1 m/s，结构上要注意减少气流死角。密闭箱内应保持 10~20 mmHg 的负压。

（9）手套箱和操作器具：当操作的放射性活度达到乙级场所水平时，应配备相应的α、β 和 γ 手套箱，以及用以增加操作距离的各种镊子、钳子和其他器械。安装在手套箱上的操作器械，必须有高度的可靠性、易去污，能操作各种形状和大小的物体。β、γ 手套箱必须具备足够的屏蔽。

（二）辐射监测

辐射监测包含两个方面，一是针对工作人员的个人剂量监测，二是针对场所内外的环境辐射水平监测。

1. 个人剂量监测

对涉及放射性核素的所有工作人员都必须进行常规个人剂量监测。个人剂量计应佩戴在左胸位置，必要时可在手指、腕部加戴监测局部剂量的剂量计。剂量监测应有专人组织实施。

除了必要的个人外照射监测外，应特别注意采用合适的方法做好个人内照射监测。在个人监测中要按照监测计划开展皮肤污染监测、手部剂量监测。对于参加大检修或特殊操作而有可能造成体内污染的工作人员，操作前后均应接受内照射监测。必要时应依据分析结果进行待积有效剂量的估算。个人剂量档案应妥善保存，保存时间应不少于个人停止放射工作后 30 年。

2. 环境辐射水平监测

在使用挥发性或放射性气体的操作区应进行气体、气溶胶活性浓度常规监测。在验证防护屏蔽效果时应进行工作场所及其周围环境的外照射水平监测。实验室、病房、洗涤室、给药间应经常进行表面污染监测，各类表面污染的导出限值及工作场所常规监测的内容与周期如表 5-17 和表 5-18 所示。各项监测结果应记录在案，包括地点、日期、使用仪器型号和监测人员姓名。

（三）事故预防与应急对策

操作非密封放射性物质时，如果不经心，易导致物料外溢、喷溅或洒落。发生这类事故时要沉着冷静。既不要惊慌，也不能无所谓，下面介绍其简单而有效的处理方法。

1. 少许液体或固体粉末洒落的处理方法

如果是放射性物质的溶液溢出、喷溅或洒落，则先用吸水纸把它吸干净；如果是固体

表 5-17　各类表面污染的导出限值　　　　　　　　单位：Bq/cm²

表面类型	核素的毒性分类／权重系数		
	A	B	C
控制区表面和装备表面	30	300	3 000
监督区和非限制区表面个人被服，医院床单等	3	30	300
身体表面	3	30	300

表 5-18　工作场所常规监测的内容与周期

工作场所级别	表面放射性污染	气载放射性核素的浓度	工作场所辐射水平
甲级	2 周	1 周	2 周
乙级	4 周	2 周	2 周
丙级	8 周	4 周	4 周

粉末放射性物质洒落，则用湿润的棉球或湿抹布把它沾干净。在以上基础上再用适当的去污剂去污。去污时采用与外科皮肤消毒时相反的顺序概念，即从未受污染部位开始，并逐渐向污染轻的部位靠近，最后对受污染较重的部位去污，切勿扩大污染范围。用过的吸水纸、湿棉球和湿抹布等都要放到搪瓷托盘内，最后集中到污物桶内，作为放射性废物待集中贮存。

2. 污染面积较大时的应急处理方法

（1）立即告知在场的其他人员撤离工作场所，报告单位负责人和辐射防护人员。

（2）标划出受污染的部位和范围。

（3）如果皮肤、伤口或眼受污染，立即以流动的清洁水冲洗后再进行相应的医学处理。

（4）测量出污染表面的面积，如果人员的个人防护衣具受污染应当在现场脱掉，放在塑料袋内，待洗消去污染。

（5）针对污染物的理化特性，受污染表面性质和污染程度，采用合适的去污染方法去污染。

（6）去污染以后，经过污染检测符合防护要求时，可以恢复工作。

（7）分析事故原因，总结教训，提出改进措施，并以书面形式向当地审管部门告知。

3. 事故预防和应急

应采取适当的防护与安全措施，尽可能减少或防止由于人为错误或其他原因导致的事故和事件，并有效减轻事故和事件的后果。操作非密封源的单位，应当分析可能发生的事故和风险，制订相应的应急预案，做好应急准备，并报审管部门备案。

发生事故（或事件）后，应按照报告程序及时向审管部门报告。不缓报、瞒报、谎报或漏报。对于因事故受到伤害的人员，应配合医疗单位进行应急救援和治疗。

（瞿述根　涂　彧）

第四节 应急准备与响应

一、医学应急概述

核事故及辐射事故的后果和出现的医学问题，主要取决于事故的性质和严重程度。重大的核事故，既可发生放射性损伤（包括全身外照射损伤、体表放射性损伤和体内放射性污染），也可发生各种非放射损伤（如烧伤、冲击伤、创伤）和放射性复合伤。如何正确处理好早期救治与后续治疗间关系、紧急处理与可延迟处理伤员关系、各种损伤早期救治间的关系，以及重伤员的抢救与除污染间的关系等，都是核事故医学应急救治遵循的重要原则。

（一）医学应急的基本任务

根据《国家核应急计划》和国家卫健委发布的《核事故医学应急管理规定》，医学应急的基本任务可概括为以下4个方面。

（1）抢救并治疗辐射损伤和其他受伤人员。

（2）对食品和饮用水进行应急辐射监测和评价，采取措施，控制公众食用超过食品通用行动水平的食品和饮水。

（3）指导公众采取正确的辐射防护、防疫措施，并提供必要的医学应急保障，保护公众健康。

（4）与有关部门协同，防止或减轻核事故对公众的不良心理效应与后果。

（二）医学应急的主要内容

在医学应急计划中，一般应包括：应急组织的建设与维护，医学应急计划的制（修）订，医学应急支援力量的准备，医学应急通信联络保障，医疗救治网络建设，医学应急响应相关技术储备，医学应急设备、辐射防护装备、救治药品和其他物资的储备，稳定性碘的储存与发放，培训、演习和应急响应能力的保持，公众的宣传教育与信息发布等。

二、核应急医学救援组织体系

建立、健全核与辐射应急管理的组织体系，是做好应急准备与响应的主要条件之一。需要通过法律法规或规章等对核或辐射应急准备与响应方面的安排做出授权。由于核应急响应涉及国家、地方和营运单位多个层面、多个部门，因此对各级政府部门、组织的作用、授权、职责和接口应当用文件规定，明确职责分工，规定进行协调的国家主管部门。

2015年4月，国家核事故应急协调委员会统筹协调各相关部门、企业、军队有关单位抽组，正式建立了8个国家级核应急专业技术支持中心、25支救援分队和3个培训基地。建设这批力量，是根据《国家核应急"十二五"规划》，按照《国家核应急预案》要求，构建我国核应急准备与响应国家能力体系、不断提高国家核应急综合能力采取的重要举措，标志着我国核应急技术支持和救援能力建设进入新阶段、取得新成就。按照模块设置、功能区分、专业配套要求确立的这些力量，涵盖了辐射监测、航空监测、海洋监测、气象监测、辐射防护、决策支持、医学救援、去污洗消、突击抢险等核应急专业领域。国家核应急办还将在这批力量的管理规范、训练演练等方面进行完善，切实加强全面建设，做好执行任务的准备。这些核应急救援力量中,军队卫生系统的机构包括军事科学院、军事医学科学院、陆军军医大学(原第三军医大学)和解放军 313 医院。

此外,国家卫健委还成立了核事故和辐射事故的医学应急救援组织。一旦核与辐射突发事件发生后,根据响应级别,国家卫健委及各省、自治区、直辖市应立即启动核与辐射突发事件应急预案,成立核与辐射突发事件应急领导小组,在国家和省、自治区、直辖市人民政府核与辐射突发事件领导小组统一指挥下,组织核与辐射突发事件的医疗救护与核与辐射事件危害的预防控制工作。核事故和辐射事故卫生应急组织体系如图 5-4 所示。

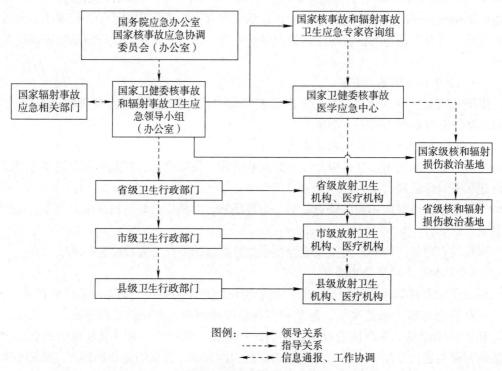

图 5-4　国家核事故和辐射事故卫生应急组织体系

三、我国核事故医疗救治体系

我国对核事故和辐射事故时受照人员的分级救治实行三级医疗救治体系。

(一)一级医疗救治

一级医疗救治又称现场救护或场内救治。

1. 实施单位

主要由营运单位的卫生机构实施,必要时可请求场外支援。理想的一级医疗救治机构应是核设施机构内设有自己的医疗和防护设施、具有必要的隔离和快速清除放射性污染的设备条件,以及相应的实验室和仪器。为适应一级救治的需要,对一级医疗救治单位的医务人员和管理人员需进行技术教育和培训;为保证应急响应的顺利进行,平时应对工作人员和家属进行普及教育。

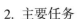

2. 主要任务

发现和救出伤员，对伤员进行一级分类诊断（即现场紧急分类诊断），抢救需紧急处理的伤员。在实施现场救护时，应坚持迅速有效、边发现边抢救、先重后轻、对危重伤员先抢救后除污染，以及保护抢救者与被抢救者的原则。

3. 一般实施程序

（1）医学应急救援人员的准备：应急救援人员在核设施出现严重故障，或核设施附近发生自然灾害危及核设施安全，有可能发生事故时，应做好应急待命。一旦事故发生，救援人员应迅速做好个人防护，如穿戴简易防护器材，配带辐射测量仪，酌情使用稳定碘和抗辐射剂等。根据地面照射剂量率和规定的应急照射水平，确定在污染区内的允许停留时间。

（2）现场抢救：为保护抢救者与被抢救者，若现场辐射水平较高，应先将伤员及时撤离到安全区域，然后再做紧急处理。可召集经过培训的急救人员进行抢救，要求护理人员或救护车把患者送到接收地点。实施抢救时，先根据伤员的伤情做出初步分类诊断。需紧急处理者，应立即组织抢救；可延迟处理者，经自救、互救和初步除污染后，应尽快使其离开现场并到急救分类站接受医学检查和处理。需紧急处理的伤员苏醒且血压和血容量恢复和稳定后，及时做洗消处理。有手术指征者，尽快做早期外科处理，无手术指征者，按可延迟处理伤员的处理原则及一般程序继续救治。

（3）可延迟处理伤员的处理原则及一般程序

1）进入急救分类站前，全部伤员均需对体表及创面做放射性污染测量。污染程度超过规定的控制水平时，应及时洗消，直到达到或低于控制水平。

2）根据具体情况，酌情给予稳定碘或抗辐射剂。

3）询问病史，要特别注意了解事故时伤员所处的位置和条件（如有无屏蔽物，与放射源的距离，在现场的停留时间，事故后的活动情况等）。注意有无听力减退，声音嘶哑，皮肤红斑、水肿，头痛、腹痛、腹泻、呕吐及其开始时间和次数等。怀疑有冲击伤的伤员，应进一步做 X 射线检查及血红蛋白、血清谷丙转氨酶和谷草转氨酶活性测定。有皮肤红斑、水肿的，除逐一记录出现的部位、开始时间和范围以外，应尽量拍照留档。受照人员尽可能每隔 12～24 h 查外周血白细胞及分类，网织红细胞和淋巴细胞绝对值。

4）条件许可时，可抽取静脉血做淋巴细胞培养，以检测染色体畸变率和微核细胞率；留尿样、鼻拭物及血液标本等作放射性测量，收集能用作估计伤员受照剂量的物品（如个人剂量仪）和资料（包括伤前健康检查资料）等，以备日后做进一步诊断的参考依据。

伤员人数较多时，对那些临床症状轻微、白细胞无明显升高和核左移、淋巴细胞数减少不明显的伤员不一定收入医院观察，但需在伤后 12 h、24 h 和 48 h 到门诊复查。临床症状，特别是自发性呕吐和皮肤红斑水肿较重，白细胞数明显升高并核左移、淋巴细胞数减少较明显的伤员必须住院治疗和观察，并应尽快后送到二级医疗救治单位。伤情严重、暂时无法后送的伤员继续留置抢救，待伤情稳定后再根据情况处理。条件许可时，那些伤情较重或伤情难于判断的伤员可送往三级医疗救治单位。后送时，应将全部临床资料（包括伤票、检查结果、留采物品和采集样品等）随伤员后送；重度和重度以上伤员后送时，需要专人护送并注意防治休克。

运送伤员的方式必须适合于每个患者的具体情况。疏散被照射的患者，一般不需要特别防护，但应避免有的患者可能造成的污染扩大，特别是在核设施现场没有进行全面辐射监测和消除污染的情况下。有些特殊设备如带有隔离单可隔绝空气的多用途担架、内衬可处理塑料内壁的救护车等，是运送污染伤员最理想的设备。

4. 注意事项

临床症状明显的伤员可给予对症处理，但应避免使用对淋巴细胞计数有影响的药物（如肾上腺皮质激素），防止对诊断指标的干扰。体内放射性核素超标时，应及时采取促排措施。

（二）二级医疗救治

二级医疗救治又称地区救治。

1. 实施单位

由二级医疗救治单位（核设施所在省市自治区事先确定的医疗单位）实施。必要时可由三级医疗单位派人协助。

为适应二级医疗救治的需要，二级医疗救治单位的医务人员和管理人员应接受专业教育与培训。

2. 二级医疗救治的主要任务

对中度以下放射性损伤和放射性复合伤伤员，有明显体表和体内放射性污染人员，以及重度以上的各种非放射性伤员进行确定诊断与治疗；对中度以上放射性损伤和放射性复合伤伤员进行二级分类诊断，并及时将重度以上放射性损伤和放射性复合伤伤员，及难以确诊和处理的伤员后送到三级医疗救治的单位。

（三）三级医疗救治

三级医疗救治又称专科救治。

1. 实施单位

由三级医疗救治单位（即国家级放射性损伤救治中心）实施。我国成立了国家卫健委核事故医学应急中心（以下简称应急中心），承担三级医疗救治工作。

2. 三级医疗救治的主要任务

对一、二级医疗救治单位难以诊断和处理的重度以上放射性损伤、放射性复合伤，以及有严重体表和体内放射性污染的人员进行确定性诊断和全面处理，对重度以上放射性损伤和放射性复合伤伤员进行三级分类诊断，不失时机地对受照剂量大于 8 Gy 的伤员进行救治。

3. 二、三级医疗救治应完成的工作

（1）进行比较全面的放射性污染检查：根据本级救治任务和条件，对伤员进一步做出放射性污染监测。为了解体内污染情况，除测量生物样品（鼻拭物、血、尿、便等）放射性或核素组成外，还可根据需要进行甲状腺或整体放射性测量，以确定体内污染水平及放射性核素组分。

（2）进行血液学检查：对血细胞（白细胞总数及分类，淋巴细胞和网织红细胞）进行连续动态观察，尽可能每天一次。必要时，应对淋巴细胞染色体畸变再次检查，以及作骨髓细胞等检查，以便对外照射损伤程度做出判断。

（3）进行其他检查：必要时应对伤员进行全面的血液学、血液生化学、细菌学、脑血流图、骨骼 X 射线摄片、晶状体和眼底，以及精液检查，作为临床救治预后判断和远期效应对比分析的基础数据。

（4）进行确定性诊断和治疗：各类伤员的确定性诊断和治疗原则按有关标准和建议执行。

四、应急准备

我国核事故应急工作一直受到党中央和国务院的高度重视。为确保核设施的安全运行，多年来我国有关部门进行了大量工作，已建立一套较完整的制度和体系，取得显著成绩。尽管采取了一系列安全的防护措施，但核事故发生突然，发展迅速，事故可释放出多种放射性核素，可有多种照射来源和途径，对各类放射性损伤的救治又不同于普通的医学处理，故事先应认真做好应急准备工作。鉴于苏联切尔诺贝利核电站事故的惨痛教训，我国政府及时组织制定了《核电厂核事故应急管理条例》，并于 1993 年 8 月由国务院发布执行。这标志着我国核事故应急工作从一开始就走上法制管理轨道，反映我国政府对核事故应急工作的高度重视。

（一）国家核应急工作方针

在《核电厂核事故应急管理条例》中确立的核事故应急工作方针是"常备不懈、积极兼容，统一指挥，大力协同，保护公众，保护环境"，通常简称为"24 字方针"。这一方针是吸取国际上成熟的经验，结合我国实际情况，经过认真研究，集思广益逐步形成的。"24 字方针"既是指导核事故应急工作的总方针，也是总政策。

1. 常备不懈、积极兼容

这是对核事故应急准备工作的最基本要求。核事故与其他事故一样，都具有突发的特点，只有常备不懈地做好应急准备，才能迅速实施有效的应急救援。将核事故应急准备与日常工作相兼容，既节约了投入，避免了浪费，又能使应急准备工作落到实处。在兼容中常备，在常备中提高，相得益彰。

2. 统一指挥，大力协同

这是核事故应急准备工作的基本组织原则。因为核事故应急工作是一项需要多部门、多专业技术参与、社会敏感度极高的系统工程。只有在政府的统一指挥下，大力协同，才能做到临危不乱，高效有序。这也是核事故应急工作成败的关键环节。

3. 保护公众，保护环境

这是核事故应急准备工作的根本目的。各级政府及其应急组织，在核事故应急工作的实践中，都必须牢记此根本目的，将事故危害及损失控制在最低程度，达到保护公众、保护环境的目的。

（二）核事故应急工作原则

核事故应急工作又是"社会系统工作"，是在一种特殊环境下进行事故处理和救灾工作。为此，在工作中应遵循以下几项工作原则。

1. 预防为主，做好准备

保证核安全最根本是要避免发生严重事故，建造、运行核设施时都必须严格贯彻"安全第一，质量第一"的方针，应急准备是以防万一，是预防性工作。

2. 依靠组织的力量

场内、场外最重要的都是做好组织工作，依靠严密的组织体系才能做好防灾、事故处理和救灾的工作。

3. 不可不搞，不可大搞

切实贯彻积极兼容的方针。

4. 分清责任，明确责任单位

为了组织好应急工作这一社会系统工程，必须先明晰责任。责任分清才能做好各部门的分工，核电事故处理及应急工作的责任单位是核电站及其主管部门。地方上的核事故应急委员会，承担着出现严重事故时进行救援的责任。对这些单位国家都须大力支持。

5. 中国人民解放军是核事故应急的重要力量

我国任何救灾工作，军队都是主要力量。我国有专业的防化兵建制，在过去核爆防护、防核站方面均有丰富经验。军队的有关军兵种在应急工作中可以在多方面给地方和核电站以有力的支援。

6. 准备工作的重点应放在基层

坚持实践第一，实践工作的重点是在前方，即基层单位：核电站及其所在地方。

7. 全面做好公众的宣传教育

应从"发展核电、造福人民"、核安全、辐射防护、环境保护和应急准备等方面切实全面对公众进行宣传教育，不能单纯宣传应急准备。

（三）应急防护行动水平

所谓干预（intervention），是指目的在于减少事实上已存在的照射（如事故照射）的任何行动，包括变更已存在的照射原因，限定已存在的照射途径，以及改变人们的习惯、行动和生活环境，以防止其受到照射。

在核事故和辐射事故干预中，以下三个专门的剂量概念十分重要。①预期剂量（projected dose）：是指发生某事故时，在不采取任何防护措施或行动的情况下，预期或预计会受到的照射剂量。②可避免剂量（averted dose）：是指采取某项防护措施或行动后所减少的受照剂量。对干预而言，这是最关键的概念，相当于在采取防护行动情况下受到的剂量与不采取任何行动情况下预期受到的剂量之差。③剩余剂量（residual dose）：如果干预是完全有效的，则剩余剂量在数值上等于预期剂量减去可避免剂量。但干预可能并不完全有效，这可能是因为剂量已被接受，或由于干预只是部分降低了总的预期剂量。对每种照射途径遗留的剂量称为剩余剂量。

1. 干预的原则

在应急干预的决策过程中，既要考虑辐射剂量的降低，又要考虑实施防护措施的困难和代价，因此，应遵循下列原则，并综合考虑社会，经济、政治和外交等方面的因素。

（1）正当性原则：干预应是正当的，应急中的干预应利大于弊，即由于降低辐射剂量而减少的危害，应当足以说明干预本身带来的危害与代价（包括社会代价在内）是值得的。

（2）最优化原则：干预的形式、规模和持续时间应是最优化的，使降低辐射剂量而获得的净利益在通常的社会、经济情况下从总体上考虑达到最大。

（3）应当尽可能防止公众成员因辐射照射而产生严重的确定性健康效应。

2. 应急防护行动的干预水平和行动水平

（1）急性照射的剂量或持续照射的剂量率行动水平：器官或组织受到急性照射或受到

持续（慢性）照射时，任何情况下预期进行干预的剂量行动水平如表5-19所示。

表5-19 急性和慢性照射的剂量、剂量率行动水平

器官或组织	器官或组织2 d内所受的预期吸收剂量（Gy）	当量剂量率（Gy/年）
全身（骨髓）	1	0.4
肺	6	—
皮肤	3	—
甲状腺	5	—
晶状体	2	0.1
性腺	3	0.2

注：在考虑紧急防护行动的实际行动水平的正当性和最优化时，应考虑当胎儿在2 d内受到大于0.1 Gy照射剂量时产生确定性效应的可能性。

（2）应急照射的通用优化干预水平和行动水平：通用优化干预水平用可防止剂量表示，即当可防止剂量大于相应的干预水平时，则表明需要采取这种防护行动。通用优化干预水平所规定的可防止剂量值，是指适合于所选定的人群样本的平均值，而非最大受照（关键居民组）个人剂量。但无论如何，应使关键人群组预期剂量保持在表中所规定的剂量水平之内。

表5-20列出了紧急防护行动（隐蔽、撤离、碘防护）和长期防护行动（临时避迁和永久迁居）的通用优化干预水平。

表5-20 防护行动的通用优化干预水平

防护行动	可避免剂量
隐蔽	2 d内10 mSv
撤离	1周内50 mSv
服碘	甲状腺100 mGy
临时避迁	1个月30 mSv
终止临时避迁	1个月10 mSv
永久迁居	终身1 Sv

食品的通用行动水平实际应用中应当注意以下问题：①应将对不同核素组分别给出的水平值单独应用于相应核素组中各种核素的活度的总和；②表中建议的数值用于容易得到替代食品的地方，而缺少食品的地方可采用较高的行动水平；③少量消费的食品（如每人每年少于10 kg的香料调味品），因对个人产生的附加照射很小，可以采用比主要食品的行动水平高10倍的数值。具体参见表5-4。

不同照射途径和事故不同阶段可采取的防护措施分别见表5-21和表5-22。

表5-21 不同照射途径可采取的防护措施

照射途径	可采取的措施
来自烟羽中放射性核素的外照射	隐蔽，撤离，控制出入通道
由烟羽中放射性核素所致内污染	隐蔽，呼吸道防护，服用稳定碘，撤离，控制出入通道
来自表面沉积的放射性污染及活化产物引起的外照射	隐蔽，撤离，控制出入通道，去污
再悬浮引起的污染	撤离，避迁，控制出入通道，去污

照射途径	可采取的措施
因自身污染引起的内污染	控制出入通道，去污
摄入污染的水和食品造成的内污染	控制食品和水，使用贮存的饲料

表 5-22　事故不同阶段可采取的防护措施

早期	中期	晚期
隐蔽，呼吸道防护	隐蔽	—
服用稳定碘	服用稳定碘	—
撤离	撤离	—
控制出入通道	控制出入通道	控制出入通道
—	避迁	避迁
—	人员去污	—
—	控制食品和水，使用贮存饲料	控制食品和水，使用贮存饲料
—	医疗护理	地区去污

（3）导出干预水平：是指与干预水平相对应的环境中放射性活度水平或剂量率，是可直接与实际监测结果相比较的量。在核事故或放射事故情况下，为保护公众而采取防护措施的主要决策依据是干预水平，但在实际工作中，事故性释放后的监测结果是以环境污染水平或辐射水平表示的。为应用的简捷方便，使环境监测结果与干预剂量水平迅速比较，以便及时判定人员受照剂量，事先应根据干预水平和具体受照情况，推算出相应的导出干预水平（derived intervention level）。直接将监测结果与导出干预水平比较，即可迅速估计出人员可能受照的剂量，判定是否采取措施以及采取何种防护措施。

从理论上讲，对每种环境物质和各个照射途径都可确定相应的导出干预水平，但在实际工作中，往往只需考虑那些对照射有重要意义且易于监测的比较重要的量。IAEA 提出了对导出干预水平有用的量的建议，见表 5-23。

表 5-23　对导出干预水平有用的量

导出干预水平	相应的照射途径	相应的防护措施
γ 射线外照射剂量率（Sv/s）	由烟羽和地面沉积物引起的 γ 外照射	隐蔽，避迁，撤离
空气中放射性核素的时间积分浓度（Bq·s/m^3）	吸入烟羽中的放射性物质 烟羽引起的 β 外照射 皮肤上沉积物的 β 外照射	隐蔽，撤离，服稳定碘 隐蔽，撤离 隐蔽，撤离
放射性核素地面沉积水平（Bq/m^2）	地面沉积物引起的 β 和 γ 射线 吸入再悬浮物质	撤离，避迁 撤离，避迁
食品、牧草或饮水中放射性核素浓度（Bq/kg 或 Bq/L）	摄入食物或饮水	限制生产或消费

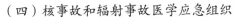

（四）核事故和辐射事故医学应急组织

我国核事故应急组织实行国家、地方和核电厂三级管理体系，即国务院设立国家核事故应急委员会，核电厂所在省（自治区、直辖市）人民政府设立地方核事故应急委员会，核电厂营运单位设立应急指挥部，分别负责全国、本地区和本单位的核事故应急工作。

1. 国家级卫生应急组织

由国家卫健委、国家药品监督管理局、解放军后勤保障部和国家国防科工局等组成。在国家核事故应急协调委员会的统一组织、领导下工作。

2. 地方医学应急组织

核电厂或其他核设施所在地的省级政府卫生行政部门负责辖区内的核事故医学应急救援工作，负责建立本省地方核事故医学应急领导小组和地方核事故医学应急专业组织。

3. 核电厂或其他核设施营运单位医学应急组织

核电厂或其他核设施营运单位医学应急组织包括应急指挥部和下设的应急办公室，以及包括医学急救组在内的若干专业组。医学急救组主要由营运单位卫生机构组成，应包括经过专门训练的卫生人员、辐射防护人员、剂量人员及医护人员。有条件时应具备应急医疗后援机构。

（五）核应急医学救援队的应急准备

核辐射突发事件一旦发生，往往危害人数多，波及面广，除了直接造成人员伤亡外，还会引起人们严重的心理恐慌和社会经济秩序混乱。为了保证国家政治、经济、社会安全，保障广大人民群众的生命与健康，维护社会稳定和经济发展，必须做好核与放射突发事件发生后的应急救援工作，国家和地方医学应急组织应当根据有关法律赋予的职责，尽快建立装备精良、训练有素、准备充分、行动迅速的应急医学救援队（medical support team，MST），在较短的时间赶赴事故或事件现场，在复杂的情况下完成医学应急救援活动。

1. 核应急医学救援队的组织结构和人员分工

（1）医学救援队的组织结构：国家级医学救援队一般设立队长 1 名，队员专业主要有放射医学、辐射防护、辐射检测、临床医学、护理学、卫生应急管理、后勤保障等相关专业。专业人员不少于 30 人，配备足够的后备人员。其主要职责为：

1）根据国家卫生健康委员会或上级行政主管部门的命令，开展卫生应急救援行动，并根据要求定期开展培训、演练等活动。

2）向上级行政部门和委托建设单位提出有关卫生应急工作建议。

3）参与研究、制定国家队伍建设、发展规划和相关技术方案。

4）承担上级行政部门委托的其他工作。

（2）医学救援队的人员分工：医学救援队通常设立指挥组、侦检组、分类后送组、去污洗消组、救治组、后勤保障组等，各组根据功能定位和能力要求遴选队员。医学救援队的队长承担医学救援队的组织和指挥等全面工作，是现场医学救援的决策。除此之外，还参与对放射性损伤和非放射损伤人员的分类诊断和现场的紧急医学处理等工作。侦检组主要负责伤员的初步分类诊断、外伤和其他损伤人员的处理，受照人员和受污染人员的生物样品的采集、处理和保存。去污洗消组负责现场剂量监测、伤员的放射性污染检测和初步的放射性去污处理，以及现场的放射性样品收集。

2. 核应急医学救援队的物质装备

医学救援队装备包括现场急救仪器和器械、应急药箱和急救箱、辐射应急监测仪器、个人防护用具、现场去污箱、普通装备、运输工具、通信设备和生物样品采集设备等。

（1）现场急救仪器和器械：应当是标准的医用设备，包括下列仪器和器械：①输血装置；②血细胞计数器；③生物显微镜；④制作血涂片的设备；⑤收集和储藏生物样品（血液、尿、便等）的容器；⑥心脏除颤器、电池和充电器；⑦综合急救器械箱，详见表5-24。

表5-24　综合急救器械箱的组成

序号	器械名称及规格	数量	序号	器械名称及规格	数量
1	供氧器	1套	16	一次性注射器 2 mL	2具
2	简易呼吸器	1套		一次性注射器 5 mL	2具
3	气管导管	3根		一次性注射器 10 mL	1具
4	洗胃器	1套	17	一次性输液器	1具
5	听诊器	1具	18	止血带	2条
6	体温计	1支	19	乳胶带	1条
7	压舌板	1支	20	环甲膜穿刺器	1套
8	袖珍手电筒	1把	21	夹板（大、小号）	各2块
9	表示血压计	1具	22	小砂轮	2个
10	麻醉喉镜	1套	23	外伤缝合刀包	1包
11	开口器	1把		手术刀柄（#4）	1把
12	舌钳	1把		手术刀片（#20 小圆刀）	2片
13	敷料镊	1把		持针器（14 cm）	1把
14	敷料剪	1把		止血钳（弯全齿 16 cm）	1把
15	胸腔穿刺包	1套		止血钳（直全齿 16 cm）	1把

（2）应急药箱和急救箱：箱内包括镇痛药、强心药、镇吐药、抗生素、利尿药、局部抗生素药膏、生理盐水和其他对症治疗药物等，每个药箱所含药品见表5-25和表5-26。所有的药品均在制造商标明的有效期之内，应对药箱进行定期盘点、核对并及时更新。

表5-25　放射应急医学处理药箱组成

类别	药品名称	规格	单位	数量
急性放射性损伤早期防治药	雌三醇	100 mg/ 支	支	10 支
	尼尔雌醇	5 mg/ 片	片	60 片
	茜草双酯	100 mg/ 片	片	60 片
阻止放射性核素吸收药	碘化钾	100 mg/ 片	片	10 片
	普鲁士蓝	300 mg/ 粒	粒	90 粒
	海藻酸钠	12 g/ 袋	袋	10 袋

续表

类别	药品名称	规格	单位	数量
加速放射性核素排出药	二乙三胺五乙酸钙钠（DTPA–CaNa₃）	500 mg/支	支	20 支
	二乙三胺五乙酸锌钠（DTPA–ZnNa₃）	500 mg/支	支	20 支
	酰胺丙二磷（S186）	500 mg/支	支	20 支
	二巯丁二钠	1 g/支	支	20 支

表 5-26　应急常规药箱组成

药品名称	规格	数量	药品名称	规格	数量
肾上腺素	1 mg/支	4 支	昂丹司琼注射液	4 mg	10 支
阿托品	0.5 mg/1 mL	6 支	昂丹司琼片	4 mg	1 片
利多卡因	2%5 mL	3 支	硝酸甘油片	0.5 mg×24	1 合
去甲肾上腺素	2 mg/1 mL	1 支	硝酸异山梨酯	5 mg×100	1 瓶
异丙肾上腺素	1 mg/2 mL	1 支	硝苯地平	10 mg×10	1 瓶
多巴胺	20 mg/2 mL	5 支	肾上腺色腙	2.5 mg×100	1 瓶
间羟胺	10 mg/1 mL	3 支	盐酸小檗碱片	0.1 mg×40	3 盒
安钠咖	0.5 g/2 mL	1 支	颠茄片	10 mg×10	2 袋
洛贝林	3 mg/1 mL	3 支	多潘立酮片	10 mg×30	1 盒
尼可刹米	0.375 g/1.5 mL	3/375 mg	山莨菪碱（654-2）片	5 mg×100	1 瓶
葡萄糖酸钙	1 g/10 mL	2 支	山莨菪碱（654-2）注射液	10 mg/1 mL	4 支
普罗帕酮	35 mg/10 mL	2 支	5%葡萄糖注射液	500 mL	1 瓶
氨茶碱	250 mg/2 mL	2 支	甲氧氯普胺针	10 mg/1 mL	4 支
氨茶碱	250 mg/10 mL	2 支	雷尼替丁注射液	50 mg/2 mL	2 支
25%葡萄糖注射液	20 mL	2 支	酚磺乙胺注射液	100 mg/5 mL	3 支
50%葡萄糖注射液	20 mL	2 支	垂体后叶素注射液	6 U/1 mL	1 支
碳酸氢钠	5% 10 mL	2 支	巴曲酶	1 kU	1 支
硫酸镁	2.5 g/10 mL	1 支	酚妥拉明	10 mg/1 mL	2 支
氯化钾	15% 10 mL	2 支	地塞米松	5 mg/1 mL	4 支
甘露醇	250 mL	1 支	氯苯那敏	10 mg/1 mL	2 支
0.9%氯化钠注射液	100 mL	1 瓶	地西泮注射液	10 mg/2 mL	2 支
呋塞米	20 mg/2 mL	4 支	纳洛酮	0.4 mg/1 mL	3 支
硝酸甘油	5 mg/1 mL	4 支	吗啡	10 mg/1 mL	2 支
去乙酰毛花苷注射液	0.4 mg/2 mL	3 支	哌替啶	50 mg/1 mL	2 支
维拉帕米	5 mg/2 mL	1 支	异丙嗪	25 mg/1 mL	2 支
普鲁卡因	40 mg/2 mL	4 支	复方甘草片	100 片	1 瓶

167

药品名称	规格	数量	药品名称	规格	数量
复方氨林巴妥注射液	2 mL	4 支	苯海拉明	50 mg×20	1 瓶
氨茶碱	100 mg×100	1 瓶	去痛片	12 片	1 瓶
沙丁胺醇	2.4 mg×100	1 瓶	氯苯那敏	4 mg×100	1 瓶

（3）辐射应急监测仪器：核事故医学救援队涉及的辐射监测仪器主要包括剂量率仪、污染监测仪、个人剂量计仪，这三种是医学救援队所必备的仪器设备。在某些条件下，医学救援队还可能使用便携式 γ 谱仪、移动式肺部计数器、甲状腺计数器、活度计或鼻咽拭子测量仪、人体中子剂量测量仪等设备进行各项辐射监测，详见表 5-27。所有仪器应每年校准一次，在使用之前和使用之后做质量控制检查，每年维护保养 2 次。

表 5-27 辐射应急监测仪器和个人剂量计的数量及性能要求

仪器类型	数量	测量的物理学量	单位	最低探测水平或范围	备注
多用途 γ/β 巡测仪	1	剂量率	Sv/h	0.1 μSv/h ~ 1 Sv/h	
γ/β 污染监测仪	1	表面活度	Bq/cm², cps	β/γ: 1 Bq/cm²	
α/β 污染监测仪	1	表面活度	Bq/cm², cps	α: 0.1 Bq/cm²	敏感面积
场所辐射检测仪	1	γ 剂量率	Sv/h	0.1 μSv/h ~ 100 mSv/h	≥100 cm²
				0.1 μSv ~ 99.99 mSv/h	便携式
中子剂量当量仪	1	中子剂量当量	Sv	0.1 μSv ~ 99.99 mSv	采用电池供电，工作时间大于 5 h，测量的中子能量范围在 0.025 eV 至 15 MeV
累积辐射剂量计	6	γ 外照射剂量	Sv 或 Gy	10 μSv ~ 10 Sv	热释光剂量计或个人胶片剂量计

（4）个人防护用具：应配备下列个人防护用具：①累积辐射剂量计；②防护服；③防护靴；④棉手套；⑤塑料手套；⑥橡胶手套。

个人防护用具应当适于在危险的野外环境中使用，采用标准的密封性能良好的材料制成并具有呼吸防护装置。

要求所有的个人防护用具均在制造商标明的有效期之内，进行定期盘点、核对并及时更新。储备的数量应满足小分队至少 3 d 的用量。

（5）现场去污箱：箱内应装备以下物品：5% 氢氧化钠溶液、5% 亚硫酸氢钠溶液、硫酸溶液、饱和高锰酸钾溶液、0.9% NaCl 溶液、去除伤口和皮肤污染的消毒剂、无菌蒸馏水、无菌洗眼液、外科棉签、鼻拭子、遮蔽胶带、标记笔、软毛刷子、石蜡纱布敷料、拖把、指甲刷、鼻腔导液管、头发剪子、刮胡刀、肥皂、刷子、清洁剂。

（6）生物样品采集设备：采集设备包括一次性注射器（2 mL、5 mL、10 mL、20 mL）、止血带、75% 医用乙醇、3% 碘酊、试管架、酒精灯、无菌肝素抗凝试管、抗凝试管、不抗凝试管、可收集 24 h 尿的容器、可收集 24 h 粪便的容器、鼻拭子；收集唾液、痰液、呕吐物和其他体液或分泌物的容器；收集指甲、毛发、衣物、口罩、饰品等的容器；标签和带不粘胶的标签；空塑料容器（容积 20～30 L）；剪刀、指甲钳；一次性乳胶手套；塑料绳；透明胶带；标记笔。

（7）普通装备：医疗救援分队还应具备以下普通装置：笔记本电脑，备用电池，塑料布，外科手术服，床单和毯子，便携式担架，不同规格的塑料袋，不同规格的塑料绳，标签和带不粘胶的标签，事故照射资料收集记录表，医学资料收集、生物剂量测量 / 估算工作表单，生物样品采样和检查指标登记表，体表放射性污染及去污记录单，帘子，废物袋，装运箱，手电筒，辐射警示标志（普通和荧光的），分区标识（普通和荧光的），识别标记，辅助资料包括操作手册、程序文件、患者运输报告表格、应急组织机构和人员联系目录等。

（8）运输工具和通信设备

1）运输工具：包括应急救援装备车；救护车（有防止污染扩散的措施）。

2）通信设备：包括可调频率的便携式无线电台；移动电话；耳道式对讲机；带无线网卡的笔记本电脑；手持 / 车载卫星定位系统（GPS）；备用电池。

（9）其他装备：必要时由请求支援一方提供移动医院、帐篷和供暖装置等装备。所有装备应当在制造商标明的有效使用期内使用，并保证可供小分队使用至少 3 d。需要说明的是在救援行动时实际动用的装备和人员，视事故的具体情况和所请求支援的内容而定，如在事先已知仅涉及事故性照射而无放射性污染的情况下，可不携带现场去污箱等装备。

五、核事故医学救援分队的行动导则

（一）核事故医学救援队的职责和任务

1. 医学救援队的目的和目标

核事故的一个突出特点是事故的突发性和危害程度的不确定性。为了有效应对并及时控制核事故，防止事态扩散，减轻事件后果，保证国家政治、经济、社会安全，保障广大人民群众的生命与健康，维护社会稳定和经济发展，必须组建一支装备精良、行动迅速、训练有素的医学救援力量，以期在复杂情况下完成医学应急救援任务，并实现下述预期目标。

（1）确保受到过量辐射照射和（或）放射性核素污染的人员得到及时而充分的医学处理。

（2）将事故的医学和公共卫生效应减到最低限度。

（3）收集进一步分析事故的医学后果所需要的信息。

2. 医学救援队的职责

（1）迅速赶赴核事故现场，实施并指导当地医学应急组织做好现场应急救援工作。

（2）评估事故的医学后果；对受害者（包括表现急性放射病症状和体征的人员、放射性核素体内或体表污染的人员、局部放射性损伤人员和放射性复合伤伤员）提供相应的医学建议或咨询。

（3）如果患者需要后续治疗，向应急管理部门提供转送到合适的放射性损伤专科医疗中心的建议。

（4）提供必要的去污染和防止人群受到进一步辐射照射的建议和推荐的行动；提出公共卫生方面尤其是心理干预的建议。

3. 医学救援队的任务

在核事故现场，医学救援队承担的具体任务主要有：①对非放射损伤和放射性损伤人员的现场急救；②初步分类诊断和分类处理；超剂量受照人员和受污染人员救治；③初步去污处理和（或）促排；生物样品的采集和处理等。

（二）现场救援行动的原则和基本任务

1. 现场医学救援行动原则

现场医学救援行动应遵循快速有效、边发现边抢救、先重后轻、对危重伤员先抢救后除污染、保护救援者和被救援者的原则。

2. 现场医学救援基本任务

（1）发生核事故时及时进行现场伤员搜救；尽快将伤员撤离事故（事件）现场，并进行相应的医学处置；对伤情重、危及生命的伤员应优先进行紧急医学处置。

（2）初步估计人员受照剂量，设立临时分类站，进行初步分类诊断和处理；必要时及早使用稳定碘和（或）抗辐射剂。

（3）对人员进行放射性体表污染检查和初步去污染处理，并注意防止污染扩散；对开放性污染伤口去污后可酌情进行包扎。

（4）初步判断人员有无放射核素内污染，必要时及早采取阻吸收和促排措施。

（5）尽可能收集、留取可估计人员受照剂量的物品和生物样品。

（6）填写伤员登记表。

（7）根据初步分类诊断提出伤病员后送的建议，尽快将中度以下急性放射病、放射复合伤和体内、伤口有放射性物质污染（需手术）的人员，以及现场不能处置的其他非放射损伤人员送到二级医疗救治（地方救治）单位。

（8）对事故的医学和公共卫生后果进行初步的评估，提出必要的去污染和防止人群受到进一步辐射照射的建议和推荐的行动，提出公共卫生方面的建议。

3. 现场医学救援的一般步骤

根据不同区域的辐射水平将事件现场划分为控制区、监督区和非限制区，对事件现场进行隔离。采取此对策可减少放射性核素由污染区向外扩散，并避免进入污染区而受照射。可在巡测仪器读数为 100 μSv/h 的地区布设安全界线。除非有救治生命和（或）防止灾难恶化的需要，不要接近剂量率超过 10 mSv/h 的区域。在安全界线外布设警戒界线，以保证公众不妨碍应急响应人员工作。

（1）进入污染区域或放射源区之前，按照规定佩戴和使用个人剂量计；如果有需要，应穿戴个人防护用具。

（2）如果是第一时间到达现场，则担负现场控制人员的职责。如不是，则向现场控制人员了解事件概况。

（3）尽快搜寻和营救受伤人员；进行医学分类，立即评估和治疗危及生命的损伤；不要由于存在辐射而延迟救生行动；在营救过程中采取常规急救措施；尽快将伤员从危险区域撤离；如果有必要，要求提供额外的医疗帮助。

（4）在专业去污人员的支持下，对暴露人员进行放射学分类，并隔离受污染者。

（5）与警察取得联系以获取有关人员的姓名和住址，以便进一步调查。

（6）通知接收患者的医院有关常规损伤和任何已知或可疑照射或放射性物质污染的性质和程度。如果已知，鉴定放射性物质；如果未知，请求辐射评价人员帮助。

（7）利用表面污染检测仪对人员和设备进行污染检查。

对于不需要紧急住院治疗的现场人员，未进行污染检查前不得离开现场；不要在污染检查前从现场带走任何可能污染的设备。

（郝玉徽　陈肖华）

思　考　题

1. 简述辐射防护目的与原则之间的关系。
2. 参考水平分几个层次？如何在实践中应用？
3. 与辐射防护相关的国际组织有哪些？
4. 各类人群年吸收剂量限值是多少？
5. 简述豁免水平与参考水平的区别与联系。
6. 简述外照射防护措施。
7. 简述光子束、电子束、中子束的常用屏蔽材料。
8. 操作非密封放射性物质的辐射危险来自哪些方面？
9. 简述内照射防护的基本原则与措施。
10. 工作场所分级、分类的原则与要求是什么？
11. 核医学工作场所平面布局有哪些要求？
12. 卫生通过间制度对内照射防护有哪些重要意义？
13. 开放型放射性核素操作的个人防护要求有哪些？
14. 少许液体或固体粉末洒落后如何处理？
15. 表面去污的一般原则是什么？

数字课程学习

📥 教学课件　　　◆ 拓展阅读　　　🖥 课后习题

第六章
辐射监测

辐射监测是辐射防护工作的重要组成部分。判断一项涉及放射性的工作有无危害及其危害大小，存在危害时应采取何种防护措施，以及如何对已有的防护设施进行合理性验证，均需以辐射监测数据作为决策依据。在采取一定的防护措施后，需要对防护效果或污染的控制程度进行正确评价，辐射监测数据又是必不可少的客观指标。同样，当实践运行中出现意外照射（如潜在照射或事故照射）时，更离不开辐射监测。因此，辐射监测在辐射防护工作中有重要的现实意义。辐射监测工作中，仪表的选择是否适当、监测方法是否正确、监测数据是否可靠、对监测结果的分析与评价是否科学等，对做好防护、确保工作人员及公众的健康与安全至关重要。

第一节 概 述

辐射监测是为了评估和控制辐射或放射性物质的照射，对辐射剂量或放射性污染进行的测量，以及对其结果的分析和解释。

一、辐射监测的目的

辐射监测的目的是控制和评价辐射危害。其内容主要有以下两方面：①对有关地点的辐射场、个人所受剂量及放射性污染情况进行测量；②对放射性操作的安全程度做出评价，提出有关防护方面的建议，改善防护措施，促进安全生产。

二、辐射监测的重要性

射线及放射性物质与一般有害因素（如粉尘、噪声、酸碱、废气等）相比有以下特点。

（一）人体无法感知

射线装置和放射性核素发射的射线无色、无味、无形，人对其存在和照射无法感知，只有靠辐射监测仪器才能察觉放射性物质和射线的存在，从而控制或消除其危害。

（二）放射性物质的毒性大

放射性物质的毒性比一般化学毒物的毒性大得多。一般化学毒物的毒性是以质量单位

（g、mg 或 μg）来衡量的，而放射性物质的危害是以放射性活度（Bq、Ci、mCi 或 μCi）来衡量的。以放射性核素 ^{32}P 为例，质量为 0.01 μg 的 ^{32}P 相当于 3 mCi（1.11×10^8 Bq）的放射性活度，将其注入人体内，其凝聚在骨骼中，引起几百 cGy 剂量照射，从而导致人体的严重损伤。

（三）放射性损伤的潜伏期长

在放射工作实践中（非事故情况下），辐射引起的损伤有相当长的潜伏期，短时间内无明显或特异的临床表现。因此，对辐射的危害易被人们所忽视，只能依靠辐射监测数据和评价，来提醒和指导放射性工作单位及放射工作人员，改善防护措施，确保安全。

（四）监测数据具有法律效力

辐射监测结果可作为对人体放射性损伤或对环境放射性污染的法律依据。

2001 年 10 月我国颁布《中华人民共和国职业病防治法》，文件规定，"工作场所职业病危害因素的强度或者浓度超过国家职业卫生标准的"和"未按照规定对工作场所职业病危害因素进行检测、评价的"，用人单位将受到处罚。因此，任何一个放射工作单位，必须把辐射监测作为安全防护工作中的重要组成部分，即使有良好的设备，熟练的技术，一定的防护设施，也必须有辐射监测，并建立档案，定期做出防护评价。

三、辐射监测的类型

（一）常规监测

常规监测是旨在验证持续运营的适宜性，查明工作条件是否令人满意且符合法规要求，在预定的场所按既定的时间间隔所进行的监测。

（二）特殊监测

特殊监测是为了说明某一特殊问题而在一个有限期间内进行的监测。工作场所监测大纲应包括：问题性质调查、辐射控制情况、何时进行特殊监测。工作场所监测大纲应如何定义，以及如何快速报告结果、相关的调查水平。

（三）任务相关监测

任务相关监测用于特定操作，旨在为有关运行管理的当前决定提供数据资料，也可用于支持防护最优化。任务相关监测在特定操作（任务）期间进行，其主要任务包括：①提供数据以支持有关操作管理的即时决策；②建议确认放射状况的预测性估计并优化防护；③工作条件发生变化且工期有限时（比常规监测要短），提供数据以支持有关操作的即时性决策（建立防护措施）；④通过提供有用的指标预测剂量来补充个人监测。

（四）确认性监测

确认性监测是在需要检查有关照射条件的假设情况下执行的监测，其目的在于验证屏蔽和其他防护措施的优越性、有效性。

四、辐射监测的监测对象

（一）个人监测

个人监测是利用剂量计对体内及排泄物中放射性种类和活度进行的监测，以及对体表放射性污染的监测。个人监测含下列 3 项监测内容：①外照射个人监测；②体内污染监测；③皮肤污染监测。

（二）工作场所监测

工作场所监测是旨在监测工作环境和工作人员相关操作的辐射水平而进行的监测。工作场所监测含下列三项内容：①外照射监测；②空气污染监测；③表面污染监测。

（三）环境监测

环境监测是对核设施或其他放射性工作场所附近公共环境进行的监测。环境监测包括以下两项内容：①外照射辐射场监测；②空气、水、土壤和动植物等介质中放射性核素监测。

（四）流出物监测

流出物监测是对流出物进行采样、分析或开展其他测量工作，以说明从核设施或其他放射性工作场所排放到外环境中的放射性流出物的特征。

（五）辐射设备性能监测

放射诊疗设备性能监测按照实施机构和性能可分为三种：①验收监测；②状态监测；③稳定性监测。

五、辐射监测质量保证

质量保证（quality assurance QA）是为使人们确信某一产品、过程和服务质量能达到规定的质量要求，进行的有计划、系统的活动。对于辐射监测来说，质量保证是指为保证监测结果的准确性和可靠性所采取的一系列的有计划、系统的质量管理活动。质量保证体系包括质量控制（quality control，QC）和质量管理。

监测的全过程是指与给定的测量有关的所有信息、设备与操作等的组织准备直至测量结果的处理的各个环节。辐射监测的全过程必须有质量保证。

（一）质量保证计划

应根据监测类型和监测对象制订具体的质量保证计划。在制订计划时，一般应考虑以下几个方面。

（1）健全的辐射监测和质量保证机构，或设专人对质量保证负责。

（2）人员的选择和培训。

（3）仪器和装置的质量及其维护与校准的频率。

（4）标准方法、标准器具、标准物质和参考辐射的应用与保持。

（5）监测过程中的质量保证措施。

（6）监测的结果必须能溯源到国家标准。

（7）检测结果与客观实际符合的程度已经达到和保持所要求质量的证明。

（二）具体要求

（1）辐射监测所用的仪器、仪表必须可靠，在选购时必须确保其技术指标能满足该类监测的要求。

（2）测量仪器必须定期校准，校准时所用的标准源应能追溯到国家标准。当有重要元件更换、工作位置变动或维修后必须重新进行校准，并做记录。

（3）环境核辐射监测仪在开始测量前，应检查本底计数率和探测效率，并将其记入质量控制图中。环境核辐射监测仪必须执行登记制度。

（4）环境样品的采集必须由有经验的人员按照事先制订的程序进行。

（5）放射化学实验室必须建立严格的质量控制体系。

（6）从事环境监测的人员，必须经过专业培训且考试合格才能独立从事环境核辐射监测工作。

（7）监测数据必须经复核（或复算）并签字。

（8）辐射监测机构应建立并保存好完整的有关质量保证文件。

（9）样品采集、运输贮存、分析测量、数据记录及数据处理等环节的质量保证工作，应符合国家有关法律、法规及标准。

第二节 个 人 监 测

一、外照射个人剂量监测

（一）监测对象

在我国，实施个人剂量外照射监测的对象主要包括下述 3 类人员：①任何在控制区（或有时进入控制区）工作的人员；②在监督区工作、偶尔进入控制区工作或预计职业外照射年有效剂量可能超过 1 mSv 的工作人员；③所有从事或涉及放射工作的个人。

（二）个人监测的目标量

职业外照射个人监测的目标量是个人剂量当量（personal dose equivalent）$H_p(d)$，它是在身体表面下深度 d 处软组织的剂量当量。表述 $H_p(d)$ 应有参考深度的说明，它可以用毫米（mm）为单位表示。一般来说，对于弱贯穿辐射，皮肤和晶状体的 $H_p(d)$ 分别为 $H_p(0.07)$ 和 $H_p(3)$；对强贯穿辐射，深度为 10 mm，表示为 $H_p(10)$。

（三）监测仪表（元件）

进行外照射个人剂量监测的主要方法是利用佩戴的个人剂量计进行测量，这种剂量计能显示出被照者受照的累积剂量。个人剂量计有以下几种类型，可根据用途及剂量计的性能进行选购。

1. 胶片剂量计

胶片剂量计是使用较早的一种 β 射线、γ 射线胶片剂量计，其基本原理是通过测量照相胶片被射线照射后的感光程度来确定剂量。操作中，先用暗室技术把感光度求出来，然后在事先刻度好的标准曲线上求出相应剂量数值。它测量的累积剂量范围在 50 μGy 至 0.15 Gy。

胶片剂量计的优点是简单、价廉，使用方便，胶片可长期保存，以便复查核对。其缺点是胶片的潜影随时间衰退，尤其在高温、高湿条件下衰退严重，故不能在高温、高湿条件下使用；另外，这种剂量计不能随时得知累积剂量，黑度的测量也比较麻烦。目前已很少使用。

2. 荧光玻璃剂量计

荧光玻璃剂量计（又称光激光剂量计，OSL）是一种固体剂量计。其原理是荧光玻璃在射线作用下形成新的发光中心。发光中心在紫外线的作用下可发出橙色荧光，这种荧光量与玻璃所受的照射量成正比。荧光经光电转换可用电子学方法记录下来，从而能测出玻璃所受的剂量。荧光玻璃剂量计的测量量程较宽，从 300 μGy 至 10 Gy 以上，适用于日常监测和事故监测，该种类型的剂量计可反复测读，在加热处理后可重复使用。荧光玻璃剂量计具有体积小，衰减少，可长期佩戴和多次重复测量等优点，并可在高温、高湿环境下使用。

3. 热释光剂量计

热释光剂量计（TLD）是一种新型固体剂量计，可用于 X 射线、γ 射线及 β 射线的测量，也可用于中子射线的测量。

热释光剂量计由探测元件磷光体和测读仪器组成，其原理是加热时磷光体能将受照射时所储存的能量以光子的形式释放出来，且热释光的强度与其受照剂量有一定关系，以此可度量剂量的大小。热释光剂量计灵敏度高，量程宽，一般为 $10^{-5} \sim 10^{3}$ Gy，不受电磁干扰，能量响应好，体积小，使用方便，探测元件来源广泛，可做成各种形状，并可重复使用，适用于多种射线的测量，衰退少，测量误差小，既可用于常规监测，也可用于事故监测。将探测元件做成手指热释光剂量计，可用于测定徒手操作放射性物质时手部的剂量。

目前最常用的磷光体是氟化锂（LiF），其最大特点是能量响应好（在 $30 \sim 1\,250$ keV 范围内能量响应误差不大于 $\pm 25\%$）。可用于测量高照射量率的照射量，照射量率在 10^{11} R/s 以下时，其响应与照射量率无关。目前最好的一种是 LiF（Mg、Cu、P），它的灵敏度高，可测下限到 1 μGy，线性范围宽，测量范围上限可到几十戈瑞，且与人体组织等效好。

目前，我国一些放射仪器厂及研究单位生产了多种规格的热释光剂量计，可根据实际需要进行选购。

4. 电离室个人剂量计

电离室个人剂量计亦称剂量笔，是一种直读式袖珍照射量计。其最大特点是能直接读出照射量，使用方便，可随时检查个人受到的累积照射量。其能量响应为 $0.08 \sim 2$ MeV，测量范围最大为 $0 \sim 5$ Gy，最小为 $0 \sim 1$ mGy。这种剂量计的主要缺点是因绝缘程度不够或潮湿而漏电，使测量结果产生很大误差，故不能长时间佩戴，必须每天进行测读。

5. 袖珍式个人剂量报警器

这种剂量计既可测量工作人员在 X 射线、γ 射线辐射场内所接受的累积照射剂量，又能根据预先设置的报警剂量阈值来报警。它适用于野外或现场射线探伤，以及倒装 γ 放射源或排除故障、处理事故的情况下使用。

（四）个人剂量计佩戴要求

1. 对于比较均匀的辐射场，个人剂量计佩戴在人体躯干前部或后部，应位于与射线方向一致的适当位置。

2. 当受照不均匀，而且受照剂量可能相当大时（典型的是介入放射学程序），则还需在受照剂量较大的部位佩戴局部个人剂量计，如腕式个人剂量计或指环个人剂量计。

3. 对于工作中穿戴铅围裙的场合，通常应使用佩戴在围裙内躯干上的剂量计来测量 H_{p}（10）。当受照剂量可能较大时，还应在铅围裙外的适当位置佩戴个人剂量计。

4. 对于短期工作人员和临时进入放射工作场所的人员（包括参观人员和检修人员等），均应佩戴直读式个人剂量计，并按规定记录和保存他们的剂量资料。

5. 在混合辐射场中个人剂量计的佩戴

（1）β 射线和 γ 射线混合辐射场：若 β 射线与 γ 射线剂量的比值不超过 10%，可只用光子剂量计测读光子剂量；γ射线与β射线剂量的比值不超过10%时，可仅佩戴测读β射线的剂量计；其余情况下，应使用能测读两种类型辐射剂量的复合式个人剂量计。

对于不能忽视β射线外照射的混合辐射场情况，应选用带有不同过滤片、具有两个以上元件窗的鉴别式个人剂量计（TLD、胶片等）。需要特殊说明的是，在低能β射线比较重要的情况下，不要选用电子式个人剂量计。在需要使用手腕式和指环式剂量计的情况下，只需要一个简单的TLD元件。在低能β射线情况下，剂量元件应做得很薄，组织当量过滤片的厚度应分别对应于皮肤和眼晶状体的厚度。

（2）中子和γ射线混合辐射场：在整个中子能量范围内，一个简单的中子个人剂量计无法提供足够的信息，此时可采取另外的方法。但是，当中子剂量低于剂量限值，或与γ射线辐射相比不高时，可以使用一个简单的中子剂量计监测中子剂量。

在中子辐射场中，通常伴有γ射线辐射，因此应同时佩戴一个光子剂量计和一个中子剂量计。

在某些中子辐射场中，中子与γ射线辐射的比值可能相差一个数量级以上，这时就不能通过测读γ射线剂量来估算中子剂量了，因为此时的精确度不够。中子剂量与γ射线剂量的比值不超过10%时，可只用光子剂量计来测读光子剂量；当γ射线剂量与中子剂量的比值不超过10%时，可仅用中子剂量计测读中子剂量；其余情况下，应使用能鉴别两种类型辐射的复合式个人剂量计。可以设计一系列测量热中子、中能中子和高能中子的反照率剂量计。需要加以注意的是，对于高能中子，反照率剂量计的剂量当量响应随中子能量变化，可用CR-39径迹剂量计代替。发泡式聚合体探测器是一种直读式中子剂量计，对中子非常灵敏，但对光子则非常不灵敏，可探测到几个微希沃特。这些剂量计的能量响应范围是很有限的。

6. 职业人员由于特殊需要接受有计划的应急照射时，应佩戴直读式个人剂量计或报警式个人剂量计，以防止操作中接受超过预定限值的照射。

7. 外照射个人剂量计的测读周期，根据具体情况合理选择，一般为1个月，最长不超过3个月。

（五）个人剂量评价方法

1. 剂量评价一般原则

（1）按照GB 18871-2002的规定，对职业照射用年有效剂量评价。

（2）当职业照射受照剂量大于调查水平时，应记录个人监测的剂量结果，同时，应做进一步调查。GBZ 128-2019《职业性外照射个人剂量监测规范》建议的年调查水平为有效剂量5 mSv，单周期的调查水平为5 mSv/（年监测周期数）。

（3）当放射工作人员的年个人剂量当量小于20 mSv时，一般只需将个人剂量当量H_p（10）视为有效剂量进行评价，否则，在估算工作人员的有效剂量；当工作人员的晶状体、皮肤和四肢的剂量有可能超过相应的年当量剂量限值时，给出年有效剂量的同时应估算其年当量剂量。

2. 外照射个人监测剂量评价方法

（1）职业性外照射个人监测，一般依据测得的个人剂量当量H_p（d）进行个人剂量评价。

（2）当放射工作人员的年受照剂量低于相应限值时，可将职业性外照射个人监测得到

的个人剂量当量 H_p（10）直接视为有效剂量。当接近相关限值时，如果需要可按式 6-1 估算有效剂量：

$$E = C_{pE}H_p(d) \qquad （式6-1）$$

式中，E 为有效剂量中的外照射分量，单位为 mSv；$H_p(d)$ 为职业性外照射个人监测得到的个人剂量当量，单位为 mSv；C_{pE} 为个人剂量当量到有效剂量的转换系数，对中子，其值可参考 GBZ/T 261-2015；对光子，可用式 6-2 计算：

$$C_{pE} = C_{KE}/C_{Kp} \qquad （式6-2）$$

式中，C_{KE} 为空气比释动能到有效剂量的转换系数，其值参见 GBZ 128-2019 的附录 B；C_{Kp} 为空气比释动能到个人剂量当量的转换系数，其值参见 GBZ 128-2019 的附录 B。

（3）当在铅围裙外佩戴单剂量计时，采用式 6-3 估算有效剂量：

$$E = 0.1 H_0 \qquad （式6-3）$$

式中，E 为有效剂量中的外照射分量，单位为 mSv；H_0 为铅围裙外锁骨对应的领口位置佩戴的个人剂量计测得的 H_p（10），单位为 mSv。

（4）当在铅围裙内、外分别佩戴两个剂量计时，宜采用式 6-4 估算有效剂量：

$$E = \alpha H_u + \beta H_0 \qquad （式6-4）$$

式中，E 为有效剂量中的外照射分量，单位为 mSv；α 为系数，其值在有甲状腺屏蔽时取 0.79，无屏蔽时取 0.84；H_u 为铅围裙内佩戴的个人剂量计测得的 H_p（10），单位为 mSv；β 为系数，其值在有甲状腺屏蔽时取 0.051，无屏蔽时取 0.100；H_0 为铅围裙外锁骨对应的衣领位置佩戴的个人剂量计测得的 H_p（10），单位为 mSv。

当估算的有效剂量接近年剂量限值（如大于 15 mSv）时宜采用以下"（5）"的方法进行评价。

（5）当人员接受的剂量可能接近或超过剂量限值时，如果需要，也可用模体模拟测量的方法，估算出主要受照器官或组织的当量剂量 H_T，再按式 6-5 估算有效剂量：

$$E = \sum_T W_T H_T \qquad （式6-5）$$

式中，E 为有效剂量中的外照射分量，单位为 mSv；W_T 为受照器官或组织 T 的组织权重因子；H_T 为主要受照器官或组织 T 的当量剂量，单位为 mSv。

当放射性工作人员受到事故或其他意外照射时，需要采取不同于常规个人剂量监测的特殊监测，应尽快估算其剂量，以利于确定受照的严重程度，必要时应对事故剂量（包括器官当量剂量、待积剂量和有效剂量等）进行较精确的估算（包括重建辐射场，进行模拟性的测量等）。

二、内照射个人剂量监测

（一）常规内照射监测的范围

下述情况下一般应进行常规内照射个人剂量监测。

（1）操作大量气态和挥发性物质，如在大规模生产过程中产生氚及其化合物。

（2）处理钚和其他超铀元素。

（3）在钍矿开采、选冶和处理，以及钍及其化合物的应用中。

（4）高品位铀矿的采矿、选冶和处理。

（5）天然铀和低浓缩铀的处理及反应堆燃料生产。

（6）大量放射性同位素生产。

（7）在氡水平超过行动水平的铀矿和其他工作场所工作。

（8）使用 ^{131}I 开展甲状腺肿瘤治疗。

（9）对可引起裂变和活化产物照射的反应堆进行维修。

（10）新的可能引起内污染的操作。

（二）内照射个人剂量估算方法

ICRP 建议了内照射个人剂量估算方法的工作程序，其程序框图如图 6-1 所示。从图中可以清晰地看出，要进行内照射剂量的估算，必须先估算放射性核素的摄入量。ICRP 建议的放射性核素摄入量估算方法有以下三种：①全身或器官中放射性核素含量的直接测量；②排泄物或其他生物样品分析；③空气采样分析。每一种测量方法应能对放射性核素进行定性和定量，其测量结果可用摄入量或待积有效剂量进行解释。

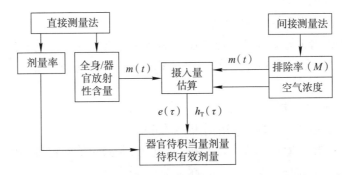

图 6-1　内照射个人剂量监测及估算方法的工作程序（ICRP 78）

$m(t)$：摄入单位活度后 t 天时体内或器官内放射性核素的活度，或日排泄量的预期值；

$e(\tau)$：待积有效剂量系数；$h_T(\tau)$：器官待积当量剂量系数

1. 全身或器官中放射性核素的直接测量（活体测量）

（1）用于发射特征 X 射线、γ 射线、正电子和高能 β 粒子的放射性核素，也可用于某些发射特征 X 射线的 α 发射体。

（2）测量设备由一个或多个安装在低本底环境下的高效探测器组成。探测器的几何位置应符合测量目的。对于发射 γ 射线的裂变产物和活化产物（如 ^{131}I、^{137}Cs 和 ^{60}Co），可使用简单的探测器进行探测；对于少数放射性核素（如钚的同位素），则需要高灵敏度探测器技术。

（3）当伤口中存在能发射高能量 γ 射线的污染物时，通常可用 β-γ 探测器加以探测；当污染物为发射特征 X 射线的 α 发射体的情况时，则可用 X 射线探测器探测；当伤口受到多种放射性核素污染时，应采用具有能量甄别本领的探测器。伤口探测器应配有良好的准直器，以便对放射性污染物进行定位。

（4）在进行直接测量前应进行人体体表去污。

2. 排泄物及其他生物样品分析（离体测量）

（1）对于不发射 γ 射线或只发射低能光子的放射性核素，排泄物监测可能是唯一合适的监测方式。对于发射高能 β 射线、γ 射线的发射体，排泄物分析也是常用的监测方式。

尽管在某些情况下（如当元素主要通过粪便排泄或要评价吸入S类物质自肺部的廓清时），可能要求分析粪样，但在常规监测中，排泄物监测计划一般只包括尿的分析。

（2）在任务相关监测和特殊监测中可以选择其他生物样品分析方法。例如，常用鼻腔分泌物或鼻拭样作为常规筛选技术；怀疑有高水平污染时，也可分析血样；在 ^{14}C、^{226}Ra 和 ^{232}Th 的内污染情况下，呼出气活度测量是一项有用的监测技术；在极毒性放射性核素（如超铀元素）污染伤口的情况下，应对已切除的组织样品进行制样和（或）原样测量。

（3）尿样分析的注意事项

1）尿样的收集、储存、处理及分析，应避免外来污染、交叉污染和待测核素的损失。

2）对于大多数常规分析，应收集24 h尿样。如收集不到24 h尿样，应将尿量用肌酐量或其他量修正到24 h尿。氚是一个例外，只取少量尿就可由所测尿氚浓度推算体液浓度、摄入量。

3）要求分析的体积与分析技术的灵敏度有关。对于某些放射性核素，需要分析累积几天的尿样才能达到所需的灵敏度。

4）应建立规范化的样品处理和分析程序。

5）在一些任务相关监测和特殊监测中，为减少核素经尿排出的日排量涨落对监测结果的影响，应分别分析连续3 d的尿样，或分析连续3 d的混合样，其平均值作为中间一天的日排量。

（4）粪样分析的注意事项

1）上述尿样分析的注意事项也适用于粪样分析。

2）由于核素日粪排量涨落很大，使得粪样监测数据的不确定度增大，因此，应连续收集几天的粪样。

（5）生物样品测量中的注意事项

1）生物样品中γ发射体可用闪烁探测器或半导体探测器直接测量。

2）对α和β发射体要求先进行化学分离，然后采用合适的测量技术进行放射性测量。

3）样品中总α或总β活度的测量，作为一项简单的筛选技术有时是有用的，但不能将其用来定量估算摄入量或待积有效剂量，除非放射性核素的组成比例是已知的。

3. 空气采样分析

（1）空气采样分析法应用中的一般要求：空气个人采样监测是为评价个人通过吸入放射性物质所致内照射的个人监测方法。对该法的一般要求如下。

1）一般来说空气采样分析的不确定度较大，因此，在无法开展体外监测和生物样品监测的情况下，才使用这一方法。例如，对于不发射强贯穿辐射，且在排泄物中浓度很低的放射性核素（如锕系元素），空气采样样品测量结果可用来估算摄入量。

2）个人空气采样器（PAS）的采样头应处于呼吸带内（一般取离地1.5 m），采样速率最好能代表工作人员的典型吸气速率（约1.2 m³/h）。

3）在采样周期终了时，对滤膜上的放射性进行非破坏性技术测量，以便及时发现不正常的高水平照射。测量后将滤膜保留下来，再将较长时间内积累的滤膜合并在一起，用放射化学分离提取法和高灵敏测量技术进行测量。

4）在没有关于气溶胶粒子大小的资料的情况下，可假定活性中值空气动力学直径（AMAD）为5 μm。

（2）个人空气采样器使用注意事项：个人空气采样器（PAS）使用时应注意以下几方面。

1）应收集足够多的放射性物质，收集量主要取决于对 PAS 能监测到的最低待积有效剂量的大小的要求。对于常规监测来说，一般要求能监测到年摄入量产生的待积有效剂量超过年剂量限值的 1/10。

2）应抽取足够体积的空气，以便对工作人员呼吸带活度浓度给出能满足统计学要求的数值。

3）采样器的气溶胶粒子采集特性应是已知的。

（3）固定空气采样器使用注意事项：当采用固定空气采样器（SAS）来对人员的摄入量进行估算时，应注意以下几方面要求。

1）对于在空气中易扩散的化合物，如放射性气体和蒸汽（如 $^{14}CO_2$ 和氚水），SAS 可对其吸入量给出一个较合理的估计，对于其他物质，如再悬浮颗粒，给出值的误差可能在一个量级或一个量级以上，因此一般不要用 SAS 测量结果进行个人剂量估算。

2）可通过对 PAS 和 SAS 测量结果进行比较确定两者的比值，并利用该比值解释 SAS 的测量结果。利用 SAS 的测量结果估算个人剂量时，要求对照射条件及工作实践进行仔细评价。

4. 监测方法的选择

选择监测方法时，应考虑以下几个因素：①放射性核素的辐射特性；②污染物的生物动力学行为；③生物学廓清及放射性衰变后污染物在体内的滞留特性；④所要求的测量频率；⑤所考虑测量设备的灵敏度及是否拥有这种设备。

对于常规监测，如果灵敏度可以满足，一般只用一种技术。对于氚，只用尿氚分析即可。对另外一些核素，如钚的同位素，由于测量和数据解释都有一定困难，应结合使用不同的测量方法。特殊监测采用两种或两种以上的检测方法。内照射个人监测技术选择和基本要求见表6-1。

表 6-1 内照射个人监测技术选择和基本要求

核素	实用监测方法		最低探测限	说明
	设备	监测类型		
^3H	液闪	尿样	100 Bq/L	
^{59}Fe	γ射线谱	全身测量	50 Bq	
		尿样	1 Bq/L	
^{57}Co	γ射线谱	全身测量	100 Bq	
		肺测量	200 Bq	
		尿样	1 Bq/L	
		粪样	1 Bq/样品	
^{58}Co 及 ^{60}Co	γ射线谱	全身测量	50 Bq	
		肺测量	100 Bq	
		尿样	1 Bq/L	
		粪样	1 Bq/样品	

续表

核素	实用监测方法		最低探测限	说明
	设备	监测类型		
^{85}Sr	γ射线谱	全身测量	100 Bq	
		尿样	1 Bq/L	
^{89}Sr 及 ^{90}Sr	β计数	尿样	1 Bq/L	应先进行化学分离
^{106}Ru	γ射线谱	全身测量	200 Bq	S类常规监测要求有更低的最低探测限
		尿样	5 Bq/L	
^{125}I、^{129}I 及 ^{131}I	γ射线谱	甲状腺测量	100 Bq	如果甲状腺处于阻塞状态,应采用尿样测量
		尿样	5 Bq/L	
^{134}Cs 及 ^{137}Cs	γ射线谱	全身测量	50 Bq	
		尿样	5 Bq/L	
^{226}Ra	γ射线谱	全身测量	200 Bq	
		尿样	10 mBq/L	应先进行化学分离,对<1/2年剂量限值的常规监测要求更低的最低探测限
^{228}Ra	γ射线谱	全身测量	200 Bq	测量裂变产物,适用于特殊监测和接近年剂量限值的常规监测
		尿样	1 Bq/L	应先进行化学分离,适用于常规监测,仅适用于摄入时间不超过5 d的连续监测
^{228}Th 及 ^{232}Th	γ射线谱	尿样	10 mBq/L	应先进行化学分离,尿样仅适用于M类吸入的特殊监测,粪样的常规监测,要求有更低的最低探测限
		粪样	10 mBq	
^{234}U、^{235}U 及 ^{238}U	γ射线谱	肺测量	200 Bq	仅适用于^{235}U特殊监测和接近年剂量限值的常规监测
		尿样	10 mBq/L	应先进行化学分离
		粪样	10 mBq	
^{237}Np	γ射线谱	肺测量	500 Bq	活体测量不适用于低于年剂量限值的监测,尿样有较好的灵敏度
	α谱	尿样	1 mBq/L	
		粪样	4 mBq	
^{238}Pu	γ射线谱	肺测量	1 kBq	灵敏度与胸壁厚薄有关,不适用于低于年剂量限值的监测
	α谱	尿样	1 mBq/L	应先进行化学分离,尿样和粪样有较好的灵敏度,但只能在摄入发生的几天之内测量才有效。裂变径迹和质谱分析的灵敏度会更高些
		粪样	1 mBq	
^{239}Pu 或 ^{240}Pu	γ射线谱	肺测量	2 mBq	灵敏度与胸壁厚薄有关
	α谱	尿样	1 mBq/L	应先进行化学分离,尿样和粪样可用于M类的日常监测和特殊监测;仅粪样可用于S类的常规监测,但仅在摄入几天内有效,裂变径迹和质谱分析的灵敏度会更高些
		粪样	1 mBq	

续表

核素	实用监测方法		最低探测限	说明
	设备	监测类型		
²⁴¹Am	γ射线谱	肺测量	20 Bq	不适用于低于年剂量限值的监测
		骨测量	20 Bq	
	α谱	尿样	1 mBq/L	应先进行化学分离
		粪样	1 mBq	
²⁴²Cm 及 ²⁴⁴Cm	γ射线谱	肺测量	2 kBq	灵敏度低，不能满足监测要求
	α谱	尿样	1 mBq/L	应先进行化学分离。适用于特殊和常规监测
		粪样	1 mBq	
²⁵²Cf	γ射线谱	肺测量	2 kBq	灵敏度低，不能满足监测要求
	α谱	尿样	1 mBq/L	应先进行化学分离。适用于特殊和常规监测
		粪样	1 mBq	

从数据准确度的角度考虑，三种监测方法的选择顺序是：全身或器官中放射性的直接测量、排泄物及其他生物样品分析、空气采样分析。

（三）常规内照射监测的周期与频率

在内照射个人监测中，通常采用监测频率来表示监测周期，它们的关系如下：

$$T = \frac{12}{f} \qquad （式 6-6）$$

式中，T 为监测周期，单位为月；f 为监测频率，单位为"次数/年"；12 为一年 12 个月。

常规监测的频率与多种因素有关，包括放射性核素的滞留及排出、剂量限值、测量技术的灵敏度、辐射类型，以及在摄入量和待积当量剂量估算中的不确定度等。用确定的频率进行监测时，不应漏掉大于 5% 年剂量限值的摄入量监测。例如，对空气中存在 ¹³¹I 的工作场所，至少每个月应使用体外测量法监测甲状腺一次；其他有职业内照射情况的场所可以 3~6 个月用体外剂量测量方法监测甲状腺一次。

常规监测确定监测频率时，由于摄入时刻未知，通常假定摄入发生在每个监测周期的中间，由此假定造成的摄入量低估不应大于 3 倍。

对接受内照射个人监测的人员，应至少选用一种适合的监测方法进行个人监测，原则上应尽量采用灵敏度高的测量方法。测量方法的最低可探测活度（MDA）不应低于表 6-2 中建议的数值。

（四）特殊内照射个人监测

解释常规监测结果的有关规定，不适用于特殊监测和任务相关监测。在下列情况下应开展特殊内照射监测。

（1）特殊监测和任务相关监测与实际发生或怀疑发生的特殊事件有关，监测时应有明确的摄入时刻和污染物物理化学状态的资料。

（2）在已知有（或怀疑有）摄入时、发生事故（或异常事件）后，应进行特殊监测。当常规排泄物监测的测量结果超过调查水平，以及临时采集的鼻腔分泌物、鼻拭物等样品其他监测结果发现异常时也应进行特殊监测。

（3）进行伤口特殊监测时，应确定伤口部位放射性物质的活度。如已做切除手术，则应测量切除组织和留在伤口部位的放射性物质，然后根据需要再做直接测量、尿粪监测。

（4）医学干预后的监测也属于特殊监测，如果已采用阻吸收或促排药物，则不能直接采用本章推荐的一般方法推算摄入量。此时应制订特殊监测计划，对该污染物在事故摄入者体内的分布、滞留和排泄进行追踪监测，并依个例情况估算该摄入者的待积有效剂量。

（5）当放射性核素摄入量产生的待积有效剂量接近或超过年剂量限值时，一般需要有关受照个体和污染物的数据，包括放射性核素的理化状态、空气活度浓度和表面污染水平等。然后综合分析利用这些数据，给出合适的摄入量估算。

（五）内照射个人剂量评价方法

1. 摄入量估算

$m(t)$ 是内照射剂量估算中估算摄入量的主要参数。$m(t)$ 值是摄入单位放射性核素活度后 t 天内或器官内核素的含量（Bq），或日排量（Bq/d）预期活度值。该活度值在某些情况下可用摄入量的分数表示（氚水除外）。这个值主要用于职业人员内照射摄入量和剂量估算，也可以用于次级限值（ALI）和导出水平的估算。本章的 $m(t)$ 值采用 ICRP 第 78 号出版物中推荐的值。

对特殊监测或任务相关监测而言，只要知道摄入的时间，就可以通过个人监测测量值和特殊监测的 $m(t)$ 值估算出摄入量 I。如果进行了一次测量，测量值为 M，则摄入量 I 可以用下式进行计算：

$$I = M / m(t) \qquad （式 6\text{-}7）$$

式中，I 为放射性核素摄入量，单位为 Bq；M 为摄入 t 天后测得的体内或器官内核素的含量（Bq），或日排量（Bq/d）。特殊监测或任务相关监测的 $m(t)$ 值可参见 GBZ 129-2016《职业性内照射个人监测规范》附录 C，$t > 10$ d 时的 $m(t)$ 值可根据 ICRP 第 78 号出版物在其附录中查出。如果取得了多次测量的结果，可用最小二乘法估算摄入量。

对于内照射常规个人监测，这时假定摄入发生在监测周期（T）中间（$T/2$）。对于一次测量值为 M 时，可以用下式计算摄入量 I：

$$I = M / m(T/2) \qquad （式 6\text{-}8）$$

式中，I 为放射性核素摄入量，单位为 Bq；M 为摄入 t 天后测得的体内或器官内核素的含量（Bq），或日排量（Bq/d）。常用放射性核素 $m(T/2)$ 的值可以从 GBZ 129-2016 中查得。

从式 6-8 中可以看出，I 的值受监测周期的影响。如果该影响超过 10%，则应经行适当的修正。

在以前监测周期中产生的摄入可能影响当前周期的测量结果，如果当前测量值的 10% 以上来自以前监测周期中的摄入，并已估算了其摄入量和剂量，则应对当前监测周期的测量结果进行校正。对于常规监测计划中的一系列测量，可遵从下列校正步骤：①确定第一个监测周期摄入量数值；②预计该摄入量对以后各监测周期测量结果的贡献；③从以后各监测周期的测量结果中扣除前次的贡献；④对于下一个监测周期，重复①～③步骤。

在常规监测计划中，如果监测结果超过了事先确定的调查水平，则应进行进一步调查。调查的性质将取决于具体情况和监测结果超过调查水平的程度。在调查中，应考虑以下几点：①重复测量，以证实或改进初始评价；②采用另外的监测技术；③评价工作条件和照射情况；④在初始评价中若采用了缺省参数值，如果需要，则应对实际污染物的粒子大小及其化学形态进行调查，并选择合适的数值；⑤在大量摄入的情况下，将受污染者调离放射工作，并对污染物在摄入者体内滞留和排泄特点进行监测，以改进剂量评价；⑥用PAS进行个人监测时，由PAS获得的时间积分空气活度浓度与职业人员摄入期间吸入的空气体积相乘，可求得放射性核素的摄入量。

2. 防护评价及剂量计算

内照射的辐射防护评价量：①评价内照射对照射器官（组织）所产生的确定性效应大小的基本量，是它对受照器官（组织）所产生的待积当量剂量；②评价内照射对全身所产生的随机效应大小的基本量，是它所产生的待积有效剂量；③对同一职业人员，应保证被摄入放射性核素对器官（组织）所产生的待积当量剂量和待积有效剂量均低于相应的年限值；④年摄入量限值是评价内照射的次级限值，是评价内照射大小更为实用的量，可以代替内照射评价；⑤利用年摄入量评价时要考虑摄入核素种类（一种或几种）和摄入方式（吸入或食入）等因素。

在辐射防护评价中，内照射待积有效剂量用下式计算：

$$E(\tau) = I_{jp}e_{jp}(\tau) \qquad （式6-9）$$

式中，$E(\tau)$为待积有效剂量，单位为Sv；I_{jp}为j类核素通过p类途径的摄入量，单位为Bq；$e_{jp}(\tau)$为j类核素通过p类途径的剂量系数（单位摄入量的待积有效剂量），单位为Sv/Bq，内照射防护评价的剂量常用的剂量系数列在表6-2中，详细计算器官剂量时，请参见GBZ 129-2016附录E的剂量系数。应注意，在吸入途径中不同的吸收类型或形态，在食入和注射途径中的不同f_1都会引起剂量系数的变化。

表6-2 内照射防护评价中常用放射性核素的有效剂量系数 $E(\tau)$

核素	类型/形态[3]	吸入 $e(g)_{inh}$（Sv/Bq）		食入[1] f_1	食入[1] $e(g)_{ing}$（Sv/Bq）	注射[2] f_1	注射[2] $e(g)_{inj}$（Sv/Bq）
		AMAD = 1 μm	AMAD = 5 μm				
[3]H	HTO[4][5]	1.8×10^{-11}	—	1	1.8×10^{-11}	—	1.8×10^{-11}
	OBT[4][5]	4.1×10^{-11}	—	1	4.2×10^{-11}	—	1.8×10^{-11}
	Gas[4]	1.8×10^{-15}	—				
[32]P	F	8.0×10^{-10}	1.1×10^{-9}	0.8	2.3×10^{-10}	—	2.2×10^{-9}
	M	3.2×10^{-9}	2.9×10^{-9}	—	—	—	—
[55]Fe	F	7.7×10^{-10}	9.2×10^{-10}	0.1	3.3×10^{-10}	0.1	3.0×10^{-9}
	M	3.7×10^{-10}	3.3×10^{-10}	—	—	—	—
[59]Fe	F	2.2×10^{-9}	3.0×10^{-9}	0.1	1.8×10^{-9}	0.1	8.4×10^{-9}
	M	3.5×10^{-9}	3.2×10^{-9}	—	—	—	—

续表

核素	类型 / 形态③	吸入		食入①		注射②	
		$e(g)_{inh}$（Sv/Bq）		f_1	$e(g)_{ing}$（Sv/Bq）	f_1	$e(g)_{inj}$（Sv/Bq）
		AMAD = 1 μm	AMAD = 5 μm				
^{60}Co	M	9.6×10^{-9}	7.1×10^{-9}	0.1	3.4×10^{-9}	—	1.9×10^{-8}
	S	2.9×10^{-8}	1.7×10^{-8}	0.05	2.5×10^{-9}	—	—
^{67}Ga	F	6.8×10^{-11}	1.1×10^{-10}	0.001	1.9×10^{-10}	—	1.2×10^{-10}
	M	2.3×10^{-10}	2.8×10^{-10}	—	—	—	—
^{85}Sr	F	3.9×10^{-10}	5.6×10^{-10}	0.3	5.6×10^{-10}	—	1.1×10^{-9}
	S	7.7×10^{-10}	6.4×10^{-10}	0.01	3.3×10^{-10}	—	—
^{89}Sr	F	1.1×10^{-9}	1.4×10^{-9}	0.3	2.6×10^{-9}	—	3.1×10^{-9}
	S	7.5×10^{-9}	5.6×10^{-9}	0.01	2.3×10^{-9}	—	—
^{90}Sr	F	2.4×10^{-8}	3.0×10^{-8}	0.3	2.8×10^{-8}	—	8.8×10^{-8}
	S	1.5×10^{-7}	7.7×10^{-8}	0.01	2.7×10^{-9}	—	—
^{95}Zr	F	2.5×10^{-9}	3.0×10^{-9}	0.002	8.8×10^{-10}	—	1.0×10^{-8}
	M	4.5×10^{-9}	3.6×10^{-9}	—	—	—	—
	S	5.5×10^{-9}	4.2×10^{-9}	—	—	—	—
^{95}Nb	M	1.4×10^{-9}	1.3×10^{-9}	0.01	5.8×10^{-10}	—	2.1×10^{-9}
	S	1.6×10^{-9}	1.3×10^{-9}	—	—	—	—
^{99}Tc	F	2.9×10^{-10}	4.0×10^{-10}	0.8	7.8×10^{-10}	—	8.7×10^{-10}
	M	3.9×10^{-9}	3.2×10^{-9}	—	—	—	—
^{99}Tc^{m}	F	1.2×10^{-11}	2.0×10^{-11}	0.8	2.2×10^{-11}	—	1.9×10^{-11}
	M	1.9×10^{-11}	2.9×10^{-11}	—	—	—	—
^{106}Ru	F	8.0×10^{-9}	9.8×10^{-9}	0.05	7.0×10^{-9}	—	3.0×10^{-8}
	M	2.6×10^{-8}	1.7×10^{-8}	—	—	—	—
	S	6.2×10^{-8}	3.5×10^{-8}	—	—	—	—
^{125}Sb	F	1.4×10^{-9}	1.7×10^{-9}	0.1	1.1×10^{-9}	—	5.4×10^{-9}
	M	4.5×10^{-9}	3.3×10^{-9}	—	—	—	—
^{123}I	F	7.6×10^{-11}	1.1×10^{-10}	1.0	12.1×10^{-10}	—	2.2×10^{-10}
	V③	2.1×10^{-10}	—	—	—	—	—
^{124}I	F	4.5×10^{-9}	6.3×10^{-9}	1.0	1.3×10^{-8}	—	1.3×10^{-8}
	V③	1.2×10^{-8}	—	—	—	—	—
^{125}I	F	5.3×10^{-9}	7.3×10^{-9}	1.0	1.5×10^{-8}	—	1.5×10^{-8}
	V③	1.4×10^{-8}	—	—	—	—	—
^{134}Cs	F	6.8×10^{-9}	9.6×10^{-9}	1.0	1.9×10^{-8}	—	1.9×10^{-8}

续表

核素	类型/形态③	吸入 e(g)$_{inh}$（Sv/Bq）		食入①		注射②	
		AMAD = 1 μm	AMAD = 5 μm	f_1	e(g)$_{ing}$（Sv/Bq）	f_1	e(g)$_{inj}$（Sv/Bq）
^{137}Cs	F	4.8×10^{-9}	6.7×10^{-9}	1.0	1.3×10^{-8}	—	1.4×10^{-8}
^{144}Ce	M	3.4×10^{-8}	2.3×10^{-8}	5×10^{-4}	5.2×10^{-9}	—	$1.7.1 \times 10^{-7}$
	S	4.9×10^{-8}	2.9×10^{-8}	—	—	—	—
^{153}Gd	F	2.1×10^{-9}	2.5×10^{-9}	5×10^{-4}	12.7×10^{-10}	—	8.6×10^{-9}
	M	1.9×10^{-9}	1.4×10^{-9}	—	—	—	—
^{95}Zr	F	2.5×10^{-9}	3.0×10^{-9}	0.002	8.8×10^{-10}	—	1.0×10^{-8}
	M	4.5×10^{-9}	3.6×10^{-9}	—	—	—	—
	S	5.5×10^{-9}	4.2×10^{-9}	—	—	—	—
^{201}Tl	F	4.7×10^{-11}	7.6×10^{-11}	1.0	19.5×10^{-11}	—	8.7×10^{-11}
^{210}Pb	F	8.9×10^{-7}	1.1×10^{-6}	0.26	8×10^{-7}	0.23	5×10^{-6}
^{210}Po	F	6.0×10^{-7}	7.1×10^{-7}	0.1	2.4×10^{-7}	—	2.4×10^{-6}
	M	3.6×10^{-6}	2.2×10^{-6}	—	—	—	—
^{226}Ra	M	3.2×10^{-6}	2.2×10^{-6}	0.2	2.8×10^{-7}	—	1.4×10^{-6}
^{228}Ra	M	2.6×10^{-6}	1.7×10^{-6}	0.2	6.7×10^{-7}	—	3.4×10^{-6}
^{228}Th	M	3.1×10^{-5}	2.3×10^{-5}	5×10^{-4}	7.0×10^{-8}	5×10^{-4}	1.2×10^{-4}
	S	3.9×10^{-5}	3.2×10^{-5}	2×10^{-4}	3.5×10^{-8}	—	—
^{232}Th	M	4.2×10^{-5}	2.9×10^{-5}	5×10^{-4}	2.2×10^{-7}	5×10^{-4}	4.5×10^{-4}
	S	2.3×10^{-5}	1.2×10^{-5}	2×10^{-4}	9.2×10^{-8}	—	—
^{234}U	F	5.5×10^{-7}	6.4×10^{-7}	0.02	4.9×10^{-8}	—	2.3×10^{-6}
	M	3.1×10^{-6}	2.1×10^{-6}	0.002	8.3×10^{-9}	—	—
	S	8.5×10^{-6}	6.8×10^{-6}	—	—	—	—
^{235}U	F	5.1×10^{-7}	6.0×10^{-7}	0.02	4.6×10^{-8}	—	2.1×10^{-6}
	M	2.8×10^{-6}	1.8×10^{-6}	0.002	8.3×10^{-9}	—	—
	S	7.6×10^{-6}	6.1×10^{-6}	—	—	—	—
^{238}U	F	4.9×10^{-7}	5.8×10^{-7}	0.02	4.4×10^{-8}	—	2.1×10^{-6}
	M	2.6×10^{-6}	1.6×10^{-6}	0.002	7.6×10^{-9}	—	—
	S	7.3×10^{-6}	5.7×10^{-6}	—	—	—	—
^{237}Np	M	2.1×10^{-5}	1.5×10^{-5}	5×10^{-4}	1.1×10^{-7}	5×10^{-4}	2.1×10^{-4}
^{239}Np	M	9.0×10^{-10}	1.1×10^{-9}	5×10^{-4}	8.0×10^{-10}	5×10^{-4}	3.8×10^{-10}
^{238}Pu	M	4.3×10^{-5}	3.0×10^{-5}	5×10^{-4}	2.3×10^{-7}	5×10^{-4}	4.5×10^{-4}
	S	1.5×10^{-5}	1.1×10^{-5}	1×10^{-5}	8.8×10^{-8}	—	—
		—	—	1×10^{-4}	4.9×10^{-8}	—	—
^{239}Pu	M	4.7×10^{-5}	3.2×10^{-5}	5×10^{-4}	2.5×10^{-7}	5×10^{-4}	4.9×10^{-4}
	S	1.5×10^{-5}	8.3×10^{-6}	1×10^{-5}	9.0×10^{-9}	—	—
		—	—	1×10^{-4}	5.3×10^{-8}	—	—

续表

核素	类型/形态③	吸入		食入①		注射②	
		$e(g)_{inh}$（Sv/Bq）		f_1	$e(g)_{ing}$（Sv/Bq）	f_1	$e(g)_{inj}$（Sv/Bq）
		AMAD = 1 μm	AMAD = 5 μm				
²⁴⁰Pu	M	4.7×10^{-5}	3.2×10^{-5}	5×10^{-4}	2.5×10^{-7}	5×10^{-4}	4.9×10^{-4}
	S	1.5×10^{-5}	8.3×10^{-6}	1×10^{-5}	9.0×10^{-9}	—	—
		—	—	1×10^{-4}	5.3×10^{-8}		
²⁴¹Pu	M	8.5×10^{-7}	5.8×10^{-7}	5×10^{-4}	4.9×10^{-9}	5×10^{-4}	9.5×10^{-6}
	S	1.6×10^{-7}	8.4×10^{-8}	1×10^{-5}	1.1×10^{-10}	—	—
		—	—	1×10^{-4}	9.6×10^{-10}		
²⁴¹Am	M	3.9×10^{-5}	2.7×10^{-5}	5×10^{-4}	2.0×10^{-7}	5×10^{-4}	4.0×10^{-4}
²⁴²Cm	M	4.8×10^{-6}	3.7×10^{-6}	5×10^{-4}	1.2×10^{-8}	5×10^{-4}	1.4×10^{-5}
²⁴⁴Cm	M	2.5×10^{-5}	1.7×10^{-5}	5×10^{-4}	1.2×10^{-7}	5×10^{-4}	2.4×10^{-4}
²⁵²Cf⑥	M		1.3×10^{-5}	5×10^{-4}	9.0×10^{-8}	—	—

注：

① 这里的 f_1 值仅用于食入，不用于邻近的吸入剂量估算。

② 直接摄入血液。此时的大多数情况与 f_1 值无关。然而，在少数情况下（如钚），在其模型中，包括通过小肠的物质的再循环。在这种情况下，需要使用 f_1。

③ 类型是指肺吸收的物质类型，通常分为 F、M、S 类吸收类型的物质。F 类物质是指以快吸收速率从呼吸道进入体液的物质，其全部物质以 10 min 的生物半衰期被吸入体液；M 类物质是指以中等速率从呼吸道进入体液的物质，其 10% 的物质以 10 min 的生物半衰期被吸收，90% 的物质以 140 d 的生物半衰期被吸收；S 类物质是指以缓慢的吸收速率从呼吸道进入体液的相对不溶解的物质，其 0.1% 的物质以 10 min 的生物半衰期被吸收，99.9% 的物质以 7 000 d 的生物半衰期被吸收。形态主要指吸入气体和蒸汽，按其可溶性和反应性所区分的沉积类型，SR−0 类是非可溶性和反应性，在呼吸道中的沉积很少；SR−1 类是可溶性和反应性的，在呼吸道中部分或完全沉积；SR−2 类是高可溶性和反应性的，在呼吸道中完全沉积，立即被吸收。

④ 对吸入其他核蒸汽的情况，AMAD 不用于这种情况。

⑤ HTO：氚化水；OBT：有机结合的氚。

⑥ 表中的 ²⁵²Cf 数据来自 ICRP78（1997），其余引自 IAEA Safety Report Series No.37（2004）。

第三节　工作场所监测

工作场所监测是为职业人员提供工作环境和与其从事的操作有关的辐射水平的数据而进行的监测。国际原子能机构安全标准《国际辐射防护和放射源安全基本安全标准》要求辐射实践的注册者和许可证持有者在适当情况下与雇主合作，必须在辐射防护负责人或合格专家的监督下制定、维护并经常审查工作场所的监测计划。该标准要求工作场所监测的类型必须能够：①评价所有工作场所的辐射状况；②评价控制区和监督区的照射情况；③审查控制区和监督区的划分情况。该标准要求监测的频度必须基于剂量率、空气中放射性浓度和表面污染，以及预期的波动情况，并基于预期运行事件、事故工况下照射的可能性和受照程度。

同时，该标准要求，注册者和许可证持有者在适当情况下与雇主合作，必须保存工作场所监测计划实施结果的记录。必须向职业人员（适当时通过其代表）提供工作场所监测计划的实施结果。

一、概述

（一）工作场所监测的目的

工作场所监测的目的表现在以下几个方面：①确认工作环境的安全程度，及时发现辐射安全上的问题和隐患；②评估工作场所的辐射状况，审查控制区和监督区的划分是否适当；③鉴定操作程序及辐射防护大纲的效能是否符合规定要求；④估计个人剂量可能的上限，为制定个人监测计划提供依据；⑤为辐射防护管理提供依据，也可为医学诊断提供参考资料。

（二）工作场所监测的主要项目

开展工作场所监测的项目，根据其涉及放射性工作的性质，主要包括：①外照射监测；②表面污染监测；③污染源监测；④防护设施效能监测；⑤本底调查。

（三）工作场所监测程序

实施工作场所辐射监测是一个系统的工作，其监测程序主要包括：①制定监测计划；②就地测量或取样测量；③数据处理；④评价测量结果；⑤处理与保存监测记录。

（四）监测计划的制订

监测计划是决定工作场所监测质量的重要环节，监测计划的主要内容包括：①监测的目的和要求；②测量、估算量及估算模式与参数；③相应的评价标准或限值；④测量频率与取样、分析程序（包括测量仪器与设备）；⑤监测结果的评价；⑥对记录的要求与监测记录的管理；⑦对监测计划审查与修改的程序；⑧质量保证措施。

监测计划的制订应体现最优化原则，应不断提高监测计划的有效性和经济性，应注意与个人监测、环境监测的互相衔接与配合。每年度的监测计划应于当年一季度，与上年度工作场所监测报告同时上报辐射防护主管部门审查。

二、外照射监测

（一）监测仪器的选择

辐射场外照射监测仪器，国内均有生产与销售，有条件的单位亦可购置进口产品。在选择仪器时应注意下列问题。

1. 仪器的能量响应

能量响应是指探测器的灵敏度与入射辐射能量的依赖关系。

最理想的监测仪器是其测量数值与射线的能量无关，但目前尚无这样理想化的监测仪器。在选择仪器时，尽量选择能量响应好，能响系数接近1的仪器。

各种仪器的探头都有一定的壁厚，都有各自的能量适用范围，例如，FJ-317C 型可携式 γ 测量仪适用于测量能量为 0.3 ~ 2 MeV 的 γ 射线。而 FJ-347A 型 X、γ 剂量仪可测能量 10 keV 至 10 MeV 的 X、γ 射线。因此，选择仪器时，应首先了解仪器测量有效能量的使用范围，再根据辐射场的强度与所测核素的射线能量进行选择。

应特别注意对具有连续能谱的 X 射线的监测，因在工作场所中所测的主要是散射线，其能量一般在 20 keV 左右，因此，必须选用与空气等效的薄壁电离室的监测仪器（如 FJ-

347A 型 X、γ 剂量仪）。如果利用 FD–71 小型闪烁辐射仪测量 X 射线，其能响范围大于 50 keV，从严格的意义上讲所测数据可作为定性指示，不能作为硬性监督评价。

2. 仪器的测量范围

测量范围系指仪器能测到的下限及上限之间的剂量范围。一般都分数个量程档次，例如，FJ–347A 型 X、γ 剂量仪，剂量率可测范围为 $0 \sim 10^5$ μGy/h，分为 0 ~ 10、30、100、10^3（满刻度）、$0 \sim 10^3$、3×10^3、10^4 及 10^5 μGy/h 共 8 个档次。可根据辐射场来选档测量。要根据对辐射场的剂量估计，尽可能选用灵敏度高、测量范围宽的仪器。

3. 仪器的响应时间

仪器的响应时间即仪器测量时的读数建立时间。响应时间长短与辐射场的剂量高低有关，例如 RAM ION 系列剂量仪，用于对 X 射线、γ 射线和 β 射线精确的剂量率或累积剂量的测量。其能量响应为 20 keV ~ 1.3 MeV（小于 ±20%）。响应时间：测量范围在 1 ~ 100 μSv/h（0.1 ~ 10 mR/h）时为 8 s，范围在 0.1 ~ 2.5 mSv/h（10 ~ 250 mR/h）时为 4 s，范围在 2.5 ~ 500 mSv/h（0.25 ~ 50R/h）时只有 2 s。若要测量瞬时辐射场的剂量率（例如 X 射线摄片时的场所剂量），则需选用响应速度快的仪器，或利用仪器的剂量档测累积剂量。

4. 仪器的稳定性和方向性

监测仪器要有良好的稳定性。在 5 ~ 40℃的温度范围内，温度变化 20℃仪器误差应小于 ±5%；在两次校正之间，仪器灵敏度的变化不应大于 ±5%；仪器零点漂移要小，可在辐射场内调零；测量的方向性误差不应大于 ±5%。

5. 射线类型

对不同类型的射线要使用不同的测量仪器。可根据辐射场的射线类型来选择与之相应的测量仪。为方便起见，最好备有可测多种射线的多功能辐射测量仪。例如，美国生产的便携式辐射测量仪（MONITOR4EC）可监测 α、β、γ 和 X 射线，测量 α、β 计数率为 0 ~ 5 000 cpm，测 γ、X 射线的照射量率为 0 ~ 50 mR/h。

测量中子的仪器最好选用能直接测量各种能量中子的总剂量当量（率）而又对 γ 射线不灵敏（因为有中子的辐射场中通常都伴有 γ 射线，实为中子、γ 混合辐射场）的中子剂量仪。常用的 FJ–342GI 型携带式中子雷姆剂量仪是比较理想的中子巡测仪，它可在强 γ 辐射场中直接测量各种能量中子的剂量当量率。

6. 监测目的

如果需要连续测量某一特定工作场所的累积剂量，亦可选用热释光剂量计。将剂量元件布置在固定的位置，并记录每天实际照射时间，以便计算出在一定时间内该场所的累积剂量。

（二）监测方法

已有国家标准的监测方法或监测规范即可遵照执行。尚无国标者可参照下述原则进行监测。

1. 测量位置

场所外照射监测以确认工作环境的安全程度为主要目的，因此，应以放射工作人员的操作位置或活动场所为监测点。

为了反映站立或行走时人体所受剂量，一般可将探测器放置在离地面 1 ~ 1.2 m 的高度进行测量。有时为了反映工作人员身体不同部位的受照剂量，可分别测量其眼部、甲状腺部位、胸部、腹部、性腺部位、下肢、手和足等部位的剂量，测量高度可根据现场工作人员的身高来确定。

对屏蔽体防护效果进行测量时，探测器在距屏蔽物表面 5 cm 或 30 cm（根据相关标准确定）的整个面上作扫描测量，在巡测的基础上进一步定点进行测量。

2. 放射源的发射条件和照射方向

为了真实反映工作人员的受照剂量，测量射线装置或密封放射源照射设备的场所剂量时，应选定这些装置或设备在正常运行的最高条件下（如管电压、管电流、照射野面积等）进行；测量开放型放射性同位素工作场所的外照射剂量时，应选定在常规操作的最大放射性活度条件下进行。

放射源的照射方向应选取正常运行使用频率最高、场所剂量可能最大的照射方向或按有关监测规范进行。

3. 探测器的方向

探测器均有一定的方向性，因此在测量时应使探测器的监测面垂直于辐射的入射方向。

4. 散射体

场所外照射监测通常大部分是测量的散射线，散射体为人体（如医疗照射之患者）或物件（如射线探伤的被探伤件等），在进行场所监测时，如果不是在正常运行中进行监测，而是在模拟条件下进行测量，则必须根据实际运行情况设置与之等效的散射体，例如，用标准水模代替人体，用一定厚度的钢板代替被探伤件等。国家职业卫生标准 GBZ 117–2015《工业 X 射线探伤放射防护要求》中规定："测试时探伤机应工作在额定工作条件下、没有探伤工件、探伤装置置于与测试点可能的最近位置，……"。这个设置要求主要是针对主射线束方向屏蔽体的测量，实际监测时对于散射线方向的防护测量，应在有散射体的情况下进行，监测时有无探伤工件对测试结果影响很大，需慎重考虑。

5. 监测频率

工作场所监测的频率应根据工作场所内周围剂量当量率及活度浓度水平与变化和潜在照射的可能性大小来确定，具体执行应根据相关标准规定的频率进行。

对于各种 γ 放射源、中子源、射线装置及中子发生器等，在交付使用时（或进行重大维修之后），应当进行全面的监测，查明其周围辐射场照射量率或剂量当量率的分布情况以断定是否符合国家有关标准的要求。

（三）剂量估算与评价

1. 场所监测的规范要求

用于剂量评估场所监测时，应使用实用量 $H_P^*(d)$ 和 $H'(d)$ 对其进行测试和校准，并且整体精度应在标准规定的范围内，同时应考虑入射辐射的能量和方向、温度、射频干扰及其他影响。

2. 监测结果的解释

基于日常工作场所监测的结果进行评估时，监测的数据应能代表场所中所有的工作区域。当任何新的设备投入使用，或现有安装有重大的变化时，工作场所应该进行日常外照射监测程序的综合评估。日常监测的频率取决于辐射环境预期的变化。

（1）如果防护屏蔽没有实质性的改动，或者工作场所中开展工作的进程是预期的，应只是偶尔检查。

（2）预计工作场所中辐射场不大可能迅速或严重变化时，可使用预先确定点的定期或不定期检查程序。

（3）当辐射场可能迅速增加和发生不可预知的严重水平变化时，应在工作场所设置预警设备系统，和（或）需要工作人员佩戴外加的报警式个人剂量计。

对于 β 射线、γ 射线混合场，当工作中一个实际操作的小的变化将引起 β 射线和 γ 射线对剂量当量率的相对贡献可发生重大变化时，需要使用两种类型的仪器。或者用一个既能够测量周围剂量当量 $H^*(10)$ 又能测量定向剂量当量 $H'(0.07, \Omega)$ 的仪器。

如果监测仪器设计合理，又经准确校准，可为在该场所工作的人员接受的有效剂量或器官和组织的当量剂量提供适当的基础资料。在剂量不超过相关剂量限值时，场所监测的周围剂量当量 $H^*(10)$ 和定向剂量当量 $H'(0.07, \Omega)$ 可以作为有效剂量和皮肤剂量的一个适当估计。用于测量场所空气比释动能的仪器，必须进行能量响应修正后才能监测周围剂量当量 $H^*(10)$。

应当指出的是，在一个各向同性的辐射场中，当用一个剂量仪对个人剂量（有效剂量）进行测量时，$H^*(10)$ 可能会大大高估 $H_p(10)$ 的值。这是因为测量 $H^*(10)$ 的仪器具有各向同性响应特性，而 $H_p(10)$ 和有效剂量依赖于入射角。

对于四肢皮肤或眼可能会受到弱贯穿辐射的局部照射的情况，定向剂量当量 $H'(0.07, \Omega)$ 对工作人员的当量剂量提供了充分的估计。为防止低估皮肤或晶状体的剂量，对多方位辐射场，测量仪应在场中转动，测量出最大值。操作者应当意识到可能存在的点源或窄束会产生失误的读数。

辐射场校准测量仪器时，均匀照射在探测器体积上，以探测器体积的中心作为参考点，然而，许多实际辐射场的照射探测器是非均匀方式（如近似点源或窄射束）。这些情况需要特别关注，有必要建立一个修正系数，用于剂量率读数的修正。

在许多情况下，工作场所的监测是用来提供工作人员接受当量剂量的一个上限。因此没有必要进一步工作场所的行动。在这种情况下，假定一个人在整个工作时间将处于工作场所中剂量当量率最高的地方。然而，为了剂量评估和记录，获得真实的职业照射估算结果是必要的。在这种情况下，剂量率随时间可能会变化很大，工作场所的停留时间应记录，再结合相应的剂量率，就可以估算其受照剂量。

（4）诊断防护测量仪器的常见问题：目前，大多数防护水平测量仪器的探测器是电离室，这类仪器的能量响应较好，但其时间响应较慢，短的仅 3 s，长的甚至 8 s 以上。这类仪器无法应用于临床放射摄影的实际防护测量。测量仪器需要有合理的响应时间，才能建立起应有的响应值。若用响应时间大于 3 s 的测量仪器（绝大多数电离室型剂量仪）去对放射摄影条件进行防护测量是不恰当的，因为测量仪器无法完成响应过程，这种情况下仪器示数不是实际辐射水平。所以，无论是电离室型测量仪的剂量率档，还是累积剂量档，都不宜用于普通放射摄影、CR 和 DR 摄影的辐射防护测量，实际上透视和 CT 的防护测量也尽量不用这种类型的仪器设备。但目前的普遍情况是，大部分测量仍在使用这类仪器，这样的测量结果要对仪器的响应时间进行修正（详见 GBZ 130-2020《放射诊断放射防护要求》附录 D）。对放射摄影进行防护测量，应选择时间响应优于 0.5 s 的测量仪器，如非电离室性仪器设备。

（5）评价标准：场所外照射剂量监测是个人外照射剂量监测的一种辅助手段。因此，其评价标准同样是放射工作人员的年剂量限值，即连续 5 年内平均每年有效剂量 20 mSv；晶状体的当量剂量 150 mSv/ 年；四肢（手和脚）或皮肤的当量剂量 500 mSv/ 年。

（6）评价方法：对场所外照射剂量监测结果的评价，通常有两种方法：一是用年当量剂量（对某一器官或组织受照）或年有效剂量（对全身照射）与国家标准年限值相对照；二是采用当量剂量率与国家标准年限值导出的当量剂量率相对照。

前者需将监测结果按下列公式换算成年累积受照剂量：

$$H = \dot{H} t \qquad\qquad （式 6\text{-}10）$$

式中，H 为年受照累积剂量，单位为 mSv/ 年；$\dot{H}$ 为监测出的剂量率，单位为 μSv/h 或 mSv/h；t 为场所内工作人员全年实际受照射时间，单位为 h。

后者需将年剂量限值按下列公式推导出剂量当量率

$$\dot{H} = \frac{H}{t} \qquad\qquad （式 6\text{-}11）$$

式中，$\dot{H}$ 为导出的剂量当量率，单位为 μSv/h 或 mSv/h；H 为年剂量限值，单位为 mSv/ 年；t 为在一年时间内，在辐射场内的工作人员实际接触射线的时间单位为 h。

对场所内工作人员受照时间的估算应力求符合实际，大致有两种情况：

1）对于连续照射的放射源，由数人轮换操作时，全年按工作 2 000 h 的总受照时间（一年工作 50 周，每周工作 40 h）除以轮换操作的人数，即为平均每人全年实际受照时间。

2）对于间断照射的放射源或射线装置（如医疗照射），在辐射场内的工作人员，应按实际照射（曝光）的时间估算。例如，介入放射学工作者，每周做 6 人次介入治疗手术，每次手术平均曝光时间为 30 min，则每周实际受照时间为 3 min，加上 2 倍安全系数为 6 h，全年受照射时间为 $50 \times 6 = 300$ h，（全年按工作 50 周计算）。按国家标准年剂量当量限值 20 mSv/ 年，则依此导出的剂量当量率为 20 mSv/300 h = 0.66 mSv/h，即 66 μSv/h，如果场所外照射剂量监测结果低于此数值，只能说明未超过年剂量限值。但一般是按这一导出限值的 3/10（即 $66 \times 3/10 = 19.8$ μSv/h）或 1/10（即 6.6 μSv/h）进行评价。如果场所外照射剂量监测的目的是评价防护设施（如防护屏之类）或用品（如防护服之类）的防护效果，则可以采用屏蔽效率作为评价指标。计算屏蔽效率的公式如下：

$$P = \frac{H_0 - H_1}{H_0} \times 100\% \qquad\qquad （式 6\text{-}12）$$

式中，P 为防护设施或用品的屏蔽效率，单位为 %；H_0 为无防护时场所剂量监测的仪器读数；H_1 为加防护后的仪器读数。

【例题 6.1】在介入放射治疗室内，测量介入治疗医师操作时胸部位置的散射线剂量率为 500 μGy/h，当采用 0.3 mmPb 当量的防护服后，同一位置的剂量率降至 25 μGy/h，求该防护服的屏蔽效率？

解：已知 $H_0 = 500$ μGy/h，$H_1 = 25$ μGy/h。代入式 6-12 中，

$$P = \frac{H_0 - H_1}{H_0} \times 100\% = \frac{500 - 25}{500} \times 100\% = 95\%$$

答：该防护服的屏蔽效率为 95%。

防护器材的屏蔽效率愈高，其防护效果愈好。除屏蔽效率外，同时可依据监测的数据

来推断采取防护措施前后的安全程度。

三、表面污染监测

对于非密封源放射工作场所，表面污染监测是评价工作场所防护条件优劣、包封容器完好程度及判断有无违章操作造成意外污染的重要手段之一。

（一）监测频率

（1）对操作高毒性、高水平放射性物质或从事放射性粉尘作业的工作人员，应在每次工作以后，对手、皮肤暴露部分及工作服、手套、鞋、帽和实验室的地板、墙壁、实验台面，以及门窗把手等进行表面污染监测。

（2）对从控制区或监督区进出的物件，特别是对操作过放射性物质的物件，在携出工作场所改作他用时，应随时对其表面进行细致的污染监测，只有在污染程度低于规定的控制限值时才允许携出。

（3）对特殊操作或违章操作随时进行监测。

（二）监测方法

1. 直接测量法

直接测量法是用表面污染测量仪的探测器的入射窗口对准被测表面进行测量。此法适用于平整干燥的表面。

（1）测试仪器：常用测试仪器有 CoM170、FJ-2206、FJ-2207 及 FJ-2207/P 型等表面污染测量仪，其主要技术性能见表 6-3。

表 6-3　常用 α、β 表面污染测量仪的技术性能

比较项	FJ-2206 型 α、β 表面污染测量仪	FJ-2207 型 α、β 表面污染测量仪	FJ-2207/P 型 α、β 表面污染测量仪
用途	α、β 放射性污染活度	α、β 放射性污染活度	α、β 玷污，污染水平控制
显示方式	率表式显示	数字式显示	数字式显示
测量范围	α：$0 \sim 10^4 \, \text{s}^{-1}$ β：$0 \sim 10^4 \, \text{s}^{-1}$	α：$0 \sim 999\,9 \, \text{s}^{-1}$ β：$0 \sim 999\,9 \, \text{s}^{-1}$	α：$0 \sim 10^4$ cps β：$0 \sim 10^4$ cps
量程范围	$0 \sim 10.0 \sim 100.$ $0 \sim 1\,000.0 \sim 10^4 \, \text{s}^{-1}$	—	—
本底	α 本底 ≤ 3 min⁻¹ β 本底 ≤ 4 min⁻¹	α 本底 ≤ 3 min⁻¹ β 本底 ≤ 4 min⁻¹	α ≤ 2 cpm β ≤ 1 cps
表面活度响应	α > 7 $\text{S}^{-1} \cdot \text{Bq}^{-1} \cdot \text{cm}^{-2}$（²³⁹Pu） β > 7 $\text{S}^{-1} \cdot \text{Bq}^{-1} \cdot \text{cm}^{-2}$（²⁰⁴Tl）	α > 7 $\text{S}^{-1} \cdot \text{Bq}^{-1} \cdot \text{cm}^{-2}$（²³⁹Pu） β > 7 $\text{S}^{-1} \cdot \text{Bq}^{-1} \cdot \text{cm}^{-2}$（²⁰⁴Tl）	响应时间：101 s、6 s、60 s 手动测量
测量面积	50 cm²	50 cm²	6 cm²
探测效率	—	—	$\eta_\alpha > 30\%$，$\eta_\beta > 30\%$

（2）测试方法：在测量时注意探测器窗口不要接触被测表面，以免污染探测器，探测器窗表面与污染表面之间的距离选择是：

1）测量 α 放射性物质污染，探测器窗面离污染表面的距离不得超过 5 mm，探测器在

污染表面上移动的速度与所用仪器的要求一致，一般不能超过 15 cm/s。

2）测量低能 β 放射性物质应不大于 10 mm。

3）测量能量大于 0.3 MeV 的 β 放射性物质应不大于 50 mm，探测器移动的速度应与所用仪器的响应时间匹配，一般不应超过 15 cm/s。

4）局部皮肤表面污染监测，应由约 100 cm² 面积上的均值确定，并以此作为当量剂量评价的依据。

（3）测试结果

表面污染的控制水平是按每平方厘米表面的 Bq 数规定的。而表面污染测量仪的探测器窗口面积多为 50 cm²（如上述 FJ–2206、FJ–2207 型 α、β 表面污染测量仪），仪器读数为累积计数或计数率。被测表面的污染水平 C 由下式求出：

$$C = \frac{(N-N_0)}{\eta \cdot S} \ (\text{Bq/cm}^2) \qquad （式 6\text{--}13）$$

式中，N 为从仪器读出的计数率或从累积计数求出的计数率（cps，计数 /s）；N_0 为仪器的本底计数率（cps，计数 /s）；η 为探测器的探测效率（%，仪器说明书中给出或通过仪器校准求出）；S 为探测器的有效探测面积（cm²）。

需要注意的是，计量校准给出的表面污染测量仪器的校准系数有几种类型，应根据具体情况使用。

【例题 6.2】对一实验台台面进行 β 放射性污染监测，仪器读数为 1 000/s，所用仪器的探测效率为 30%，有效探测面积为 50 cm²，仪器本底计数为 4/min，求该实验台台面的污染水平。

解：已知仪器读数 $N = 1\ 000/\text{s}$，仪器本底计数率 $N_0 = 4/\text{min}$（即 4/60 = 0.07）；探测效率为 30%，有效探测面积为 50 cm²，代入公式 6–13，则

$$C = \frac{(N-N_0)}{\eta \cdot S} \ (\text{Bq/cm}^2) = （1\ 000 - 0.07）/0.3 \times 50 = 66.7\ \text{Bq/cm}^2$$

答：实验台台面的 β 污染水平为 66.7 Bq/cm²。

（4）表面污染测量仪的刻度：为了保证表面污染的监测质量，每次监测 α、β 粒子前都应对仪器进行刻度，求出仪器的探测效率。

刻度表面污染测量仪用的 α 标准源和 β 标准源的种类列于表 6–4 和表 6–5。供刻度用的 α 标准源和 β 标准源通常是把 α 辐射体和 β 辐射体电镀到不锈钢一类的金属托片上制成，可使放射性分布均匀，且镀层薄，自吸收小。使用时应特别注意不要用镊子接触镀层，以免放射性损失。刻度用标准源活性面积的大小和形状一般与仪表探测器入射窗的大小和形状相同。刻度时，探测器入射窗面和源的距离，对 α 标准源不大于 0.5 cm，对 β 标准源以 2.5 ~ 5 cm 为宜。表面污染测量仪的刻度是求出它的探测效率 η：

$$\eta = \frac{N_d - N_b}{Q \cdot f} \qquad （式 6\text{--}14）$$

式中，N_d 为仪表上的读数，为包括源和本底的计数率，计数 /s；N_b 为仪器的本底计数率，计数 /s；Q 为 α 标准源和 β 标准源的活度，粒子数 /s·4π；f 为标准源托片的反散射修正值，对 α 粒子 $f = 1$，对能量大于或等于 0.6 MeV 的 β 粒子，$f = 1.25 ~ 1.30$。

表 6-4　刻度用 α 标准源

核素	平均能量（MeV）（%）	半衰期（年）
^{239}Pu	5.105（12） 5.143（15） 5.156（73）	2.44×10^4
^{238}Pu	5.456（28） 5.499（72）	87.8
^{241}Am	5.442（12） 5.484（86）	433
^{238}U	4.196（77） 4.149（23）	45 亿

表 6-5　刻度用 β 标准源

核素	最大能量（MeV）（%）	平均能量（MeV）	半衰期（年）
^{204}Tl	0.763（98）	0.243	3.78
$^{90}Sr-^{90}Y$	2.27（99）	0.566	28.5
^3H	0.018 5（100）	0.005 7	11.34
^{14}C	0.156（100）	0.049	5 730

2. 间接测量法

对因物体表面几何条件或监测表面附近有其他放射源干扰无法直接测量的场所，可采用擦拭法间接测量，即把待测表面的放射性污染物转移到样品上，然后对样品进行活性测量。

（1）擦拭方法：分为干擦拭和湿擦拭两种。干擦拭通常用一个圆形干滤纸在约 $100\ cm^2$ 的可疑表面上擦拭；湿擦拭是将滤纸、棉花或纱布等擦拭材料用三氯乙烷（低毒有机脱脂剂）溶液浸湿，然后在污染表面一定的面积（通常为 $100\ cm^2$）范围内擦拭。对于抗腐蚀的不锈钢、瓷砖、塑料等表面用 $1 \sim 1.5\ mol/L$ 硝酸作溶剂效果会更好。

（2）测量与计算：将擦拭材料灰化，用硫化锌屏和塑料闪烁体型计数装置分别测量其拭子的 α、β 放射性活度。被测表面的污染水平 $D_污$ 由下式求出：

$$D_污 = \frac{A_S}{F \cdot S}\ (Bq/cm^2) \tag{式 6-15}$$

式中，A_S 为拭子上的放射性活度，单位为 Bq；S 为擦拭面积，单位为 cm^2；F 为擦拭系数，单位为 %。

（3）擦拭系数：被擦拭面积上的放射性物质，不可能全部被擦拭下来，我们将转移到擦拭材料上的放射性活度与被擦拭面积上擦拭前的总放射性活度的百分比称为擦拭系数。擦拭系数是一个难以确定的量，它与擦拭取样材料、擦拭方法、污染表面的材质，以及污染物的理化特征和擦拭压力等有关。尽管如此，用擦拭法来判断表面有无污染、污染水平的高低和污染核素的类型在防护上还是有意义的。表 6-6 给出了不同材料的光滑表面（不锈钢、油漆地板、瓷砖等）采用不同擦拭方法所得的平均擦拭系数，可供参考。

表 6-6　不锈钢等光滑不渗透表面污染的擦拭系数

擦拭方法	平均擦拭系数（％）
干滤纸	20
用水湿润的纱布	60
用 1 mol/L 硝酸湿润的纱布	80
三次擦拭，第一次和第二次用 1.5 mol/L 硝酸湿润的纱布，第三次用干纱布	＞90

四、空气污染监测

一般来说，场所中空气污染是为了评价个人通过吸入摄入放射性物质的内照射个人监测的方法之一。通过监测，有助于控制工作人员由于吸入而导致的内照射。同时，提供工作条件恶化或异常的早期检测结果，以便随后采取补救或防护行动。例如，采取个体呼吸防护措施；为工作人员内照射监测计划的制订提供相关基础信息。

（一）监测对象

当在设施内处理大量非密封放射性物质（比所操作的放射性物质的年摄入量限值大 1 000 倍以上）时，需要进行场所中空气污染的监测。需要进行空气污染监测的典型场景如下：

（1）处理大量的气态或易挥发的放射性物质的工作场所，例如，大规模生产氚及其化合物的场所、重水生产的工作场所。

（2）铀、钍采矿、水冶和精炼加工的工作场所。

（3）反应堆燃料制造和乏燃料后处理的工作场所。

（4）钚和其他超铀核素处理的工作场所。

（5）工作场所中氡的监测。

（二）监测方法

在工作场所监测中，两类气载放射性污染源尤其重要，即局部释放的污染源和表面污染再悬浮的污染源。这两种污染源都可以由工作人员的活动直接产生。气载放射性污染通常是局部的和瞬间的，因此，不同高度空气采样的空气浓度监测结果差异很大，处于工作人员呼吸带的浓度通常比较高，也能代表工作人员可能产生吸入的真实情况。

工作场所空气污染监测放射有三种方式：报警监测、区域采样监测和代表性采样监测。

1. 报警监测

报警监测是检测大量气载放射性污染并产生报警信号的监测活动。因此，在有可能因操作失误或设备故障引起大量放射性物质意外释放到空气中的工作场所的相关位置设置连续工作的空气污染探测报警装置，这种装置应安装在能可靠探测到放射性物质的位置处，不要安装在工作人员的呼吸带相应位置上。运行经验表明，在核反应堆的工作区域、热室附近、操作钚和其他超铀核素的区域或在操作其他大量非密封性放射性物质的区域安装这种连续工作的空气污染探测报警装置是非常有用的。设置的报警水平应充分考虑场所中气载污染物活度的正常水平和其预期的变化，避免误报警，而且需要鉴别混淆因素所触发的报警，例如由于场所中氡子体天然变化而引发的报警信号。

2. 区域采样监测

对整个工作场所气载污染物变化趋势的采样监测,称为区域采样监测。这种监测是通过在工作场所中设置固定式区域采样器而获得空气样品,继而进行测量的。这种监测方式可给出场所空气中气载污染物水平变化趋势的测量数据,这种监测方式也可以结合报警设置。固定式区域采样器的数量及其安设位置由场所中气载污染物的总体水平及其变化程度决定。

3. 代表性采样监测

定量估算工作人员摄入气载污染物摄入量的可能范围的监测,称为代表性采样监测。其方法是采集工作人员呼吸带的空气样品,通过测量继而估算工作人员的摄入量。最常见的采样方式是在选定的一些能合理代表工作人员呼吸带的若干位置上通过固定式采样器采集空气样品。采样点的选择要与工作过人员停留时间长的某些固定的场所相适应,所采集样品的位置应接近呼吸带位置。

（三）测量结果的评价

无论是区域采样监测结果还是代表性采样测量结果,都可以用来估算工作人员的摄入量。但是,采用区域采样的测量结果来估算摄入量时,还需要个体空气采样器采集有代表性的空气样品,并建立区域采样测量结果与个体空气采样器采集样品测量结果之间的转换系数,而且要不断地对转换系数进行修正;在空气污染有重大变化的情况下,更需要这种修正。尽管如此,还是不能总对每个工作人员都给出有充分代表性的摄入量数据,在局部空气受到污染或在由于人员活动引起的表面污染再悬浮的空气污染随时都有变化的情况下,更是如此。

虽然通过工作人员佩戴的个体空气采样器,采集样品的测量结果能给出工作人员个人摄入量的估计值,但应谨慎对待这种测量结果。因为,个体空气采样器的采集速率比工作人员的呼吸速率低得多,而且一个工作班次或一周的气溶胶粒子采样的测量结果与有单次非代表性采样的测量结果相比,偏差非常明显。长期采样的测量结果的平均值与单次非代表性采样的测量结果之间,偏差不大,因此,可以根据长期采样的测量结果的平均值评价工作人员的摄入量。但是,应当对长期采样的测量结果的平均值进行严格的审核,并判断其变化趋势。

在某些情况下,当个体空气采样器采集样品的测量结果中出现少数孤立的高的测量结果时,需要采用气溶胶粒子级联撞击器采集气溶胶粒子样品,研究其粒径的分布特征。

第四节 环 境 监 测

一、概述

（一）环境监测的目的

环境监测被定义为对环境中源的外照射剂量率或环境介质中放射性核素浓度的测量。环境监测系统是对源监测系统的补充。环境监测一般分为两大类:源相关监测和个人相关监测。环境监测的基本目的是确保公众有适当防护而提供信息,具体如下:①验证放射源监测的结果及相关模型,以确保与预测相符,而不超过剂量限值;②如果适用,为符合管理用的环境限值，检查环境辐射条件；③提供信息，以便能实际评估典型人员的预期剂量（由授权的活动或源产生的）；④探测活度浓度的非预期变化，评估由于排放引起的环境辐射水平的长期趋势；⑤为公众提供信息。

环境监测比放射源监测更能直接地提供因设施放射性核素释放放射性核素的污染水平，从而评估公众成员的受照水平。

上述④项中涵盖了放射性物质非计划释放到环境的情况。因而，环境监测的一个重要目的是，其设备可在紧急情况下使用，而且还培训了使用这些设备的人员。此外，日常监测可提供正常情况下环境中放射性核素的水平，便于与事故情况下的测量结果进行比较。为确定是否有非计划环境释放，应预先设置一个调查水平。

进行环境监测的另外两个目的是：①评估放射性物质中弥散源对环境的累积影响；②调查放射性物质通过环境的转移。

长期以来，辐射防护主要集中于人类的防护。但是环境也应是辐射防护的对象，ICRP 为了提供一个在所有照射情况下环境防护的合理框架，提出了"参考动物和参考植物"的概念，虽然该概念还不能用在环境监测方案中，但可作为评定非人类物种辐射防护预期结果的工具。

（二）环境监测的对象

环境监测的对象是环境介质（大气、水、土壤）和环境生物（包括陆生动植物和水生动植物）中的放射性核素浓度及环境中源的外照射剂量水平。

（三）环境监测的任务

环境监测的任务主要有以下几个方面。

（1）对环境中各项要素进行经常性监测，开展放射性质量调查，掌握环境质量状况及发展趋势。

（2）对各有关单位排放放射性污染物的情况进行监视性监测，对核设施运行时在邻近地区产生的现有影响和潜在影响进行评价，观察邻近地区放射性对公众引起的外照射和内照射，对这种照射可能达到的上限进行估计，对其辐射水平的意外升高提出警告。

（3）为政府部门执行各项环境法规、标准及全国开展环境管理工作提供准确可靠的监测数据和资料，为政府部门或行政领导的决策提供依据。

（4）检查放射性废物的处理和处置系统的效能，或者为合理利用环境自净能力处理放射性废物提供依据。

（5）开展环境监测技术研究，促进环境监测技术的发展。

二、环境监测方案的设计

环境监测方案的设计应使其能达到监测的目的。是否需要环境监测和所需监测的范围，主要取决于为了控制代表人员的预期剂量及辐射剂量，进行的有意义的那些放射性核素的监测。因为环境监测是对放射源监测的补充，这两类监测都关系到公众的防护。在设计环境监测方案时，应与源监测协调一致。

监测和取样的频率取决于环境的复杂性、典型人员预期剂量的大小和放射性核素的性质，例如，如果监测短寿命核素（如 ^{131}I），监测和频率要做到能探测到这些核素。

环境监测方案也包括预选的本底监测，以便可以确定实践中的实际增量。这对于设计天然放射性物质排放的情况来说是很重要的。

在计划照射情况下，单位负责人有责任建立和实施环境监测方案，该方案应呈交监管部门审查。在现存照射和应急照射情况下，应由有相关资质的单位进行环境监测。进行验证性环境监测和为消除公众恐惧的环境监测，均应由代表监管部门的独立组织进行监测。此外，监管部门可能希望独立监测包括照射途径的一些详细信息。

环境监测的重点是外照射剂量率的监测和环境介质中放射性活度浓度的监测。应监测的环境介质与公众受照的途径有关，这样的环境介质中放射性核素活度浓度也作为排放引起环境污染的依据。

在环境监测方案中应考虑照射的途径，包括：①空气、地面沉积和沉降物中放射性核素引起的外照射；②吸入空气中的放射性物质和通过皮肤吸收放射性核素（直接释放和再悬浮的）引起的内照射；③食入放射性核素污染食品和其他环境材料引起的内照射。相关监测建议见表6-7。

表6-7 放射性核素向环境排放时的采样、测量频率和监测项目的建议

监测项目		采样、测量频率要求
气载放射性		
外照射	γ剂量率	连续
	累积γ剂量	每年2次
	中子剂量率（如果存在中子辐射）	连续
	累积中子剂量（如果存在中子辐射）	
空气、沉积	空气	连续收集，1周至1个月测量
	沉降	连续收集，按月测量
	沉积	连续收集，按月测量
	土壤	每年1次采样和测量
食入	叶类蔬菜	在生长季节，每月1次
	其他蔬菜和水果	在收获季节，选择采样和测量
	谷类	在收获季节，选择采样和测量
	牛奶	当牛在牧场时，每月1次
	肉类	选择采样，每年2次
	饮用水和（或）地下水	每年2次
陆生的指示物	草地	当牛在牧场时，每月1次
	青苔、苔藓、菌类（酌情）	选择采样，每年1次
液体放射性		
水体	水生动物	视情况而定
	表面水	连续收集，按月测量
	沉积物	每年1次

在环境监测方案设计中，需要适当考虑的设施附近的环境特征主要包括：①主导风向；②气象的变化；③当前和未来土地的利用情况；④农业情况；⑤土壤和水文资料。

此外，也应考虑当地居民的相关文化、社会经济和人口统计资料等因素。

尽管环境监测方案的主要目的是控制排放对公众成员的照射，也要考虑能迅速探测非正常情况，以便做出适当的及时响应。

为了确定目的而设计的环境监测方案和任何所有其他环境监测方案，都应该根据监测和剂量估算结果周期性地进行评估和更新。

（一）前期监测

国际原子能机构（IAEA）安全标准（系列 No.RS-G-1.8）规定，前期监测，主要包括统计资料的收集和评估；对实践活动，为研读排放对环境的影响，应建立相应的基线或现存的环境辐射水平和活度浓度。这一点对核设施特别重要，涉及放射性向环境的排放量，值得注意的其他实践活动也应考虑这些，例如，一些操作和处理天然产生的放射性物质（NORM）的矿山。医院核医学科，在其实践活动中主要排放短寿命放射性核素，不必考虑前期的监测，对一些放射性核素排放量很小的单位也没有必要。

前期监测方案应当考虑设施正常运行时可能排放的放射性核素的量和类型，以及可能的照射途径。这种监测结果要能提供用于预测公众成员的辐射剂量的基础资料。前期监测应当给出与后续环境监测方案相关的基线数据。

为了确定现存本底的水平和变化，前期监测至少应在设施正式运行前一年进行。

（二）日常监测

在整个设施运行期间，应开展日常的环境监测。为确定是否达到监测的目标，应当评估和更新日常环境监测方案。评估频率取决于下列因素：①排放对公众成员造成的辐射剂量；②释放到环境的放射性核素和直接辐射照射水平的变化程度；③监管部门的要求；④在监测工作过程中所取得的经验；⑤实践活动的任何变化，例如周围土地使用的变化有可能改变最初的评估。

对核燃料循环的相关设施和矿山，此频率最好是每年 1 次。如果设施周围的土地使用情况发生了变化，应立即修订环境监测方案。

监测方案能反映设施的不同运行阶段（运行、退役和封闭后阶段）和连续释放或直接辐射照射。对一些短寿命核素，在关闭后应立即停止监测。

（三）调查性监测

核设施发生放射性物质非正常释放事件，应立即开展附加环境监测。

三、空气放射性及其沉积物监测

放射性核素释放到大气后，会经过以下途径造成公众成员的照射：①烟羽外照射；②沉积核素引起的外照射；③从烟羽和地面再悬浮吸入的放射性核素产生的内照射；④从食物和水中食入沉积的放射性核素引起的内照射；⑤通过皮肤吸收放射性核素引起的内照射和局部外照射。

在建立正常气载放射性核素排放的环境监测方案中，应进行如下的测量：①γ 剂量率及 γ 累积剂量，视情况监测累积中子剂量和中子注量率；②空气和沉降物的放射性核素活度浓度；③放射性核素的沉积量；④土壤、表面和地下水的放射性核素的活度浓度；⑤当地食物（蔬菜、水果、谷物、肉、牛奶、蘑菇、饮用水）中放射性核素活度浓度；⑥陆生指示物（青苔、苔藓、树叶、松针等）中放射性核素的活度浓度。

（一）空气监测

气载放射性核素是直接排放到大气中的，也有部分是沉积在土壤和沉降物中的再悬浮引起的。为测量气体、蒸汽和气溶胶载有的放射性核素的活度浓度，应进行空气采样。在设施（有值得注意的放射性核素排放）附近的 1~2 个常设采样点，连续采集空气样品，特别是核设施。同时应采集对照样品，对照点的天然本底和沉降水平应与设施周围类似，仅仅是受设施排放的影响很小。此外，视情况用移动式空气采样系统，在不同的地点采集样品。

作为监测方案的一部分，在空气采样时还应考虑以下因素：①采样的高度；②采集器的位置（考虑主导气象条件、排放烟羽的传播特性、预期的放射性核素的最高浓度）；③异常气象或其他环境的现象和大建筑物后的；④采样器的设置；⑤采样期间的采样效率和总流量；⑥防护采集器可能损坏和气候条件的影响，例如，进入采集器的灰尘等潜在影响因素。

放射性核素的分析频率应当考虑排放的相关放射性核素的半衰期，每次样品采集后就可进行分析，如果没有要求采样频率，放射性核素日常排放又很低，为了代表 3 个月的采集期限，样品可组合使用。

非常适当的方法是对滤膜进行分析，未对很宽的放射性核素谱提供信息，通常应采用 γ 能谱分析（HPGe）。对有可能排放 ^{90}Sr 的设施，应对它进行综合的分析。对有可能释放 α 发射体核素的核设施周围，应分析滤膜的总 α 放射性，如果 α 活度超过了预计的水平，应对滤膜按具体核素进行分析。

（二）沉积

这里的沉积包括干沉积和湿沉积。干沉积主要是大气中的气溶胶垂直向下降落而产生，但也可能由于其他现象（如土壤和植物表面吸附或碰撞作用）而产生。湿沉降是由于降水冲刷放射性核素而形成的。通过烟囱排放而沉积的量与烟囱的有效高度（考虑流出速度和温度不同引起的浮力变化）和主导的气候条件有关。一般来说，在下雨和下雪时，尽管主要是湿沉积，但也可能存在干沉积。

下雨和下雪时放射性核素的湿沉积率比干沉积要高得多。在监测方案中，一般采用测量地面累积放射性核素的方法来测量沉积活度，随后排放的放射性核素弥散到环境中。采集器应可用于干沉积和湿沉积两种类型的采样。但是，对日常监测而言，对所用设施采用干沉积和湿沉积组合采样和测量是可行的，也是足够的，仅在特殊情况下才有必要对干沉积单独测量，生长中的蔬菜就属于这种情况，这是因为不同的沉积方式影响蔬菜污染程度，这样总沉积就无法评估对食物链的污染。如果仅采集了总沉积样品，就必须监测大气中的气溶胶浓度，由此可以计算出干沉积率。

如果要监测干沉积，为确保烟羽到达地面时能采集到样品，采集器应放置在离烟囱足够远的地方。采集器应放置在下（顺）风向的点位上，按平均天气状况，此处的干沉积应该是最大的。采集器也应当放置在典型人员住处附近。安装干沉积采集器的基本要求与安装总沉积采集器的一样。

通过连续采集已知水平表面积的设备上的雨水和雪来实现湿沉积监测。沉积采集器的数目与现场的一些因素有关。样本管至少每月应取一次，但可对能代表较长期的合并样品进行分析。采样的频率取决于气候条件（例如，在潮湿的季节就高，在干燥的季节就低）。

安装采集器时应考虑的因素如下。

（1）与悬垂树、建筑物或影响沉积过程的其他物体间的位置。

（2）可能引起再悬浮的潜在扰动（例如，要避免安装在工业和农业区域）。

（3）在采样时由于角度调节引起的潜在偏离。

（4）在寒冷气候下也可以采集雪样品。

在其最大浓度的位置至少有一个采集装置，在有可能接受剂量最高的居民点附近也至少应放置一个采集装置。参考（对照）采集装置应安装在不受设施排放影响的位置。在应急情况下，将沉积采集装置与空气采样装置平行安装，以便在确定放射性核素组分时用两个结果相互补充。

四、陆地环境监测

由于大气沉积或灌溉，放射性核素可能被引入陆地环境。因此，在制定陆地环境的环境监测计划时，应考虑测量土壤、食品（蔬菜、水果、谷物、肉类、蘑菇、饮用水等）中的 γ 剂量率和综合 γ 辐射水平和放射性核素浓度。）和指示材料（草、地衣、苔藓等）。此类计划应补充对空气中放射性核素浓度、放射性核素沉积和灌溉用水的监测。

（一）外照射

外照射是由从设施排放到大气中的放射性核素在地面上的累积沉积，以及空气中的放射性核素和来自设施本身的任何直接辐射引起的。对于向大气释放 β/γ 发射体放射性核素的设施，不仅应在边界围栏处监测外照射剂量率，还应监测其周围地区。

为了监测由于常规释放引起的外照射，通常使用积分剂量计。剂量计的数量和分布应根据场址特定因素（包括大气排放的重要性）确定，但所选位置应包括预计外照射剂量率最高的那些点，以及任何典型人员居住的点。监测站网络还应包括一个位于基本上不受设施排放影响的位参考点。剂量计安装的推荐高度为距地面 1 m。剂量计应放置在没有建筑物、树木或其他可能屏蔽辐射的物体的附近。剂量计每 3~6 个月更换一次。

对于核电厂和后处理厂，应考虑在设施附近设置一个或多个连续记录剂量率的站点。剂量率计的位置应根据场地的具体因素决定，但通常位于预计最高外照射剂量率的位置。发生事故时，数量足够的连续记录剂量率仪也可能是非常有价值的支持。

（二）土壤

对土壤中的放射性核素浓度进行监测，以提供有关陆地环境中沉积放射性核素随时间累积的信息。此类信息可与转移系数一起使用，以估计植物从土壤中吸收的放射性核素。设施对土壤活度的贡献往往难以估计，这是因为既往有过多次大气核武器试验，以及铀和其他天然放射性核素的存在，特别是 ^{137}Cs 和 ^{90}Sr。这些放射性核素浓度的任何增加只能通过运行前对它们的测量来确定。通常，监测包括对土壤进行采样，以便在实验室中进行后续测量。然而，现场 HPGeγ 能谱仪也可用于探测土壤中放射性核素浓度的变化。

为了确保测量数据的可比性，土壤样品取自前述的相同采样点。为了评估沉积放射性核素的长期影响，采样应是未耕、不要有大量的石头或植物根、没有树遮挡的开阔区域的土壤。为了了解全土壤特性，建议做深度剖面图。但是，为探测长期累积，没有必要作日常的深度剖面图。

为了研究食入途径，从农业土壤采样也应是监测方案的内容。在食物链循环中，应从一些地方采集诸如蔬菜的农业样品。

在进行土壤采样时，要注意不要发生样品之间、样品与采样器之间的附加污染。典型的采样设备是塑料和不锈钢。应当注意的是，当使用芯采样或类似设备采样时，其表面材料不要接触核芯而使其下层受到污染。类似地，不要通过压缩或伸长核芯而使放射性核素扩散。

土壤采样会使最终结果引入一个变化的不确定度和误差，因此，要注意保存相关的样品信息。注意记录采样期间可能影响最终结果的所有信息。

（三）食物

日常监测设施周围食物的目的是验证放射源监测的结果和确定公众成员的剂量。核设施附近的植物、动物产品和饮用水应当包括在设施排放到大气的环境监测方案中。样品应从预期污染最严重的典型区域和确定典型人员剂量相关的任何区域采集。应从核设施排放影响最小的地区采集参考样品。可以参考全国性监测网中的信息。

1. 植物

在日常和事故释放期间，通过放射性气溶胶、放射性气体的直接沉积，或通过再悬浮（风或雨溅引起）放射性核素的直接污染，使植被被污染。植物根系污染是次要的，但对长寿命核素的污染，植物根系也许是有意义的途径。

代表典型人类饮食的植物样品是首选。它应集中在植物的可食用部分，并应在收获期附近进行。应尽可能报告植物生长的确切位置（现场采样），而不是购买产品的地点（从市场采样）。应避免温室生产的产品。采样的通常位置是设施排放的下风向，靠近最大预期沉积的位置。应尽可能在开阔区域（未受干扰的沉积物）采集收集样品。应首选典型的本地物种。应注意确保样品不含黏附的土壤颗粒，因为这些颗粒很可能在食品样品制备过程中被去除。

牧场很重要，因为动物（特别是牛）会迅速吸收重要的放射性核素，如碘和铯的放射性同位素，然后转移到牛奶中。应在预计湿和（或）干沉积量最高的位置对牧场采样。在同一地点还应采集牛奶和未受干扰的土壤样品。

应仔细选择要采样的区域。应该在空旷、几乎水平和平坦、没有大树或建筑物的地方采集。植株生长高度应一致。通常，采样面积应不小于 $1 \, m^2$，典型采集大约 $1 \, kg$ 的样品。采集牧草时，应采集到离地面几厘米的牧草样品；仅收集植物的绿叶部分。应注意不要带土壤。采样工具应用水清洗干净，并用新鲜纸巾擦干，应将采集的样品密封在塑料袋中。

对所有植物样品应分析从设施排放的放射性核素。例如，核电站周围的监测用 HPGe γ 能谱对样品进行分析，测量样品中的 ^{131}I 和 ^{90}Sr。此外，还应在选定的样品中分析氚、^{14}C 和 α 射线发射体核素。

2. 动物样品

由于一些原因，牛奶或羊奶是非常重要的被监测动物样品。沉积在草地中的放射性核素通过在草地上放牧牛、羊，使草中的一些放射性核素有效地转移到奶中；奶很快被消耗，有的短半衰期核素还没有来得及衰变就转移到人体中，而且居民奶制品的消费量较大。因而，一般来说，奶是 ^{131}I 和 ^{137}Cs 污染动物产品的指示物。由于奶中 ^{131}I 的半衰期较短，因此，一般一个月分析一次奶羊品。在后处理厂和废物库附近还应分析奶中 ^{129}I 和 ^{14}C。

奶样应从牧场的奶牛中采集，所采集的牧场应处于设施的下风向，并在污染最严重的地区。采集的奶样应放置在清洁的容器中，如果当天不测量，应放在冰箱。如果需要储存样品，应当添加防腐剂，通常，样品只需要几升。

与奶产品相比，放射性核素进入肉类产品的速度相对较慢，故肉类产品采样频率要求不高，可以几次采样制作合成样品。

由于α发射体核素（铀、钍和镭的同位素）不容易被动物的肠道吸收，奶和肉类产品被这些核素的污染程度很低，通常不需要监测肉类产品中的这些放射性核素。对动物的食品可以进行适当的监测。

3. 饮用水（人和动物）

地下水是饮用水的主要来源，在日常排放中，地下水中的放射性核素的浓度不会迅速发生变化，有的也只是长寿命放射性核素的污染，因此，通常一年只需分析一次。但是，当饮用水源预靠近核设施附近的池、湖和河流时，要求的采样频率高些，特别是在应急时对样品进行响应核素的分析。采样时要注意样品的代表性，要注意样品的过滤、保存技术及它们给所采样品带来的信息损失。

对铀矿山和废物库周围的水的监测要特殊考虑。采用原地浸析工艺（ISL）的铀矿，需抽取足够的地下水样本，来验证萃取井场预定的操作是否满足污染限值的要求。采用露天或地下开采时，应对中间控制池塘的渗漏水进行监测。对废物管理设施也应进行地下水的监测。监测的水平取决于这样的地下水是否被饮用。

（四）指示物

指示物可以提供设施在日常运行时，环境中放射性核素浓度的短期和长期的变化。在此种情况下没有必要进行食品监测，可能的指示物是指青苔、苔藓、树叶、松针等，虽然这些物质不能用来估算设施排放引起的公众成员的辐射剂量，但它们却能有效提供关于排放趋势和环境积累的信息。

在环境监测方案中，所确定的指示物应属于常年都容易收集和测量的物质。如果需要验证长期排放趋势，环境监测方案中所规定的指示物应仔细收集，要确保每一年采集同一生长期的同类指示物。基于不同指示物吸收不同的放射性核素，采集时要选择不同的指示物。例如，不同的海藻能有效吸收 ^{90}Sr，贝类则可以有效吸收钍和锶的同位素，不同的陆生植物能有效吸收铯的同位素。

五、水生环境监测

排放到水生环境（海洋、湖泊或河流）的放射性核素可通过以下途径引起公众照射：①摄入已吸收放射性核素的水生环境的食品；②水浇地上生产的植物和动物食品；③污染水和沉积物中放射性核素的外辐射。

因此，在制定液体排放的环境监测计划时，应监测以下内容：①水中放射性核素的活度浓度；②食品（鱼、贝类及排放水浇灌的农产品等）中放射性核素的活度浓度；③指示物（例如海藻、海绵和底栖动物）的放射性核素活度浓度；④由于海浪和再悬浮沉积物等造成的空气中放射性核素的活度浓度；⑤来自受污染沉积物和水产生的γ剂量率和累积γ剂量。

常规环境监测计划应提供有关水生环境中活度浓度或剂量率长期趋势的信息，验证放射源监测计划的结果，并提供评估代表性人员剂量所需的信息。

监测计划应考虑：①受纳水体的当地条件和特征（如盛行洋流、当地地形和水深关系）；②排放物在环境和受影响人群中心的主要迁移方向；③在水生环境中排放的放射性核素的预期活度浓度；④当地天气条件（如接收水体一年中是否有几个月被冰覆盖）；⑤水生环境在娱乐和商业方面的应用情况。

与陆地环境监测一样，采样点的选择应参考代表人员的剂量情况。此外，建议在不受设施排放影响的位置建立参考点，以便对监测结果进行适当的比较，并评估设施排放对环境增量的贡献。在向河流排放的情况下，在排放点上游设置参考点将是合适的。

在向水生环境排放的情况下，一般不考虑吸入途径。但是，当沉积物或海水中的悬浮固体中含有高水平放射性核素（特别是 α 发射体）时，吸入途径可能会增加对人类造成有意义的剂量。

（一）环境水域

良好的水采样策略可提供有关排放物所进入水体中放射性核素迁移和活度浓度的信息。这些信息可用于验证放射性核素在水体中的运动模型、计算这些放射性核素在其他水生介质中的浓度，以及推导水与这些其他介质之间的转移系数。

由于液体排放通常是分批次进行的，因此水样中放射性核素的浓度可能会随时变化，不同时间点其浓度可能有很大差异。连续水采样将给出时间平均浓度，如果用于连续水，这很重要。在放射性核素从储存池中排出期间，也可能需要采样。在排放操作期间，连续或在代表排放操作的某个时间（如中间时间）进行采样，用于控制排放的有效分散（包括修正排放流量）并检测任何异常情况。

如果水用于灌溉，则应在相关时期内在靠近取水点的位置进行特定采样。

通常，几升水样品就足以进行常规测量。容器应该用一些要采样的水冲洗。采样时，应注意避免收集沉淀物和其他外来物质。通常应过滤和稳定（酸化）样品以避免放射性核素沉积在容器壁上。样品应通过 γ 能谱法和氚进行分析。可以在选定的样品中分析 ^{90}Sr。可能需要在释放这些放射性核素的核设施附近分析 α 发射放射性核素和其他 β 发射体。

（二）沉积物和悬浮颗粒物

许多排放到水中的放射性核素显著吸附在颗粒物质上，随着时间的推移，形成了底部沉积物。因此，底部沉积物可以用作过去排放污染的指示物，上层沉积物是最近期排放的指示物。此外，潮间带中的海洋沿海沉积物或淡水河岸沉积物可能导致因职业（农业、捕鱼）或娱乐（划船、捕鱼）而接触这些沉积物的人受到照射。在洪水或涨潮时，沉积物也可能沉积在靠近海或江湖的低洼的牧场中。沉积物也是水生食物链污染的一个环节，因为许多生物生活在沉积物中或沉积物上或使用沉积物作为食物来源。因此，应将沉积物监测作为确定公众成员的外照射，以及排放物对水生环境的总体影响的计划的一部分。对沉积物的分析还可以揭示水或其他样品监测未检测到的污染物的存在。

1. 沉积物监测

沉淀物监测主要有以下三种类型。

（1）表层沉积物监测：本监测是为了获得有关最近排放造成污染的数据。这种监测应该以相当高的频率进行，从每月一次到每年一次。由于表层的柔软和可移动的性质，主要的困难是如何从表层获取未受干扰的样品。

（2）悬浮沉积物监测：本监测的目的与表层沉积物监测相同。用底部上（通常在沉积物表面上方 1 m 处）的沉积物捕集器收集沉积物颗粒。典型的采样频率是从每月一次到每季度一次。

（3）下层沉积物监测（沉积物芯监测）：本监测是为了获得有关过去排放造成污染的信息。此类监测可以以较低或非常低的频率进行，从每年一次到10年一次不等。主要困难是如何获底层未受干扰的样品。在不同深度分层采集样品，单独测量每一层的放射性核素污染，以获得垂直分布的数据，得出污染模式的历史。分层的厚度应与颗粒沉积速率一致，因此，一层代表一个特定的时间段。

2. 沉积物的粒度分布

放射性核素在沉积物中的积累高度依赖于沉积物的粒度分布。这意味着：①监测程序可能需要规定要采集样品的粒度分布；②沉积物应始终在同一地点采集，以增加获得相同粒度分布的可能性，并观察短期变化和长期趋势；③上游和下游采集的沉积物污染的比较应考虑到由于粒度分布差异而产生偏差的可能性；④应至少定期监测表层沉积物样品和沉积物芯的各层的粒度分布；⑤从细小颗粒沉积物获得的数据不能作为对人接触粗颗粒沉积物（例如沙滩）的外照射剂量计算，这种情况应进行额外采样。

应在设施排放的下游进行沉积物采样。排放入河的设施，应在排放与河水充分混合的地方进行沉积物采样。即使在干旱期间，采样位置也不应该干涸。对于排入湖水或海水的设施，其位置应以放射性核素扩散研究为基础。

应在因其外照射的沉积物和淹没的牧场上测量γ剂量率（在1 m的高度）。测量点及其数量的选择取决于受影响的区域大小。选定的测量区域应代表人们在其专业活动（如农业）或休闲活动（如划船、钓鱼）中停留的区域。沉积物分析通常以与土壤相同的方式进行。

（三）水生生物

相关的水生生物群包括鱼类（远洋和底栖）、贝类（软体动物和甲壳类动物）和植物（主要是海水中的海藻）。水生生物群可能是食物（特定种类的鱼和贝类、某些国家的海藻）、某些放射性核素（软体动物、海藻）的生物指示物和（或）陆地食物链的一部分（海藻用作肥料）。有些物种是高度流动性的（许多种类的鱼和甲壳类动物），而其他则不是（软体动物和海藻）。

水产食品消费即使不是核设施液体排放的主要照射途径，往往也是一个重要的照射途径。因此，通常需要综合水生生物群监测计划。如果水生食品是一个重要的照射途径，则应对当地捕获的物种数量及其季节性变化进行调查。可能还需要考虑海藻的消费。

监测计划应侧重于代表性人群食用的水生食品种类——当地鱼类、贝类和食用海藻。测量应集中在样品的可食用部分。采集的样品应反映实际食用样品的大小和年龄的组合。对于小鱼，应包括骨头，但大多数时候只有肉甚至动物的一些肌肉被有效消耗，因此应分开测量。此外，用作肥料的海藻应包括在该计划中。

许多水生生物的流动性和海洋环境中生物群的巨大多样性使得控制物种的选择变得困难。应考虑物种的习性（底栖、掠食性或猎物）、流动性和迁徙。控制物种的数量应根据现场的具体因素决定。

（四）指示物样品

指示物不一定会导致公众受到照射，但它们可用于监测水生环境中放射性核素浓度的短期和长期趋势。可能使用的指示物包括植物、藻类、底栖动物和无机物（例如悬浮颗粒物），它们可以有效地从介质中积累放射性核素。

指示物选择时应满足以下几个特点。包括：①容易采集；②在区域内应产量大；③尺寸相对较大并且对环境变化具有抵抗力。在海洋环境中，海藻、软体动物或甲壳类动物经常被用作放射性核素排放的指示物；鱼骨和贝壳也可用作 ^{90}Sr 的指示物。

六、环境辐射监测所需的水文、气象参数

环境的水文和气象参数决定了放射性核素在排放后的扩散情况，因此应进行测量。这些参数也与事故排放释放有关。

为了评估排放到大气中的剂量，应监测以下参数，以便在适当的扩散模型中使用：①风向；②风速；③降水；④确定有效排放高度的参数（环境温度、温度和排气管中的体积流量）；⑤对确定放射性物质的扩散和大气传输具有重要意义的任何其他参数，如大气中的垂直温度梯度。

应监测以下参数，以便在适当的水生扩散模型中使用，以评估排放到水生环境中的剂量：①水道流速；②排放区的主导性水流；③水位变化；④冰况（如果相关）；⑤影响排放的放射性核素在环境中的水生扩散或积累的任何其他现场的特定水文因素。

七、多源环境监测的特点

当来自多个设施的授权排放影响同一环境时，需要与多个源相关的环境监测。然而，可能存在两个或多个设施对代表人的照射做出不可忽视贡献的情况。此类源应被视为汇总源并定义适当的代表人。如果附近有不止一个设施向环境排放放射性物质，则需要在前面讨论的特定设施的环境监测计划中考虑到这一点。

放射性核素在空气中排放而造成的环境污染，随着与工厂距离的增加而迅速减少。通常，由每个授权人员建立的单一源相关监测程序就足够了。只有在预期排放不可忽略的累积和累加影响时，才需要进行额外的测量。

如果不止一个设施向同一河流或湖泊排放放射性核素，可能有必要量化每个设施对适当定义的代表性人员的照射影响。对于流入同一条河流的排放，任何下游设施的注册者或许可持有者应监测其排放位置上游的水生环境。测量应涵盖水、沉积物和鱼类中相关放射性核素的活度浓度。为便于比较，应同时采集上下游样品。采样和测量一般应按照上述关于环境监测的建议进行。对于排入同一湖泊的排放，确定来自每个设施的贡献可能更加困难，并且将涉及对水生环境中放射性核素分布模式的详细研究。

附加测量应反映照射途径的相关性，并侧重于放射学上更重要的放射性核素。监测应按照一般环境监测的建议进行。

第五节　流出物监测

一、概述

核设施在运行过程中，通过烟囱排出的气载放射性污物流，或通过管道、水渠排放到污水接纳体的液态放射性污物流，称为放射性流出物。为了控制和评价核设施放射性流出

物对周围环境和居民居住条件的影响，通过对流出物进行采样、分析或测量，以弄清楚流出物特征而进行的监视性测量，称为放射性流出物监测。

加强流出物监测具有特殊的重要性。除了在某些特殊的环境介质中可能发生放射性物质浓集的情况以外，一般来讲，在排入环境之前，流出物中的放射性物质浓度都会比进入环境介质后的浓度高得多，因此流出物监测可以以较高的准确度来鉴别、确定排入环境的放射性核素的组成和量。此外，由于流出物与设施运行的归属关系十分清楚，进行流出物监测十分有利于对污染源的定位、控制和评价。环境监测与流出物监测两者应相互补充，对于验证、改进放射性核素在环境中的转移模式和参数十分重要。

二、流出物的排放类型与控制要求

放射性流出物向环境的排放，分为常规排放和事故（应急）排放两大类型。核设施处于正常运行情况下的排放称为常规排放；核设施处于事故工况或在限制排放的有关规定受到破坏情况下的排放称为事故排放。

国际原子能机构（IAEA）基本安全标准第 GSR Part 3 的要求："放射性废物和排放有关各方必须确保按照批准书对放射性废物和放射性物质向环境的排放进行管理。"

关于排放，有如下要求。

（一）注册者和许可证持有者与供应方合作，在申请排放批准时酌情：①必须确定拟排放物质的特性和活度，以及可能的排放点和排放方法；②必须通过适当的运行前研究，确定排放的放射性核素可能引起对公众成员照射的所有重要的照射途径；③必须评价由计划排放引起的代表人所受的剂量；④必须按照监管机构的要求，结合防护和安全系统的特性从总体上考虑放射性环境影响；⑤必须向监管机构提交以上①项至④项的结果，作为对监管机构根据第 3.123 段制定批准的排放限值及其执行条件的一项输入。

（二）注册者和许可证持有者必须确保按照第 3.123 段和第 3.124 段的要求满足与公众照射相关的运行限值和条件。

（三）注册者和许可证持有者必须在适当时并与监管机构商定审查和修改其排放控制措施，同时考虑到：①运行经验；②可能影响对排放所致剂量进行评价的照射途径或代表人的特征方面的任何变化

（四）监管机构必须制定或核准与公众照射有关的运行限值和条件，包括经批准的排放限值。这些运行限值和条件：①必须被注册者和许可证持有者用作证明在源开始运行后遵守规定的准则；②必须是相当于低于剂量限值的剂量值并考虑防护和安全最优化结果；③必须反映类似设施运行或活动方面的良好实践；④必须兼顾运行灵活性；⑤必须考虑到按照监管机构的要求进行的放射性环境影响预评价的结果。

（五）在实践中的源可能造成该源所在国领土以外或该国管辖或控制之下的其他地区以外的公众照射时，政府或监管机构：①必须确保辐射影响评价包括该国领土以外或其管辖或控制之下的其他地区以外的这种影响；②必须尽可能制定控制排放的要求；③必须在适当时与受影响国家安排交流信息和磋商的手段。

（六）国家标准 GB 18871-2002 对于向环境的排放，明确提出了下面的控制要求：

（1）注册者和许可证持有者应保证，由其获准的实践和源向环境排放放射性物质时符合下列要求：①排放不超过审管部门认可的排放限值，包括排放总量限值和浓度限值；

209

②有适当的流量和浓度监控设备，排放是受控的；③含有放射性物质的废液是采用槽式排放的；④排放所致公众照射符合标准所规定的剂量限制要求；⑤已按标准的有关要求使排放的控制最优化。

（2）不得将放射性废液排入普通下水道，除非经过审管部门确认是满足下列条件的低放废液方可直接排入流量大于 10 倍排放量的普通下水道，并应对每次排放做好记录：①每月排放的总活度不超过 10 ALI_{min}（ALI_{min} 对应于职业照射的食入和吸入 ALI 中的较小者）；②每一次排放的活度不超过 ALI_{min}，并且每次排放后用不少于 3 倍排放量的水进行冲水。

三、流出物监测的法规要求

按照要求做好流出物放射性监测，是我国相关法规的要求。《中华人民共和国放射性污染防治法》中明确规定，"核设施运用单位应当按照对核设施周围环境所含的放射性核素的种类、浓度和核设施流出物中的放射性核素总量实施监测，并定期向国务院生态环境保护行政主管部门所在地省、自治区、直辖市人民政府生态环境保护行政主管部门报告监测结果"，同时还规定，"国务院生态环境主管部门负责对核动力厂等重要核设施实施监督性监测，并根据需要对其他核设施的流出物实施监测"。

GB 18871-2002 对流出物监测的要求规定更加具体，对业主提出的主要要求如下。

（1）制订并实施详细的监测大纲，以保证有关照射源所致公众照射的各项要求得以满足，并可以对这类照射进行评估。

（2）制订并实施详细的监测大纲，以保证有关放射性物质向环境排放的各项要求和审管部门所制订的各项要求得以满足，使审管部门不能够确认在推导排放管理限值时的假设条件继续有效，并能够根据监测结果估算关键人群组的受照剂量。

（3）按规定保存好监测记录。

（4）按规定期限向审管部门提交监测结果的摘要报告。

（5）及时向审管部门报告环境辐射水平和污染显著增加的情况；若这种增加可能是油气所负载源的辐射或放射性流出物所造成的，则应迅速报告。

（6）建立和保持实施应急监测的能力。

四、流出物监测排放的管理限值、运行限值和行动水平

为了给限制流出物的排放停工定量依据，每个核设施必须在正式运行之前制定好限制流出物排放的相应排放限值（管理限值）、运行限值和行动水平。

（一）排放（管理）限值

排放（管理）限值是由国家生态环境主管部门根据相关法规要求，结合核设施的具体情况所批准的核设施流出物中放射性核素成分的相应数量限值。

该数量限值一般是由核设施的运管单位在考虑公众剂量约束值，经过辐射防护最优化分析，并为今后的发展和剂量估算中的不确定度留有余地后提出申请，经国家审管部门批准确定的。其数值将以书面形式包含在批准文件中，称为运管单位应当遵守的法定限值。排放（管理）限值可以分别针对各种核素给出，也可以诸如稀有气体、卤素核素、总 α 或总 β 等分类的形式给出。

核设施运管单位可通过公式来确定排放（管理）限值的申请数值：

$$\sum_i \sum_k (f_{ik})_{模式} \cdot Q_{ik} \leqslant \frac{E_{约束}}{Y} \qquad （式6-16）$$

式中，$(f_{ik})_{模式}$为对关键组成员（代表人）的最大年剂量，它是核素（或核素组）i通过排放途径的单位或单独（Bq）排放所致年剂量；Q_{ik}为以 Bq 为单位表示的核素（或核素组）i通过排放途径的年排放量限值；$E_{约束}$为对受控源的剂量约束值；Y为考虑到计算剂量所采用的模式的不确定性而引入的安全系数（>1），以便为源相关剂量约束值不会被超过提供足够的置信度。

（二）运行限值

运行限值是为了确保到达排放（管理）限值的要求和运行管理的需要，而由运行单位制定的流出物中放射性核素的数量限值。运行限值在数值上要低于国家审定的排放限值。

除了以年排放限值作为基础以外，也可以设置较短期间内的运行限值，以便于：①调查行动；②保证所用的程序和估计剂量用的相应条件和假定保持有效，即防止在不良的环境扩散条件下，由明显高于正常排放会引起明显高得多的公众剂量。

这种较短期间内的运行限值，可以考虑到源的特性和运行情况的基础上，视情况采用年限值的 50% 作为日历季度的限值；年限值的 20% 可作为日历月的限值；或者年限值的 10% 作为周的限值。显然，如果这些较短期间的限值被超过，不能简单地视为违反了法定的限值。但是，当出现超过较短期间的运行限值时，运行单位应当报告审管部门说明它们被超过的原因，并提出有关补救措施的建议。

（三）行动水平

行动水平是处于管理工作的需要，由运行单位根据确保排放限值得到遵守的原则而制定的流出物放射性核素的阈值浓度。当流出物中放射性核素的活度浓度达到该值时，需要采取行动。

五、核设施流出物监测的主要要求

在实际操作中，核设施流出物的监测具体监测程序及内容主要参考 GB 11217-89《核设施流出物监测的一般规定》的相关规定。以下简要介绍该标准中关于核设施流出物监测的目的、计划、采样、测量、记录报告保存及质量保证方面的内容。

1. 目的

（1）判明本设施流出物中的放射性物质的数量，以便于管理限值或运行限值进行比较。

（2）为应用适当的环境模式评价环境质量、估算公众所受的剂量提供源项数据和资料。

（3）为判明设施的运行及放射性废物的处理和控制装置的工作是否正常有效提供数据和资料。

（4）使公众确信核设施的放射性释放确实受到严格的控制。

（5）迅速发现和鉴定计划外释放的性质（种类）及其规模。

（6）给出是否需要启动设施警报系统或应急警报系统的信息。

2. 计划

（1）监测计划应满足监测目的，根据核设施的特点和发生计划外释放的可能性制订。在监测计划中，应把预计或可能有放射性核素污染的所有流出物都置于常规监测之下。

（2）要合理选择监测点的位置，使该点的监测结果能够代表实际的排放。监测点应设置在核设施内、废物处理系统或控制装置的下游，同时考虑易接近性和可行性。要合理确定取样和测量频率及要监测的核素种类。要监测的核素种类不得少于有管理限值、本设施有可能排放的核素种类数。

（3）为了合理地评价监测结果，除了放射性监测之外，还应根据需要测量其他有关的物理和化学参数。用于常规监测的仪表应有足够的量程，以适应计划外释放的监测。用于关键释放点的监测仪表，必须考虑冗余度。

（4）核设施的运行单位，应根据本设施的需要，或根据主管部门的监管部门的要求，进行特定核素的分析和测定。应分别绘制气载流出物和液态流出物的监测系统流程图。图中要标出取样点和测量点，并用不同的符号区分取样和测量方式。当系统比较复杂时，应用表格形式说明各取样点和监测点所承担的测量任务和测量方法。对取样点应说明取样目的、方式、地点、取样频率及要进行的测量。对于测量点要说明测量任务、测量技术要求，特别是测量方式、与测量有关的屏蔽、校正、检出限和测量可靠性等。当出现计划外释放的可能性较大时，监测计划中应有安装报警装置的要求。对于液态流出物监测，还应符合槽式排放的要求，要有自动终止释放的功能。

3. 采样

（1）当流出物中的放射性核素浓度或其排放速率变化范围很大时，或当出现计划外释放的可能性较大或预计计划外的释放会带来较严重的环境或社会危害时，应采取连续或比例采样。

（2）当流出物中所有的放射性核素浓度相对恒定，并且不会发生异常变化时，可采用定期采样。当核设施在运行中出现异常情况以致发生计划外释放时，应及时安排专门采样。

（3）采样技术应满足及时性和代表性要求。①及时性：必须在所要求的时刻或时间内取得足量的样品。②代表性：应确保样品的成分中包含流出物的全部放射性核素，除了为满足测量技术的要求而进行的浓集或稀释以外，不产生附加的稀释或浓集效应。

（4）应尽量采用标准的采样技术。暂时没有标准采样技术或因为其他原因而需采用非标准的采样技术时，必须预先得到主管部门和监管部门的批准或同意。对于常规监测，为了减少因估价释放放射性废物的后果所需要的详细测量的工作量，可以将单个代表性样品的一部分或全部混合成混合样品。在任何检测点范围内选择采样点时，在保证采样代表性的同时，要考虑可接近性和可行性。

4. 测量

（1）测量技术应满足管理限值或运行限值提出的要求，应尽可能采用标准的测量技术。暂时没有标准测量技术而需要采用非标准测量技术时，必须用书面向主管部门和监管部门报告，在得到认可后方可采用。

（2）凡用于连续测量的装置，其最低可探测限应达到或小于运行限值的1/100，其量程范围应能满足计划外释放的测量要求，必要时应安装具有几个触发阈值的连锁报警装置。

（3）在关键的排放点，为了在常规监测之外还能可靠地监测事故释放，要安装两套相互独立的监测装置。其中一套用于常规监测，另一套用于事故监测。用于事故监测的装置，要求测量范围大并附有报警装置。

（4）实验室测量是对流出物中的放射性核素进行分析的可靠方法，应尽可能小或消除干扰因素，制备浓缩的适于测量的样品，以达到比直接测量或就地测量有更好的探测限。

5. 记录报告保存及质量保证

（1）核设施流出物的监测部门应按照有关规定制定统一格式的记录表格并记录和报告。

（2）监测结果及其监测报告至少要保存到该设施退役后的 10 年。

（3）流出物的采样和测量应按照 GB 11216–89《核设施流出物和环境放射性监测质量保证计划的一般要求》中的有关规定进行。

六、不同设施的流出物监测内容

流出物监测要求应根据核设施的规模、特征而异，其基本的监测内容如下。

1. 气载流出物监测

气载流出物监测时应根据通风和排气系统的流程图（图中含流量、气压、温度、湿度、流速等信息）选择有代表性的监测点，根据放射性物质的辐射特性选择最佳的采样和测量方法。常见核设施的气载流出物监测的基本内容见表 6-8 所示。

表 6-8 常见核设施的气载流出物监测的基本内容及方法

核设施类型	监测内容和方法
核动力厂	稀有气体、^{131}I、^3H、^{14}C 及微尘等的连续监测
核燃料后处理	稀有气体、^{131}I、^3H、^{14}C 及微尘等的连续监测；^3H、^{14}C、^{131}I、^{129}I、锕系元素和其他放射性微尘的实验室定期分析
铀钚操作	在烟囱排放口进行气溶胶连续监测
研究型反应堆	稀有气体、^{131}I、^3H、^{14}C 及微尘等的连续监
放射化学设施（包括核医学或其他实验室）	视具体情况进行放射性卤素和气溶胶等的连续监测
粒子加速器	微尘监测

2. 液态流出物的监测

液态流出物监测方法有连续监测法和正比取样分析法。连续监测法可及时发现事故并采取相应措施。但根据国家相关法规的要求，核设施的液态流出物必须实行槽式排放，只有经过正比取样分析，证明槽中液体符合实现确定的标准后才允许排入环境。为了验证排放符合标准，仍然要对排放过程进行控制性监测，这种监测的位置和对象见表 6-9 所示。

表 6-9 液态流出物的控制性监测位置和对象

监测位置	监测对象
废液罐（池）和排放管线	样品的放射性活度和成分
废水排放口的下游	水体的放射性核素活度和成分

七、核设施放射性流出物的监测方案

不同核设施的流出物监测方案是不同的。表 6-10 给出了核电厂放射性流出物的一般监测方案。

表 6-10 核电厂放射性流出物的一般监测方案

监测对象		排放方式	监测方式
气载放射性流出物	稀有气体	连续排放 约定性排放（TEG 贮存衰变罐和 EBA 的排气）	在线连续监测（报警、联锁） 定期取样，核素分析（γ 谱）
	气溶胶		在线连续监测（报警） 连续取样，定期测量（总 β、γ 谱）
	I		在线连续监测（报警） 连续取样，定期测量（总 γ、γ 谱）
	^{3}H		连续取样，定期测量
	^{14}C		连续取样，定期测量
液态放射性流出物		槽式排放	取样分析测量（总 β 或总 γ、γ 谱，^{3}H、^{14}C、^{90}Sr）在线连续监测（报警，联锁）

（邓大平）

思 考 题

1. 简述辐射监测的种类及含义。
2. 简述常规内照射监测的范围。
3. 简述空气污染放射性监测的主要内容。
4. 简述多源环境放射性监测的特点。
5. 简述核设施流出物监测的目的。
6. 简述核设施放射性流出物的监测方案。

数字课程学习

⬇ 教学课件   ◆ 拓展阅读   ▣ 课后习题

第七章
医用辐射防护

X 射线影像是首次在人类历史上实现的人体无损检测技术，它为医学提供了看到人类自身内部结构的法宝。然而，早期 X 射线等辐射技术大量无节制地滥用，又给人类制造了难以忘怀的严重伤痛，但辐射技术对人类疾病的诊断和治疗又有其特有的、不可替代的优势。如何利用好辐射技术对人类疾病的诊断和治疗，又能避免或减轻、减少辐射伤害是放射卫生学研究的所在。经过近百年来人类的不断探索和实践，发展出"放射（X 射线）影像诊断学""肿瘤放射治疗学""核医学"和"介入放射学"，为人类的健康和生存质量的提高做出了不可磨灭的贡献。本章即对上述学科特点、建设与使用中的要求、防护注意事项等内容做一介绍。

第一节　放射诊断中的辐射防护

X 射线被用于人体疾病影像学检查后，逐渐发展形成放射诊断学（diagnostic radiology）。1936 年 4 月 4 日，在德国汉堡市圣乔治医院花园里建成揭幕的 X 射线纪念碑，是德国伦琴射线学会为了缅怀和哀悼世界最早的 X 射线事业献身者。石碑上按字母顺序，铭刻着 15 个国家的 160 位科学家、医生、护士和技师的名字，此后又不断增补到 350 人，这只是辐射应用惨痛代价的一部分。而从 1895—1936 年 40 余年间，因为 X 射线滥用而死亡或患病的医务或科研人员的数量不下几十万例。大量 X 射线滥用事实告诉人们辐射危害的严重性，所以，在获取放射（诊断）利益的同时，辐射防护同等重要。

放射诊断的防护主要考虑项目的选址、放射诊断机房的布局与分区（核素诊疗还需考虑分级、分类）、诊断机房的屏蔽与通风，以及配套的辐射防护管理措施。X 射线影像诊断根据不同需要，一般管电压使用范围在 20 ~ 150 kV，相对来说它的防护是比较容易的。

一、放射诊断概述

X 射线成像用于临床诊断，已有百余年历史，至今依然是医学影像学检查的重要组成部分，由于其精准和快速成像，使其至今仍是现代成像技术的主要方式。

放射影像诊断是由 X 射线射入人体，由于人体不同组织或器官结构和成分存在差异，对射线的衰减不同，据此测量穿过人体后剩下的 X 射线量和分布（图 7-1），即能得到诊断所要的影像。经过百余年的经验积累，目前放射性影像诊断多采用隔室操作，即对X射线机房的4面墙体和天棚、地板做射线屏蔽，使除诊断者外的人员尽量不受或少受射线照射（图7-2）。位于机房内的患者或陪诊者必须采取部位防护或组织器官防护。影像诊断防护重点是诊断患者的非诊断器官或射野外组织或器官，以及陪诊者的全身防护。

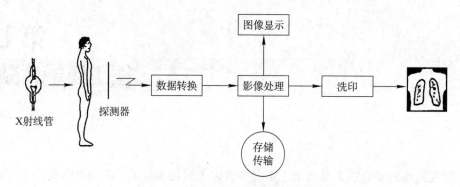

图 7-1　医用 X 射线诊断原理示意图

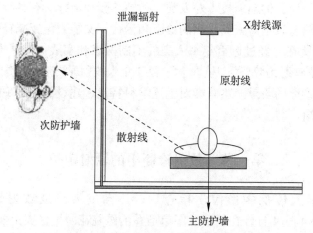

图 7-2　诊断机房防护原理示意图

（一）透视与摄影

1. 透视

透视（fluoroscopy）是利用透过人体被检查部位的 X 射线在荧光屏上实时形成影像的检查方法（图7-3）。目前多采用平板探测器（FPD）和影像增强电视系统代替荧光屏。现透视主要用于胃肠道钡剂造影检查、介入治疗和骨折复位等。

透视具有以下特点：①可转动患者体位，从不同方位进行观察；②可了解器官的动态变化，如心和大血管的搏动、膈的运动及胃肠蠕动等；③操作方便；费用低；④照射时间长，患者受照剂量大（使用逐渐减少）。

2. 摄影

X 射线摄影（radiography）常简称为拍片，被广泛用于人体各部位检查。X 射线摄影的原理与透视相同，不同的是 X 射线摄影能瞬间拍摄出当时的影像。X 射线摄影常需行两个方位摄片，如正位和侧位其目的是更好地发现病变，显示病变的特征、形态和空间位

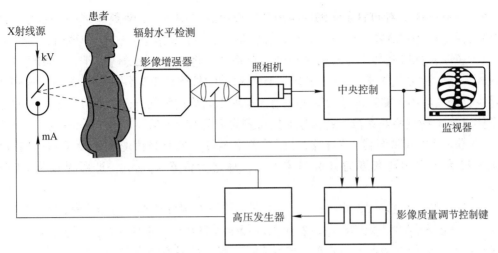

图 7-3　X 射线影像诊断成像原理示意图

置。例如，一个方位图像正位上未发现骨折，而在侧位图像上可显示有骨折并成角移位。

X 射线摄影设备包括计算机 X 射线摄影设备（CR）和数字 X 射线摄影设备（DR），两者的技术原理不同。CR 是采用可重复使用成像板代替增感屏－胶片作为载体经 X 射线曝光，用激光扫描成像板曝光后所得潜像信息，通过光学系统收集和放大，计算机采集，得到数字化影像显示的一种 X 射线摄影设备。DR 是能直接从影像探测器读出数字化 X 射线影像的一种医学成像装置。它通常由 X 射线发生装置、数字化 X 射线影像装置和机械辅助装置组成。

其中，CR 设备可与传统 X 射线设备进行组合，而 DR 设备则不能与原有 X 射线设备兼容。DR 设备包括 DR 通用型机、DR 胃肠机、DR 乳腺机和 DR 床旁机等。

应用 CR 或 DR 设备进行摄片时，均需将透过人体的 X 射线信息进行像素化和数字化，再经计算机系统进行各种处理，转换为 X 射线图像。不同的是 CR 以影像板（image plate，IP）代替胶片，作为透过人体 X 射线信息的载体，而 DR 则用平板探测器（flat panel detectors，FPD）。

数字化 X 射线成像的优点是：①摄片条件的宽容度大，照射时间短，可最大限度降低 X 射线辐射剂量；②提高了图像质量，可使不同密度的组织结构同时达到清晰显示的效果；③具有测量、边缘锐化、减影等多种图像处理功能；④图像的数字化信息既可经转换打印成照片或在监视屏上视读，也可存储在光盘、硬盘中，还可通过 PACS 进行传输，多终端同时使用。

3. 计算机体层摄像

计算机体层摄像（CT）是由英国工程师 Hounsfield 设计并于 1971 年应用于临床的一种现代医学成像技术。CT 的应用明显提高了病变检出率和诊断准确率，显著扩大了医学影像诊断的应用领域，从而极大地促进了医学影像诊断学的发展。为此，他获得了 1979 年度诺贝尔生理学或医学奖。

（1）CT 成像的基本原理：广义上，CT 成像也属于 X 射线数字化成像。CT 成像包括以下三个连续过程。

1）获取扫描层面的数字化信息：用高度准直的 X 射线束，环绕人体一定厚度的横断层面进行扫描；由探测器（detector）接受透过该层面的 X 射线，并转换为数字信息。

2）获取扫描层面各个体素的 X 射线吸收系数：将扫描层面分为若干体积相同的立方体或长方体，称之为体素（voxel）；输入计算机前的数字信息为各个扫描方向上这些体素 X 射线吸收系数的叠加量；经计算机处理，运用不同算法将其分开，即可获取该扫描层面各个体素的 X 射线吸收系数，并依原有的位置排列为数字矩阵（digital matrix）。

3）获取 CT 灰阶图像：将扫描层面的数字矩阵，依其数值的高低赋予不同的灰阶，进而转换为黑白不同灰度的方形图像单元，称之为像素（pixel），即可重建为 CT 灰阶图像。

尽管 CT 成像的技术原理（图 7-4）不同于传统 X 射线成像，但也是利用 X 射线穿透人体不同密度和厚度组织结构后，发生不同程度吸收而产生影像对比。CT 成像与 X 射线摄影相比所不同的有两点：一是对人体具有一定厚度的横断层面进行成像；二是通过数字化转换进行成像。因此，传统 X 射线图像上的黑白灰度即密度概念，同样适用于 CT 图像的诊断描述。当病变导致 CT 图像上组织结构密度发生改变时，也称之密度增高或密度减低，还可描述为高密度、低密度或混杂密度病灶。

（2）CT 设备：主要由以下三部分组成：①扫描系统，包括 X 射线发生装置、准直器、探测器、扫描机架和检查床等，用于不同部位和层厚的扫描；②计算机系统，负责整个 CT 装置的运行，进行 CT 图像重建和后处理，以及 CT 设备故障的检测；③图像显示和存储系统，包括显示器、激光打印机和光盘刻录机等，可进行图像显示、照片摄制和图像资料存储。

CT 设备发展迅速，由单层采集 CT 发展到多层螺旋 CT（multi-slice spiral CT，MSCT）。MSCT 采用了滑环技术，X 射线管和探测器可单方向连续旋转，床和人体匀速前进或后退，连续产生 X 射线，连续取样，围绕人体的一段体积螺旋式地采集数据，故也称体积 CT（volume CT）。此外，MSCT 在扫描速度和层厚方面也有了很大改进，单周 360° 的扫描速度已达 0.27~0.40 s，层厚可小至 0.5~0.625 mm。这不但显著提高了成像的时间分辨力，有利于活动器官如心脏的成像；而且进一步提高了图像的空间分辨力，提高了图像质量。目前，多层螺旋 CT 已成为主流机型，包括 4 层、16 层、64 层、256 层和 320 层螺旋 CT 等。

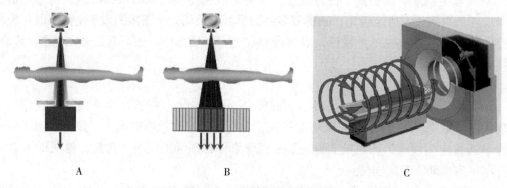

图 7-4　CT 成像原理示意图

A. 单排 CT 扫描；B. 一次 4 排同时扫描；C. 一次全身的螺丝扫描方式

4. 其他

牙科 X 射线设备是专用于牙科成像的 X 射线设备。其常用类型有口内牙片摄影、牙科全景摄影等（图 7-5），牙科放射学的主要辐射危险器官包括甲状腺、甲状旁腺、腮腺和喉部。目前我国没有牙科放射学诊断参考水平值。

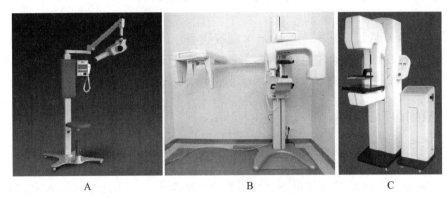

图 7-5　牙片机（A）、口腔全景机（B）和乳腺机（C）

在决定牙科放射学检查前，医生应进行详尽的病史采集和临床检查，审视患者此前是否做过 X 射线检查及其结果的可获得性和利用价值，充分考虑拟行放射学检查是否可为患者的临床评估和治疗提供明确可靠的诊断信息，对患者的总体健康利益是否大于辐射危险，是否存在不涉及电离辐射或辐射剂量较小的替代成像手段（如冷光透射法可代替牙合翼片，牙髓治疗中可应用电子根尖定位等）。确实认为所选择的放射学程序是合适的方式时方可进行。

（二）乳腺 X 射线摄影

乳腺 X 射线摄影（钼靶）能清晰显示乳腺各层组织，可以发现乳腺增生、各种良恶性肿瘤及乳腺组织结构紊乱，对探测乳腺组织微小钙化有非替代性作用，是目前早期发现与诊断乳腺癌的最有效和最可靠的方式。

目前，全数字化乳腺 X 射线机采用了平板探测器取代了暗盒胶片感光系统，使穿过乳腺组织的 X 光子信息直接转化成数字化的电子信息记录下来。通过计算机处理，显示在荧光屏上，还可以在网络中传输或进一步分析处理，不仅提高早期隐匿型乳腺癌的检出，还使乳腺 X 射线摄影成像剂量明显降低。钼铑双靶 X 射线机在传统钼靶机的基础上增加了具有更高能量光谱的铑靶，更适于对亚洲女性及年龄段较低的女性致密性乳腺进行成像。

然而，女性乳腺在大小和乳腺组织构成比例上差异很大，从而导致乳腺摄影受照剂量存在差异，引发的随机性效应危险仍然存在。X 射线乳腺检查中受检者所受的医疗照射必须进行正当性判断，医生应掌握好适应证并注意避免不必要的检查，遵循防护最优化原则，使受检者接受剂量保持在可能合理达到的尽可能低水平。

对年轻妇女特别 20 岁以下妇女应慎用乳腺 X 射线检查；40 岁以下妇女除有乳腺癌个人史、家族史和高危因素外，一般不宜定期乳腺 X 射线检查；孕期妇女不宜进行乳腺 X 射线检查。要严格限制对育龄妇女进行乳腺 X 射线普查项目，必须使用时要认真论证乳腺癌普查的必要性、正当性，进行方法学选择的优化分析。

（三）移动式和便携式 X 射线设备

移动式 X 射线设备是用于开展床旁 X 射线摄影或透视检查等操作的可移动的医用 X 射线设备。便携式 X 射线设备是一种利用 X 射线对物品进行安全检查和人员救护的现场使用检查装置，一般可由操作人员直接携带，并在现场操作。

（四）车载式 X 射线设备

安装在医用 X 射线诊断车上的固定 X 射线设备，通常由 X 射线发生装置、X 射线成像装置，以及床、台、支架等附属设备组成。车载式诊断 X 射线设备按功能可分为透视车载机、摄影车载机、透视摄影车载机和乳腺摄影车载机。

二、放射诊断的原则

（一）正当性要求

医疗照射中放射影像诊断是使受检者接受射线照射，存在辐射危害，故应遵照 GB 18871-2002 中对医疗照射实施正当性判断的原则要求：在考虑了可供采用的不涉及医疗照射的替代方法的利益和危险之后，仅当通过权衡利弊，证明医疗照射给受照个人或社会所带来的利益大于可能引起的辐射危害时，该医疗照射才是正当的。对于复杂的诊断与治疗，应注意逐例进行正当性判断。还应注意根据医疗技术与水平的发展，对过去认为是正当的医疗照射重新进行正当性判断。

2012 年 12 月，《卫生部办公厅关于规范健康体检应用放射检查技术的通知》（卫办监督发〔2012〕148 号）要求有效控制健康体检中受检者的受照剂量，切实保护受检者的健康。这足以说明国家对临床放射诊断检查实施防护的重视。现在医用诊断 X 射线防护已不仅旨在保障 X 射线工作者的放射安全与健康，减少其所受的职业性照射，更着眼于保护广大受检者。降低 X 射线诊断的医疗照射所造成的全人口辐射集体剂量负担，最大限度控制其可能给受检者及其后代带来的潜在危害。

2020 年 10 月，GBZ 130-2020 开始实施。该标准规定了开展放射诊断服务的医疗机构应对放射工作人员、受检者及公众的防护与安全负责。该标准对开展放射诊断的正当性有如下要求。

（1）医疗照射应有足够的净利益，在能取得相同净利益的情况下，应尽可能采用非医疗照射的替代方法，在无替代方法时也应权衡利弊，判断医疗照射给接受诊断或治疗的个人或社会所带来的利益大于可能引起的辐射危害时，医疗照射才是正当的。

（2）采用 X 射线检查应经过正当性判断，优先选用非 X 射线的检查方法，对不符合正当性原则的，不应进行 X 射线检查。

（3）所有新型医疗照射的技术和方法，使用前都应通过正当性判断；已判断为正当的医疗照射类型，当取得新的或重要的证据并需要重新判断时，应对其重新进行正当性判断。使用通过正当性判断的所有新型的医疗照射技术和方法时，应严格控制在其适应证范围内，要用到新的适应证时必须另行进行正当性判断。

（4）应根据诊疗目的和受照人员特征对每一项医疗照射实践进行正当性判断。如果某一项医疗照射通常被判定为非正当性，在特殊情况下又需要使用时，应逐例进行正当性判断。执业医师和有关医技人员应尽可能使用与计划照射相关的受检者先前已有的诊断信息和医学记录，避免不必要的重复照射。

（5）群体检查使公众所获得的利益足以补偿在经济和社会方面所付出的代价（包括辐射危害）时，这种检查才是正当的。

（6）X射线诊断群体检查应禁止使用普通荧光屏透视检查方法；除非有明确的疾病风险指征，否则不宜使用计算机体层摄影装置（CT）进行体检。

（7）应加强对孕妇和可能妊娠妇女的诊断性医疗照射进行正当性判断，特别是腹部和骨盆检查；只有在临床上有充分理由要求，才能对已妊娠或可能妊娠的妇女进行会引起其腹部或骨盆受到照射的放射学检查，否则应避免此类照射。

（8）应严格对儿童的诊断性医疗照射进行正当性判断，以下是儿科非正当性影像学检查的举例：①癫痫患儿的头颅X射线摄影；②头痛患儿的头颅X射线摄影；③疑似患有鼻窦炎的婴儿或6岁以下儿童的鼻窦X射线摄影；④非创伤型斜颈婴儿或儿童的颈椎X射线摄影；⑤在比较肢体损伤时进行对侧部位X射线摄影；⑥6岁以下儿童腕关节舟骨X射线摄影；⑦3岁以下儿童鼻骨X射线摄影。

（9）移动式和便携式X射线设备不应用于常规检查。只有在不能实现或在医学上不允许把受检者送到固定设备进行检查的情况下，并在采取严格的相应防护措施后，才能使用移动式或便携式X射线设备在床旁操作，实施医学影像学检查。

（10）车载式诊断X射线设备一般应在巡回体检或医学应急时使用，不应作为固定场所的常规X射线诊断设备。

鉴于X射线诊断检查中对患者伴有电离辐射危险，在实施放射性检查之前，应当对每位患者进行利益与代价分析。只有当X射线诊断检查能给患者带来利益，而且带来的利益会明显地超过辐射危险时，这种诊断检查才被认为是合理的，符合正当性原则。

为了保证医用辐射实践正当性，1996年，ICRP第73号出版物提出"在辐射的医学应用中，正当性原则适用于三个层次"；2007年，ICRP建议书第105号出版物中沿用了原有的这三个层次划分，并补充了新的资料和例证。

第一个层次是医疗活动中恰当地应用电离辐射技术，患者接受的医疗照射必须出于整个社会层面的正当性考虑，必须是利大于弊，当前已将其正当性视为理所当然的，无须赘述。

第二个层次是医院选择放射诊疗方法的正当性，是针对特定对象的特定医疗程序。例如，对已有相应症状的患者及对可被检出和治疗的某一疾病高危人群所做的胸部X射线摄影。本层次的正当性旨在判断放射诊疗程序是否有助于改善诊断和治疗效果，是否可以提供受照者的必要医学信息。

第三个层次是患者个体对放射诊疗方法的正当性考虑，是否还有其他诊疗方法可选择。在第三个层次上，应证明用于患者个体的特定放射学诊疗程序是正当的（利大于弊）。因此，应由执业医师在考虑照射的具体医疗目标和受照者个人特征的基础上，事先对所有个人的医疗照射的正当性做出明确判断。

放射诊疗程序的正当性判断是专业机构的职责，需与国家卫生和辐射防护审管部门、相关国际组织配合进行，这些属于第二个层次的范畴。某一医疗程序的总利益，不仅包括对患者带来的直接健康利益，而且包含患者家庭和社会的受益。例如，对严重肺部疾病的诊断，X射线透视的利益大于风险，但社会经济条件较好的国家则更倾向于首选X射线摄影，因为后者带来更大的利益。然而，在欠发达国家，如果透视仍能产生净利益，并且没有更好的替代方法，则仍可选择透视方法。与此类似，应用常规放射学手段筛查某些特定类型肿瘤的正当性，取决于该国家的发病情况，以及是否能够对检出的肿瘤病例提供有效治疗服务。

辐射医学应用的主要受照对象是患者，但是也应当充分考虑职业照射、公众照射、潜在照射和事故的可能性，患者利益并非唯一目的。现有医疗程序和新技术可利用的信息在不断增多，因而应对所做决定进行适时评估。

（二）防护与安全的最优化

对于来自一项实践中的任一特定放射源的照射，应使防护与安全最优化，即在考虑了经济和社会因素后，使受照射人数、个人受照剂量的大小，以及受照射的可能性均保持在可合理达到的尽可能低的水平。同时，这种最优化应以该放射源所致个人剂量和潜在照射危险，分别低于剂量约束和潜在照射危险约束为前提条件（治疗性医疗照射除外）。

防护与安全最优化的过程，可以从直观的定性分析一直到使用辅助决策技术的定量分析，无论使用何种分析，均应以某种适当的方法将一切有关因素加以考虑，以实现下列目标：①相对于主导情况确定出最优化的防护与安全措施，并且在确定措施时应考虑可供利用的防护与安全选择，以及照射的性质、大小和可能性；②根据最优化的结果制定相应的准则，并据此准则以采取预防事故和减轻事故后果的措施，从而限制照射的大小及受照的可能性；③尽可能用最小的代价，获取最大的利益。

（三）放射诊断的限值

1. 个人剂量限值

在正当化和最优化原则指导下，医疗实践有力地保障了受检者获益和辐射安全。我国GB 18871-2002 确立了个人剂量限值，工作中应确保受职业照射人员和公众所接受的剂量不超过规定的限值。

（1）职业照射剂量限值：放射工作人员的年剂量是指在 1 年工作期内所受外照射的剂量与摄入放射性核素所产生的内照射剂量的总和，不包括天然本底照射和医疗照射。对工作人员的职业照射水平进行控制，使其任一器官或组织所受的年当量剂量不得超过下列限值：晶状体为 20 mSv，四肢（手和足）、皮肤为 500 mSv；放射工作人员受到全身均匀照射时的年个人有效剂量限值为连续 5 年平均 20 mSv，但可允许其中一年达 50 mSv。

（2）公众照射剂量限值：实践使公众中有关关键人群组的成员所受到的平均剂量估计值不应超过下述限值。①年有效剂量，1 mSv；②特殊情况下，如果 5 个连续年的年平均剂量不超过 1 mSv，则某年份的有效剂量可提高到 5 mSv；③晶状体的年当量剂量为 15 mSv；④皮肤的年当量剂量为 50 mSv。

（3）慰问者及探视人员的剂量限制：所规定的剂量限值不适用于患者的慰问者（如并非他们的职责，明知会受到照射却自愿帮助护理、探视、慰问正在接受医学诊断或治疗的患者的人员）。但是，应对患者的慰问者所受的照射加以约束，使他们在患者诊断或治疗期间所受的剂量不超过 5 mSv。应将探视摄入放射性物质患者的儿童所受剂量限制于 1 mSv 以下。

2. 医疗照射指导水平

辐射防护标准中规定的个人剂量限值是对医务人员职业照射的限值，不可以将该限值用于医疗照射中对患者受照剂量的控制。控制患者受照剂量采用的是约束剂量，即医疗照射指导水平。该指导水平是由医疗业务部门选定并取得辐射防护审管部门认可的剂量、剂量率或活度值。

放射诊断的医疗照射指导水平，概念上完全不是某种个人剂量限值。诊断性医疗照射指导水平应通过广泛调查资料推导，由相应专业机构与审管部门确定，以供有关执业医师和医技人员作为指南使用。当受检者的剂量超过相应指导水平时，就应采取行动，斟酌复查改善优化程度，以确保在获取必需的诊断信息的同时尽量降低对受检者的照射；反之，如剂量显著低于相应指导水平，而该医疗照射又不能提供有用诊断信息和给受检者带来预期的医疗利益，则也应按需要采取纠正行动。可见放射诊断检查的医疗照射指导水平绝对不能当成剂量限值，而必须灵活运用。需要特别指出的是，随着医用电离辐射设备和技术的发展和更新，相应的指导水平也应该随之改变，以适应发展的需要。

GB 18871-2002中分别给出了国际通用的成年患者在X射线摄影检查、X射线CT检查、乳腺X射线摄影检查和X射线透视检查中受到的辐射剂量或剂量率的指导水平，见表7-1～表7-4。

X射线诊断常规检查包括X射线透视和摄影两大类，是X射线诊断所致剂量的重要检查类型。为判定X射线诊断所致受检者与患者器官受照剂量，以下介绍X射线摄影时器官受照剂量的估算方法和X射线胸部透视时器官剂量的估算方法。

表7-1　典型成年患者在X射线摄影检查中受到的辐射照射剂量指导水平

检查部位	投照方位[1]	每次摄影入射表面剂量[2]（mGy）
腰椎	AP	10.0
	LAT	30.0
	LSJ	40.0
腹部、胆囊、尿路	AP	10.0
盆骨	AP	10.0
髋关节	AP	10.0
胸	PA	0.4
	LAT	1.5
胸椎	AP	7.0
	LAT	20.0
牙齿	牙根尖周	7.0
	AP	5.0
头颅	PA	5.0
	LAT	3.0

注：①AP，前后位投照；LAT，侧位投照；LSJ，腰骶关节投照；PA，后前位投照。②入射受检者体表剂量系空气中吸收剂量（包括反散射），这些值是对通常片屏组合情况（相对速度200），如对高速片屏组合（相对速度400～600），则表中数值应减少到1/2～1/3。

表 7-2 典型成年患者在 X 射线 CT 检查中受到的辐射照射剂量指导水平

检查部位	多层扫描平均剂量[①]（mGy）
头部	50
腰椎	35
腹部	20

注：①表列值是由水当量体模中旋转轴上的测量值推导的；体模长 15 cm，直径 16 cm（对头）和 30 cm（对腰椎和腹部）。

表 7-3 典型成年患者在乳腺 X 射线摄影检查中受到的辐射照射剂量指导水平

设备状况	每次头尾照射的腺平均剂量[①]（mGy）
无滤线栅	1
有滤线栅	3

注：①在一个 50% 腺组织和 50% 脂肪组织构成的 4.5 cm 压缩乳腺上，针对胶片增感屏装置及用钼靶和钼过滤片的乳腺 X 射线摄影设备确定的。

表 7-4 典型成年患者在 X 射线透视检查中受到的辐射照射剂量率指导水平

X 射线机类型	入射体表剂量率[①]（mGy/min）
普通医用诊断 X 射线机	50
有影像增强器的 X 射线机	25
有影像增强器并有自动亮度控制系统的 X 射线机（介入放射学中使用）	100

注：①表列值为空气中的吸收剂量率（包括反散射）。

1）X 射线摄影致器官受照剂量的估算：

$$D_{\mathrm{Tr}} = C_{\mathrm{r}} \times K_{\mathrm{a,e}} \qquad\qquad (式 7-1)$$

式中，D_{Tr} 为器官或组织的吸收剂量，单位为 mGy；C_{r} 为器官剂量转换系数，单位为 mGy/Gy；$K_{\mathrm{a,e}}$ 为入射体表空气比释动能，单位为 Gy。

2）X 射线胸部透视时器官受照剂量估算：

$$D_{\mathrm{Tf}} = C_{\mathrm{f}} \times K_{\mathrm{a,e}} \qquad\qquad (式 7-2)$$

式中，D_{Tf} 为器官吸收剂量，单位为 mGy；C_{f} 为透视时皮肤剂量与器官剂量转换系数，单位为 mGy/Gy；$K_{\mathrm{a,e}}$ 为透视的入射体表空气比释动能，单位为 Gy。

GB/T 16137-2021《X 射线诊断中受检者器官剂量的估算方法》列出了 X 射线摄影和透视检查中不同受照人群、不同检查部位的剂量转换系数 C_{r} 和 C_{f}。

三、放射诊断防护措施

放射诊断中具体的防护措施还要根据实际情况进行分析。放射诊断防护涉及面非常广，包括医生、设备、技术措施、管理等方方面面。针对不同的患者、不同的诊疗程序，防护的措施可能也不一样。

（一）透视与摄影防护

1. 设备性能及防护要求

新安装、维修或更换重要部件后的放射诊断设备，应当对其进行验收检测，合格后方可启用。对于使用中的放射诊断设备，应当定期对其进行状态检测和稳定性检测，以保证其技术指标和安全防护性能符合有关标准与要求。

2. X射线设备机房防护设施的技术要求

（1）应合理设置X射线设备位置和投照方向，以及机房的门、窗和管线口位置，应尽量避免有用线束直接照射门、窗、管线口和工作人员操作位（图7-6 b、c点）。

（2）X射线设备机房（照射室）的设置应充分考虑邻室（含楼上、楼下）及周围场所的人员防护与安全（图7-6 a、e、d、g、f点）。

（3）每台X射线设备（除床旁摄影设备、便携式X射线设备和车载式诊断X射线设备外）应设有单独的机房，机房应满足使用设备的空间要求。对新建、改建和扩建项目的X射线设备机房，以及技术改造、技术引进项目的X射线设备机房，其最小有效使用面积、最小单边长度应符合表7-5的规定。

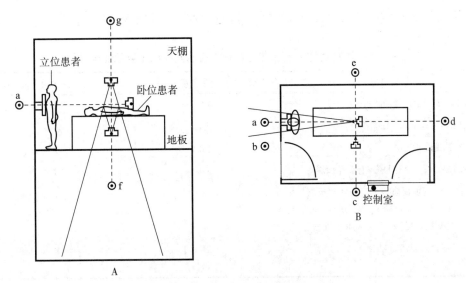

图7-6 防护关注方向和关注点示意图
A. X射线设备机房诊断现场侧视图；B. X射线设备机房诊断现场俯视图

表7-5 X射线设备机房（照射室）内最小有效使用面积、最小单边长度的要求[1]

设备类型	机房内最小有效使用面积[5]（m²）	机房内最小单边长度[6]（m）
CT机（不含头颅移动CT）	30	4.5
双管头或多管头X射线设备[2]（含C形臂）	30	4.5
单管头X射线设备[3][含C形臂，乳腺锥形线束CT（CBCT）]	20	3.5
透视专用机[4]、碎石定位机、口腔CBCT卧位扫描	15	3.0

续表

设备类型	机房内最小有效使用面积⑤（m²）	机房内最小单边长度⑥（m）
乳腺机、全身骨密度仪	10	2.5
牙科全景机、局部骨密度仪、口腔 CBCT 坐位扫描（或立位扫描）	5	2.0
口内牙片机	3	1.5

注：①GBZ 130-2020；②双管头或多管头 X 射线设备的所有管球安装在同一间机房内；③单管头、双管头或多管头 X 射线设备的每个管球各安装在一个房间内；④透视专用机指无诊断床、标称管电流小于 5mA 的 X 射线设备；⑤机房内有效使用面积指机房内可划出的最大矩形的面积；⑥机房内单边长度指机房内有效使用面积的最小边长。

（4）X 射线设备机房屏蔽

防护应满足如下要求：

1）不同类型 X 射线设备（不含床旁摄影设备和便携式 X 射线设备）机房的屏蔽防护，应不低于表 7-6 的规定。

2）医用诊断 X 射线防护中，不同铅当量屏蔽物质厚度的典型值参见表 7-7～表 7-10。

表 7-6　不同类型 X 射线设备机房的屏蔽防护铅当量厚度要求①

机房类型	有用线束方向铅当量（mmPb）	非有用线束方向铅当量（mmPb）
标称 125 kV 以上的摄影机房	3.0	2.0
标称 125 kV 及以下的摄影机房	2.0	1.0
C 形臂 X 射线设备机房	2.0	2.0
口腔 CBCT、牙科全景机房（有头颅摄影）	2.0	1.0
透视机房、骨密度仪机房、口内牙片机房、牙科全景机房（无头颅摄影）、碎石机房、模拟定位机房、乳腺摄影机房、乳腺 CBCT 机房	1.0	1.0
CT 机房（不含头颅移动 CT） CT 模拟定位机房	2.5	

注：①GBZ 130-2020。

表 7-7　不同屏蔽物质等效铅当量厚度①（1 mmPb）

管电压（kV）	X（mm）			
	混凝土	铁	石膏板	砖
30	122	5.3	318	—
70	93	6.8	271	125
90	74	6.9	239	113
100（有用线束）	70	7.0	234	109
100（90° 非有用线束）	69	7.1	221	—
125（有用线束）	87	9.8	278	127

续表

管电压（kV）	X（mm）			
	混凝土	铁	石膏板	砖
125（90° 非有用线束）	80	10.0	251	—
120（CT）	96	9.5	—	—
140（CT）	104	11.8	—	—
150（有用线束）	106	13.5	314	—
150（90° 非有用线束）	90	12.8	267	—

注：① GBZ 130–2020。

表 7-8　不同屏蔽物质等效铅当量厚度[①]（2 mmPb）

管电压（kV）	X（mm）			
	混凝土	铁	石膏板	砖
100（有用线束）	129	14.2	413	184
100（90° 非有用线束）	128	14.4	395	—
125（有用线束）	158	21.1	492	217
125（90° 非有用线束）	147	21.0	451	—
120（CT）	162	18.7	—	—
140（CT）	182	25.0	—	—
150（有用线束）	188	29.9	567	—
150（90° 非有用线束）	157	26.6	473	—

注：① GBZ 130–2020。

表 7-9　不同屏蔽物质等效铅当量厚度[①]（2.5 mmPb）

管电压（kV）	X（mm）			
	混凝土	铁	石膏板	砖
100（有用线束）	159	17.9	499	220
100（90° 非有用线束）	159	18.0	481	—
125（有用线束）	191	26.5	591	258
125（90° 非有用线束）	179	26.3	546	—
120（CT）	193	22.8	—	—
140（CT）	216	31.2	—	—
150（有用线束）	222	37.3	676	—
150（90° 非有用线束）	187	33.0	566	—

注：① GBZ 130–2020。

表 7–10　不同屏蔽物质等效铅当量厚度[①]（3 mmPb）

管电压（kV）	X（mm）			
	混凝土	铁	石膏板	砖
100（有用线束）	190	21.5	584	256
100（90° 非有用线束）	190	21.7	566	—
125（有用线束）	223	31.9	687	298
125（90° 非有用线束）	221	31.6	640	—
120（CT）	223	26.9	—	—
140（CT）	249	37.0	—	—
150（有用线束）	255	44.2	778	—
150（90° 非有用线束）	216	39.2	656	—

注：① GBZ 130–2020。

3）应合理设置机房的门、窗和管线口位置。机房的门和窗应有其所在墙壁相同的防护厚度。设于多层建筑中的机房（不含顶层）顶棚、地板（不含下方无建筑物的）应满足相应照射方向的屏蔽厚度要求。

4）距 X 射线设备表面 100 cm 处的周围剂量当量率不大于 2.5 μSv/h，且 X 射线设备表面与机房墙体距离不小于 100 cm 时，机房可不作专门屏蔽防护。

（5）在距机房屏蔽体外表面 0.3 m 处，机房的辐射屏蔽防护应满足下列要求：

1）具有透视功能的 X 射线设备在透视条件下检测时，周围剂量当量率应不大于 2.5 μSv/h。

2）具有短时、高剂量率曝光的摄影程序（如 DR、CR、屏片摄影）机房外的周围剂量当量率应不大于 25 μSv/h，当超过时应进行机房外人员的年有效剂量评估，应不大于 0.25 mSv。

（6）机房应有观察窗或摄像监控装置，其设置的位置应便于观察到受检者状态及防护门开闭情况。

（7）机房内不应堆放与该设备诊断工作无关的杂物。

（8）机房应设置动力通风装置，并保持良好的通风。

（9）机房门外应有电离辐射警告标志；机房门上方应有醒目的工作状态指示灯，灯箱上应设置如"射线有害、灯亮勿入"的可视警示语句；候诊区应设置辐射防护注意事项告知栏。

（10）平开机房门应有自动闭门装置；推拉式机房门应设有曝光时关闭机房门的管理措施；工作状态指示灯能与机房门有效关联。

（11）电动推拉门宜设置防夹装置。

（12）受检者不应在机房内候诊；非特殊情况，检查过程中陪检者不应滞留在机房内。

（13）机房出入门宜处于散射辐射相对低的位置。

（14）每台 X 射线设备根据工作内容，现场应配备不少于表 7–11 要求的工作人员、受检者的个人防护用品与辅助防护设施，其数量应满足开展工作需要，对陪检者应至少配备铅橡胶防护衣。

表 7-11 个人防护用品和辅助防护设施配置要求①

放射检查类型	工作人员		受检者	
	个人防护用品	辅助防护设施	个人防护用品	辅助防护设施
放射诊断学用 X 射线设备隔室透视、摄影②	—	—	铅橡胶性腺防护围裙（方形）或方巾、铅橡胶颈套 选配：铅橡胶帽子	可调节防护窗口的立位防护屏； 选配：固定特殊受检者体位的各种设备
放射诊断学用 X 射线设备同室透视、摄影②	铅橡胶围裙 选配：铅橡胶帽子、铅橡胶颈套、铅橡胶手套、铅防护眼镜	移动铅防护屏风	铅橡胶性腺防护围裙（方形）或方巾、铅橡胶颈套 选配：铅橡胶帽子	可调节防护窗口的立位防护屏； 选配：固定特殊受检者体位的各种设备
口内牙片摄影	—	—	大领铅橡胶颈套	—
牙科全景体层摄影，口腔 CBCT	—	—	大领铅橡胶颈套 选配：铅橡胶帽子	—
CT 体层扫描（隔室）	—	—	铅橡胶性腺防护围裙（方形）或方巾、铅橡胶颈套 选配：铅橡胶帽子	—
床旁摄影	铅橡胶围裙 选配：铅橡胶帽子、铅橡胶颈套、	—	铅橡胶性腺防护围裙（方形）或方巾、铅橡胶颈套 选配：铅橡胶帽子	移动铅防护屏风③
骨科复位等设备旁操作	铅橡胶围裙 选配：铅橡胶帽子、铅橡胶颈套、铅橡胶手套、铅防护眼镜	移动铅防护屏风	铅橡胶性腺防护围裙（方形）或方巾、铅橡胶颈套 选配：铅橡胶帽子	—

注："—"表示不做要求。各类个人防护用品和辅助防护设施，指防电离辐射的用品和设施。鼓励使用非铅材料防护用品，特别是非铅介入防护手套；① GBZ 130-2020；②工作人员、受检者的个人防护用品和辅助防护设施任选其一即可；③床旁摄影时的移动铅防护屏风主要用于保护周围病床不易移动的受检者。

（15）除介入防护手套外，防护用品和辅助防护设施的铅当量应不小于 0.25 mmPb；介入防护手套铅当量应不小于 0.025 mmPb；甲状腺、性腺防护用品铅当量应不小于 0.5 mmPb；移动铅防护屏风铅当量应不小于 2 mmPb。

（16）应为儿童的 X 射线检查配备保护相应组织和器官的防护用品，防护用品和辅助防护设施的铅当量应不小于 0.5 mmPb。

（17）个人防护用品不使用时，应妥善存放，不应折叠放置，以防止断裂。

（18）对于移动式 X 射线设备使用频繁的场所（如重症监护、危重患者救治、骨科复位等场所），应配备足够数量的移动铅防护屏风。

3. X 射线设备操作的防护安全要求

确定了 X 射线应用存在辐射危害以后，人们就不断地从各个角度来研究、探索辐射防护的方法和措施。其中，在 X 射线设备使用过程中，由操作中获得防护效果是很重要的一环节。下面简要介绍 X 射线设备操作的防护安全要求。

（1）一般要求

1）放射工作人员应熟练掌握业务技术，接受辐射防护和有关法律知识培训，满足放射工作人员岗位要求。

2）根据不同检查类型和需要，选择使用合适的设备、照射条件、照射野及相应的防护用品。

3）合理选择各种操作参数，在确保达到预期诊断目标条件下，使受检者所受到的照射剂量最低。

4）如设备具有儿童检查模式可选项时，对儿童实施检查时应使用该模式；如无儿童检查模式，应适当调整照射参数（如管电压、管电流、照射时间等），并严格限制照射野。

5）X 射线设备曝光时，应关闭与机房相通的门、窗。

6）放射工作人员应按 GBZ 128–2019 的要求接受个人剂量监测。

7）在进行病例示教时，不应随意增加曝光时间和曝光次数。

8）不应使用加大摄影曝光条件的方法，提高过期胶片的显影效果。

9）工作人员应在有屏蔽的防护设施内进行曝光操作，并应通过观察窗等密切观察受检者状态。

（2）透视检查用 X 射线设备操作的防护安全要求

1）应尽量避免使用普通荧光透视检查，使用中应避免卧位透视，采用普通荧光屏透视的工作人员在透视前应做好充分的暗适应。

2）进行消化道造影检查时，应严格控制照射条件和避免重复照射，对工作人员、受检者都应采取有效的防护措施。

3）借助 X 射线透视进行骨科整复、取异物等诊疗活动时，不应连续曝光，并应尽可能缩短累积曝光时间。

（3）摄影检查用 X 射线设备操作的防护安全要求

1）应根据使用的不同 X 射线管电压更换附加滤过板。

2）应严格按所需的投照部位调节照射野，使有用线束限制在临床实际需要的范围内并与成像器件相匹配。

3）应合理选择胶片及胶片与增感屏的组合，并重视暗室操作技术的质量控制。

4）对于 CR 设备，应定期对成像板（IP）进行清洁维护保养和伪影检查。

（二）计算机体层摄影防护

1. CT 防护性能的专用要求

（1）在扫描程序开始之前，应指明某一扫描程序期间所使用的 CT 运行条件。

（2）对于任意一种 CT 扫描程序，都应在操作者控制台上显示剂量信息。

（3）应设置急停按钮，以便在 CT 扫描过程中发生意外时可以及时停止出束。

2. CT 机房防护设施的技术要求

设计 CT 机房布局时要考虑 CT 放置位置及工作时的剂量分布，原国家职业卫生标准 GBZ/T180–2006（已被 GBZ 130–2020 取代）附录 A 提供了在（120 kV，250 mAs/ 层，层厚 10 mm，320 mm 直径）聚甲基丙烯酸甲酯（PMMA，俗称有机玻璃）模体的剂量分布（图 7-7）。

（1）应合理设置 CT 设备、机房的门、窗和管线口位置，应尽量选在散射辐射低的位

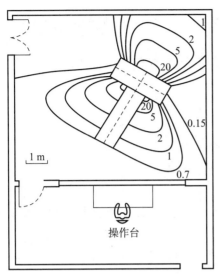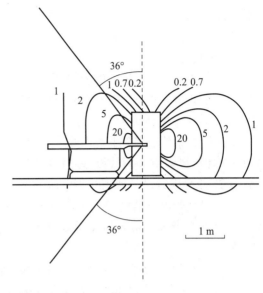

图 7-7　CT 机模体扫描的剂量分布

左：水平面剂量分布（mGy）；右：竖直纵面剂量分布（mGy）

置，详见图 7-7 散射剂量分布曲线示数小的位置。

（2）机房（照射室）的设置应充分考虑邻室（含楼上和楼下）及周围场所的人员防护与安全。

（3）每台 CT 应设有单独的机房，机房应满足使用设备的空间要求。对新建、改建和扩建项目和技术改造、技术引进项目的 X 射线设备机房，其最小有效使用面积、最小单边长度应符合表 7-5 的规定。

（4）CT 机房的屏蔽防护应不低于表 7-6 的规定。

（5）CT 防护中不同铅当量屏蔽物质厚度的典型值参见表 7-7 ～ 表 7-10。

（6）在距机房屏蔽体外表面 0.3 m 处，机房外的周围剂量当量率应不大于 2.5 μSv/h。

（7）机房应设有观察窗或摄像监控装置，CT 装置的安放应利于操作者观察受检者。

（8）机房内不得堆放与该设备诊断工作无关的杂物；机房应设置动力排风装置，并保持良好的通风。

（9）机房门外应有电离辐射警告标志、辐射防护注意事项、醒目的工作状态指示灯，灯箱处应设警示语句；机房内应有闭门装置，且工作状态指示灯和与机房相通的门能有效联动。

（10）患者和受检者不应在机房内候诊；非特殊情况，检查过程中陪检者不应滞留在机房内。

（11）现场应配备不少于表 7-11 基本种类要求的工作人员、患者或受检者防护用品与辅助防护设施，其数量应满足开展工作需要，对陪检者应至少配备铅橡胶防护衣；防护用品和辅助防护设施的铅当量应不低于 0.25 mmPb；应为不同年龄儿童的不同检查，配备有保护相应组织和器官的防护用品，防护用品和辅助防护设施的铅当量应不低于 0.5 mmPb。

3. CT 设备操作的防护安全要求

（1）CT 工作人员应根据临床的实际需要，正确选取并优化设备工作参数，在满足诊断需要的同时，尽可能减少受检者受照剂量。

（2）对儿童进行 CT 检查时，应正确选取扫描参数，以减少受照剂量，使儿童的 CT 应用达到最优化。

（3）CT 工作人员应定期检查操作系统上所显示的剂量信息（如 DLP、$CTDI_w$ 或 $CTDI_{vol}$），发现异常时应找出原因并加以纠正。

（三）其他诊断的防护

1. 其他 X 射线设备防护性能的技术要求

（1）牙科摄影用 X 射线设备防护性能的专用要求

1）牙科 X 射线设备使用时管电压的标称值应不低于 60 kV。

2）X 射线管电压值的偏差应在 ±10% 范围内。

3）牙科全景体层摄影的 X 射线设备，应有限束装置，防止 X 射线超出 X 射线影像接收器平面。

4）口内牙科摄影的 X 射线源组件应配备限制 X 射线束的集光筒，集光筒出口平面的最大几何尺寸（直径 / 对角线）应不超过 60 mm。

5）牙科摄影装置应配置限制焦皮距的部件，并符合表 7-12 的规定。

表 7-12　牙科 X 射线摄影的最短焦皮距[①]

应用类型		最短焦皮距（cm）
标称 X 射线管电压 60 kV 的牙科摄影		10
标称 X 射线管电压 60 kV 以上的牙科摄影		20
口外片牙科摄影		6
牙科全景体层摄影		15
口腔锥形束 CT（口腔 CBCT）	坐位扫描 / 站位扫描	15
	卧位扫描	20

注：①：GBZ 130-2020。

（2）乳腺摄影 X 射线设备防护性能的专用要求

1）乳腺摄影 X 射线设备的标称最高 X 射线管电压应不超过 50kV。

2）用于几何放大乳腺摄影的 X 射线设备，应配备能阻止使用焦皮距小于 20 cm 的装置。

3）乳腺摄影 X 射线设备防护性能应符合相关标准要求。

（3）移动式和便携式 X 射线设备防护性能的专用要求

1）移动式和便携式 X 射线设备应满足其相应设备类型的防护性能专用要求。

2）连接曝光开关的电缆长度应不小于 300 cm，或配置遥控曝光开关。

3）移动式牙科摄影设备应满足牙科摄影用 X 射线设备防护性能的专用要求。

4）移动式和便携式 X 射线设备上应在显著位置设置电离辐射警告标志。

（4）车载式诊断 X 射线设备防护性能的专用要求

1）车载式诊断 X 射线设备应满足其相应设备类型的防护性能专用要求。

2）车载式诊断 X 射线设备应配备限束装置，确保 X 射线不超出影像接收器平面。

2. 其他诊断 X 射线设备机房防护设施的技术要求

（1）牙科 X 射线设备、乳腺 X 射线设备、移动式 X 射线设备、便携式 X 射线设备及车载式诊断 X 射线设备的机房均应满足相应布局要求。

（2）对新建、改建和扩建项目和技术改造、技术引进项目的牙科 X 射线设备和乳腺 X 射线设备机房，其最小有效使用面积、最小单边长度应符合表 7-5 的规定。

（3）牙科 X 射线设备和乳腺 X 射线设备机房的屏蔽防护应不低于表 7-6 的规定。车载机房应有固定屏蔽，除顶部和底部外，屏蔽应满足表 7-6 中屏蔽防护铅当量厚度要求。

（4）其他诊断 X 射线设备防护中不同铅当量屏蔽物质厚度的典型值参见表 7-7～表 7-10。

（5）乳腺摄影、乳腺 CBCT、口内牙片摄影、牙科全景摄影、牙科全景头颅摄影、口腔 CBCT 和全身骨密度仪机房外的周围剂量当量率应不大于 2.5 μSv/h。或年有效剂量评估值不大于 0.25 mSv。

（6）牙科 X 射线设备和乳腺 X 射线设备机房应设有观察窗或摄像监控装置，其设置的位置应便于观察到患者和受检者的状态。

（7）牙科 X 射线设备和乳腺 X 射线设备机房内布局要合理，不得堆放与该设备诊断工作无关的杂物；机房门外应有电离辐射警告标志、辐射防护注意事项、醒目的工作状态指示灯，灯箱处应设警示语句；机房内应有闭门装置，且工作状态指示灯和与机房相通的门能有效联动。

（8）受检者不应在机房内候诊；非特殊情况，检查过程中陪检者不应滞留在机房内。

（9）车载式诊断 X 射线设备工作场所的选择应充分考虑周围人员的驻留条件，X 射线有用线束应避开人员停留和流动的路线。车载式诊断 X 射线设备工作时，应在车辆周围 3 m 设立临时控制区，控制区边界的周围剂量当量率应不大于 2.5 μSv/h。车载式诊断 X 射线设备的临时控制区边界上应设立清晰可见的警告标示牌（如"禁止进入 X 射线区"）和电离辐射警告标志。临时控制区内不应有无关人员驻留。

（10）每台 X 射线设备根据工作内容，现场应配备不少于表 7-11 基本种类要求的工作人员、受检者的个人防护用品与辅助防护设施，其数量应满足开展工作需要，对陪检者应至少配备铅橡胶防护衣。车载式诊断 X 射线设备机房个人防护用品和辅助防护设施的配置要求按照其安装的设备类型参照表 7-11 执行。

（11）对于移动式 X 射线设备使用频繁的场所（如重症监护、危重患者救治、骨科复位等场所），应配备足够数量的移动铅防护屏风。

（12）防护用品和辅助防护设施的铅当量应不小于 0.25 mmPb；甲状腺、性腺防护用品铅当量应不小于 0.5 mmPb；移动铅防护屏风铅当量应不小于 2 mmPb。

（13）应为儿童的 X 射线检查配备保护相应组织和器官的防护用品，防护用品和辅助防护设施的铅当量应不小于 0.5 mmPb。

（14）个人防护用品不使用时，应妥善存放，不应折叠放置，以防止断裂。

3. 其他诊断 X 射线设备操作的防护安全要求

（1）牙科摄影用 X 射线设备操作的防护安全要求

1）口腔底片应固定于适当位置，否则应由受检者自行扶持。

2）确需进行 X 射线检查且固定设备无法实施时才可使用便携式牙科 X 射线摄影设

备，曝光，工作人员躯干部位应避开有用线束方向并距焦点 1.5 m 以上。

（2）乳腺摄影 X 射线设备操作的防护安全要求

1）应做好乳腺摄影受检者甲状腺部位的防护。

2）根据乳房类型和压迫厚度选择合适靶 / 滤过材料组合，宜使用摄影设备的自动曝光控制功能，获得稳定采集效果，达到防护最优化要求。

（3）移动式和便携式 X 射线设备操作的防护安全要求

1）移动式和便携式 X 射线设备应满足其相应设备的防护安全操作要求。

2）曝光时，工作人员应做好自身防护，合理选择站立位置，并保证曝光时能观察到受检者的姿态。

3）需近距离操作检查系统的人员，应该穿戴铅橡胶围裙或在移动铅防护屏风后进行操作，防护用品及防护设施配置应满足相关要求。

4）在临时的室外操作场所周围应该设置护栏或警告标志，防止无关人员进入。

5）对非急、危、重症受检者进行床旁操作时，应确定合理的操作时间，如避开医生集中查房和家属探视等人员集中的时间段。

6）无论何时使用移动式 X 射线设备进行床旁操作，操作 X 射线设备的工作人员应提前对现场所有人员履行告知义务，并确保控制区内没有无关人员在场。

7）对协助受检者进行 X 射线检查的人员，应提前履行告知义务并征得其同意，并在陪检者穿着个人防护用品后，才能实施床旁操作。

8）使用移动式 X 射线设备实施床旁操作时，尽可能采用向下的投照方式。如果采用水平投照方式进行检查时，除接受放射检查的受检者外，应避免有用线束直接朝向邻近的其他人，如果无法避免，则应使用移动铅防护屏风进行隔挡或使用防护用品。

（4）车载式诊断 X 射线设备操作的防护安全要求

1）车载式诊断 X 射线设备应满足其相应设备的防护安全操作要求。

2）根据不同检查类型和需要，选择使用合适的设备、照射条件、照射野及相应的防护用品。应告知并指导受检者合理穿戴个人防护用品。

3）对受检者实施照射时，与诊疗无关的其他人员不应在车载机房内或临时控制区内停留。

4）车顶未设置屏蔽的高千伏摄影系统，在其工作时应考虑车厢外表面与有人员办公或居住的建筑物采光窗面的水平距离（建议不小于 10 m），车厢底板未做屏蔽的，车下候检位应离车厢表面 3 m 以外。透视作业不限。

第二节　放射治疗中的辐射防护

一、放射治疗概述

放射治疗是使用外部射束源（远距疗法，主要是光子束、电子束、质子束和重离子束等）和密封放射源（近距疗法）治疗患者的一种治疗实践。为了杀死肿瘤细胞，放射治疗法给予选定的靶体积致死性辐射剂量，这种治疗造成的吸收剂量比在影像诊断中所遇到的大几个数量级，给予的剂量通常超过一个治疗份额，这样靶体积周围正常组织有可能发生并发症。周围正常组织并发症这种效应常常是不可避免的。所以对靶体积周围组织的副作用应保持在可以合理达到的最低水平，同时又能对靶体积施加所需的剂量。因此，这要求放射治疗医生（辐射肿瘤学家）、医学辐射物理师、治疗技师和涉及治疗的其他工作人员应经过特别的培训，有专门的知识和经验，能够小心、审慎地制订并验证通过后的每一个治疗程序。

放射治疗是隔室操作，其使用射线种类多，射线能量远高于影像诊断。例如，后装机及 ⁶⁰Co 治疗 γ 射线能量分别为 360 keV 和 1.25 MeV，常用深部 X 射线机能量在 200～400 keV，加速器 X 射线能量在 6～10 MeV，电子线在 9～15 MeV。质子、重离子治疗粒子能量在 50～430 MeV，而且还要给予肿瘤较大的致死杀伤剂量、对于放疗机房（图 7-8）也需要有远大于诊断的重防护，既要给治疗靶体积施加较高剂量，又要保护靶体积周围的其他组织或器官，还要使机房外辐射水平低于某一限值，这需要一个对于每个患者个性化、合理、安全、可靠、验证过的治疗计划；辐射防护的重心在治疗患者。

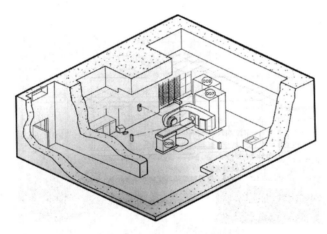

图 7-8　放疗机房结构示意图

（一）深部 X 射线治疗机

深部 X 射线治疗机（deep X-ray therapy machine）是利用 150 kV 以上高压加于 X 射线管上产生 X 射线以进行远距离放射治疗用的一种设备，其一般由机头、高压发生器、控制台和治疗床等部件组成。深部 X 射线治疗机产生的 X 射线在组织中的穿透能力弱，到达皮肤的剂量高，组织深部的剂量低，多用于人体浅表部位的治疗（图 7-9）。

（二）钴 -60 远距治疗机

钴 -60 远距治疗机（telecobalt therapy machine）是利用放射性核素 ⁶⁰Co 产生的 γ 射线束进行远距离放射治疗的装置。放射源活度一般不超过 370 TBq（10 000 Ci）。一般由机头、机架、控制设备和治疗床等组成。钴 -60 远距治疗机具有焦点大、半影大等特点。⁶⁰Co 源 γ 射线平均能量为 1.25 MeV，产生的射线穿透力强，适用于深部肿瘤的治疗（图 7-10）。

（三）近距后装治疗机

近距后装治疗机（the breach-loading therapy machine）是利用颗粒状或线状放射源进入腔内病灶区，实施近距离照射的放射治疗装置。后装治疗通常是用手动或遥控的传动方

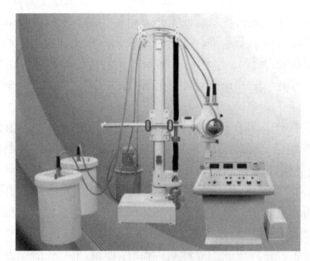

图 7-9　深部 X 射线治疗机

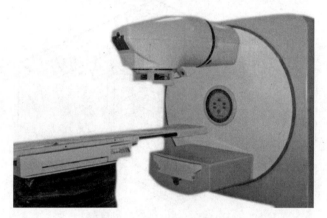

图 7-10　钴 -60 远距治疗机

式，将一个或多个密封放射源从贮源器到预先定好位置的施源器之间传送并进行身体中的腔内治疗。放射源一般采用 ^{192}Ir 或 ^{60}Co。近距后装治疗机常用于宫颈癌、直肠癌等疾病的治疗（图 7-11）。

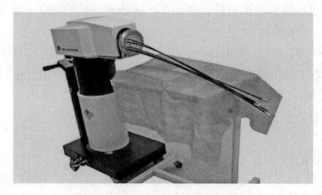

图 7-11　铱 -192 近距后装治疗机

（四）医用电子直线加速器

医用电子直线加速器（medical electron linear accelerator）是利用射频电场加速电子的直线轨道加速器，其由电子枪、加速管、射频功率源、射频传输、真空系统、冷却水、束流引出和控制系统等组成。根据微波传播的形式可将其分为行波直线加速器（traveling wave linac）和驻波直线加速器（standing wave linac）。在临床放射治疗中，医用电子直线加速器有高能X射线及高能电子束两种治疗模式，一台设备可以有不同能量档的X射线、电子线供治疗选择使用。医用电子直线加速器产生的X射线和电子线能量高，强度大，射线输出剂量率一般可以达到$2 \sim 5$ Gy/min甚至更高。医用电子直线加速器在肿瘤的放射治疗中被广泛使用，其对浅部肿瘤和深部肿瘤的治疗均适用（图7-12）。

（五）立体定向放射治疗

立体定向放射治疗（stereotactic radiotherapy，SRT）是利用专门设备通过立体定向、定位技术，实现小照射野聚焦式的放射治疗。SRT多适用于颅脑部和头颈部肿瘤的治疗，近年来结合在线影像引导技术也开始应用于其他肿瘤的治疗。目前应用于临床治疗的设备主要是γ刀和X刀。

γ刀（图7-13）是以^{60}Co源发射γ射线进行治疗的设备，其主要由治疗机、治疗床、不同规格的准直器头盔和控制装置组成。γ刀将γ射线采用立体定向聚焦原理，在一个半

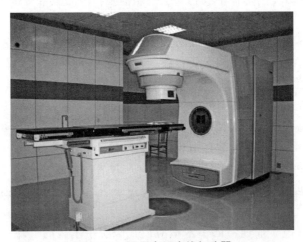

图7-12　医用电子直线加速器

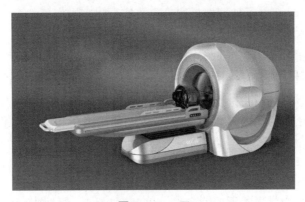

图7-13　γ刀

球上沿不同经纬度设置若干个 ^{60}Co 放射源，通过准直器将全部 γ 窄束聚集于一点且与颅内病灶完全重合，给予几十 Gy 或几百 Gy 的辐射剂量，短时间将病灶靶区的肿瘤或病变细胞摧毁且正常组织照射剂量很小。γ 刀可达到比通常手术切除更好的疗效。

X 刀是基于电子加速器产生的高能 X 射线束进行治疗的设备，由附加准直器、可遥控的自动治疗床（或旋转治疗椅）、可固定立体定位框架的床（或托架或地面支架）、显示及连锁装置、制动装置组成。X 刀治疗技术目前主要分为三类：多弧非共面聚焦技术、动态立体放射技术及锥形旋转聚焦技术。

二、放射治疗防护要求

（一）放疗机房的设置要求

1. 布局与设置要求

GBZ 121–2020 由国家卫健委于 2020 年 10 月发布，该标准规定了放射治疗防护的相关要求。文件中对放射治疗机房布局的要求如下。

（1）放射治疗设施一般单独建造或建在建筑物底部的一端；放射治疗机房及其辅助设施应同时设计和建造，并根据安全、卫生和方便的原则合理布置。

（2）放射治疗工作场所应分为控制区和监督区。治疗机房、迷道应设置为控制区；其他相邻的、不需要采取专门防护手段和安全控制措施，但需经常检查其职业照射条件的区域设为监督区。

（3）治疗机房有用线束照射方向的防护屏蔽应满足主射线束的屏蔽要求，其余方向的防护屏蔽应满足漏射线及散射线的屏蔽要求。

（4）治疗设备控制室应与治疗机房分开设置，治疗设备辅助机械、电器、水冷设备，凡是可以与治疗设备分离的，尽可能设置于治疗机房外。

（5）应合理设置有用线束的朝向，直接与治疗机房相连的治疗设备的控制室和其他居留因子较大的用室，尽可能避开被有用线束直接照射。

（6）X 射线管治疗设备的治疗机房、术中放射治疗手术室可不设迷道；γ 刀治疗设备的治疗机房，根据场所空间和环境条件，确定是否选用迷道；其他治疗机房均应设置迷道。

（7）使用移动式电子加速器的手术室应设在医院手术区的一端，并和相关工作用房（如控制室或专用于加速器调试、维修的储存室）形成一个相对独立区域，移动式电子加速器的控制台应与移动式电子加速器机房分离，实行隔室操作。

2. 机房外控制水平

（1）对治疗机房墙和入口门外关注点、治疗机房顶屏蔽的周围剂量当量率参考控制水平，要求如下：治疗机房墙和入口门外 30 cm 处（关注点）的周围剂量当量率应不大于下述所确定的周围剂量当量率参考控制水平 $\dot{H}_c$。

1）使用放射治疗周工作负荷、关注点位置的使用因子和居留因子，由周剂量参考控制水平求得关注点的周围剂量当量率参考控制水平 $\dot{H}_c$，见式 7–3。

$$\dot{H}_c \leqslant H_e / (t \times U \times T) \qquad （式 7–3）$$

式中，$\dot{H}_c$ 为周围剂量当量率参考控制水平，单位为 μSv/h；H_e 为周剂量参考控制水平，单

位为 μSv/周（其值按如下方式取值：放射治疗机房外控制区的工作人员，≤100 μSv/周；放射治疗机房外非控制区的人员，≤5 μSv/周）；t 为设备周最大累积照射的小时数，单位为 h/周；U 为治疗设备向关注点位置的方向照射的使用因子；T 为人员在关注点位置的居留因子。

2）按照关注点人员居留因子的不同，分别确定关注点的最高周围剂量当量率参考控制水平 $\dot{H}_{c,max}$：人员居留因子 $T > 1/2$ 的场所：$\dot{H}_{c,max} \leq 2.5$ μSv/h；人员居留因子 $T \leq 1/2$ 的场所：$\dot{H}_{c,max} \leq 10$ μSv/h。

3）由上述1）中的导出周围剂量当量率参考控制水平 $\dot{H}_c$ 和2）中的最高周围剂量当量率参考控制水平 $\dot{H}_{c,max}$，选择其中较小者作为关注点的周围剂量当量率参考控制水平 $\dot{H}_c$。

对移动式电子加速器治疗机房墙和入口门外 30 cm 处，当居留因子 $T \geq 1/2$ 时，其周围剂量当量率参考控制水平为 $\dot{H}_c \leq 10$ μSv/h，当 $T < 1/2$ 时，$\dot{H}_c \leq 20$ μSv/h。

（2）治疗机房顶屏蔽的周围剂量当量率参考控制水平要求如下：在治疗机房上方已建、拟建二层建筑物或在治疗机房旁邻近建筑物的高度超过自放射源点至机房顶内表面边缘所张立体角区域时，距治疗机房顶外表面 30 cm 处，或在该立体角区域内的高层建筑物中人员驻留处，周围剂量当量率参考控制水平同（1）。若存在天空反射和侧散射，并对治疗机房墙外关注点位置照射时，该项辐射和穿出机房墙透射辐射在相应处的周围剂量当量率的总和，按上述确定关注点的周围剂量当量率作为参考控制水平。

（二）屏蔽估算方法

对于放射治疗机房的辐射屏蔽规范，我国发布一系列标准，以最常见的电子直线加速器机房为例，对其屏蔽估算主要参考卫生部 2011 年 11 月发布的 GBZ/T 201.2—2011《放射治疗机房的辐射屏蔽规范　第 2 部分：电子直线加速器放射治疗机房》，具体计算方法可参考该标准。

（三）防护检测与评价

放射治疗防护机房应定期进行防护检测，其检测方法如下。

1. 关注点的选取

放射治疗设备机房的防护检测应在巡测的基础上，对关注点的局部屏蔽和缝隙进行重点检测。关注点应包括四面墙体、地板、顶棚、机房门、操作室门、管线洞口、工作人员操作位等，点位选取应具有代表性。需要考虑天空反射和侧散射时，对天空反射剂量相对高的区域进行巡测选取关注点，对侧散射至机房近旁建筑物较高层室的剂量相对高的区域进行巡测选取关注点。

2. 检测条件

在检测医用电子加速器、X 射线立体定向放射治疗系统等放射治疗工作场所时，治疗设备应设定在 X 射线照射状态，并处于可选的最高能量档匹配的等中心处最高剂量率、最大照射野，以及和等中心处最高剂量率档匹配的最高能量、最大照射野。当使用模体时，模体几何中心应处于有用束中心轴线上，模体的端面与有用束中心轴垂直。远距离含源放射治疗工作场所检测条件同上。检测 γ 放射源后装机和中子放射源后装机工作场所时，放射源应该处于裸源照射状态。

3. 检测与评价

采取巡测方法找出放射治疗机房周边关注点。测量时以测量仪器距检测表面 30 cm 处，距离地面 50~150 cm 处，以及治疗机房外距离中心点最近处作为巡测起点，围绕该起点进行上下左右巡测找出最大剂量点。待仪器稳定后进行测量。

2012 年，卫生部发布《放射诊疗建设项目卫生审查管理规定》，文件第四条将放射诊疗建设项目按照可能产生的放射性危害程度与诊疗风险分为危害严重和危害一般两类。立体定向放射治疗装置（γ 刀、X 刀等）、医用加速器、钴 -60 远距治疗机、中子治疗装置与后装机等放射治疗设施属于危害严重类放射诊疗建设项目。2006 年 11 月国家发布 GBZ/T 181-2006《建设项目职业病危害放射防护评价报告编制规范》，2007 年 4 月正式实施。该标准将放射治疗建设项目划分为职业病危害评价的建设项目 A 类，需编制评价报告书。建设项目职业病危害辐射防护预评价是在建设项目的可行性论证阶段，对建设项目可能产生的职业病危害辐射因素种类、性质、分布、危害程度、对劳动者健康影响、职业病防护措施、应急救援措施等进行预测性卫生学评价，确定建设项目所产生职业病危害及其可能性大小，评估正常运行和可能发生的事故情况下电离辐射对放射工作人员和公众可能造成的健康影响。贯彻落实职业卫生法律、法规、规范、标准，从设计上实现建设项目的卫生安全。为建设单位职业卫生管理，为卫生行政部门对该建设项目审批和监督管理提供依据。

建设项目职业病危害辐射防护预评价报告书应包括评价依据、建设项目概况、辐射危害因素分析、防护措施分析、辐射监测计划、健康影响评价、辐射应急方案、辐射防护管理、结论及建议等内容，重点对使用的放射源项进行分析，对放射源项工作过程、工作负荷和过程所产生的影响进行全面描述、分析，并依据相关的法规、标准和规范，对拟采取的防护措施进行科学评价。

（四）放射治疗防护的其他注意事项

GBZ 121-2020 对放射治疗防护机房的空间、通风、安全装置和警示标志等做出的要求如下。

（1）放射治疗机房应有足够的有效使用空间，以确保放射治疗设备的临床应用需要。

（2）放射治疗机房应设置强制排风系统，进风口应设在放射治疗机房上部，排风口应设在治疗机房下部，进风口与排风口位置应对角设置，以确保室内空气充分交换；通风换气次数应不小于 4 次 /h。

（3）含放射源的放射治疗机房内应安装固定式剂量监测报警装置，并确保其报警功能正常。

（4）放射治疗设备都应安装门机联锁装置或设施，治疗机房应有从室内开启治疗机房门的装置，防护门应有防挤压功能。

（5）放射治疗工作场所进出口及其他适当位置，应设有电离辐射警告标志和工作状态指示灯。

（6）放射治疗设备控制台上及机房内应设置急停开关，除移动加速器机房外，放射治疗机房内设置的急停开关应能使机房内的人员从各个方向均能观察到且便于触发。通常应在机房内不同方向的墙面、入口门内旁侧和控制台等处设置。对于放射源后装近距离治疗工作场所，应在控制台、后装机设备表面人员易触及位置和治疗机房内墙面各设置一个急停开关。

（7）对于 γ 源后装治疗设施应配备应急储源器。中子源后装治疗设施应配备符合需要的应急储源水池。

（8）控制室应设有在实施治疗过程中观察患者状态、治疗床和迷道区域情况的视频装置；还应设置对讲交流系统，以便操作者和患者之间进行双向交流。

三、放射治疗质量保证

（一）人员保证

根据《放射诊疗管理规定》第七条的规定，医疗机构开展放射治疗工作，应具有下列人员。

（1）中级以上专业技术职务任职资格的放射肿瘤医师。

（2）病理学、医学影像学专业技术人员。

（3）大学本科以上学历或中级以上专业技术职务任职资格的医学物理人员。

（4）放射治疗技师和维修人员。

放射肿瘤医师主要负责患者诊治、治疗计划确认、实施管理及监控、质量保证监督等，其需要具有医学、肿瘤学等专业知识；放射肿瘤物理师主要负责放疗设备的检测、治疗计划设计、质量保证监督等，需要具备临床剂量学、放射治疗物理学、医学辐射防护学等知识；放射治疗技师主要负责治疗计划实施、质量保证监督等，需要具备放射治疗技术学等知识。

从事放射治疗工作的人员需取得职业照射工作人员资格后方可从事放射治疗工作。放射治疗工作人员要定期进行个人剂量监测、职业健康检查和专业技能、辐射防护知识及有关法律知识的培训，以满足放射工作人员的工作岗位要求。

（二）设备保证

《放射诊疗管理规定》第八条、第九条规定：开展放射治疗工作的，至少有一台远距离放射治疗装置，并具有模拟定位设备和相应的治疗计划系统等设备；放射治疗场所应当按照相应标准设置多重安全联锁系统、剂量监测系统、影像监控、对讲装置和固定式剂量监测报警装置；配备放疗剂量仪、剂量扫描装置和个人剂量报警仪。

GBZ 121-2020 标准要求，开展放射治疗的医疗机构应确保：①对用于放射治疗剂量测定的剂量计和其他检测仪器进行量值溯源，按国家法规和技术标准的时间间隔要求对其进行校准；②在放射治疗设备新安装、大维修或更换重要部件后应进行验收检测；③每年至少接受一次状态检测；④开展临床剂量验证工作，包括体模测量或在体测量。

以常用的医用电子直线加速器为例，其依据的标准为 WS 674-2020《医用电子直线加速器质量控制检测规范》。文件指出，设备的质量控制检测分为验收检测、状态检测和稳定性检测，验收检测和状态检测应委托有资质的服务机构进行检测，稳定性检测应由医疗机构实施检测或委托有能力的机构进行。

（三）剂量的模拟与验证

剂量验证是确认患者实际受到的照射剂量是否等于计划给予剂量的过程。验证时应根据治疗计划制定一个验证计划，并通过设备运行该计划，以进行剂量验证。验证方法有两种，一种是采用电子射野影像系统（electronic portal imaging device，EPID）进行验证，如 Varian 的 Portal Dosimetry。EPID 是安装在加速器机架的辐射探测器附件，用于射野验证，但因为 EPID 实际上是一个辐射探测器，所以通过刻度也可用作剂量仪使用。另一种是借助电离室矩阵、模体及分析软件进行验证，该法根据验证点范围不同可分为二维剂量验证和三维剂量验证，不同验证条件所选取的设备不同。剂量验证的主要步骤：建立验证计划、摆放模体、安装电离室矩阵及布线、执行计划、测量实际剂量、软件分析得到剂量通过率。

（四）质量保证

根据 GBZ 121-2020 标准要求，开展放射治疗的医疗机构应制定放射治疗质量保证大纲。质量保证大纲应包括：①执业医师和医学物理人员应对每一种放射治疗的实践活动编写标准化的程序性文件及相应的临床核查的规范化程序并确保其有效实施；②患者固定、肿瘤定位、治疗计划设计、剂量施予及其相关验证的程序；③实施任何照射前对患者身份、肿瘤部位、物理和临床因素的核查程序；④剂量测定、监测仪器校准及工作条件的验证程序；⑤书面记录、档案保存在内的整个患者治疗过程的规范化程序；⑥偏差和错误的纠正行动、追踪及结果评价的程序；⑦对质量保证大纲定期和独立的审查程序。

第三节　核医学中的辐射防护

一、核医学概述

核医学（nuclear medicine）是利用核素及其标志物进行临床诊断、疾病治疗及生物医学研究的一门学科，是核科学技术与医学相结合的产物，是现代医学的重要组成部分。核医学分为临床核医学与实验核医学两部分，其中临床核医学是利用核素及其标志物诊断和治疗疾病的临床医学学科，包括诊断核医学（diagnostic nuclear medicine）和治疗核医学（therapeutic nuclear medicine）。

核医学中的辐射防护主要是防止核医学中使用的放射性物质（核素）带来的危害，即用量比例较少的密封性放射性核素（物质）和比例较大的非密封放射性物质，由于各种非密封放射性核素的物理、化学及在人体内转归方式等的不同，对人体和环境产生的危害差异很大，与放射诊断和放射治疗相比，核医学中的辐射防护更具有难度和复杂性。

（一）诊断核医学

诊断核医学由体内诊断法和体外诊断法组成。前者以放射性核素显像（radionuclide imaging, RI）及器官功能测定为主，后者以体外放射分析为主。利用放射性核素及其标志物进行器官和病变显像的方法称为放射性核素显像，这种显像有别于单纯形态结构的成像，是一种独特的分子功能影像，是核医学的重要特征之一。现代分子生物学的发展，为临床核医学的分子功能显像（molecular functional imaging）注入了强大的生命力。如果只以时间活度曲线（time-activity curve）等显示形式进行器官功能测定则称为非显像检查法。体外放射分析是以放射免疫分析（radioimmunoassay, RIA）为代表的体内超微量生物活性物质定量分析技术。以下就放射性核素显像及体外放射分析做简要介绍。

1. 放射性核素显像

放射性核素显像是根据放射性核素示踪及放射性核素（或其标记化合物）靶向性的原

理，利用放射性核素或其标记化合物在体内分子识别、代谢分布的特殊规律，从体外获得器官和靶组织分子功能代谢结构影像的一种核医学技术。用于器官、靶组织显像的放射性核素或其标记化合物称为显像剂（imaging agent）。在技术层面上，放射性核素显像涉及三个方面：放射性显像剂、显像技术和影像分析技术。到目前为止，人体的大部分器官都可以使用放射性核素显像技术进行检查。显像技术的仪器从最初的黑白扫描机、彩色扫描机，发展到 γ 照相机、SPECT、SPECT/CT、PET/CT 等，将功能代谢显像与解剖结构影像有机地结合了起来。在影像分析技术方面，已发展到现在从信号采集、信息处理、图像重建到结果分析判断已全部由计算机自动完成，大大缩短了检查的时间，提高了结果的可靠性和准确性。SPECT/CT、PET/CT 等多模式显像设备的问世，实现了核医学由传统的功能影像向分子影像、功能影像与高分辨率解剖结构影像相融合的方向发展。

放射性核素显像在医学应用中表现出以下显著特点。

（1）可同时提供器官、组织的功能和结构变化，有助于疾病的早期诊断：放射性核素显像是以器官、组织，以及病变部位与周围正常组织的显像剂分布差别为基础的显像方法，而显像剂聚集量的多少又与血流量、细胞功能、细胞数量、代谢率和排泄引流等因素有关，因此放射性核素显像不仅显示器官和病变的位置、形态、大小等解剖结构，更重要的是能够同时提供有关器官、组织和病变的血流、功能、代谢和排泄等方面的信息。由于新型高靶向性分子显像剂的出现，可观察到分子水平代谢和化学信息变化，有可能在疾病的早期尚未出现形态结构改变时诊断疾病。

（2）可用于定量分析：放射性核素显像具有多种动态显像方式，使器官、组织和病变部位的血流和功能等情况得以动态显示。根据系列影像的相关数据即可计算出多种功能参数进行定量分析，不仅可与静态显像相配合提供疾病更为早期的表现，而且有利于疾病的随访和疗效观察。

（3）具有较高的特异性：放射性核素显像本质上是建立在放射性药物与靶器官（或靶组织）特异性结合基础上的，用这些放射性药物进行显像，不仅仅是解剖学的影像，也是功能性的影像，这是核医学影像诊断和核素靶向治疗赖以生存和发展的基本条件，也是有别于其他影像诊断的关键所在。

（4）安全、无创：核医学影像基本上采用先静脉注射显像剂，然后体外显像的方法，属于无创性检查。显像剂的化学量甚微，不会干扰机体的内环境，极少见过敏和其他不良反应。受检者的辐射吸收剂量较小，往往低于同部位的 X 射线检查。因此放射性核素显像是一种很安全的检查，符合生理要求、特别适用于随诊。

（5）放射性核素显像技术存在不足

1）对组织结构的分辨率不及其他影像学方法：与显示形态结构为主的 CT、MRI 和超声检查相比，放射性核素显像的分辨率不高，在显示组织细微结构方面明显不及它们，而且还受器官或组织本身功能状态的影响，这是由于方法学本身的限制。

2）任何器官的显像都需使用显像剂：不仅不同器官选用不同的显像剂，而且同一器官的不同目的或功能显像也需选择不同的显像剂，这增加了检查的成本，成为制约核素显像普及开展的重要因素之一。

放射性核素显像结合 PET/CT、SPECT/CT、PET/MRI 等设备的问世，真正实现了解剖结构影像与功能 / 代谢影像的实时融合，也弥补了核医学影像分辨率差的缺陷，成为影像医学的发展方向。

2. 体外放射分析

广义地讲，体外分析技术（in vitro analysis techniques）泛指以离体组织、血液或体液等作为生物样本，在人体外进行的、分析样本中成分或其含量的检测技术。具体在核医学中，它是指有别于体内进行的放射性核素核素显像和核素治疗，在体外用放射性核素标记配体（ligand）为示踪剂，以结合反应为基础，在试管内或反应杯中进行的检测微量生物活性物质的标记免疫分析技术。体外放射分析是一种超微量体外分析技术的总称，可用于测定极微量的生物活性物质，解决了以往化学分析、生化分析和仪器分析解决不了的超微量分析的难题。体外放射分析的类型很多，大致可分为两类：①放射免疫分析（radioimmunoassay，RIA）；②免疫放射分析（immunoradiometric assay，IRMA）。其中放射免疫分析（RIA）是核医学中建立最早、应用最广泛的体外放射分析技术。

体外放射分析主要用于监测人体血清和其他体液中的激素、受体位点数、基因调控相关物质、肿瘤标志物、病毒、酶、神经递质、药物浓度等。它具有以下特点：①敏感性高，可分析 $10^{-9} \sim 10^{-18}$ g 的微量生物活性物质；②特异性强；③方法操作简便，样品不加提纯就可直接测量；④成本相对较低。

（二）治疗核医学

1936 年，Lawrence 用 ^{32}P 治疗白血病。1942 年，Hertz 和 Roberts 用 ^{131}I 治疗甲亢。经过半个多世纪的研究探索，放射性核素内照射治疗已成为临床上主要的治疗手段之一，是核医学最主要的组成部分之一。分子生物学的发展促进分子核医学的发展，放射免疫显像、受体显像、反义显像和报告基因表达显像，促使放射免疫治疗、受体介导放射性核素靶向治疗、放射反义治疗和基因转染介导核素靶向治疗的发展，在理论和技术上充实和丰富了核医学的内容，放射性核素靶向治疗已展示出明显的优势和广阔的发展前景。放射性核素血管内照射预防再狭窄和放射性粒子植入治疗肿瘤，这两项技术都是放射源植入治疗，与镭针插入治疗一脉相承，这说明科学技术的发展是不断在循环基础上的进步和提高。放射性核素靶向治疗的理论和实践并非一个学科能完全涵盖，学科之间的交叉融合和各种技术的综合应用是核素治疗的主要发展趋势。

利用荷载放射性核素的放射性药物能高度集中在病变组织中的特点，放射性核素治疗以核素衰变过程中发出的射线治疗疾病，可以实现无创，达到较好的治疗效果，提高患者生活质量。其主要机制为利用载体或介入措施将放射性核素靶向运送到病变组织或细胞，或病变组织与细胞能主动摄取放射性药物、使放射性核素在病变部位大量浓聚，照射剂量主要集中于病灶内，发挥最大的治疗作用，而对周围正常组织的损伤尽可能减轻。放射性核素衰变发出射线直接作用于生物大分子，如核酸和蛋白质等，使其化学键断裂，导致分子结构和功能的改变，起到抑制或杀伤病变细胞的作用。DNA 是对射线最敏感的物质，DNA 的断裂和合成障碍可导致细胞周期阻滞或细胞凋亡；射线的作用可引起水分子的电离和激发，形成各种活泼的自由基，自由基的细胞毒性作用是内照射治疗的机制之一。

放射性粒子植入治疗肿瘤、放射性支架植入防止血管再狭窄等，都属于近距离放射治疗。通过一定的方法将放射源植入病灶，使其长期滞留病灶内，利用放射性核素不断衰变发射 γ 射线、核衰变中电子俘获以特征 X 射线和俄歇电子等形式释放能量，低剂量持续照射。由于事先制订放射治疗计划，根据病灶大小、形状和内照射治疗处方剂量，制订植入放射源的方案，可最大限度地提高病灶部位与周围正常组织的放射性分布比，在提高疗效的同时减轻不良反应。

放射性核素内照射治疗具有以下特点：

（1）靶向性：放射性核素内照射治疗以病变组织能高度特异性浓聚荷载放射性核素的放射性药物为基础，放射性药物具有高度靶向性，所以疗效好，不良反应小。如 ^{131}I 治疗甲亢，放射免疫治疗等，已广泛应用于临床。

（2）持续性低剂量率照射：浓聚于病灶的放射性核素在衰变过程中发出射线对病灶进行持续的低剂量率照射。与外照射治疗相比，连续照射使病灶受到相当于低剂量超分割放射治疗，病变组织无时间进行修复，所以疗效好。

（3）高吸收剂量：内照射治疗的吸收剂量，取决于病灶摄取放射性核素的剂量和放射性核素在病灶内的有效半减期。由于放射性药物能高度集中在病变组织中，正常组织受照量小，故能提高病变组织受照剂量。如 ^{131}I 治疗甲状腺功能亢进症，甲状腺的吸收剂量可高达 $200 \sim 300\ Gy$，这是内照射治疗疗效好的主要原因之一。

二、核医学诊断

（一）诊断用放射性药物

诊断用放射性药物（diagnostic radiopharmaceuticals）是用于获得体内靶器官（或病变组织）的影像或功能参数，进行疾病诊断的一类体内放射性药物，也称为显像剂（imaging agent）或示踪剂（tracer）。按其用途可将其分为器官显像用放射性药物和功能测定用放射性药物。

器官显像用放射性药物用量较大，其经口服、吸入或注射进入体内后，能特异性地集聚于靶器官或组织，若用适当的手段和仪器对其产生的 γ 射线进行探测，即可获得药物在体内的位置及分布图像。通过连续动态显像，还可获得其在体内不同器官或组织中参与代谢的状况，以及放射性活度随时间变化的信息，以用于诊断各种疾病及获得器官或组织的功能状态。

功能测定用放射性药物用量较小，其进入机体后，选用特定的放射性探测仪测定相关器官或血、尿、粪中放射性物质的动态变化，可评价器官的功能状态。

1. 诊断用放射性药物的特点

（1）衰变方式：显像所用的理想放射性核素应是通过同质异能跃迁或电子俘获的衰变方式，单纯发射 γ 射线或 X 射线，即光子射线。例如，常用的放射性核素 $^{99}Tc^m$ 是同质异能跃迁衰变，单纯发射 γ 射线；^{201}Tl、^{111}In、^{67}Ga、^{123}I 等则是电子俘获衰变，单纯发射特征 X 射线或 γ 射线。PET 显像所用放射性核素，由于仪器探测技术的特殊设计，则必须是通过正 β^+ 衰变单纯发射正电子，后者在组织中湮没时放出两个能量相同（511 keV）、方向相反的 γ 射线，在体外探测 γ 射线。

（2）光子能量：适合显像的光子能量范围在 $100 \sim 250\ keV$ 最为理想，如 $^{99}Tc^m$、^{111}In、^{123}I 等放射性核素。过低能量的光子组织穿透力差，在体外不易探测。过高能量的光子易穿透晶体，导致探测效率和分辨率降低。尽管如此，在实际工作中也可以使用一些不在此能量范围的放射性核素获得比较理想的核医学诊断影像，如 ^{201}Tl、^{133}Xe、^{67}Ga、^{131}I 等。另外，PET 和带有符合线路探测技术的双探头 SPECT 可以探测 511 keV 的 γ 射线显像。

（3）有效半减期：放射性核素的半减期要能够保证放射性药物的制备、给药和完成检查过程。半减期过长会增加患者的辐射剂量，也不利于重复使用。理想的诊断放射性药物，其有效半减期应是检查过程用时的 1.5 倍左右。这样既可以通过适当增加药物投入剂量来提高图像质量，又可以降低患者的受照剂量。如 $^{99}Tc^m$-MDP 的有效半减期为 6 h，骨显像检查过程耗时约 4 h，其有效半减期是检查过程的 1.5 倍，可谓非常理想。

（4）靶/非靶比值：从核医学影像诊断的角度考虑，诊断用放射性药物的靶就是欲探测的体内器官或组织，即靶器官或靶组织。靶/非靶比值是指放射性药物在靶器官或组织中的浓聚量与非靶器官或组织特别是与相邻的非靶器官或组织中的浓聚量之比。一般来讲，平面显像要求靶/非靶比值在 5：1 以上，断层显像在 2：1 左右才能获得有诊断价值的图像。因此，对诊断放射性药物的要求是：①在靶器官或组织中积聚快，在血液中清除快；②在靶器官或组织中分布多，即靶/非靶比值高。

2. SPECT 诊断用药物

（1）$^{99}Tc^m$ 的放射性药物：SPECT 显像药物中，$^{99}Tc^m$ 标记药物占 80% 以上，几乎可以用于人体各器官、组织的诊断显像，其中临床应用最为广泛的有：骨显像剂 $^{99}Tc^m$-MDP、肾功能显像剂 $^{99}Tc^m$-DTPA 和 $^{99}Tc^m$-EC、心肌灌注显像剂 $^{99}Tc^m$-MIBI、肺灌注显像剂 $^{99}Tc^m$-MAA 等。

（2）放射性碘标记药物：核医学中常用的碘放射性核素有 ^{123}I、^{125}I 及 ^{131}I，其中 ^{123}I 由加速器生产，其半衰期为 13.0 h，γ 射线能量 159 keV，最适用于 SPECT 显像，但目前 ^{123}I 价格较为昂贵。碘放射性药物的标记通常采用碘氧化标记法，如氯胺 T 法和 Iodogen 法。常用的药物有 $Na^{123/131}I$、$^{123/131}I$-OIH，受体显像剂 ^{123}I-β-CIT、$^{123/131}I$-MIBG 等。

（3）^{67}Ga- 枸橼酸镓：炎症与肿瘤显像剂。用于感染病灶的检测，以及恶性淋巴瘤、肺癌、肝癌等肿瘤及其转移灶的定位诊断和良恶性鉴别诊断等。

（4）铟［^{111}In］标记药物：^{111}In 的半衰期为 67.0 h，由加速器生产。^{111}In 标记的药物有 ^{111}In-oxyquinoline（8- 羟基喹啉）、^{111}In-DTPA，^{111}In-DTPA-PHE- 奥曲肽等。

（5）$^{201}TlCl$：氯化亚铊［^{201}Tl］为心肌灌注显像剂。^{201}Tl 在心肌中有再分布现象，注射一次可完成运动与静息显像。$^{201}TlCl$ 亦可作为甲状旁腺显像剂与肿瘤阳性显像剂。

3. PET 诊断用药物

PET 显像包括葡萄糖代谢显像、细胞增殖显像、氧代谢显像、受体显像及基因显像等，它可以提供活体内生物学与生物化学变化过程中重要的分子影像信息，从而进行疾病诊断或指导治疗。PET 放射性药物主要有由 ^{18}F、^{11}C、^{13}N、^{15}O 等核素标记的放射性药物，这些核素通常由回旋加速器生产。目前，经 FDA 批准的正电子放射性药物还有 ^{82}Rb- 氯化铷（$^{82}RbCl$）。^{18}F-FDG 是应用最广泛的 PET 显像剂，可反映组织的葡萄糖代谢情况，临床上其主要被应用于肿瘤诊断（如术前诊断、疗效观察、复发转移诊断）与良恶性鉴别，脑部疾病（如癫痫的诊断与疗效观察、Parkinson 病、Huntington 病）、心脏病的诊断（如冠心病、心肌存活的诊断、疗效观察）等。

（二）诊断中的防护

在医用电离辐射实践中，只有核医学诊疗实践涉及内照射。核医学实践是由核医学医生在核医学技师、核药物学家、辐射物理学家和护士的协助下进行的。核医学实践中的辐射防护涉及 3 类主要人群，即核医学从业人员的职业照射防护、核医学诊疗过程中对患者的辐射防护和对公众的防护。核医学辐射防护的目标是确保对患者、核医学从业人员和公众的全面防护，防止确定性效应的发生并降低随机性效应发生的概率。但是在使用非密封放射性物质时，电离辐射的来源既有外照射的问题，也有进入体内的核素产生的内照射问题，所以辐射防护的手段与措施通常较复杂。

1. 辐射防护基本原则

无论是内照射还是外照射，无论是核医学从业人员的职业照射，还是患者的医疗照射与公众受到的照射，核医学诊疗活动必须在辐射防护基本原则指导下进行。

（1）核医学实践的正当性要求：应符合 GB 18871-2002 的要求。只有符合国家相关要求的从业医师才能开具处方，才能给患者服用用于诊断或治疗目的的放射性药物。开具处方的人应考虑替代技术的效果、利益和风险，考虑是否可以用超声、磁共振成像或内镜检查替代核医学检查。

对于核医学诊断与治疗这一辐射实践，必须在综合考虑社会因素、经济因素和其他因素的前提下，并经过充分的论证与利弊的权衡，只有该项诊疗活动为受照个人或社会带来的利益或好处能够弥补实践造成的辐射危害时，这一核医学实践才是正当的。需要强调的是这里的辐射危害是由于该实践带来的所有消极作用的总和，包括付出的经济代价，对核医学从业人员、诊疗接受者、陪护者和公众的健康危害，生产、销售和使用放射性核素及药物对环境的危害，以及对社会成员心理上产生的消极影响等。利益则是此次实践带来的社会总利益，而不仅是诊疗接受者本人或个别团体的利益。利益的权衡必须保证社会的每一个成员所受的危害不超出可以接受的合理水平。核医学实践的正当性还有以下几点需要注意。

1）应当在考虑已有的不涉及医疗照射的其他技术利弊的条件下，权衡医疗照射产生的诊断或治疗的利弊。简单地说就是有没有可以替代的其他诊疗技术。

2）尽管核医学实践经医生判断是一种正当的诊断治疗手段，但依然要具体考虑诊疗接受者的病情、年龄、性别（育龄期妇女是否处于哺乳期）、经济状况等因素。

3）申请核医学诊断与治疗的医生应与核医学专家、相关的影像诊断专家及其他医学专业人员合作，并了解与核医学诊疗相关的指南，综合考虑核医学诊断与治疗实践对诊疗接受者的意义。

4）核医学实践的正当性原则适用于对法定的或健康保险目的的医学检查是否正当的判断中，以及职业照射方面。

5）除有临床指征并必须使用放射性药物诊断技术外，宜尽量避免对妊娠妇女使用诊断性放射药物；若必须使用，应告知存在潜在风险。

6）除有临床指征并必须使用放射性药物诊断技术外，应尽量避免对哺乳期妇女使用放射性药物；若必须使用，应建议患者或受检者参照 GBZ 120-2020 附录 B 表 B.1 的建议适当停止哺乳。

7）除有临床指征并必须使用放射性药物诊断技术外，通常不宜对儿童实施放射性核素显像检查。若确需对儿童进行这种检查，应参照施用量公式 7-4 及表 7-13 的建议，减少放射性药物施用量，且宜选择短半衰期的放射性核素。

$$A_{儿}=f \cdot A_{成} \tag{式 7-4}$$

式中，$A_{儿}$ 为儿童放射性药物施用量，单位为兆贝可（MBq）；f 为成人施用量施用于儿童的分数，其值列于 GBZ 120-2020 附录 C 表 C.1；$A_{成}$ 为成人放射性药物施用量，单位为 MBq。

8）严格掌握检查的适应证及操作程序：核医学检查需要将放射性核素引入体内。一方面要高度重视，严格掌握检查的适应证，不盲目检查。另一方面不要恐惧，与 X 射线成像技术相比，核素显像给予受试者的辐射剂量要小得多。这些放射性示踪剂大多没有其他不良反应，多数在数小时，最多 1~2 d 从身体内排出。因此，只要严格掌握适应证且严格按程序操作，就能将危害降至最低（甚至到忽略不计的水平）。

（2）辐射防护与安全的最优化：主要在防护措施选择、设备设计和管理限值确定时使用。核医学实践过程中也必须对诊疗接受者实施辐射防护最优化，以最低的给予患者的剂量获得可以接受的诊断图像质量。按照 GB 18871-2002 中规定，"注册者和许可证持有者应该保证，对于使用辐射的诊断，必要时在听取放射诊断物理或核医学物理方面合格专家的意见后实施本标准的成像和质量保证的要求"。在核医学诊断和治疗操作方面，要求核医学专业人员和涉及程序的其他医学或技术人员，要经过特别的培训，有专门的知识和经验。核医学专业人员应该在考虑患者受照剂量、患者是否妊娠、授乳或是否是儿童，以及当地资源的情况下，根据所接受的医学知识选择可能给出预期结果的恰当诊断或治疗。

核医学诊断与治疗过程中事实上也蕴含着辐射防护最优化的问题。辐射防护最优化目的是减少患者受到的照射剂量，同时减少核医学职业人员和公众受到的照射剂量。

核医学诊断中的最优化要求：

1）使用放射诊断药物前，应有确定患者或受检者身份、施药前患者或受检者的准备和施药程序等有关信息的程序，应确保给每例患者或受检者施用的放射性药物活度与处方量相符，并做好给药记录。

2）要确保对患者的照射剂量是达到预期诊断目标的最小剂量，即给予的放射性活度要最优化。患者得到的放射性药物所产生的吸收剂量导致的辐射危害应远小于所获得的利益，与此同时又可以得到有用的诊断图像或理想的治疗效果；对每个诊断程序，应适当考虑与该程序有关的核医学诊断参考水平，参见表 7-13。

表 7-13　典型成年受检者核医学诊断过程中放射性药物施用量的参考水平[①]

部位	检查	放射性核素	化学形态	每次检查常用最大活度（MBq）
骨	骨显像	$^{99}Tc^m$	MDP 和磷酸盐化合物	600
	骨断层显像	$^{99}Tc^m$	MDP 和磷酸盐化合物	800
	骨髓显像	$^{99}Tc^m$	SC（标记的硫化胶体）	400
脑	脑显像（静态的）	$^{99}Tc^m$	TcO_4^-	500
		$^{99}Tc^m$	DTPA（二乙三胺五乙酸），葡萄糖酸盐和葡庚糖酸盐	500
	脑断层显像	$^{99}Tc^m$	ECD（双半胱乙酯）	800
		$^{99}Tc^m$	DTPA（二乙三胺五乙酸），葡萄糖酸盐和葡庚糖酸盐	800
		$^{99}Tc^m$	HMPAO（六甲基丙烯胺肟）	500

续表

部位	检查	放射性核素	化学形态	每次检查常用最大活度（MBq）
	脑血流	$^{99}Tc^m$	HMPAO（六甲基丙烯胺肟），ECD（双半胱乙酯）	500
	脑池造影	^{111}In	DTPA（二乙三胺五乙酸）	40
甲状腺	甲状腺显影	$^{99}Tc^m$	TcO_4^-	200
		^{131}I	碘化钠	20
	甲状腺癌转移灶（癌切除后）	^{131}I	碘化钠	400
	甲状旁腺显像	^{201}Tl	氯化亚铊	80
		$^{99}Tc^m$	MIBI（甲氧基异丁基异腈）	740
肺	肺通气显像	$^{81}Kr^m$	气体	6 000
		$^{99}Tc^m$	DTPA（二乙三胺五乙酸）气溶胶	80
	肺灌注显像	$^{81}Kr^m$	水溶液	6 000
		$^{99}Tc^m$	HAM（人血白蛋白微球）	100
		$^{99}Tc^m$	MAA（大颗粒聚合白蛋白）	185
	肺断层显像	$^{99}Tc^m$	MAA（大颗粒聚合白蛋白）	200
肝和脾	肝和脾显像	$^{99}Tc^m$	SC（标记的硫化胶体）	150
	胆道系统功能显像	$^{99}Tc^m$	EHIDA（二乙基乙酰苯胺亚氨二醋酸）	185
	脾显像	$^{99}Tc^m$	标记的变性红细胞	100
	肝断层显像	$^{99}Tc^m$	SC（标记的硫化胶体）	200
泪腺	泪引流	$^{99}Tc^m$	TcO_4^-	4
心血管	首次通过血流检查	$^{99}Tc^m$	TcO_4^-（高锝酸盐）	800
		$^{99}Tc^m$	DTPA（二乙三胺五乙酸）	560
	心血池显像	$^{99}Tc^m$	HAM（人血白蛋白微球）	800
	心和血管显像	$^{99}Tc^m$	标记的正常红细胞	800
	心肌显像	$^{99}Tc^m$	PYP（焦磷酸盐）	600
	心肌断层显像	$^{99}Tc^m$	MIBI（甲氧基异丁基异腈）	600
		^{201}Tl	氯化亚铊	100
		$^{99}Tc^m$	磷酸盐和磷酸盐化合物	800
		$^{99}Tc^m$	标记的正常红细胞	400
胃、胃肠道	食管通过和胃食管反流	$^{99}Tc^m$	SC（标记的硫化胶体）	40
	胃排空	$^{99}Tc^m$	SC（标记的硫化胶体）	12
	胃/唾液腺显像	$^{99}Tc^m$	TcO_4^-	40
	梅克尔憩室显像	$^{99}Tc^m$	TcO_4^-	400

续表

部位	检查	放射性核素	化学形态	每次检查常用最大活度（MBq）
	胃肠道出血	$^{99}Tc^m$	SC（标记的硫化胶体）	400
		$^{99}Tc^m$	标记的正常红细胞	400
肾、泌尿系统	肾皮质显像	$^{99}Tc^m$	DMSA（二巯基丁二酸）	160
		$^{99}Tc^m$	葡庚糖酸盐	200
	肾血流、功能显像	$^{99}Tc^m$	DTPA（二乙三胺五乙酸）	300
		$^{99}Tc^m$	MAG_3（巯乙甘肽）	300
		$^{99}Tc^m$	EC（双半胱乙酯）	300
	肾上腺显像	$^{99}Tc^m$	硒基－去甲胆甾醇	8
其他	肿瘤或脓肿显像	^{67}Ga	柠檬酸盐	300
		^{201}Tl	氯化物	100
	肿瘤显像	$^{99}Tc^m$	DMSA（二巯基丁二酸），MIBI	400
	神经外胚层肿瘤显像	^{123}I	MIBG（间碘苄胍）	400
		^{131}I	MIBG（间碘苄胍）	40
	淋巴结显像	$^{99}Tc^m$	标记的硫化锑胶体	370
	脓肿显像	$^{99}Tc^m$	HMPAO（六甲基丙烯胺肟），标记的白细胞	400
	下肢深静脉显像	$^{99}Tc^m$	标记的正常红细胞	每侧 185
		$^{99}Tc^m$	大分子右旋糖酐	每侧 185

注：① GBZ 120–2020。

3）对放射性药物要进行质量控制。

4）应适当选择准直器、能量窗、矩阵尺度、采集时间和放大因子等，以及单光子发射计算机断层成像（SPECT）或正电子发射断层成像（PET）的有关参数和放大因子。

5）采用动态分析时，为获取最佳品质影像，应适当调整帧的数量、时间间隔等参数。

6）核医学诊断的最优化还可以通过所用设备的质量控制程序和周期性设备维护来实现。

7）在实施诊断后，尤其是在检查后的短时间内，应鼓励患者或受检者（特别是儿童）多饮水、多排泄，以加快排出放射性药物。

8）采用 $^{99}Tc^m$ 及其放射性药物对孕妇进行核医学诊断时，可直接采用较小的施用药量和延长成像时间来进行优化，此时通常不需要估算胎儿受照剂量；放射性碘等放射性核素易于穿过胎盘屏障，从而引起胎儿摄入，此时应对胎儿受照剂量进行评估，以避免造成事故性照射。

9）仅当有明显的临床指征时，才可以对儿童实施放射性核素显像检查，并应根据患儿的体重、体表面积或其他适用的准则，尽可能减少放射性药物施用量，选择半衰期尽可能短的放射性核素。

（3）核医学人员剂量限值：核医学工作的职业人员、进入此区域的公众及探视人员的

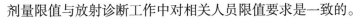

剂量限值与放射诊断工作中对相关人员限值要求是一致的。

2. 职业人员操作中的辐射防护要求

（1）个人防护用品、辅助用品及去污用品配备

1）个人防护用品：开展核医学工作的医疗机构应根据工作内容，为工作人员配备合适的防护用品，其数量应满足开展工作需要。对陪检者应至少配备铅橡胶防护衣。当使用的 $^{99}Tc^m$ 活度大于 800 MBq 时，防护用品的铅当量应不小于 0.5 mmPb，个人防护用品具体配置见表 7-14；对操作 ^{68}Ga、^{18}F 等正电子放射性药物和 ^{131}I 的场所，此时应考虑其他的防护措施，如穿戴放射性污染防护服、熟练操作技能、缩短工作时间、使用注射器防护套和先留置注射器留置针等措施。

表 7-14 个人防护用品 *

场所类型	工作人员		患者或受检者
	必备	选备	
普通核医学和 SPECT 场所	铅橡胶衣、铅橡胶围裙、放射性污染防护服和铅橡胶围脖	铅橡胶帽、铅玻璃眼镜	—
正电子放射性药物和 ^{131}I 的场所	放射性污染防护服	—	—

注："—"表示不需要求，宜使用非铅防护用品；*. GBZ 120-2020。

2）辅助用品：根据工作内容及实际需要，合理选择使用移动铅屏风、注射器屏蔽套，以及带有屏蔽的容器、托盘、长柄镊子、分装柜（或生物安全柜）、屏蔽运输容器等辅助用品。防护通风柜的典型屏蔽厚度参见表 7-15。

表 7-15 操作不同活度的核素时防护通风柜的屏蔽厚度（mmPb）*

操作活度（MBq）	操作活度（mCi）	$^{99}Tc^m$ 屏蔽厚度（mm）	^{131}I 屏蔽厚度（mm）	^{18}F 屏蔽厚度（mm）
1 850	50	2	19	35
3 700	100	2	22	40
7 400	200	2	25	45
11 100	300	2	27	48
14 800	400	3	29	50
18 500	500	3	30	51
22 200	600	3	31	53
25 900	700	3	31	54
29 600	800	3	32	55
33 300	900	3	33	56
37 000	1 000	3	33	56
74 000	2 000	3	36	61
111 000	3 000	3	38	64
148 000	4 000	4	40	66

续表

操作活度（MBq）	操作活度（mCi）	^{99}Tc^{m} 屏蔽厚度（mm）	^{131}I 屏蔽厚度（mm）	^{18}F 屏蔽厚度（mm）
185 000	5 000	4	41	68
222 000	6 000	4	42	69
259 000	7 000	4	42	70
296 000	8 000	4	43	71
333 000	9 000	4	44	72
370 000	10 000	4	44	73

注：表中数据按照距源 30 cm 处剂量率 25 μSv/h 计算；*. GBZ 120–2020。

3）应急及去污用品：主要包括一次性防水手套、气溶胶防护口罩、安全眼镜、防水工作服、胶鞋、去污剂和（或）喷雾（至少为加入清洗洗涤剂和硫代硫酸钠的水）、小刷子、一次性毛巾或吸水纸、毡头标记笔（水溶性油墨）、不同大小的塑料袋、酒精湿巾、电离辐射警告标志、胶带、标签、不透水塑料布、一次性镊子等。

（2）放射性药物操作的辐射防护要求

1）操作放射性药物应有专门场所，如临床诊疗需要在非专门场所给药时则需采取适当的防护措施。放射性药物使用前应适当屏蔽。装有放射性药物的给药注射器，应有适当屏蔽。放射性物质的贮存容器或保险箱应有适当屏蔽。放射性物质的放置应合理有序、易于取放。每次取放的放射性物质应只限于需用的部分。

2）操作放射性药物时，应根据实际情况，熟练操作技能，缩短工作时间，正确使用个人防护用品。操作放射性碘化物等挥发性或放射性气体应在通风柜内进行。通风柜保持良好通风，并按操作情况必要时进行气体或气溶胶放射性浓度的监测；操作时工作人员宜使用过滤式口罩。

3）在控制区内不应进食、饮水、吸烟、化妆，也不应进行无关工作及存放无关物品。从控制区取出物品应进行表面污染检测，以杜绝超过规定的表面污染控制水平的物品被带出控制区。

4）操作放射性核素的工作人员，在离开放射性工作场所前应洗手和进行表面污染检测，如其污染水平超过规定值，应采取相应去污措施。

5）为体外放射免疫分析目的而使用含 ^{3}H、^{14}C、^{125}I 等核素的放射免疫分析试剂盒可在一般化学实验室进行。

6）放射性物质贮存室应定期进行辐射防护监测，无关人员不应入内。贮存的放射性物质应及时登记建档，登记内容应包括生产单位、到货日期、核素种类、理化性质、活度和容器表面放射性污染擦拭试验结果等。

7）贮存和运输放射性物质时应使用专门容器，取放容器中内容物时，不应污染容器。容器在运输时应有适当的固定措施。

8）放射性物质不再使用时，应立即送回原地安全储存。

9）当发生放射性物质溢出、散漏事故时，应根据放射事故处置应急预案，使用个人防护用品、辅助用品及去污用品，及时控制、消除放射性污染；若出现人员皮肤、伤口被污染，应迅速去污并给予医学处理。

10）核医学放射工作人员应按 GBZ 128-2019 的要求进行外照射个人监测，同时对于近距离操作放射性药物的工作人员，宜进行手部剂量和晶状体剂量监测，保证晶状体年平均当量剂量不超过 20 mSv；操作大量气态和挥发性物质的工作人员，如近距离操作 ^{131}I 的工作人员，宜按照 GBZ 129-2016 的要求进行内照射个人监测。

（3）患者或受检者辐射防护要求：核医学诊治患者的防护必须符合辐射防护基本原则，加强临床核医学的质量保证，从仪器设备、设施、放射性药物、诊治技术、操作和管理等各环节确保获取最佳诊治效果，避免失误和重复性检查。

核医学诊断中对典型成年患者所用的放射性药物的活度应参考医疗照射指导水平（表 7-13），以保证施用放射性药物的合理性，对儿童应根据临床实际需要和患儿的体重、体表面积或其他适用的准则，尽可能减少放射性药物服用量。临床核医学活度指导水平的使用原则如下。

1）当施行某种检查时，如果受检者的施用活度超过相应指导水平，则应加以评审，对该医疗过程和设备进行检查，以判断防护是否已达到适当的最优化；如果没有最优化，则应在确保获取必需诊断信息的同时，尽量降低受检者所受照射。反之，如果施用活度显著经常低于相应指导水平，而照射不能提供有用的诊断信息和给受检者带来预期的医疗利益，就应对影像质量进行评审，按照需要采取纠正行动。

2）不应将医疗照射指导水平视为在任何情况下都能保证达到最佳性能的指南。表 7-15 中的指导水平值仅适用于一般成年患者，在实施诊断检查时，应考虑患者体质、病理条件、体重、身高和年龄等个体情况。在可靠的临床判断表明需要时，可以灵活应用，允许偏离通常施用量。

3）当技术改进后，如有必要，应对指导水平的使用进行适当修改。鼓励核医学专家对常用的诊断程序中典型成年患者使用的活度开展调查；对显像施用活度与影像质量的关系进行评估，探讨最优化的活度水平。

我国规定，临床核医学科检查应对施用了放射性药物患者的陪护、探视者及家庭成员提供必要的防护措施及相应的书面指导，并对其所受剂量加以约束。对成年陪护、探视者及家庭成员，使其在患者的诊疗期间所受的剂量不超 5 mSv；对儿童陪护、探视者及家庭成员，使其在患者的诊疗期间所受的剂量不超过 1 mSv。

三、核医学治疗

（一）治疗用放射性药物

治疗用放射性药物（therapeutic radiopharmaceutical）是指能够高度选择性浓集在病变组织产生局部电离辐射生物效应，从而抑制或破坏病变组织，发挥治疗作用的一类体内放射性药物。与诊断用放射性药物的共性要求相比，有较大差异。

1. 治疗用放射性药物的特点

（1）衰变方式：目前使用较多的放射性核素衰变方式是 β⁻ 衰变，β⁻ 射线在组织中的电离密度大，所产生的局部电离辐射生物效应要比具有相同能量的 γ 射线和 X 射线大得多。另外，它在组织内具有一定的射程（数毫米），既能保证一定的作用范围，又对稍远的正常组织不造成明显损伤。虽然 α 射线在组织中的电离密度要比 β⁻ 射线更大，但它的有效照射范围太小（数微米），同时难以控制它在组织中的精确分布及可能造成的局部过度损伤，故应慎用。电子俘获衰变释放的俄歇电子，组织内的射程在纳米水平，在这样短的射程内释放所有能量，其生物学特性接近于高 LET 射线，在放射性核素靶向治疗中具有潜在优势。

（2）射线能量：从治疗角度考虑，射线能量越高越好。对于治疗用射线的最低能量限值尚没有准确的界定，一般认为 β^- 射线的最大能量在 1 MeV 以上比较理想。

（3）有效半减期：治疗用放射性药物的有效半减期不能太短，也不宜过长，以数小时或数天比较理想。

（4）靶/非靶比值：治疗用放射性药物的靶/非靶比值越高越好。过低的靶/非靶比值不仅对原发病变达不到有效的治疗，还有可能对骨髓或其他辐射敏感的器官（组织）造成潜在的致命损伤。保证治疗用放射性药物的放射化学纯度和准确剂量也同样至关重要。

治疗用放射性药物的治疗作用是依靠射线的辐射生物学效应，治疗用放射性药物的作用机制有以下特点：①放射性药物的辐射作用有一定的范围，即使不直接进入病变细胞内，也可对邻近的病变细胞产生致死杀伤作用。②由于放射性药物的选择性靶向作用，在体内可达到高的靶/非靶比值，如 ^{89}Sr 在骨转移肿瘤中的摄取比正常骨组织高 36 倍，可以明显减少对正常组织的损伤。放射性药物持续照射释放超分割的剂量，可以更有效地杀伤肿瘤和减少正常组织的损伤。

2. 放射性治疗药物

治疗用放射性核素包括发射 β 射线及俄歇电子的核素或发射 α 射线的核素，常用的放射性核素有 ^{131}I、^{89}Sr、^{32}P、^{153}Sm、^{186}Re、^{188}Re、^{125}I 等。

（1）^{131}I-NaI：可作为甲状腺激素特异合成原料而被甲状腺上皮细胞摄取和利用，用于甲状腺摄 ^{131}I 试验、异位甲状腺与甲状腺癌诊断，以及甲亢与甲状腺癌治疗。

（2）放射性磷［^{32}P］制剂：主要分为放射性磷酸钠［^{32}P］口服溶液、放射性磷酸钠［^{32}P］注射液（简写为 ^{32}P-Na$_3$PO$_4$），以及放射性胶体磷酸铬［^{32}P］注射液（简写为 ^{32}P-CrPO$_4$），^{32}P 是 β 粒子发射体，β 粒子的平均能量为 0.695 MeV，在组织中的平均射程为 3.2 mm，半衰期为 14.3 d。临床上用 ^{32}P- 胶体磷酸铬进行腔内治疗。^{32}P-Na$_3$PO$_4$ 还可制备成 ^{32}P 敷贴器，治疗毛细血管瘤及神经性皮炎、慢性湿疹和银屑病等皮肤疾病。

（3）^{153}Sm-EDTMP、^{186}Re 或 ^{188}Re-HEDP、^{89}SrCl$_2$：^{153}Sm-EDTMP 中文名为钐［^{153}Sm］乙二胺四亚甲基膦酸；^{186}Re 或 ^{188}Re-HEDP 中文名为铼［^{186}Re 或 ^{188}Re］羟乙基二磷酸盐；^{89}SrCl$_2$ 中文名为氯化锶［^{89}Sr］，骨转移癌骨痛治疗药物。具有亲骨性而不被骨髓细胞明显摄取，能较多地聚集在恶性肿瘤骨转移灶，同时发射 β 射线，可对病灶产生内照射作用，达到减轻疼痛和抑制病灶生长的姑息性治疗效果，而同时不明显抑制骨髓功能。

（二）核素体内治疗

放射性核素主要治疗机制为利用载体或介入措施将放射性核素靶向运送到病变组织或细胞（或病变组织与细胞能主动摄取放射性药物），使放射性核素在病变部位大量浓聚，照射剂量主要集中于病灶内，发挥最大的治疗作用，而对周围正常组织的损伤尽可能减轻。

在进行放射性核素治疗的同时，应高度重视辐射防护问题，必须考虑患者本身的用药安全及防护，医务人员及公众的防护，以及对周围环境的影响。

1. 确定门诊治疗和住院治疗的原则

（1）门诊治疗的原则

1）一次门诊使用 ^{131}I 活度小于 400 MBq 或与此相当辐射剂量的其他放射性药物。

2）患者生活完全可以自理，病情不严重。

3）患者排泄物、废弃物有足够的处理条件，且患者治疗前已学会和理解掌握废弃物、排泄物的处理方法。

4）具备独居卧室条件，患者具有减少与其他社会成员接触的可能条件，尤其能与婴幼儿隔离。

（2）住院治疗的原则

1）一次使用 ^{131}I 活度大于 400 MBq 或与此相当辐射剂量的其他放射性药物。

2）针对患者开展放射性核素治疗的核素种类、治疗方式和治疗时间必须住院时才有条件进行。

3）病情较重而必须住院者。

4）患者的居住环境无法满足辐射防护要求者。

2. 治疗性放射性药物的选用

放射性核素的选择取决于药物的质量、照射距离、物理半衰期、化学性质、价格、实用性等因素。在临床实践中，进行肿瘤的放射性药物治疗时，需要把具有亲肿瘤组织的分子和具有适当物理特性的放射性核素标记在一起。通过特定的方法（注射、口服、吸入等），把放射性药物引入体内而达到治疗目的，而对正常组织的影响很小。目前常用的放射性药物是用能发射中等能量、在组织中照射距离仅数毫米的 β 辐射体的放射性核素治疗药物。

治疗性放射性药物可以是放射性核素标记的离子或分子，通过正常的生理途径进入靶器官，如 ^{131}I 标记的碘化钠治疗甲状腺癌，^{32}P 标记的磷酸钠治疗红细胞增多症，^{89}Sr 标记的氯化锶治疗骨转移瘤，^{131}I 标记的 MIBG 治疗神经细胞瘤；也可以是放射性核素标记的单克隆抗体。

3. 防护要求

（1）对病房的要求

1）根据使用放射性核素的种类、特性和活度，确定病房的位置及其防护墙、地板、天棚屏蔽厚度。病房应为一室一床或一室两床，床间距 1.5 m；病房应有防护栅栏，以与患者保持足够距离，或使用附加屏蔽；病床应标有安全牌，注明核素种类、活度、日期等。

2）接受治疗的患者应使用专用便器或专用浴室和厕所；患者排泄物分开存放，并有标记。

3）使用治疗量 γ 放射性药物的区域应划为控制区，用药后患者床边 1.5 m 处或单人病房应划为临时控制区。控制区入口处应有电离辐射标志。

4）配药室应靠近病房，尽量减少放射性药物和已接受治疗的患者通过非限制区。治疗室应有必要的防护监测仪器、防护屏、铅眼镜、铅手套、急救设备及急救药品等。

（2）被污染物品的处理：患者的被服和个人用品使用后应做去污处理，经表面污染检测证明在导出限值以下后，方可做一般处理。使用过的放射性药物腔内注射器、绷带和敷料，应做污染物件处理或放射性废物处理。

（3）对陪伴人员和探视人员的限制：给予患者治疗剂量的放射性药物后，患者可能成为一个移动放射源，也可能成为所处环境的放射性污染源。患者对其周围环境给出的辐射剂量，会使接近其身体的家属在几天内接受的吸收剂量达数十毫戈瑞，超过了对公众成员规定的剂量限值。由于这个原因，在住院患者预期将会使家属成员受到的吸收剂量超过5 mGy之前，不能出院。应当劝告用γ射线放射性核素治疗的患者在其出院之后一定时间内不要抱儿童，或者与其家属成员密切接触。如果患者是一位授乳的母亲，需要在一个时期内停止哺乳。医生应当对接受放射性药物治疗的患者家属提供必要的防护知识，关心对家属的防护，告知儿童和孕妇则应当避免同患者密切接触。

除医护人员外，其他无关人员不得进入病房内的控制区。患者也不应随便离开该区。尽量不要陪伴人员，因病情确需必须陪伴时，陪伴者应尽可能缩短近距离接触时间或采用铅屏防护。患者接触的衣物、洗漱用品、餐具等物品应进行认真清洗。陪伴者不得在病房内进食、喝水、吸烟及睡觉。严禁孕妇、授乳妇、婴幼儿和青少年进入病房探视。

（4）对患者之间相互照射的防护：接受γ辐射体放射性药物治疗的患者最好住在单独的房间内，这个房间不能让没有接受核药物治疗的患者进入，应当对这个房间加以适当的屏蔽。如果有条件，洗手间和类似的设施也应当单独使用，而且要经常从病房内清除放射性废物。

（5）患者出院后的防护措施：接受^{131}I治疗的患者，在出院时体内允许最大活度为400 MBq。为避免和减少患者家属受到照射，患者最好：①住单人间或睡单人床；②单独使用生活用品及个人卫生用品；③大小便后，便池充分清理；④不要与家人密切接触，特别是婴幼儿与孕妇。

4. 接受过放射性药物治疗患者的外科手术处理原则

（1）应尽可能推迟手术，直至患者体内放射性水平降低到可接受水平，且不需要辐射安全防护时再作手术处理。

（2）进行手术的外科医师及护理人员应佩戴个人剂量计。

（3）对手术后的手术间应进行辐射监测和去污，对敷料、覆盖物及其他物件也应进行辐射监测，无法去污时可做放射性废物处理。

（三）敷贴治疗

敷贴疗法是将能发射β射线并具有一定形状且大小不一的敷贴器，紧贴于患者皮肤、黏膜或角膜等病变处，通过β射线的照射，使其疾病得到缓解或根治的一种放疗方法。

1. 放射性核素敷贴治疗器的辐射防护要求

（1）放射性核素应选用半衰期较长、β射线能量较高，不伴生γ辐射或仅伴生低能γ辐射的放射性核素，如^{90}Sr-^{90}Y和^{32}P（图7-14）。

（2）使用外购的放射性核素敷贴器，应查验生产厂家或制作者的说明书、检验合格证书、生产批号和检验证书号是否完整。说明书应载明敷贴器编号、核素名称及化学符号、辐射类型及能量、放射性活度、源面空气吸收剂量率、表面放射性污染与泄漏检测、检测日期、使用须知和生产单位名称。

（3）商品敷贴器除具有源箔、源壳、源面保护膜、铝合金保护环框和源盖外，还应有防护屏、手柄或其他固定装置，敷贴器的安全分级应符合GB 4075-2009的要求。

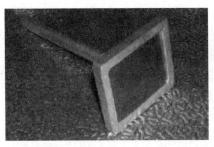
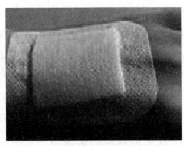

^{90}Sr敷贴器　　　　　　　　　自制^{32}P敷贴器

图 7-14　敷贴器

（4）商品敷贴源应封装严密，并规定推荐使用期限。超过使用期限、表面污染超过标准或疑有泄漏者应送回制作单位经检修后，再确定能否继续使用。

（5）敷贴源投入临床使用前，除自制敷贴器（如自制 ^{32}P 敷贴器）外，应有法定计量机构认可的源面照射均匀度和源面空气吸收剂量率（或参考点空气吸收剂量率）的测量数据，其不确定度不大于 ±5%，并附带有剂量检定证书。

（6）自制敷贴器的处方剂量应根据病变性质和病变部位确定，根据处方剂量和面积大小确定所用放射性核素活度。

（7）眼科用敷贴器可根据病变需要做成不同形状（如圆形、船形、半圆形）或开有上述不同形状的窗的防护套来适应治疗不同角膜、结膜病变的需要。

（8）废弃商品敷贴器应按放射性废源管理，自制敷贴器可根据核素的性质按放射性废物管理。

2. 自制 ^{32}P 敷贴器的特殊防护要求

（1）^{32}P 敷贴器的制作单位应配备活度计及 β 污染检查仪，并具有制作 ^{32}P 敷贴器的专用工具。

（2）^{32}P 敷贴器的制作间，其墙壁、地面及工作台面应铺易去除污染的铺料。

（3）^{32}P 敷贴器制作时应在通风橱内操作，制作者应戴乳胶手套。

（4）自制 ^{32}P 敷贴器应保证不直接接触患者皮肤。

（5）实施治疗时，应由医护人员操作，在不接触患者或受检者皮肤的一面用不小于 3 mm 厚的橡皮覆盖屏蔽。

（6）自制的 ^{32}P 敷贴器，应对其数量、活度、使用情况等进行登记。

3. 敷贴器贮源箱的辐射防护要求

（1）贮源箱的外表面应标有放射性核素名称、最大容许装载放射性活度和牢固、醒目的电离辐射标志，见 GB 2894-2008。

（2）贮源箱的屏蔽层结构应分内外两层。内层为铝或有机玻璃等低原子序数材料，其厚度应大于 β 辐射在相应材料中的最大射程。外层为适当厚度的铅、铸铁等重金属材料，并具有防火、防盗的性能。

（3）距离贮源箱表面 5 cm 和 100 cm 处因泄漏辐射所致的周围剂量当量率分别不应超过 10μSv/h 和 1μSv/h。

4. 敷贴治疗室的辐射防护要求

（1）敷贴治疗应设置专用治疗室，该治疗室应与诊断室、登记值班室和候诊室分开设置。治疗室内使用面积应满足治疗要求。

（2）治疗室内高 1.5 m 以下的墙面应有易去污的保护涂层。地面，尤其在治疗患者位置，应铺有可更换的质地较软又容易去污染的铺料。

（3）治疗室内患者座位之间应保持 1.2 m 的距离或设置适当材料与厚度的防护屏蔽。

（4）治疗室内应制订敷贴治疗操作规程及卫生管理制度，并配有 β 污染检查仪等检测仪器。

5. 敷贴治疗中的辐射防护要求

（1）实施敷贴治疗前，应详细登记治疗日期、使用敷贴源的编号、辐射类型、活度、照射部位与面积，并发给标有患者姓名、性别、年龄、住址、诊断和照射次数等项目的治疗卡。

（2）每次治疗前，应先收回患者的治疗卡，再给予实施敷贴治疗。治疗完毕，如数收回敷贴器后再发给治疗卡。由工作人员收回敷贴器放回贮源箱内保存。

（3）实施敷贴治疗时不应将敷贴源带出治疗室外。

（4）实施治疗时，应用不小于 3 mm 厚的橡皮泥或橡胶板等屏蔽周围的正常组织。对颜面部位的病变，屏蔽其周围正常皮肤；对其他部位的病变，则在病变周围露出正常皮肤不大于 0.5 cm。并在周围已屏蔽的皮肤上覆盖一张玻璃纸或塑料薄膜后，将敷贴器紧密贴在病变部位。

（5）敷贴治疗时，照射时间长的可用胶布等固定，请患者或陪同人员协助按压敷贴器。照射时间短的可由治疗人员亲自按压固定敷贴器。有条件者可利用特制装置进行远距离操作。

（6）敷贴器应定期进行衰变校正，以调整照射时间。每次治疗时应有专人使用能报警的计时器控制照射时间。治疗过程中应密切观察治疗反应和病变治疗情况，及时调整照射剂量，防止产生并发症。

（7）敷贴治疗中，医务人员应采取有效的个人防护措施，如戴有机玻璃眼镜（或面罩）和尽量使用远距离操作工具。

（8）敷贴器使用中应避免锐器损坏源窗面。不应将敷贴器浸入水、乙醇等溶剂中，使用后应存放于干燥处。

（四）放射性粒子植入治疗

本疗法属近距离放射治疗的范畴，是将含有放射性核素（如 ^{125}I、^{103}Pd 等）的微型封闭粒子源（图 7-15），按制订的术前治疗计划，以一定的方式直接植入到肿瘤、受浸润或沿淋巴途径扩散的靶区组织中，粒子持续释放低剂量率的 γ 射线。肿瘤靶区累积获得高剂量照射，使肿瘤细胞停滞于静止期并不断地消耗肿瘤干细胞，使其失去增殖能力。而靶区外的受照剂量很低，正常组织不受或仅受轻微损伤。鉴于不同肿瘤细胞周期对外照射放疗的敏感度不同，就必然对其疗效产生明显影响。而本疗法是低剂量持续照射，不仅能克服分次短时照射的外照射放疗只对繁殖周期部分时相的肿瘤细胞起效的局限性，而且能一定程度克服乏氧肿瘤细胞对射线的抗拒性，因此可明显提高疗效。

1. 粒籽源植入辐射防护一般要求

（1）应配备粒籽源活度测量仪器（如井型电离室），测量仪器应定期校准。并配备探测光子能量下限低于 27 keV 的辐射防护监测仪。

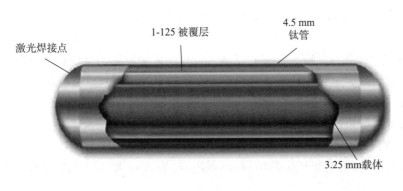
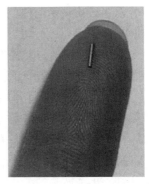

图 7-15　籽粒源结构（A）及大小（B）

（2）应配备 CT 机、X 射线机、B 超等影像设备，以及粒籽植入治疗的放射治疗计划系统。

（3）应具备对放射性废物处置的设施和技术方案。

（4）建立植入患者登记制度和档案。

（5）制订粒籽植入治疗质量保证方案。

（6）植入治疗室应为工作人员配备个人防护用品（表 7-16），数量应满足工作需求。

（7）植入治疗室与贮存室应分开。

表 7-16　个人防护用品 *

场所类型	工作人员		患者或受检者
	必备	选备	
籽粒源植入	铅橡胶衣、铅玻璃眼镜、铅橡胶围裙或三角裤	铅橡胶手套、铅橡胶围脖、0.25 mm 铅当量防护的三角裤或三角巾	植入部位对应的体表进行适当的辐射屏蔽

注：*. GBZ 120-2020。

（8）手术结束后应对手术区域使用剂量率仪进行检测，以排除粒籽源在手术植入过程中遗漏的可能。拿出手术室的辅料等均应进行检测，防止粒籽源粘连带出手术室。

2. 粒籽源贮存

（1）待用的粒籽源应装入屏蔽容器内，并存放在专用房间。

（2）应建立粒籽源出入库登记制度，详细记录日期时间、入库活度、入库数量、送货人、接收人、出库活度、出库数量、去往场所、出库经手人、接收人等。

（3）应定期检查粒籽源实际库存数量及贮存场所，对库存中的粒籽源应标明其用途。

（4）应建立显示每个贮存器的标签，在标签上标明取出的粒籽源数量。

（5）消毒室（供应室）应注意检查是否有遗漏。

（6）废弃或泄漏的粒籽源应放置在专用铅罐内，退回厂家。

3. 工作人员的辐射防护要求

（1）操作人员应在铅当量不低于 0.5 mmPb 屏风后分装粒籽源。

（2）工作人员防护用品配备见表 7-16。操作前要穿戴好防护用品。防护衣厚度不应小于 0.25 mm 铅当量。对性腺敏感器官，可考虑穿含 0.5 mm 铅当量防护的三角裤或三角巾。

（3）粒籽源分装操作室台面和地面应无渗漏易于清洗，分装应采取防污染措施。分装过程中使用长柄镊子，轻拿轻放，避免损伤或刺破粒籽源，不应直接用手拿取粒籽源。

（4）在实施粒籽源手术治疗前，应制订详细可行的实施计划，并准备好所需治疗设备，如定位模板、植入枪等，尽可能缩短操作时间。

（5）拿取掉落的粒籽源应使用长柄器具（如镊子），尽可能增加粒籽源与操作人员之间的距离。在整个工作期间，应快速完成必要的操作程序，所有无关人员尽可能远离放射源。

（6）如粒籽源破损引起泄漏而发生污染，应封闭工作场所，将源密封在屏蔽容器中，控制人员走动，以避免放射性污染扩散，并进行场所去污和人员应急处理。

4. 患者治疗过程的辐射防护最优化要求

（1）治疗医生应根据临床检查结果，分析及确定肿瘤体积。根据治疗计划报告，确定所需的粒籽源总活度及靶区所需粒籽源个数。

（2）治疗医生应正确勾画实际肿瘤靶区。在影像引导下或术中，通过植入针准确无误地将粒籽源植入肿瘤靶区，保护靶区相邻的重要器官。

（3）粒籽源植入后应尽快使用合适的影像方法，确认植入粒籽源个数。

5. 住院患者管理要求

（1）植入粒籽源术后的患者，当有人接近时应当在植入部位对应的体表进行适当的辐射屏蔽。

（2）植入粒籽源患者宜使用临时专用病房并将其划为临时控制区。如无专用病房，病人床边 1.5 m 处应划为临时控制区。控制区入口处应有电离辐射警示标志，除医护人员外，其他无关人员不应入内，患者也不应随便离开。医护人员查房，家属如需长时间陪护，应与患者保持 1 m 以上的距离。

（3）接受植入粒籽源治疗的前列腺患者和胃肠道患者应使用专用便器或专用浴室和厕所。肺部或气管植入粒籽源患者，在住院期间应戴口罩，以避免粒籽源咳出丢失在周围环境中，如发现粒籽源咳出，应报告主管医师并采取相应的应急措施。前列腺植入粒籽源的患者为防止随尿液排出，在植入后两周内，应使用容器接尿液。如果发现植入的粒籽源流失到患者的膀胱或尿道，应用膀胱内镜收回粒籽源并放入铅罐中贮存。

（4）当患者或家庭成员发现患者体外的粒籽源时，不应用手拿，应当用勺子或镊子夹取粒籽源，放在预先准备好的铅容器内（主管医师事先给予指导），并将该容器返还给主管医师。

（5）临时控制区内，任何物品在搬离病房之前应进行监测，被污染物品按放射性废物处理。

（6）植入粒籽源出院患者应建立登记制度并给患者提供一张信息卡，信息卡内容应包括患者姓名、住址、电话、年龄、有效个人证件号码、植入部位、医院及电话、植入粒籽源个数、植入时间、出院粒籽源数量、检查日期等。

6. 出院患者的防护告知内容

（1）前列腺患者植入粒籽源，植入数天内应避免性生活，在 2~3 周后可以过性生活，

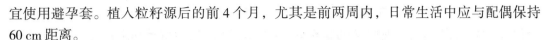

宜使用避孕套。植入粒籽源后的前4个月,尤其是前两周内,日常生活中应与配偶保持60 cm距离。

(2)植入粒籽源的患者出院后,如果发现粒籽源脱出时应用镊子或勺子将粒籽源放入容器中,然后联系主管医师。

(3)植入粒籽源的患者出院两个月内,陪护者或探视者与患者长时间接触时,距离至少应保持在1 m远;儿童和孕妇不应与患者同住一个房间;患者不能长时间接触或拥抱儿童。

(4)患者应避免与孕妇近距离接触,探视时距离患者至少1 m以外。植入粒籽源患者,在植入240 d后(除到医院复诊外),应尽量避免到公众场所活动。

四、核医学防护安全

(一)核医学场所设置要求

1. 工作场所平面布局和分区

(1)在医疗机构内部区域选择核医学场址,应充分考虑周围场所的安全,不应邻接产科、儿科、食堂等部门(这些部门选址时也应避开核医学场所)。核医学工作场所应尽可能做到相对独立布置或集中设置,宜有单独出入口,出口不宜设置在门诊大厅、收费处等人群密集区域。

(2)核医学工作场所平面布局设计应遵循如下原则:

1)使工作场所的外照射水平和污染发生的概率达到尽可能小。

2)保持影像设备工作场所内较低辐射水平以避免对影像质量的干扰。

3)在核医学诊疗工作区域,控制区的入口和出口应设置门锁权限控制和单向门等安全措施,限制患者或受检者的随意流动,保证工作场所内的工作人员和公众免受不必要的照射。

4)在分装和给药室的出口处应设计卫生通过间,进行污染检测。

(3)核医学工作场所从功能设置可分为诊断工作场所和治疗工作场所。其功能设置要求如下。

1)对于单一的诊断工作场所应设置给药前患者或受检者候诊区、放射性药物贮存室、分装给药室(可含质控室)、给药后患者或受检者候诊室(根据放射性核素防护特性分别设置)、质控(样品测量)室、控制室、机房、给药后患者或受检者卫生间和放射性废物储藏室等功能用房。

2)对于单一的治疗工作场所应设置放射性药物贮存室、分装及药物准备室、给药室、病房(使用非密封源治疗患者)或给药后留观区、给药后患者专用卫生间、值班室和放置急救设施的区域等功能用房。

3)诊断工作场所和治疗工作场所都需要设置清洁用品储存场所、员工休息室、护士站、更衣室、卫生间、去污淋浴间、抢救室或抢救功能区等辅助用房。

4)对于综合性的核医学工作场所,部分功能用房和辅助用房可以共同利用。

5)正电子药物制备工作场所至少应包括回旋加速器机房工作区、药物制备区、药物分装区及质控区等。

(4)核医学放射工作场所应划分为控制区和监督区。控制区一般包括使用非密封源核素的房间［放射性药物贮存室、分装和（或）药物准备室、给药室等］、扫描室、给药后候诊室、样品测量室、放射性废物储藏室、病房（使用非密封源治疗患者）、卫生通过间、保洁用品储存场所等。监督区一般包括控制室、员工休息室、更衣室、医务人员卫生间等。应根据 GB 18871–2002 的有关规定，结合核医学科的具体情况，对控制区和监督区采取相应管理措施。

（5）核医学工作场所的布局应有助于开展工作，避免无关人员通过。治疗区域和诊断区域应相对分开布置。根据使用放射性药物的种类、形态、特性和活度，确定核医学治疗区（病房）的位置及其辐射防护要求，给药室应靠近病房，尽量减少放射性药物和给药后患者或受检者通过非放射性区域。

（6）通过设计合适的时间空间交通模式来控制放射源（放射性药物、放射性废物、给药后患者或受检者）的活动，给药后患者或受检者与注射放射性药物前患者或受检者不交叉，给药后患者或受检者与工作人员不交叉，人员与放射性药物通道不交叉。合理设置放射性物质运输通道，便于放射性药物、放射性废物的运送和处理；便于放射性污染的清理、清洗等工作的开展。

（7）应通过工作场所平面布局的设计和屏蔽手段，避免附近的放射源（核医学周边场所内的辐射装置、给药后患者或受检者）对诊断区设备成像、功能检测的影响。

（8）正电子药物制备场所，应按相关的药物生产管理规定，合理规划工作流程，使放射性物质的传输运送最佳化，减少对工作人员的照射。回旋加速器室、药物制备室及分装区域的设置应便于放射性核素及药物的传输，并便于放射性药物从分装热室至注射室间的运送。图 7–16 为 PET/CT 诊断区域示意图。

2. 非密封源工作场所的分级

根据放射性核素日等效最大操作量的大小，将非密封源工作场所分为甲级（放射性核素等效日最大操作量 $> 4 \times 10^9 \text{Bq}$）、乙级（放射性核素日等效最大操作量 $2 \times 10^7 \sim 4 \times 10^9 \text{Bq}$）、丙级（放射性核素日等效最大操作量为豁免活度值以上 $\sim 2 \times 10^7 \text{Bq}$）。放射性核素的日等效最大操作量等于放射性核素的实际日操作量（Bq）与该放射性核素毒性组

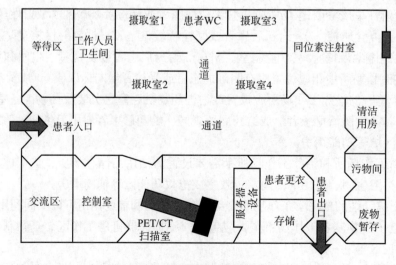

图 7–16　PET/CT 诊断区域布局

别修正因子的积，再除以与操作方式有关的修正因子所得的商。

放射性核素毒性组别修正因子见表 5-10，操作方式有关的修正因子见表 5-14。

根据放射性核素内照射对于人体的危害程度，如核素的半衰期、射线种类等，将放射性核素分为 4 个毒性组别。临床核医学常用的放射性核素如 $^{99}Tc^m$、^{18}F 为低毒组别，见表 5-13。

（1）极毒组：该组核素毒性系数为 10。该组放射性核素有 ^{210}Po、^{230}Th、^{231}Pa、^{232}U、^{233}U、^{234}U、^{237}Np、^{238}Pu、^{239}Pu、^{241}Am、^{243}Cm、^{252}Cf 等。

（2）高毒组：该组核素毒性系数为 1。该组放射性核素有 ^{32}Si、^{44}Ti、^{60}Fe、^{90}Sr、^{94}Nb、^{144}Ce、^{210}Pb、^{226}Ra、^{232}Pa、^{235}Pa 等。

（3）中毒组：该组核素毒性系数为 0.1。该组放射性核素有 ^{22}Na、^{28}Mg、^{32}P、^{35}S、^{45}Ca、^{55}Fe、^{59}Fe、^{60}Co、^{63}Ni、^{65}Zn、^{86}Rb、^{89}Sr、^{90}Y、^{94}Nb、^{99}Mo、^{124}I、^{125}I、^{131}I、^{137}Cs、^{141}Ce、^{147}Pm、^{170}Tm、^{169}Yb、^{192}Ir、^{198}Au、^{203}Hg、^{204}Tl、^{232}Th、^{234}Th、^{235}U、^{238}U、^{14}C、^{56}Ni 等。

（4）低毒组：该组核素毒性系数为 0.01。该组放射性核素有 ^{18}F、$^{99}Tc^m$、$^{113}In^m$、^{51}Cr、^{64}Cu、^{67}Ga，以及气态核素 ^{3}H、^{35}S、^{85}Kr 等。

3. 辐射防护措施要求

（1）应依据计划操作最大量放射性核素的加权活度，对开放性放射性核素工作场所进行分类管理，把工作场所分为 Ⅰ、Ⅱ、Ⅲ 三类，加权活度计算见 GBZ 120-2020 附录 G 核医学工作场所分类。不同类别核医学工作场所用房室内表面及装备结构的基本辐射防护要求见表 5-16。

（2）核医学工作场所的通风按表 5-16 要求，通风系统独立设置，应保持核医学工作场所良好的通风条件，合理设置工作场所的气流组织，遵循自非放射区向监督区再向控制区的流向设计，保持含放射性核素场所负压以防止放射性气体交叉污染，保证工作场所的空气质量。合成和操作放射性药物所用的通风橱应有专用的排风装置，风速应不小于 0.5 m/s。排气口应高于本建筑物屋顶并安装专用过滤装置，排出空气浓度应达到环境主管部门的要求。

（3）分装药物操作宜采用自动分装方式，^{131}I 给药操作宜采用隔室或遥控给药方式。

（4）放射性废液衰变池的设置按环境主管部门规定执行。暴露的污水管道应做好防护设计。

（5）控制区的入口应设置电离辐射警告标志。

（6）核医学场所中相应位置应有明确的患者或受检者导向标识或导向提示。

（7）给药后患者或受检者候诊室、扫描室应配备监视设施或观察窗和对讲装置。回旋加速器机房内应装备应急对外通信设施。

（8）应为放射性物质内部运输配备有足够屏蔽的储存、转运等容器。容器表面应设置电离辐射标志。

（9）扫描室外防护门上方应设置工作状态指示灯。

（10）回旋加速器机房内、药物制备室应安装固定式剂量率报警仪。

（11）回旋加速器机房应设置门机联锁装置，机房内应设置紧急停机开关和紧急开门按键。

（12）回旋加速器机房的建造应避免采用富含铁矿物质的混凝土，避免混凝土中采用重晶石或铁作为骨料。不带自屏蔽的回旋加速器机房的特殊防护措施如下：

1）应在靶区周围采用"局部屏蔽"的方法，吸收中子以避免中子活化机房墙壁。

2）机房墙壁内表面应设置可更换的衬层。

3）应选择不易活化的混凝土材料。

4）墙体中应有含硼等防中子物质。

（13）回旋加速器机房电缆、管道等应采用S形或折型穿过墙壁；在地沟中水沟和电缆沟应分开。不带自屏蔽的回旋加速器应有单独的设备间。

4. 工作场所的防护水平要求

（1）屏蔽防护：核医学工作场所控制区的用房，应根据使用的核素种类、能量和最大使用量给予足够的屏蔽防护。在核医学控制区外人员可达处，距屏蔽体外表面0.3 m处的周围剂量当量率控制目标值应不大于2.5 μSv/h，控制区内屏蔽体外表面0.3 m处的周围剂量当量率控制目标值应不大于25 μSv/h，宜不大于2.5 μSv/h；核医学工作场所的分装柜或生物安全柜，应采取一定的屏蔽防护，以保证柜体外表面5 cm处的周围剂量当量率控制目标值应不大于25 μSv/h；同时在该场所及周围的公众和放射工作人员应满足个人剂量限值要求。周边辐射水平考虑位置见图7-17。

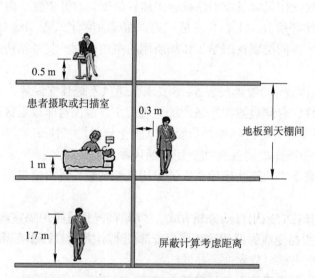

图 7-17　患者摄取或扫描室周边辐射水平考虑位置

（2）场所监测：应根据使用核素的特点、操作方式以及潜在照射的可能性和严重程度，做好工作场所监测，包括场所周围剂量当量率水平、表面污染水平或空气中放射性核素浓度等内容。开展核医学工作的医疗机构应定期对放射性药物操作后剂量率水平和表面污染水平进行自主监测，每年应委托有相应资质的技术服务机构进行检测。核医学工作场所的放射性表面污染控制水平见表7-17。

（二）放射性药物管理

（1）核医学科根据工作需要，各医疗组讨论后向科室指定人员提交放射性药品订购计划，并向医院相关部门报送放射性药品订购申请。须在所取得的"放射性药品使用许可证"规定的范围内，购买和使用放射性药物。

表 7-17　核医学工作场所的放射性表面污染控制水平 *

表面类型		α 放射性物质（Bq）		β 放射性物质（Bq）
		极毒性	其他	
工作台、设备、墙壁、地面	控制区①	4	4×10	4×10
	监督区	4×10^{-1}	4	4
工作服、手套、工作鞋	控制区 监督区	4×10^{-1}	4×10^{-1}	4
手、皮肤、内衣、工作袜		4×10^{-2}	4×10^{-2}	4×10^{-1}

注：①该区内的高污染子区除外；* GBZ 120-2020。

（2）收到放射性药品时，应认真核对核素的名称、出厂日期、放射性浓度、总体积及物理性状等，注意液体放射性药品有否破损、渗漏等情况，做好放射性药物出、入库登记，并按项目要求逐项填写。贮存放射性药品容器应贴好标签，标明核素种类、日期、比活度等，妥善保管。

（3）放射性药物操作人员应取得上岗资格证，熟悉和掌握有关放射性核素的基本知识，严格遵守放射性药物使用操作规程，按照无菌操作技术进行放射性药品的制备。使用的器械、工具不得随意放置，以防污染。

（4）建立放射性药品使用登记表，认真按项目要求逐项填写，并做存档记录，记录使用情况，包括用量、余量及使用日期等；每月清点放射源，核实登记，做到账物相符。用完后应有注销、容器回收等记录。

（5）贮存使用放射源场所，须配备防护措施，入口处设置醒目辐射标志及必要的报警装置。

（6）在对患者使用放射性药品前，应由两人对其品种和用量进行严格的核对，特别是在同一时间给几个患者服药时，应仔细核对患者姓名及给药剂量等。

（7）进出放射性工作场所前后要对工作人员进行表面沾污测量。

（8）工作人员在进行放射性药品的稀释、分装时，要穿防护服，戴口罩、防护眼镜、个人剂量计等防护用品，在铅或铅玻璃等防护下进行。放射性药品在通风橱内进行分装，在使用前，应按说明书核对放射性药品的标签。

（9）稀释、分装与操作放射性药品后对操作台面进行表面沾污测量，并记录。出现放射性药品洒落、污染等情况，按放射性事件（事故）应急预案处理。对分装室定期进行剂量监测，无关人员不得入内。

（10）放射性药品在使用时发生不良反应，要及时处理、记录，并报上级主管部门。

（11）放射性药品使用后产生的放射性废物应分类处理，并按照医用放射性废物的辐射防护管理要求执行。

（三）辐射安全文化

IAEA 出版的《安全文化素养》指出，安全文化素养是存在于组织和个人中种种特性和态度的总和，它建立一种超出一切之上的观念，即核的安全问题由于它的重要性要保证得到应有的重视。GB 18871-2002 中给出的安全文化素养的定义为："存在于单位和人员中的种种特性和态度的总和，它确立安全第一的观念，使防护与安全问题由于其重要性而保证得到应有的重视"。从这两个定义中清楚地表明，安全文化素养是意识形态的东西，是独立于法律法规和规章制度以外的、确保辐射安全应用的单位和医务人员的意识形态，但它无时无刻不在有形和具体事物中表现出来。它要求建立一种高于一切的观念，使防护与安全问题由于其重要性而保证得到应有的重视。

安全文化素养既包括接触放射线（核素）的操作者个人，也包括上层管理人员；它既是态度问题，又是体制问题；既和单位有关，又和个人有关，同时还涉及处置所有辐射防护和安全问题时所应该具有的正确理解能力和应该采取的正确行动。所以应重视培植和保持良好的安全文化素养，放射工作人员要经过安全培训持证上岗，操作中鼓励对防护与安全事宜采取深思、探究和虚心学习的态度，反对故步自封。需采取以下几点措施。

（1）制订视防护与安全高于一切的方针和程序。

（2）及时查清和纠正影响防护与安全的问题，所采用的方法应与问题的重要性相适应。

（3）明确规定每个有关人员（包括高级管理人员）对防护与安全的责任，并且每个有关人员都经过适当培训并具有相应的资格。

（4）明确规定进行防护与安全决策的权责关系。

（5）做出组织安排并建立有效的通信渠道，保持防护与安全信息在注册者或许可证持有者各级部门内和部门间的畅通。

为了促进和维护安全文化，企业领导和操作者必须对重要的辐射安全问题达成共识，对防护安全做出个人、集体承诺和建立安全问责制度，广泛开展安全防护学术交流，建立卓有成效的技术手段并不断寻求发展，加强安全文化手段。

第四节　介入诊疗中的辐射防护

一、介入诊疗概述

（一）介入诊疗的发展历程

1. 早期探索阶段

1898 年，Hasher、Morton 在 Roentgen 发现 X 射线不久，即用石膏作造影剂开始尸体动脉造影研究。

1910 年，Franck 和 Alwens 进行了犬、兔的动脉造影试验。

1923 年，Berberic 使用溴化锶注入人体血管进行造影。同年 Sicard 和 Forestier 用溴罂子油做静脉造影也获得成功。

1924 年，Brook 用碘化钠做了人体股动脉造影。

1929 年，Werner Frossmann 成功地将导管从自己的上臂静脉插入右心房，首创了心导管造影术，并因此获得了 1956 年诺贝尔生理学或医学奖。

1941 年，Farinas 采用股动脉切开插管做腹主动脉造影。

1951 年，Bierman 用手术暴露人体颈总动脉和肱动脉的方法做选择性的内脏动脉造影，并进行了第一次动脉灌注化疗。

1953 年，瑞典放射学家 Seldinger 首创了经动脉穿刺导丝引导插管动脉造影法，成为介入放射学的基本操作技术。

2. 成熟发展阶段

1962 年，Newton 首先采用栓塞血管的方法治疗脊椎血管瘤。

1963 年，Nusbaum 采用动脉内灌注血管收缩剂治疗消化道出血获得成功。

1964 年，Dotter 使用同轴导管技术，成功地为一例下肢坏疽妇女进行了血管成形术，标志着介入放射新技术的开始。

1965 年，Sano 用导管成功地栓塞了脑动静脉畸形。

1967 年，Porstman 报告了非外科手术方法堵闭动脉导管。

1974 年，Gruntizg 发明了双腔球囊导管进行血管成形术。

20 世纪 70 年代后期以来，介入放射学有了飞速发展，逐步成为一门独立的专业学科，并且已经分化出一些分支，如心脏介入放射学、神经介入放射学、肿瘤介入放射学等。介入放射学（interventional radiology）一词由 Margulis 于 1967 年首次提出，是 20 世纪 70 年代后期迅速发展起来的一门边缘性学科。它是在医学影像设备的引导下，以影像诊断学和临床诊断学为基础，结合临床治疗学原理，利用导管、导丝等器材对各种疾病进行诊断及治疗的一系列技术。即在影像医学（X 射线、超声、CT、MRI）的引导下，通过经皮穿刺途径或通过人体原有孔道，将特制的导管或器械插至病变部位进行诊断性造影和治疗，或组织采集，进行细胞学、细菌学及生化检查。

（二）介入诊疗的特点

介入诊疗是在医学影像技术（多数是 X 射线摄影与透视）下，利用导管、导丝等器材对疾病进行诊断及治疗的一系列技术。目前大多数介入诊疗是利用 X 射线影像诊断技术，主要有实时、精准和分辨率高等优点。其缺点是 X 射线影像过度使用会产生辐射伤害，而且有别于单一的 X 射线影像诊断，介入放射诊疗在诊疗过程中，需 X 射线源、患者和医生同时在诊疗机房内，即同室操作（图 7-18），这种情况下诊疗医生受到辐射伤害的风险较高，这就需要完备的防护设施和严格的操作规程。

介入放射学使用的是 60 ~ 150 kV 的 X 射线影像诊断技术，既可以动态透视也可以摄影点片，是将透视、摄影技术集于一身的影像技术。与其他诊疗技术相比，放射介入诊疗还有以下特点。

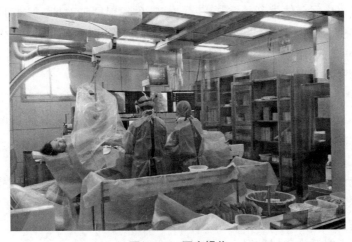

图 7-18　同室操作

（1）创伤小，安全：介入治疗一般手术只需要局部麻醉，只需要在大腿根部局部麻醉，局部切开 2 mm 左右的皮肤切口，插入一根很细的导管，结束后拔出导管，局部包扎，创伤很小。

（2）效果好，疗效确切：介入治疗效果明显，治疗效果立竿见影。例如，出血的栓塞治疗，术后患者的出血立即就可以停止，术前患者出现血压下降等情况立刻就可以纠正。

（3）术后恢复快，患者痛苦小：一般介入术后 1 d，患者就可以下床活动，当天就可以进饮食，患者不必在床上静卧很多天。

（4）能解决很多难题：介入治疗的发展为临床解决了很多难题，使原先不能手术或手术难度很大的疾病得到了简单有效的治疗。例如，颈动脉海绵窦瘘、颅内动脉瘤、颅内血管畸形等。

（5）存在辐射伤害风险：由于介入诊疗是在医学影像设备引导下进行的，介入操作中患者可以看作一个散射放射源，工作人员直接受到散射线辐射，其辐射暴露水平明显高于放射检查，因此需着重对医生与患者采取相应的防护措施。

二、介入诊疗的防护

（一）防护设施要求

1. 布局要求

（1）应合理设置介入诊疗所使用的 X 射线设备。X 射线机摆放应尽量避免有用线束直接照射门、窗、管线口和工作人员操作位。

（2）X 射线设备机房（照射室）的设置应充分考虑邻室（含楼上和楼下）及周围场所的人员防护与安全。

（3）每台固定使用的 X 射线设备应设有单独的机房，机房应满足设备的使用要求；

（4）除车载式介入诊疗 X 射线设备外，对新建、改建和扩建项目和技术改造、技术引进项目的 X 射线设备机房，其最小有效使用面积、最小单边长度应符合表 7-5 的规定。

2. X 射线机房屏蔽

（1）屏蔽设置要求：介入诊疗所用的不同类型 X 射线设备机房的屏蔽防护应不低于表 7-6 的规定。机房的门和窗关闭时也应满足表 7-6 的要求。

（2）X 射线机房屏蔽体外剂量控制水平：机房的辐射屏蔽防护，应满足下列要求。

1）具有透视功能的 X 射线设备在透视条件下检测时，周围剂量当量率应不大于 2.5 μSv/h；测量时，X 射线设备连续出束时间应大于仪器响应时间。

2）CT 机机房外的周围剂量当量率应不大于 2.5 μSv/h。

3）具有短时、高剂量率曝光的摄影程序（如 DR、CR、屏片摄影）机房外的周围剂量当量率应不大于 25 μSv/h，当超过时应进行机房外人员的年有效剂量评估，应不大于 0.25 mSv。

3. X 射线工作场所防护要求

（1）机房应设有观察窗或摄像监控装置，其设置的位置应便于观察到受检者状态及防护门开闭情况。

（2）机房内不应堆放与该设备诊断工作无关的杂物。

（3）机房应设置动力通风装置，并保持良好的通风。

（4）机房门外应有电离辐射警告标志；机房门上方应有醒目的工作状态指示灯，灯箱上应设置如"射线有害、灯亮勿入"的可视警示语句；候诊区应设置辐射防护注意事项告知栏。

（5）平开机房门应有自动闭门装置；推拉式机房门应设有曝光时关闭机房门的管理措施；工作状态指示灯能与机房门有效关联。

（6）电动推拉门宜设置防夹装置。

4. 介入放射学设备防护性能的专用要求

介入放射学是近台同室操作，介入放射学用 X 射线设备应有对受检者输出辐射剂量记录装置，并做到能追溯到此前一段时间内受检者的受照剂量。

（1）透视用 X 射线设备防护性能要求

1）在机房内应具备工作人员在不变换操作位置情况下能成功切换透视和摄影功能的控制键。

2）X 射线设备应配备能阻止使用焦皮距小于 20 cm 的装置。

3）介入操作中，设备控制台和机房内显示器上应能显示当前受检者的辐射剂量测定指示和多次曝光剂量记录。

4）介入放射学设备、近台同室操作的 X 射线机透视防护区测试平面上空气比释动能率的检测方法：

A. 模体：检测中采用标准水模，标准水模外尺寸为 30 cm × 30 cm × 20 cm，箱壁用有机玻璃制作；1.5 mm 铜板。

B. 模体位置：置于有用线束中，诊疗床与影像接收器间距调至 250 mm，照射野面积自动调整或调至 250 mm × 200 mm。

C. 检测条件：将 X 射线设备和设备配置的防护设施呈正常使用时的摆放状态，照射方式有自动亮度控制的设备，选择自动亮度控制条件；无自动亮度控制的设备选择 70 kV、1 mA 条件，射束垂直从床下向床上照射（设备条件不具备时选择射束垂直从床上向床下照射）。

D. 检测位点：检测平面按图 7-19 的要求，X 射线防护巡测仪有效测量点位于检测平面（140 cm × 120 cm）上，分别在床侧第一术者位（医生位）和第二术者位（助手位）平面上按头部、胸部、腹部、下肢和足部位置进行巡测，第一术者位检测点距离球管焦点轴线 30 cm，第二术者位检测点距离球管焦点轴线 90 cm，检测点距地面高度分别为155 cm、125 cm、105 cm、80 cm 和 20 cm。如有第三术者位，应在相应位置按上述检测平面和检测条件重复检测。

（2）摄影用 X 射线机防护性能的专用要求

1）200 mA 及以上的摄影用 X 射线设备应有可安装附加滤过板的装置，并配备不同规格的附加滤过板。

2）X 射线设备应有能调节有用线束照射野的限束装置，并应提供可标示照射野的灯光野指示装置。

3）X 射线设备有用线束的半值层、灯光照射野中心与 X 射线照射野中心的偏离应符合 WS 76-2020 的规定。

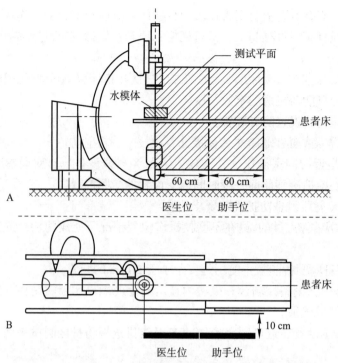

图 7-19　介入放射学设备近台同室操作测试平面检测示意图
A. 侧立面；B. 平面

5. X 射线设备工作场所防护用品及防护设施配置要求

（1）每台 X 射线设备根据工作内容，现场应配备不少于表 7-18 基本种类要求的工作人员、受检者防护用品与辅助防护设施，其数量应满足开展工作需要，对陪检者应至少配备铅橡胶防护衣。

（2）介入诊疗 X 射线设备机房个人防护用品和辅助防护设施配置要求参照表 7-18 执行。

（3）除介入防护手套外，防护用品和辅助防护设施的铅当量应不小于 0.25 mmPb；介入防护手套铅当量应不小于 0.025 mmPb；甲状腺、性腺防护用品铅当量应不小于 0.5 mmPb；移动铅防护屏风铅当量应不小于 2 mmPb。

（4）应为儿童的 X 射线检查配备保护相应组织和器官的防护用品，防护用品和辅助防护设施的铅当量应不小于 0.5 mmPb。

表 7-18　个人防护用品和辅助防护设施配置要求

放射检查类型	工作人员		受检者	
	个人防护用品	辅助防护设施	个人防护用品	辅助防护设施
介入放射学操作	铅橡胶围裙、铅橡胶颈套、铅防护眼镜、介入防护手套 选配：铅橡胶帽子	铅悬挂防护屏/铅防护吊帘、床侧防护帘/床侧防护屏 选配：移动铅防护屏风	铅橡胶性腺防护围裙（方形）或方巾、铅橡胶颈套 选配：铅橡胶帽子	—

注："—"表示不做要求。

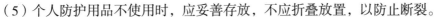

（5）个人防护用品不使用时，应妥善存放，不应折叠放置，以防止断裂。

（二）医生的防护与管理

1. 医疗机构应当配备专（兼）职的管理人员，负责放射诊疗工作的质量保证和安全防护。其主要职责是如下。

（1）组织制订并落实放射诊疗和辐射防护管理制度。

（2）定期组织对放射诊疗工作场所、设备和人员进行辐射防护检测、监测和检查。

（3）组织本机构放射诊疗工作人员接受专业技术、辐射防护知识及有关规定的培训和健康检查。

（4）制订放射事件应急预案并组织演练。

（5）记录本机构发生的放射事件并及时报告卫生行政部门。

2. 介入放射学工作人员的防护管理要求

开展介入放射学工作的单位应为介入放射学工作人员提供合适而足够的个人防护用品和设备，包括铅围裙、甲状腺防护器、眼防护用品和手套。

介入操作时应佩戴个人剂量计。应在腰部位置铅衣内侧和颈部（衣领位置）铅衣外侧各佩戴一个，用以检测估算放射工作人员的全身有效剂量、甲状腺和眼晶状体的受照量。有条件的可在手部和晶状体部位佩戴个人剂量计。

介入操作时，工作人员应使用防护屏和个人护用品、监控投照剂量，尽量减少投照时间。在不影响操作效果的前提下，第一、第二术者以外的操作人员应尽可能增加与患者之间的距离，选择受照剂量较低的区域为站立区域。线束为水平方向或接近水平方向时，操作人员应站在影像增强器一侧；射线束为垂直方向或接近垂直方向时，应尽量保持球管在患者身体下面以减少剂量。

介入操作时，应将射束严格准直到感兴趣区域，并严格限制过量照射。

3. 介入放射学用 X 射线设备操作的防护安全要求

（1）放射工作人员应熟练掌握业务技术，接受辐射防护和有关法律知识培训，满足放射工作人员岗位要求。

（2）根据不同诊疗类型和需要，选择使用合适的设备、照射条件、照射野及相应的防护用品。

（3）合理选择各种操作参数，在确保达到预期诊断目标条件下，使受检者所受到的照射剂量最低。

（4）如设备具有儿童检查模式可选项时，对儿童实施检查时应使用该模式；如无儿童检查模式，应适当调整照射参数（如管电压、管电流、照射时间等），并严格限制照射野。

（5）X 射线设备曝光时，应关闭与机房相通的门、窗。

（6）在进行病例示教时，不应随意增加曝光时间和曝光次数。

（7）除存在临床不可接受的情况外，图像采集时工作人员应尽量不在机房内停留；对受检者实施照射时，禁止与诊疗无关的其他人员在机房内停留。

4. 职业照射的剂量限值

应对任何工作人员的职业照射水平进行控制，使之不超过放射工作人员职业照射剂量限值。

（三）患者的防护

1. 正当性判断

所有介入放射学程序，开具处方前都应进行正当性判断。依次考虑：所实行的介入放射学程序应有足够的净利益；在能取得相同净利益情况下，应尽可能采用非电离辐射的替代方法；在无替代方法时，应权衡利弊，仅当该介入放射程序给受诊疗的个人带来的利益大于可能引起的辐射危害时，才是正当的。

2. 患者危险告知

手术医生应提供给患者（或其代理人）足够的有关其所要进行的介入手术的信息。应把介入手术的辐射危险作为患者知情同意的一部分内容告知患者。手术医生应与患者就针对术中受到的辐射危险进行交流讨论和患者对辐射危险的理解等内容记录在患者的病历中。患者如果同意接受介入手术，应签署辐射危险知情同意书。

3. 术前治疗规划

临床医生应严格掌握诊疗疾病的适应证、相对禁忌证和绝对禁忌证，保护患者免受不必要的照射。应审阅患者以前所做过的相关影像检查，应尽量查阅其原始影像。

治疗方案应包括患者的皮肤剂量的有关内容。治疗方案应综合考虑下列因素来减少患者的辐射剂量：检查的部位、观察的次数或每次投照时间；防散射滤线栅的使用；动态成像中相应的图像存储技术（如每秒帧数）等。

4. 手术中的辐射剂量管理

手术进行过程中，医学物理人员、护理人员或其他符合要求的人员应记录辐射剂量，及时将结果告知手术医生。手术医生应分析患者的受照剂量，综合考虑为完成手术还应接受的照射，以及其他因素对手术进行代价－利益评价，不能仅仅考虑辐射危害因素而终止介入手术。

开展介入放射学工作的医疗机构应为患者配备保护辐射敏感器官（例如乳腺、性腺、晶状体、甲状腺等）的防护用品，其铅当量不应低于0.5。应制订辐射事故应急预案，应急预案应有明确的职责分工和切实可行的应急措施。应急措施的实施应由训练有素的专职或兼职辐射防护负责人负责，平时应加强应急准备和演练。

5. 术后的档案管理与随访

（1）剂量档案：应在患者病历中记录最大皮肤剂量和（或）比释动能－面积乘积。如果所用的设备不能显示最大皮肤剂量，可以用参考点空气比释动能代替。如果机器只能用透视时间来作为辐射剂量的指示，则应记录总的透视时间和摄影帧数。

对于涉及正在进行其他辐射照射手术规划的患者，或60 d内已经接受过涉及辐射照射手术的患者，即使本次剂量未超过记录水平辐射剂量，也应在病历中注明其接受的辐射剂量。

（2）患者随访：患者如果接受了显著辐射剂量应在手术后进行随访。对于成年人，显著辐射剂量如下：最大皮肤剂量达到3 000 mGy或参考点空气比释动能5 000 mGy，或比释动能－面积乘积500 Gy·cm^2；对没有剂量显示只能显示透视时间的设备，透视时间大于60 min。透视时间不是一个单独的剂量指示参数，只是辐射剂量的一个参考。

在某些特殊情况时，较低的辐射剂量也需要进行随访，例如相同的部位近期接受过其他辐射照射。接受了显著辐射剂量的患者，在其出院指导书中应注明需要随访的内容。患者应把受照射部位的自我检查结果（阳性或阴性）通知手术医生和（或）合格的医学物理人员。如果检查结果是阳性，则应进行随访。医学物理学人员应从辐射剂量学角度提出阳性患者评估报告，及时与手术医生交流评估结果，并辅助手术医生进行随访。如果出现皮肤损伤，应建议患者去皮肤科就诊，并提供介入操作及皮肤剂量方面的详细情况。

（陈大伟　杨湘山）

思 考 题

1. 简述放射诊断的辐射防护内容。
2. 简述放射治疗中的辐射防护措施。
3. 简述后装治疗中的辐射防护内容。
4. 简述核医学诊疗中辐射防护含义。
5. 简述介入诊疗中的辐射防护措施。

数字课程学习

📥 教学课件　　　◆ 拓展阅读　　　🖥 课后习题

第八章
非医用辐射防护

随着科学技术的发展，辐射技术与人们的生产和生活关系越来越密切。从应用领域上，辐射技术、核技术可分为医用辐射和非医用辐射。与医用辐射相比，非医用辐射应用范围更加广泛，主要应用于工业、农业、航天及科学研究等多个领域。为了预防和控制非医用辐射对人体造成伤害，本章结合工业射线探伤、核仪表和工业辐照加工等辐射技术非医用场景，介绍非医用辐射技术的应用分类、工艺原理、工艺流程、屏蔽、辐射防护措施及可能发生的辐射事故等方面内容。

第一节　工业射线探伤的辐射防护

一、工业探伤概述

射线探伤（radiographic testing，RT）是利用电离辐射（X 射线、γ 射线等）探测物体的表面及内部的缺陷或结构的一种无损检测（nondestructive testing，NDT）方法。

（一）射线探伤原理

X 射线、γ 射线等具有贯穿物质的能力，在与物质相互作用过程中辐射强度逐渐减小，不同厚度、不同材质的物质对辐射强度的减弱程度不同。采用强度均匀的射线束照射物体时，若物体局部区域存在缺陷或结构存在差异，射线透过物体的衰减程度将发生改变。据此原理，检测透射射线的强度即可判别物体的局部区域缺陷和结构。

常用的射线探伤技术是 X 射线和 γ 射线工业探伤技术。X 射线探伤检测基本原理如图 8-1 所示。

假设窄束单能射线穿过物体，透过的射线将按以下指数规律减弱：

$$\frac{\Delta I}{I_0} = \frac{(\mu - \mu')\Delta T}{1+n}, \quad \Delta I = I' - I \qquad （式 8-1）$$

当 $\mu' \ll \mu$ 时，可得：

$$\frac{\Delta I}{I_0} = \frac{\mu \Delta T}{1+n} \qquad （式 8-2）$$

式中，I_0 为入射线强度；I、I' 为透射线强度；μ 为受检物体的射线吸收系数；μ' 为缺陷的

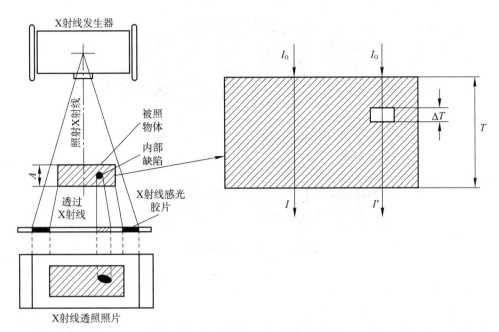

图 8-1 X 射线探伤检测基本原理

射线吸收系数；T 受检物体厚度；ΔT 为缺陷厚度；n 为散射比，定义为散射线强度与入射线强度之比；$\Delta I/I$ 为物体对比度。

只要缺陷在透射方向上具有一定的尺寸，其衰减系数与物体的线衰减系数具有一定差别，散射比控制在一定范围内，就能够获得由于缺陷存在而产生的对比度，从而发现缺陷。

射线探伤常用感光胶片检测由物体透射射线所形成的影像，将受检物体置于射线源与感光胶片之间，曝光后冲洗胶片，然后通过对感光胶片的评阅，以发现物体的内部缺陷。随着技术的进步，目前已出现带有固体探测器的工业 X 射线 CT 探伤机等设备。工业 X 射线 CT 探伤机采用锥状或线状 X 射线束对受检物体进行断层扫描，以获得二维断层图像或三维立体图像，通过图像分析了解受检物体内部结构、组成、材质及缺损状况。

（二）射线探伤种类

射线探伤根据使用源项的不同，主要分为 X 射线探伤机、密封放射源探伤和粒子加速器探伤等。根据射线种类的不同，可分为 X 射线探伤、γ 射线探伤、β 射线探伤、质子探伤、中子探伤等。根据使用场所的不同，主要分为探伤室探伤（固定式）和现场探伤（移动式）两类。

1. X 射线探伤

X 射线探伤机由射线发生器、高压发生器、冷却系统和控制系统四部分组成。常用 X 射线探伤机见图 8-2。

2. γ 射线探伤

γ 射线由密封源产生，探伤机主要由五部分构成，包括源组件（密封 γ 射线源）、源容器（主机体）、输源（导）管、驱动机构和附件。常用的 γ 射线探伤源有 ^{60}Co、^{137}Cs、^{192}Ir 等。其中 ^{192}Ir 的 γ 射线能量相对较低，容易屏蔽，在移动式探伤机中使用最多。常用 γ 射

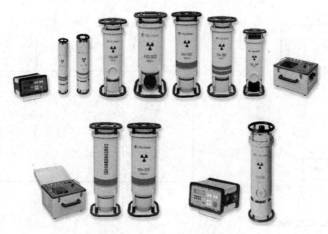

图 8-2　常用 X 射线探伤机

线探伤机基本结构见图 8-3。

3. 加速器探伤

不同类型的加速器具有不同的结构，但大都由产生带电粒子系统（电子枪或离子源）、加速电场系统和束流引出系统三部分组成。工业探伤用的加速器主要分为回旋加速器和电子直线加速器。常用加速器基本结构见图 8-4。

（三）探伤设备的选择

选择探伤设备考虑的首要因素是探伤机射线源发出的射线对待检工件的穿透能力。对

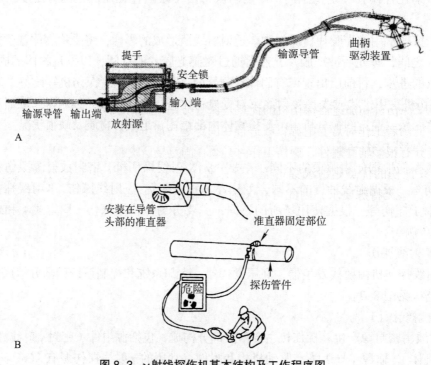

图 8-3　γ 射线探伤机基本结构及工作程序图

A. γ 射线探伤机结构；B. γ 射线探伤机工作程序

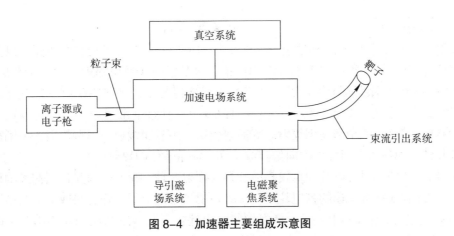

图 8-4　加速器主要组成示意图

于 X 射线探伤机，其穿透能力主要取决于管电压，γ 射线源的穿透能力主要取决于源的核素种类（能量），加速器的穿透能力主要取决于射线能量。常用放射源适用的受检材料的厚度见表 8-1。

表 8-1　常用放射源适用的受检材料的厚度

放射源	受检材料厚度（cm）		
	铁	钛	铝
管电压为 40～1 000 kV 的 X 射线装置	0.4～15	0.1～30	0.5～45
放射源 ^{170}Tm、^{192}Ir、^{137}Cs、^{60}Co γ 射线探伤机	0.1～20	0.2～30	0.3～50
能量为 4～35 MeV 的电子加速器	5～45	9～90	15～180

X 射线探伤机和 γ 射线探伤机由于结构区别较大，适用的工作条件也不同，选择探伤设备时需对此加以考虑。

X 射线探伤机和加速器探伤机的优点是保管方便，射线强度调整快捷，且源强不随时间衰减。但两者工作时需要电源，故适合在固定场所或电源有保障的情况下使用，特别是加速器设计有很多辅助附件，探伤工作时必须在固定场所进行。

γ 射线探伤的优点是射线穿透能力强，源体积小，辐射具有各向同性且不受外部影响，对水、电无特殊要求，因此可在 X 射线探伤机和加速器探伤机无法达到的狭小部位工作。但受源强限制，γ 射线探伤机灵敏度略低于 X 射线探伤机，且半衰期短的 γ 源需频繁更换，同时连续的 γ 射线辐射也要求对其有严格的射线防护措施。

二、放射性职业病危害因素

按照《关于发布〈射线装置分类〉的公告》（环境保护部、国家卫生和计划生育委员会公告〔2017 年第 66 号〕），工业探伤加速器、工业用 X 射线探伤装置属于 Ⅱ 类射线装置（自屏蔽式 X 射线探伤装置的生产，销售活动按 Ⅱ 类射线装置管理，使用活动按 Ⅲ 类射线装置管理）。

（一）辐射源项

射线探伤的辐射源项主要是能产生 X 射线、电子线的 X 射线机和加速器，以及产生 γ 射线的放射源。射线的种类主要分有用线束、泄漏辐射和散射辐射三种。①有用线束：放射源发出的用于射线探伤的辐射。对于 X 射线探伤装置，其有用线束由装置壳体的窗口（或准直器）限定。②泄漏辐射：由放射源发出并穿过屏蔽介质（如探伤装置屏蔽壳体、准直器、墙体）的全部无用辐射。③散射辐射：由有用线束、泄漏辐射入射到散射体（如受检物体、墙体等）而发生方向偏离或（和）能量降低的辐射。

加速器产生的辐射可以分为瞬发辐射和缓发辐射两种。瞬发辐射又包括初级辐射和次级辐射。初级辐射指被加速的带电粒子，次级辐射指带电粒子与靶材料或加速器结构材料相互作用产生的 X 射线和中子等。缓发辐射是上述辐射与周围物质相互作用产生的感生放射性材料放出的辐射（如 β 射线、γ 射线等）。低能加速器的感生放射性多数是由中子引起的，其感生放射性水平取决于加速粒子的种类、能量和束流强度，以及靶材料的性质和运行时间的长短等多种因素。

瞬发辐射在加速器运行时产生，关机后即消失。缓发辐射在加速器停机后仍然存在，而且随加速器运行时间的增加而积累，随加速器关机后时间的延续而减弱。但是，只有当粒子的能量大于核反应的阈能时，才会产生感生放射性。一般来讲，能量低于几 MeV 的粒子加速器不会产生缓发辐射。表 8-2 和图 8-5 表示不同加速器产生的辐射。

表 8-2　不同加速器产生的辐射

加速器类型	加速粒子	射束能量（MeV）	辐射种类
高压型加速器	质子	1 ~ 10	快中子
	氘核	1 ~ 10	热中子
	α 粒子	2 ~ 20	γ 射线
	电子	1 ~ 10	电子
			X 射线
电子直线加速器	电子	1~10	电子
			X 射线
	电子	>10	电子
			X 射线
			快中子
			热中子
			γ 射线
回旋加速器	质子	15 ~ 50	快中子
	氘核	7.5 ~ 24	热中子
	α 粒子	15 ~ 50	γ 射线
电子感应加速器	电子	1 ~ 50	电子
			X 射线

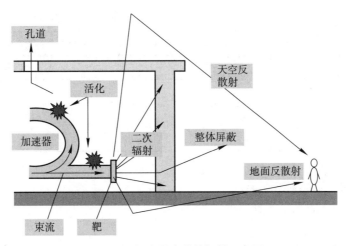

图 8-5　加速器产生的辐射示意图

（二）正常工作时的放射性职业病危害因素

射线探伤正常工作时要考虑下列辐射危害因素：①穿过探伤室屏蔽体的透射辐射；②探伤室内的辐射经探伤室屏蔽体上的管孔散射，在管孔出口处的杂散辐射；③现场探伤时，在控制区边界外的控制台处的辐射和在监督区边界外的辐射。

（三）异常情况下的放射性职业病危害因素

射线探伤发生异常时，主要考虑下列辐射危害因素：①探伤室内探伤装置照射工作中（包括探伤作业和探伤装置维修、检测），人员误入探伤室内所受照射；②有人员滞留探伤室内时，操作人员启动探伤装置，使室内人员受到照射；③现场探伤时，因控制区设置不合理或未有效管制控制区边界，人员受到超过预期控制量的照射。

三、射线探伤的辐射防护设施与措施

（一）探伤机的辐射防护要求

1. X 射线探伤机

X 射线探伤机在额定工作条件下，距 X 射线管焦点 100 cm 处的漏射线所致周围剂量当量率应满足表 8-3 的要求。X 射线探伤机其他辐射防护性能应符合相关标准的要求。

2. γ 射线探伤机

当源容器装载最大活度值的密封源时，源容器外表面一定距离处的周围剂量当量率应满足表 8-4 规定的要求。γ 射线探伤机其他辐射防护性能应符合相关标准的要求。

表 8-3　X 射线管头组装体漏射线所致周围剂量当量率控制值

管电压（kV）	漏射线所致周围剂量当量率（mSv/h）
< 150	< 1
150 ~ 200	< 2.5
> 200	< 5

表 8-4 源容器外表面一定距离处周围剂量当量率控制值

探伤机类别	探伤机代号	最大周围当量剂量率（mSv/h）	
		离源容器表面 5 cm 处	离源容器表面 100 cm 处
便携式	P	0.5	0.02
移动式	M	1	0.05
固定式	F	1	0.1

（二）固定探伤室辐射防护要求

固定探伤室探伤应满足下列要求。

1. 布局

探伤室的布局要充分注意周围的辐射安全，应按照 GB 18871-2002 的要求对探伤工作场所实行分区管理，即实行控制区管理和监督区管理。同时，探伤人员操作位宜避开有用线束照射的方向并与探伤室分开设置。

2. 屏蔽

探伤室的屏蔽墙厚度要根据源项大小、直射、散射、屏蔽物材料和结构因素综合考虑。无迷道探伤室门的防护性能不小于同侧墙的防护性能。

3. 剂量控制

探伤室墙体和防护门处关注点的周围剂量当量参考控制水平必须控制在 100 μSv/ 周以下，对公众场所，其值应控制在 5 μSv/ 周以下。屏蔽体外 30cm 处周围剂量当量率参考控制水平应不大于 2.5 μSv/h。对没有人员到达的探伤室顶，探伤室顶外表面 30 cm 处的周围当量剂量率，参考控制水平应控制在 100 μSv/h 以下。

4. 安全联锁设施

为避免人员误入或误留正在工作的探伤室内，造成不必要的照射，固定探伤室必须设置门 - 机联锁装置，以保证人员进出安全，使进出门关闭后才能进行探伤作业。在探伤过程中，当防护门被意外打开时，能立刻停止出束或回源。探伤室门口和内部一般情况下同时设有明显的区别的"预备"信号和"照射"信号指示和声音提示装置，并与探伤机联锁。在控制台和探伤室内设有紧急停机按钮或拉绳，当出现紧急情况时，通过按下紧急停机按钮或拉动拉绳立即停止照射。通常情况下，探伤室在固定式工作场所设有辐射探测报警装置，以便实时了解工作场所的辐射水平。

5. 其他辐射防护设施

探伤室内和探伤室出入口一般应安装有监视装置，以便在控制室的操作台处查看探伤室内人员的活动和探伤设备的运行情况。探伤室出入口或防护门上应设置醒目的电离辐射警告标志和警示说明，以提醒相关人员。

6. 剂量监测

探伤工作人员在进入探伤室时，除佩戴常规个人剂量计外，还应携带个人剂量报警仪和便携式 X-γ 剂量率仪，定期对探伤室外周围区域的剂量率水平进行监测，包括操作者工作位置和周围邻近区域人员居留处。

7. 个人防护

探伤工作人员应正确使用配备的辐射防护装置，如准直器和附加屏蔽，防范潜在的辐射。在每一次照射前，操作人员都应确认探伤室内部没有无关人员驻留并关闭防护门。只有在防护门关闭、所有防护与安全装置系统都启动并正常运行的情况下，才能开始探伤工作。

（三）移动式探伤的辐射防护要求

1. 作业前准备

开展移动式探伤作业前，使用单位应对工作环境进行全面评估，以保证安全操作。评估内容至少应包括工作地点情况、接触人员情况、天气条件、探伤时间、作业高度及作业空间等。探伤单位应根据评估结果，选择适当的探伤地点、探伤时间、警告标识和报警信号等。

2. 作业场所分区

开展移动探伤作业时，应将工作场所划分为控制区和监督区，并实行分区管理。现场射线探伤工作须在指定的控制区内进行。一般应将作业场所中周围剂量当量率大于 15 μSv/h 的区域划为控制区，并在控制区边界处设置电离辐射警告标志、警告牌或警示线，防止无关人员进入。探伤作业期间应使用便携式 X-γ 剂量率仪对控制区边界上代表点的剂量率进行检测，并根据剂量水平调整控制区的边界。将控制区边界外周围剂量当量率大于 2.5 μSv/h 的范围划为监督区。

3. 剂量检测

移动式探伤期间，工作人员应实时进行剂量监测，除佩戴常规个人监测计外，还应佩戴个人剂量报警仪。个人剂量报警仪不能替代便携式 X-γ 剂量率仪，两者均应使用。

探伤工作完成后，操作人员应使用便携式 X-γ 剂量率仪进行监测，以确认所有 γ 放射源均已完全退回源容器装置中，并确保没有放射源留在曝光位置或脱落。

4. 个人防护

开展移动式探伤时，应根据控制器与被检物体的距离、照射方向、时间和屏蔽条件等因素，选择最佳的设备布置，并采取适当的防护措施。探伤作业开始前，准备防护物品一般包括：导向管、控制缆和遥控；准直器和局部屏蔽；现场屏蔽物；警告提示和信号；应急箱，包括放射源的远距离处理工具；其他辅助设备，如夹钳和定位辅助设施。

四、辐射防护检测

（一）检测前准备

使用单位在开展探伤工作前，应制定详细的辐射防护检测计划，该计划应包括检测设备、检测位置、检测频率及检测结果的保存等。

（二）探伤室辐射防护检测

1. 检测条件

X 射线探伤检测时，探伤机应在额定工作条件下，探伤机置于与测试点可能的最近位置，如使用周向式探伤机应使装置处于周向照射状态；主屏蔽的检测应在没有探伤工件时进行，副屏蔽的检测应在有探伤工件时进行。

γ 射线探伤验收检测时，应在额定装源活度、没有探伤工件、探伤机置于与测试点可能的最近位置进行；常规检测时，按照实际工作状态进行检测。

2. 辐射水平巡测

先进行周围辐射水平的巡测，用便携式 X–γ 剂量率仪巡测探伤室墙壁外 30 cm 处的剂量率水平，以发现可能出现的高辐射水平区。一般情况下检测点包括：①辐射水平异常高的位置；②探伤室门外 30 cm 离地面高度 1 m 处，门的左、中、右侧 3 个点和门缝四周各 1 个点；③探伤室墙外或邻室墙外 30 cm 离地面高度 1 m 处，每个墙面至少测 3 个点；④人员可能到达的探伤室屋顶或探伤室上层（方）外 30 cm 处，至少包括主射束到达范围的 5 个检测点；⑤人员经常活动的位置。

（三）移动式探伤辐射防护检测

1. 检测要求

进行移动式探伤时，应通过巡测划定控制区和监督区。当 X 射线探伤机（或 γ 放射源）、场所、被检物体（材料、规格、形状）、照射方向、屏蔽等条件发生变化时，均应重新进行巡测，以确定新的划区界线。

2. 检测方法

在探伤机处于照射状态时，用便携式 X–γ 剂量率仪从探伤位置四周由远及近测量周围剂量当量率，以 2.5 μSv/h 来确定控制区与监督区边界。γ 射线探伤机收回放射源至屏蔽位置或 X 射线探伤机停止照射后，确定控制区边界和监督区边界。

五、X 射线探伤屏蔽计算

X 射线探伤需屏蔽的辐射包括有用线束、泄漏辐射和散射辐射。整个墙面均考虑有用线束屏蔽，不考虑进入有用线束区的散射辐射。散射辐射考虑以 0° 入射探伤工件的 90° 散射辐射。X 射线探伤屏蔽计算包含两种情况：①已知关注点的剂量率参考控制水平 $\dot{H}_c$，求所需的屏蔽物质厚度 X；②已知屏蔽物质厚度 X，求关注点的剂量率 $\dot{H}$。

（一）剂量率参考控制水平 $\dot{H}_c$ 的确定

人员在探伤室墙外或门外的周剂量参考控制水平 $\dot{H}_c$ 应满足：对于工作人员小于 100 μSv/周，对于公众小于 5 μSv/周。相应的剂量率参考控制水平 $\dot{H}_{c,d}$ 由式 8–3 式计算：

$$\dot{H}_{c,d} = \dot{H}_c / (t \cdot U \cdot T) \qquad （式 8\text{–}3）$$

式中，$\dot{H}_c$ 为周剂量参考控制水平，单位为 μSv/周；U 为探伤装置向关注点方向照射的使用因子；T 为人员在相应关注点驻留的居留因子；t 为探伤装置周照射时间，单位为 h/周。

同时探伤室墙外关注点的剂量率不得超过 $\dot{H}_{c,max}$，$\dot{H}_{c,max} = 2.5$ μSv/h。实际屏蔽计算时，$\dot{H}_c$ 取 $\dot{H}_{c,d}$ 和 $\dot{H}_{c,max}$ 中的较小者。

（二）有用线束

1. 已知关注点的剂量率参考控制水平 $\dot{H}_c$

第一步：按式 8–4 计算屏蔽设计所需的屏蔽透射因子 B：

$$B = \frac{\dot{H}_c \cdot R^2}{I \cdot H_0} \qquad （式 8\text{–}4）$$

式中，$\dot{H}_c$ 为剂量率参考控制水平，单位为 μSv/h；R 为放射源点（靶点）至关注点的距离，单位为 m；I 为 X 射线探伤装置在最高管电压下的常用最大管电流，单位为 mA；H_0 为距放射源点（靶）1 m 处输出量，单位为 μSv·m²/（mA·h）（表 8–5）。

表 8-5　不同管电压下 X 射线输出量

管电压（kV）	滤过条件	输出量 H_0 [$\mu Sv \cdot m^2/(mA \cdot h)$]
150	2 mm 铝	18.3
	3 mm 铝	5.2
200	2 mm 铝	28.7
	3 mm 铝	8.9
250	0.5 mm 铜	16.5
	3 mm 铝	13.9
300	3 mm 铝	20.9
	3 mm 铜	11.3
400	3 mm 铜	23.5

注：①表中值取自 ICRP33，在本节中以等量值的 $mSv \cdot m^2/(mA \cdot h)$ 进行屏蔽计算；②有用线束屏蔽估算时根据透射曲线的过滤条件选取相对应的输出量。

第二步：由图 8-6、图 8-7 查出屏蔽透射因子 B 对应的屏蔽物质厚度 X。

2. 给定屏蔽物质厚度 X

第一步：由图 8-6、图 8-7 曲线查出相应的屏蔽透射因子 B。

第二步：关注点的剂量率 $\dot{H}$ 按式 8-5 计算：

$$\dot{H} = \frac{I \cdot H_0 \cdot B}{R^2} \qquad （式 8-5）$$

式中，I 为 X 射线探伤装置在最高管电压下的常用最大管电流，单位为 mA；H_0 为距放射源点（靶点）1 m 处输出量，单位为 $\mu Sv \cdot m^2/(mA \cdot h)$；$B$ 为屏蔽透射因子；R 为放射源

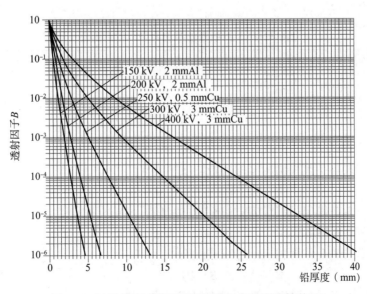

图 8-6　X 射线穿过铅时透射因子 B 与铅厚度的关系

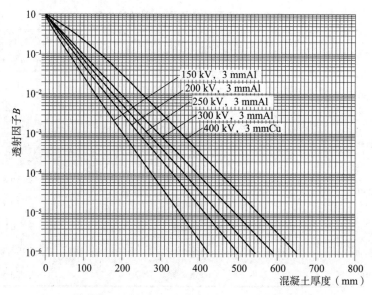

图 8-7　X 射线穿过混凝土时透射因子 B 与混凝土厚度的关系

点（靶）至关注点的距离，单位为 m。

（三）泄漏辐射

1. 已知关注点的剂量率参考控制水平 $\dot{H}_c$

第一步：按式 8-6 计算屏蔽设计所需的屏蔽透射因子 B：

$$B = \frac{\dot{H}_c \cdot R^2}{\dot{H}_L} \qquad （式 8-6）$$

式中，$\dot{H}_c$ 为剂量率参考控制水平，单位为 μSv/h；$\dot{H}_c$ 为放射源点（靶点）至关注点的距离，单位为 m；$\dot{H}_L$ 为距靶点 1 m 处 X 射线管组装体的泄漏辐射剂量率，单位为 μSv/h，其典型值见表 8-6。

表 8-6　X 射线探伤机的泄漏辐射剂量率

X 射线管电压（kV）	距靶点 1 m 处的泄漏辐射剂量率 $\dot{H}_L$（μSv/h）
< 150	1×10^3
150 ~ 200	2.5×10^3
> 200	5×10^3

第二步：按式 8-7 计算出所需的屏蔽物质厚度 X。

$$X = -TVL \cdot \lg B \qquad （式 8-7）$$

式中，TVL 由表 8-7 确定，X 与 TVL 取相同的单位。

2. 给定屏蔽物质厚度 X

第一步：由式 8-8 计算相应的屏蔽透射因子 B：

$$B = 10^{-X/TVL} \qquad （式 8-8）$$

式中，TVL 由表 8-7 确定，X 与 TVL 取相同的单位。

表 8-7 X 射线束在铅和混凝土中的半值层和什值层厚度

X 射线管电压（kV）	半值层厚度 HVL（mm）		什值层厚度 TVL（mm）	
	铅	混凝土	铅	混凝土
150	0.29	22	0.96	70
200	0.42	26	1.4	86
250	0.86	28	2.9	90
300	1.7	30	5.7	100
400	2.5	30	8.2	100

注：① HVL 和 TVL 均为 X 射线经强度衰减后的值；② 表中值取自 ICRP 33，铅的密度为 11.3 t/m³，混凝土的密度为 2.35 t/m³。

第二步：关注点的剂量率 $\dot{H}$ 按式 8-9 计算：

$$\dot{H} = \frac{\dot{H}_L \cdot B}{R^2} \qquad (式 8-9)$$

式中，B 为屏蔽透射因子；R 为放射源点（靶点）至关注点的距离，单位为 m；$\dot{H}_L$ 为距靶点 1 m 处 X 射线管组装体的泄漏辐射剂量率，单位为 μSv/h（表 8-6）。

（四）散射辐射

X 射线以 0° 入射到探伤工件上，被探伤工件 90° 散射时，散射辐射的最高能量低于入射 X 射线的最高能量。散射辐射与入射 X 射线的对应关系（表 8-8）。须使用该散射 X 射线能量相应的什值层（表 8-7）计算其在屏蔽物质中的辐射衰减。

表 8-8 原始 X 射线入射后，相应的 90° 散射辐射

原始 X 射线（kV）	散射辐射（kV）
150≤kV≤200	150
200<kV≤300	200
300<kV≤400	250

注：该表仅用于以什值层计算散射辐射在屏蔽物质中的衰减。

1. 已知关注点的剂量率参考控制水平 $\dot{H}_c$

第一步：按式 8-10 计算屏蔽设计所需的屏蔽透射因子 B：

$$B = \frac{\dot{H}_c \cdot R_S^2}{I \cdot H_0} \cdot \frac{R_0^2}{F \cdot \alpha} \qquad (式 8-10)$$

式中，$\dot{H}_c$ 为剂量率参考控制水平，单位为 μSv/h；R_S 为散射体至关注点的距离，单位为 m；R_0 为放射源点（靶点）至探伤工件的距离，单位为 m；I 为 X 射线探伤装置在最高管电压下的常用最大管电流，单位为 mA；H_0 为距放射源点（靶点）1 m 处输出量，单位为 μSv·m²/（mA·h），以 mSv·m²/（mA·min）为单位的值乘以 6×10^4（表 8-5）；F 为 R_0 处的辐射面积，单位为 m²；α 为散射因子，入射辐射被单位面积（1 m²）散射体散射到距其 1 m 处的散射辐射剂量率与该面积上的入射辐射剂量率的比。α 与散射物质有关，在未

获得相应物质的 α 值时，以水散射体的 α 值保守估计（表 8-9）。

表 8-9　入射辐射被面积为 400 cm² 水模体散射至 1 m 处的相对剂量比 α_w

管电压（kV）	90° 散射角的 α_w
150	1.6×10^{-3}
200	1.9×10^{-3}
250	1.9×10^{-3}
300	1.9×10^{-3}
400	1.9×10^{-3}

注：式 8-10 计算时散射因子 α 可保守地取为 $\alpha_w \cdot 10\,000/400$。

第二步：根据表 8-8 并查表 8-6 的相应值，确定 90° 散射辐射的 TVL。

第三步：由式 8-7 计算出所需的屏蔽物质厚度 X。

2. 给定屏蔽物质厚度 X

第一步：根据表 8-8 并查表 8-6 的相应值，确定 90° 散射辐射的 TVL。

第二步：由式 8-10 计算相应的屏蔽透射因子 B。

第三步：关注点的剂量率 $\dot{H}$ 按式 8-11 计算：

$$\dot{H} = \frac{I \cdot H_0 \cdot B}{R_S^2} \cdot \frac{F \cdot \alpha}{R_0^2} \qquad （式 8\text{-}11）$$

式中，I 为 X 射线探伤装置在最高管电压下的常用最大管电流，单位为 mA；H_0 为距放射源点（靶点）1m 处输出量，单位为 μSv·m²/（mA·h），以 mSv·m²/（mA·min）为单位的值乘以 6×10^4（表 8-5）；B 为屏蔽透射因子；F 为 R_0 处的辐射野面积，单位为 m²；α 为散射因子，入射辐射被单位面积（1 m²）散射体散射到距其 1m 处的散射辐射剂量率与该面积上的入射辐射剂量率的比。与散射物质有关，在未获得相应物质的 α 值时，可以水的 α 值保守估计（表 8-9）；R_0 为放射源点（靶点）至探伤工件的距离，单位为 m；R_S 为散射体至关注点的距离，单位为 m。

第二节　核仪表的辐射防护

一、核仪表概述

核仪表广泛应用于工业生产中，主要用于过程控制和产品质量控制。核仪表一般由放射源或射线管和探测器组成，射线束穿过物质或者与要分析的物质相互作用，为连续分析或过程控制提供实时数据。根据射线与物质作用的方式，核仪表可分为：①透射式，检测时电离辐射透射过物质；②反散射式，检测时电离辐射作用于物质后发生反散射；③反应式，电离辐射与物质发生反应。根据核仪表所使用的放射源进行分类，则可以分为：① α 放射源，主要用于烟雾探测器、静电消除器和放射性避雷器的离子发生器；② β 放射源，主要用于测厚仪和色谱分析仪；③ γ 放射源，在工业生产中应用广泛，主要用于料位计、密度计、核子秤等；④中子源，一般用于料位计。

本节将重点介绍工业生产中常用的核仪表，包括料位计、密度计、X射线荧光分析仪、X射线衍射仪、测厚仪、核子秤、中子水分仪及电离型仪表等。

（一）料位计

料位计是带有放射源和探测器，利用电离辐射测量来指示容器内部液体、颗粒状或粉末状物质装填高度的测量装置。通常放射源和探测器分别安装在容器两侧。当物料高于探头安装位置，射线被吸收，探测器测到的射线强度减弱，当物料低于探头安装位置，射线不被物料吸收，探测器测到的射线强度增强，以此指示物料的装填高度。料位计用的放射源有 ^{137}Cs、^{60}Co 等 γ 放射源，或 $^{241}Am-Be$、$^{238}Pu-Be$ 等中子源。料位计可按放射源与探测器的配置分为单点料位计、多点料位计和连续型料位计，也可根据要求设计成通断式料位计或随动式料位计。料位计目前广泛用于食品、化工、采矿、冶金和建材等行业，既可单独使用，也可用于过程控制。料位计在工业中的主要应用情况如表8-10所示。

表8-10 料位计在工业中的应用情况

行业	安装场所	主要用途
化纤制备	反应釜	液位测量
化肥工业	尿素车间合成塔	液位测量
水泥制造	测机立窑料封管	料位测量
火力发电	灰斗	灰位指示
煤气存贮	液化石油气罐	液位高度
石油炼制	连续重整装置还原段、分离料斗	料位测量
	延迟焦化装置焦炭塔	液位测量
	聚丙烯装置	料位测量

1. 料位计工作原理

以 γ 料位计为例，其主要是利用放射源产生的 γ 射线与物质相互作用的康普顿散射效应。散射光子的能量低于入射光子的能量，散射粒子的强度和能量随散射角度及散射物质的不同而变化，据此通过对散射光子的测量可以确定散射物质的厚度或密度。

料位计属于强度型同位素仪器仪表，服从式8-12指数衰减规律

$$I = I_0 e^{-\mu \rho d} \qquad （式8-12）$$

式中，I 为穿过物料后射线的强度；I_0 为穿过物料前射线的强度；ρ 为物料的密度；d 为射线穿过物料的厚度；μ 为物料的质量吸收系数。

μ 不仅依赖于放射源的类型，还依赖于物质的性质（原子序数或有效原子序数），即 μ 依赖于射线能量 E 和穿透物的 Z（Z_{eff}）。对于给定的放射源，μ 可以认为是常数。

2. 料位计构成

料位计通常由放射源、探测器、容器及主机四部分组成。放射源发射出的 γ 射线穿过待测物质而衰减。穿过待测物质的射线被探测器接收，探头将接收到的射线强度转换成与密度成正比的电脉冲信号送到主机。通过测量电脉冲信号，工作人员在控制柜的显示器上

可以准确地获得相关数据。

放射源和探测器作为料位计的两个主要部件，安装在反应釜的两侧。工作时打开放射源容器上的闸门，射线通过密封罐上射线孔（窗）射向探测器，进行自动测量。料位计工作原理见图 8-8。

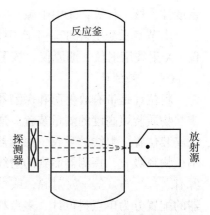

图 8-8　料位计工作原理示意图

放射源是料位计的重要组成部分，放射源通常采用以下几种：

（1）^{60}Co：具有相对高的能量，主要用于设备壁厚的情况。

（2）^{137}Cs：具有较低的能量（具有比 ^{60}Co 更好的测量效果，并且容易屏蔽），常用于设备壁较薄的情况。^{137}Cs 用于料位计时常采用玻璃制源法，即将 ^{137}Cs 加入玻璃原料中，烧结成玻璃体，源芯用氩弧焊密封在双层不锈钢源壳内。

（3）^{241}Am-Be：是（α，n）型中子源，这类源可产生能量达十几 MeV 的快中子。

（4）^{238}Pu-Be：中子源半衰期 87.7 年；中子平均能量 4.0 MeV；中子产额 6.0×10^4 n/（GBq·s）。

此外，还有一类中子源是（γ，n）型中子源，这类源 γ 辐射一般都很强，且产生的中子能量均在 1 MeV 以下，如 ^{124}Sb-Be。

3. 料位计的选择

对于不同的测量任务，料位计需要不同的系统配置。料位计系统配置选择的主要依据是测量范围、测量部位的集合形状等。最常见的料位计配置有以下 4 种。

（1）棒源/点探测器配置：特点是棒源的长度根据所需的测量范围而定。棒源的强度分布保证了测量的线性，即探测器接收到的信号与料位的变化呈线性关系。

（2）棒探测器/点源配置：棒探测器的长度根据所需的测量范围而定。如果所需的测量范围太大，则需要两个以上的棒探测器。如果一个点源不适宜就用两个或多个点源。测量的非线性由主机内的电子线路补偿。

（3）棒源/棒探测器配置：如果测量范围太大，而且探测器至源的距离太大或者设备的壁太厚，应选择棒源/棒探测器配置。测量的非线性由存储在主机内的修正数据修正。

（4）点源/点探测器配置：在测量范围很小的情况下，可以选择该配置，此时测量的非线性纯由指数规律引起，通过主机内的软件就能得到修正。

（二）密度计

密度计采用 γ 射线透射原理，可非接触在线测量密封罐、槽管道内液体的密度、浓度等。密度计中的放射源安装在被测管道的一侧，探测器安装在被测管道的另一侧，放射源发出的 γ 射线穿过被测容器的管壁及介质到达探测器，当管内介质的密度发生改变时，探测器接收的射线强度也发生变化。放射源发出的射线穿过待测物质时会衰减，其衰减程度与被测设备内待测物质的密度有关。密度越大，射线衰减越多。穿过待测物质的射线被探测器接收，探头将接收到的射线强度转换成与密度成正比的电脉冲信号送到主机。

密度计广泛应用于制药、石油、化工、煤炭、冶金、水利、食品等工业领域，尤其可用于高温、高压、有害气体、易燃易爆、高粉尘等环境。

（三）X 射线荧光分析仪

X 射线荧光分析仪利用初级 X 射线或其他粒子激发待测样品中的原子，使其产生荧光（次级 X 射线）而进行物质成分分析和化学形态研究。X 射线荧光分析仪在工业方面的应用情况见表 8-11。

表 8-11　X 射线荧光分析仪工业应用情况

行业	测量对象或用途
钢铁工业	生铁、炉渣、矿石、烧结矿、球团矿、铁精粉、铁矿石等
水泥制造	生料、熟料、水泥、原材料等
耐火材料	黏土类、矾土类、镁砂类、高铬质类、各类刚玉等耐火材料
有色金属	铝厂各类样品、铅锌矿、铜矿、锡矿、银矿、钼矿等
电子电气产品制造	针对 ROHS 六种有害物质检测，主要包括：白家电，如电冰箱、洗衣机、微波炉、空调、吸尘器、热水器等；黑家电，如音频、视频产品、DVD、CD、电视接收机、IT 产品、数码产品、通信产品等；电动工具，电动电子玩具、医疗电气设备等
食品制造	食品中重金属浓度
考古学	古物年代鉴定
艺术品修复	颜料中金属成分分析

1. X 射线荧光分析仪工作原理

当原子受到初级 X 射线或其他粒子的激发使原子内层电子电离而出现空位时，原子内层电子便重新配位，较外层的电子跃迁到内层电子空位，同时发射出次级 X 射线光子，即 X 射线荧光。较外层电子跃迁到内层电子空位所释放的能量等于两电子能级的能量差，X 射线荧光的波长对不同元素是不同的。所以，只要测出荧光 X 射线的波长或者能量，就可以确定元素的种类，这是 X 射线荧光分析仪工作的基础原理。

X 射线荧光仪有两种基本类型：波长色散型（WDXRF）和能量色散型（EDXRF）（图 8-9）。

2. X 射线荧光分析仪构成

X 射线荧光分析仪由激发单元、色散单元、探测单元、记录单元及数据处理单元等组成。激发单元的作用是产生初级 X 射线，它由高压发生器和 X 射线管组成。色散单

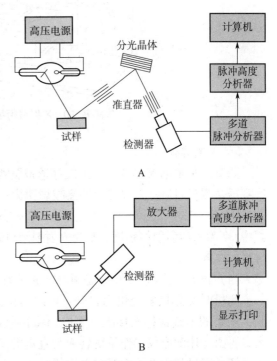

图 8-9　X 射线荧光分析仪原理示意图
A. 波长色散谱仪；B. 能量色散谱仪

元的作用是分出想要波长的 X 射线，它由样品室、狭缝、测角仪、分析晶体等部分组成。探测器的作用是将 X 射线光子能量转化为电信号，常用的探测器有盖革－米勒计数管、正比计数管、闪烁计数管、半导体探测器等。记录单元由信号放大器、脉冲幅度分析器、显示部分组成。

（四）X 射线衍射仪

1. X 射线衍射仪工作原理

X 射线衍射仪是根据衍射原理，利用 X 射线轰击样品，测量所产生的衍射 X 射线强度的空间分布，以确定样品的微观晶体结构、织构及应力，精确地进行物相分析、定性分析、定量分析。其广泛应用于冶金、石油化工、教学科研、航空航天等领域。

2. X 射线衍射仪构成

X 射线衍射仪由四大部分构成：① X 射线源（产生 X 射线，改变 X 射线管阳极靶材质可改变 X 射线的波长，调节阳极电压可控制 X 射线的强度）；②衍射测角器（包括加工入射光以得到负荷实验要求的入射光路，安装试样并发生 X 射线衍射的样品台，对衍射光进行修饰的衍射光路）；③探测器（检测衍射线强度或同时检测衍射方向）；④控制、数据记录和处理部分（控制衍射仪运转、储存盒处理原始数据，数据分析等）。X 射线衍射仪基本结构见图 8-10。

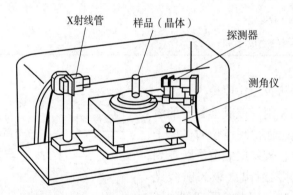

图 8-10　X 射线衍射仪基本结构示意图

（五）测厚仪

测厚仪是根据 X 射线或 γ 射线穿透被测物时的强度衰减来进行转换测量厚度的。在射线穿透被测材料后，射线强度的衰减规律为：

$$I = I_0 \times e^{-\mu x} \tag{式 8-13}$$

式中，I 为入射后射线强度；I_0 为入射射线强度；μ 为材料的线性吸收系数；x 为射线穿过材料的厚度。

当 μ 和 I_0 一定时，I 仅仅是板厚 x 的函数，所以测出射线强度就可以计算厚度 x。

测量时测厚仪安全快门打开，射线将穿过被测物体，由于被测物体将一部分射线吸收，剩余的射线被探头接收，测厚仪将接收到的信号转换为电信号，经过前置放大器放大，再由专用测厚仪操作系统转换为直观的实际厚度信号，同时将厚度信息反馈到厚度控制系统，通过相应系统来调整物体的厚度。

X 射线测厚仪适用于生产铝板、铜板、钢板等冶金材料的企业，可以与轧机配套，应用于热轧、铸轧、冷轧、箔轧。此外，还可以用于冷轧、箔轧和部分热轧的轧机生产过程中对板材厚度进行自动控制。

（六）核子秤

1. 核子秤的工作原理

核子秤的工作原理是基于 γ 射线穿过被测介质时其强度的衰减服从指数规律，即当 γ 射线能量一定时，其强度的衰减与介质的组分、密度和射线方向上的厚度成指数关系。据此通过对载有物料时的射线强度进行连续测量，并与空皮带时的射线强度测量比较，同时对皮带的运行速度加以测量，然后通过计算机系统计算，可直接在线显示单位载荷、瞬时流量、累积量等工艺参数。

2. 核子秤的构成

核子秤一般由放射源、支架、电离型 γ 射线探测器、前置放大器、测速传感器、核子秤主机系统等组成，其工作原理见图 8-11。

（七）中子水分仪

中子水分仪的工作原理是当中子源紧靠物料堆的表层时，中子源不断地发射 5 MeV 左右的快中子；快中子与物料原子核发生碰撞而被减速，即中子慢化。快中子每碰撞一次就减速一次，直到最终慢化成为热中子。于是，在中子源附近空间就形成了一个热中子云球。在快中子减速慢化过程中，氢与其他物质的原子核所起的作用有着明显的差异。不同元素的原子核对中子的减速慢化能力由两个因子决定。一是被碰撞核的质量，即中子与核碰撞所损失的能量随核质量增大而迅

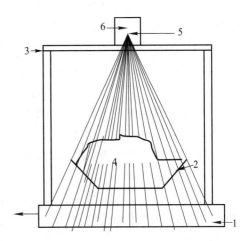

图 8-11　核子秤工作原理示意图
1—电离室　2—输送皮带　3—支架
4—物料　5—放射源　6—铅罐

速减少。氢核最轻，碰撞使中子损失能量最大，慢化能力最强。二是中子与原子核的碰撞概率（散射截面），氢核对中子的散射截面最大。当中子对氢原子和碳原子碰撞时，每碰撞一次平均损失能量的差别反映了它们对快中子慢化成热中子能力的大小。中子慢化不仅决定于每次碰撞损失的能量，而且还决定于碰撞的概率。由于氢原子的结构对快中子的减速作用最大，因此，中子测水法严格地说是中子测氢。

中子水分仪广泛应用于钢铁、建材、水泥、铸造、玻璃、陶瓷等行业，其能输出控制信号以实现生产过程的闭环自动控制。

（八）电离型仪表

电离型仪表是基于放射源射出的 α 粒子与气体作用发生电离的作用而制成的仪表。离子感烟式火灾报警器就是基于上述原理，利用报警器探头内两个 ^{241}Am 放射源的配对电离室而实现报警功能。在阴燃阶段，浓烟进入非密封的电离室，改变了电离电流量，破坏了两个电离室原有输出电流的平衡关系，从而触发报警电路。

二、放射性职业病危害因素

从辐射防护角度考虑，料位计、密度计、X 射线荧光分析仪、X 射线衍射仪、测厚

仪、核子秤、中子水分仪的主要职业病危害因素是其产生的 X 射线、α 射线、β 射线、γ 射线和中子。

α 射线在物质中穿透能力弱，一张普通的纸就可以完全阻挡，外照射不是主要危害因素。β 射线在铝中的穿透厚度小于 4 mm，常用有机玻璃、铝、塑料等轻物质防护。其防护重点为：①防止源的破损与泄露；②防止源与被检物之间的缝隙泄露 β 反散射粒子；③减少高能量、高强度 β 射线所产生的轫致辐射。与 α、β 射线相比，γ 射线穿透物质的能力强，常用铅作为防护材料，并外加铸铁或钢壳层。中子源常用石蜡、聚乙烯、塑料作为主防护材料，配合重物质防护 γ 射线。由于 β 射线射程较短，源外壳足以将其屏蔽，因此辐射防护中要重点关心的是具有较强穿透能力的 X 射线、γ 射线。尽管放射源置于密封容器内，但一定厚度的源外壳不可能将 γ 射线完全屏蔽，射出的 γ 射线经透射和散射，对作业场所及周围环境产生辐射影响。

在工业应用中使用较广泛的 γ 源和中子源主要有 ^{137}Cs、^{60}Co、$^{241}Am-Be$。^{137}Cs 核素半衰期为 30.17 年，衰变时发射能量为 514 keV（93.5%）和 1.176 MeV（6.5%）的 β 射线，其衰变产物为 $^{137}Ba^m$，$^{137}Ba^m$ 衰变时产生 662 keV（85.1%）能量的 γ 射线。^{60}Co 核素半衰期为 5.27 年，衰变时发射能量为 2.824 MeV 的 β 射线。^{60}Co 的衰变产物是 ^{60}Ni，同时放出平均能量为 1.25 MeV 的 γ 射线。

对密封中子源的剂量检测既要检测其所产生的中子强度，又要检测其所产生的 γ 射线的强度，只有把两者结合起来才能对中子源的辐射危害做出合理的评价。

此外，上述仪器工作时，产生的 X 射线、γ 射线与空气相互作用，可使其周围环境内空气电离，产生微量臭氧（O_3）和氮氧化物等有害气体，在职业病防治中也应该得到关注。

三、核仪表的辐射防护设施与措施

（一）含密封源仪表

对于含密封源仪表，仪表工作场所剂量率控制量见表 8-12。

表 8-12　不同场所对检测仪表外围辐射的剂量控制要求

检测仪表使用场所	不同距离的周围剂量当量率 $\dot{H}$ 控制值（μSv/h）	
	5 cm	100 cm
对人员的活动范围不限制	$\dot{H}^* < 2.5$	$\dot{H}^* < 0.25$
在距源容器外表面 1 m 的区域内很少有人停留	$2.5 \leqslant \dot{H}^* < 25$	$0.25 \leqslant \dot{H}^* < 2.5$
在距源容器外表面 3 m 的区域内不可能有人进入或放射工作场所设置了监督区	$25 \leqslant \dot{H}^* < 250$	$2.5 \leqslant \dot{H}^* < 25$
只能在特定的放射工作场所使用，并按控制区、监督区分区管理	$250 \leqslant \dot{H}^* < 1\,000$	$25 \leqslant \dot{H}^* < 100$

注：监督区边界周围剂量当量率为 2.5 μSv/h。

（二）X 射线衍射仪和荧光分析仪

对于 X 射线衍射仪和荧光分析仪：当 X 射线管处于最高管电压、最大功率距分析仪外表面 5 cm 的任何位置，射线的空气比释动能率不得超过 25 μGy/h。在下列位置，射线的空气比释动能率均不得超过 2.5 μGy/h：人体可能到达的距闭束型分析仪一切外表面（包括高压电源、分析仪外壳等）5 cm 的位置；距敞束型分析仪的防护罩、遮光器外表面 5 cm 的任何位置。

（三）防护措施

在正常情况下，操作和维护人员每天在巡检过程中所受到的剂量是很少的，只要严格执行国家标准和操作规程，加强辐射水平检测，严格管理，应用放射性仪器的安全性是有足够保障的。但是，适当的防护措施还是必需的。

在正常工况下，核仪表的辐射防护采取的一些主要措施如下：①根据辐射水平的大小，将核仪表所在场所划分为控制区和监督区；②在核仪表及所在装置上标有电离辐射警示标识；③定期检查警示标识等防护设施，如有损坏，及时更换；④在核仪表上设立工作指示信号灯。

在核仪表所使用放射源安装、拆卸、检修和运输过程中采取的一些主要辐射防护措施如下：①当探测器发生故障需进行较长时间的维修时，放射源应连同屏蔽容器一起拆卸并存放到符合辐射防护要求的、安全的房间内，并上锁。②放射源的安装、拆卸、检修，须由专业技术人员进行操作。③装卸、检修放射源工作人员应经放射工作人员职业健康体检合格，工作时应穿戴好防护用品，严禁身体与放射源直接接触。④装卸、检修放射源工作人员应配带个人剂量计和个人剂量报警仪。⑤装卸、检修放射源应快速进行，装卸、检修放射源工作人员事先应经过多次模拟演习。每个操作人员操作时间不宜过长，如装卸、检修放射源整个操作过程时间过长，应采用多人轮流操作完成。⑥放射源运输过程中，应确保放射源屏蔽体完好，把源装在运输容器内运输，容器应满足运输规程的要求并有相应的警示标识。运输过程中，一定要把运输容器盖紧、放好、固定牢固，并有专人押运，防止运输途中将容器震翻，使源掉出或丢失，防止无关人员接近运输容器。

对于含 X 射线管的仪器，在维修过程中采取的一些主要辐射防护措施如下：①一切不使用的射线束出口必须关闭严密。②拆卸、安装源套和其他受照射部件时，必须切断 X 射线管的高压。③不得在 X 射线管裸露的条件下调试仪器。④校准、调试仪器的有用线束，须以较低电压、较低电流操作，避开强射线束，并采取局部屏蔽防护措施。⑤未经本单位的辐射防护部门或相应的主管部门批准，任何人不得擅自变更仪器原配套的受照射部件及其装配结构和装配位置。

此外，核仪表使用的放射源一般为Ⅳ类或Ⅴ类。Ⅴ类放射源为极低危险源。不会对人造成永久性损伤。Ⅳ类放射源为低危险源，基本不会对人造成永久性损伤，但对长时间、近距离接触这些放射源的人可能造成可恢复的临时性损伤。如果放射源丢失，可能造成意外照射，产生辐射损伤。必须加强对放射源的管理，防止发生盗窃和丢失。

四、辐射防护检测

实际检测时，应对含密封源仪表源容器外表面 5 cm 和 10 cm 的周围剂量当量率分别检测。具体检测示意分别见图 8-12 ~ 图 8-17。

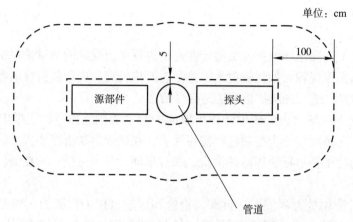

图 8-12 密度计源容器外围的周围剂量当量率测量区示意图

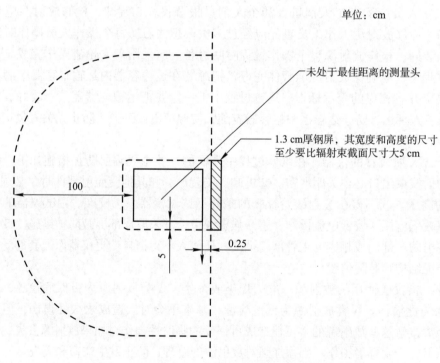

图 8-13 料位计源容器外围的周围剂量当量率测量区示意图

单位：cm

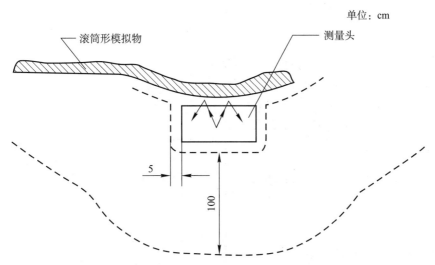

图 8-14　β、γ反散射式密封源仪表外围的周围剂量当量率测量区示意图

单位：cm

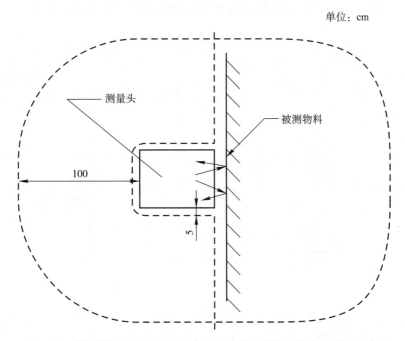

图 8-15　表面反散射式密封源仪表外围的周围剂量当量率测量区示意图

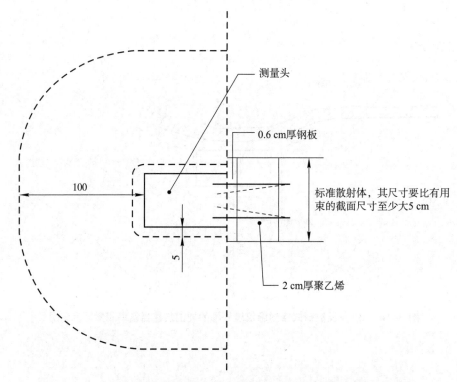

图 8-16　反散射式中子测量仪表外围的周围剂量当量率测量区示意图

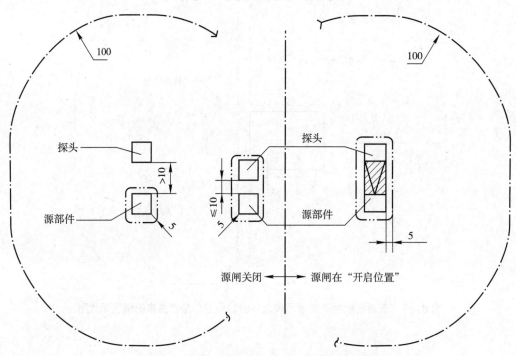

图 8-17　透射式检测仪表等距离轮廓线示意图

图 8-17 给出的是透射式检测仪表探头与源容器相邻表面之间的距离小于、等于或大于 10 cm 时，源闸"开"或"关"状态下，源容器外围的周围剂量当量率测量区等距离轮廓线示意图。

第三节　工业辐照加工装置的辐射防护

一、工业辐照加工概述

工业辐照加工是指辐照装置用于辐照加工服务，主要应用于医疗器械的灭菌、消毒、材料辐照改性、食品保鲜等。辐照装置可以分为 γ 射线源辐照装置（以下简称 γ 辐照装置）和加速器辐照装置两大类。γ 辐照利用放射源放出的 γ 射线对物质进行辐照的过程，分为固定源室湿法贮存 γ 辐照装置、固定源室干法贮源 γ 辐照装置、自屏蔽式辐照装置和水下辐照装置 4 种。加速器辐照是指利用电子加速器产生的电子线或 X 射线对材料进行照射过程。本节以固定源室湿法贮存 γ 辐照装置（以下简称辐照装置）为例进行介绍。

（一）辐照装置的组成

辐照装置主要由密封辐照源、源架及源架控制系统、屏蔽防护系统、辐照货物传输系统、控制系统、安全联锁系统、剂量监测系统、通风系统、水处理系统等组成。辐照装置的组成见图 8-18。

1. 辐照源

γ 辐照装置常用的 ^{60}Co 密封放射源活度能够到达 37 PBq（100 万居里），甚至更高。^{60}Co 的半衰期为 5.27 年，其衰变过程中产生的 γ 光子能量分别为 1.17 MeV 和 1.33 MeV，以及 0.315 MeV 的 β$^-$ 射线。^{60}Co 放射源一般为柱状源棒，源外表面有双层包壳保障密封性。

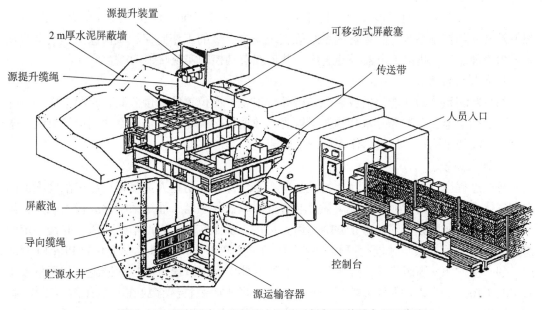

图 8-18　固定源室（宽视野）湿法贮源辐照装置布局示意图

每根放射源棒的活度一般在 10^{14} Bq 量级。所有放射源棒在源架的源板单元有序的排列，组成板源。放射源的使用寿命一般为 10～15 年。

^{137}Cs 放射源也是 γ 辐照装置（干法贮源）中使用的一种放射性同位素密封放射源，它的半衰期为 30.17 年，γ 射线的能量为 0.661 MeV。另外，反应堆乏燃料也可以作为工业辐照加工用放射源。

2. 源架及源架控制系统

源架是为盛载且排列布置放射源，以形成特定辐射场的专用设备，一般由不锈钢材料制造。源架上包含若干源板单元，每个源板上设有许多个装源孔，其装源结构能防止在升降源运动中源意外逸出源板，源架的升降通常以动力装置带动钢丝绳牵引，由源架控制系统控制。源控系统具有以下功能：源架在井下存放位置和井上工作位置的定位；给出源架位置的指示；驱动设备的过力矩保护；断电自动降源；以迫降源重锤强制降源；建立以升降源控制为中心的安全联锁。源架升降系统按驱动方式分为电动、液压和气动三种类型。目前采用气动及液压驱动较多。

3. 屏蔽防护系统

屏蔽防护系统包括辐照室、贮源井和换装源用副井。辐照室的屏蔽建筑需考虑厅墙、迷道、顶和可移动顶塞，有时也需考虑入口门的屏蔽防护。

4. 辐照货物传输系统

辐照货物传输系统用于货物的传输。常见的传输设备为悬挂链式和传送带式（配合着汽缸推动步进传输）。货物传输中，出现断电传输受阻时，辐照装置自动降源。

5. 控制系统

控制系统包括放射源升降的控制、产品传输系统的控制、辐射安全设施和辐射安全联锁系统的控制、辐照装置辅助系统的控制和辐照装置照射计划的控制，此外还包括辐照加工的数据管理和监控系统。

6. 安全联锁系统

辐照装置必须设有功能齐全、性能可靠的安全联锁系统，特别对人员和货物出入口、源架及其升降控制系统、货物传输系统等实现安全有效的工作监控和联锁保护。安全联锁系统由物理器件、机械或电器设施组成，并依赖自动控制实现联锁功能。

7. 剂量监测系统

剂量监测系统的功能包括放射源是否处于安全贮源位置的剂量监测、辐照工作场所外围区域的剂量监测、贮源井水和钴源运输容器放射性污染监测、辐照室内剂量场监测、辐照产品吸收剂量测量、放射工作人员剂量监测。

8. 通风系统

辐照过程会产生臭氧、氮氧化物及其他有害气体。为防止人员暴露在超过浓度限值的有害气体中，需要设置通风系统。辐照装置处于辐照状态时，通风系统始终投入工作，该系统与源的辐照联锁。辐照中止并降源后人员进入辐照室前，启动增强通风，并经一定的通风延迟时间后，人员才能打开辐照室入口门进入辐照室。装源量大于 0.37 PBq（1万居里）的干法贮源 γ 辐照装置，贮源井（或贮源容器）必须有通风散热的措施。装源量大于 37 PBq（100 万居里）的湿法贮源 γ 辐照装置，当放射源持续存放在贮源井内不工作时，应定期启动通风系统换气，以防止辐照室内贮源井水因电离辐射分解产生氢气积累。

9. 水处理系统

贮源水井以防水混凝土为基础结构，内衬不锈钢覆面。为防止覆面焊缝意外泄漏，需有焊缝探伤质量检验（100% 检验）。为防止水位过低，设置水位监测和报警装置，及过低水位自动补水设施。为了避免水中的杂质腐蚀放射源，贮源井水要使用去离子水或蒸馏水。所有湿法贮源的 γ 辐照装置都应设置水处理系统，以确保贮源井水水质。

（二）辐照装置布局

辐照装置布局一般以辐照室为中心，周围设有其他相应的辅助设施，包括预辐照大厅、控制室、水处理间、电气间、进源间及风机房等。辐照源室是辐照产品的场所，由厚混凝土墙与顶、迷道、储源井组成。预辐照大厅是供辐照产品装卸和换层的场所，未辐照的产品一般在装货区由人工装入输送系统的辐照箱中，经传送带或吊式传输链输送至辐照室进行辐照；控制室配备辐照的主控设备；水处理间主要用于安装贮源井水的过滤和净化的设备。电气间、进源间里面装有源架的升降装置和用于安装源的吊装设备。风机房设置风机，风机运行排除辐照室内射线与空气相互作用产生的臭氧和氮氧化物，以及在贮源时射线与水相互作用产生的氢气。

装载钴源棒的源架，在不工作时贮存在贮源井底部；工作时，将其提升到井上一定的高度。源架的升降一般是由液压装置推动。贮源井一般设有可拆装的井盖。在源架处于辐照位置的周围设有源架保护罩。贮源水井一般位于辐照室中央，井深数米，井底、井壁采用不锈钢材质，井内盛去离子水作为贮源时的辐射屏蔽，辐照源置于贮源水井底部时所有源的最顶部保持与水面一定高度。辐照室顶部留有装换源时进源孔道，平时用屏蔽塞充实（带有屏蔽塞联锁）；辐照室上方一般设进源操作间。

（三）辐照工艺流程

辐照装置一般工艺流程见图 8-19。

γ 辐照装置操作大厅和辐照室内设计有货物输送系统时，辐照箱的积放运行和换层一般实行积放自动控制，产品的装卸一般由人工操作。

先将需要辐照的产品运至操作大厅装料段，由人工或叉车将待辐照的产品装入输送线

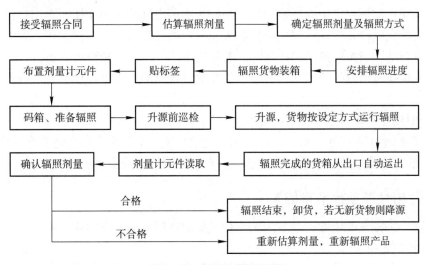

图 8-19　辐照工艺流程图

上的辐照箱内，剂量测试人员在辐照箱中进行剂量计布点（抽样进行），在辐照货物表面贴辐照变色标签。在启动输送系统前，应检查货箱门，确认门已关好且辐照物不会探到箱体外部。启动输送系统后，辐照箱经迷道入口自动输入辐照室进行辐照：辐照箱由传送带或者悬挂链带动，陆续沿线路经迷道到达辐照室内的积放线上，再依次经过源架旁各个辐照工位，按照预定时间积放步进，最后由出口输出并到达操作大厅的卸货段上等候卸货或换层。辐照完的产品暂时存放在货物大厅，剂量测试人员需要取出剂量计对产品受照射的吸收剂量进行测量。卸货后的辐照箱则经闭合循环回路回到装货段装货。为了保证辐照产品吸收剂量的均匀度，需辐照箱由板源架的一侧转入另一侧，换面时应采取设施使货物稳定地自动换面。整个输送及工艺过程一般采用编程控制器进行自动控制，按预定运行方式运行。

如果货物在辐照过程中需要换层，应于第一次辐照后回到操作间，在卸料段以人工换层，然后再输入辐照室进行二次辐照，以完成辐照全过程。当使用传送带输送货物时，换层是沿轨道自动完成。辐照完毕的产品经质检合格后入库或发运。

（四）启动辐照的操作流程

一般情况下操作人员应按照下述流程进行辐照装置的启动操作。

（1）检查人员已佩戴个人剂量计和个人剂量报警仪；填写《进出辐照室登记表》。

（2）当辐照装置未工作时，辐照装置各电控部器件接通供电电源。

（3）在控制台上，检查各设施的工作状态指示信息，确认辐照装置处于水井的安全贮源位。

（4）当源控钥匙处于控制台上时，将其置于"停止"位，并取下钥匙和链接的便携式γ剂量（报警）仪。

（5）用校验源进行仪器校验，确认其工作正常。

（6）在人员入口门外，当设有剂量核查键时，进行相应的核查；用钥匙链上的开门钥匙开门。

（7）密切观察剂量仪的读数，沿迷道进入辐照厅。当通过光电控制区时，若有报警发声，立即退出辐照室，检查辐照装置状态。

（8）顺序启动辐照室中的巡检按键。当按货物传出处的迷道按钮时，出口门关闭，同时传出迷道的光电设备启动；当按货物运入迷道处的按键时，入口门关闭，同时运入迷道的光电设备启动；当按辐照厅的按键时，准备辐照的声响和灯光警示启动。

（9）人员迷道出口外关门，同时迷道的光电设备启动。当设门控盒时，进行相关的关门操作。

（10）回到控制室，填写《进出辐照室登记表》。

（11）控制室中观察通风机、各门关闭、光电系统、水位等安全设施工作正常。

（12）输入辐照参数，控制台插入钥匙，转到辐照位置升源辐照。

二、放射性职业病危害因素

下面以 ^{60}Co 湿法贮源辐照装置为例介绍其放射性职业病危害因素。

（一）辐射源项

辐射源项主要包括 ^{60}Co 放照源、退役的 ^{60}Co 放射源、放射性污染物。

（1）初级辐射：由辐照装置中 ^{60}Co 放射源产生的原初 γ 射线直接透射到辐照室屏蔽墙（顶）外的辐射。

（2）散射辐射：γ 射线通过辐照物体或墙体的散射再经迷道多次散射到达出入口外的辐射。

（3）杂散辐射：γ 射线通过进排风口、穿墙管线、进出水管等处，经多次散射在孔口、出口处的辐射。

（4）漏射辐射：γ 射线通过屏蔽体产生的辐射。

（5）天空反散射：透射到辐照室顶外的射线与顶上方的空气作用，发生反散射，至周围地面区域的辐射，或至周围建筑楼层的辐射，后者又专称"侧散射"。

（二）正常运行时的辐射危害因素

正常运行时的辐射危害因素主要是放射源释放的 γ 射线通过散射辐射、泄漏辐射和天空反散射对人体造成的照射。

（三）维修和换源时的辐射危害因素

辐射危害因素包括维修时放射源转移到维修贮源位置，泄漏出贮源设施的杂散辐射；增装源和退役源时源运输容器外围的泄漏辐射，可能还带有某种程度的放射性污染。倒源过程中水井上表面处的透射辐射等；放射源退役时，源退役操作过程和退役源处置时的辐射危害。

三、辐照加工装置的辐射防护设施与措施

（一）辐射防护原则

辐照装置辐射防护的设计应遵循纵深防御、冗余性、独立性、多元性的原则。

1. 纵深防御原则

应对源运用与其潜在照射的大小和可能性相适应的多层防护与安全措施（即纵深防御），以确保当某一层次的防御措施失效时，可由下一层次的防御措施予以弥补或纠正，达到防止可能引起照射的事故；减轻可能发生的任何这类事故的后果；在任何这类事故之后，将源恢复到安全状态。

2. 冗余性原则

冗余性原则是指采用的物项应多于为完成某一安全功能所必需的最少数目的物项，以保证运行过程中即便出现某物项失效或不起作用的情况下可使其整体不丧失功能。如人员入口联锁有 3 个以上独立的安全联锁设施。

3. 独立性原则

独立性原则是指某一安全部件发生故障时，不会造成其他安全部件的功能出现故障或失去作用。可通过功能分离和实体隔离的方法使安全机构获得独立性。为提高系统的独立性，可采取下列措施：①保证冗余性（多道联锁）各部件之间的独立性；②保证纵深防御各部件之间的独立性；③保证多元性各部件之间的独立性；④保证安全重要物项和非安全重要物项之间的独立性。

4. 多元性原则

多元性能够提高装置的安全可靠性，可以降低共因故障。辐射防护的多元性原则包括系统多元性和剂量监测多元性，即可以采用不同的运行原理、物理变量、运行工况、元器

件等提高可靠性。

（二）辐射工作场所分区

为了加强辐射管理和控制职业照射，γ辐照装置的放射工作场所应进行分区管理，并合理设置辐射警示标识。辐射工作场所分区如下：

1. 控制区

控制区为以辐照室出入口为界辐照室内的区域，此区域应严格控制人员进入。辐照状态下，此区域内不得有任何人员滞留。除采取相应的屏蔽措施外，应设置明显的电离辐射警告标志和防止人员误入的控制措施等来保障此区域的安全。

2. 监督区

辐照室迷道出入口以外及与辐照室直接相连与辐照装置相关的房间均为监督区，主要包括控制室、源控装置间、货物装卸间、风机房、水处理设备室。在此区域内也应设电离辐射标识，尽量减少非放射工作人员的停留时间。

（三）辐射防护控制目标

1. 个人剂量控制

放射工作人员职业照射和公众照射的剂量限值控制目标如下：辐射工作人员个人年有效剂量值为 5 mSv；公众个人年有效剂量值为 0.1 mSv。

2. 放射性污染的控制

（1）贮源井水中 ^{60}Co 总活度浓度应控制在 10 Bq/L 以下。

（2）贮源井水水质应满足国家标准的要求，以免影响放射源的安全质量。

（3）贮源井水排放应满足每月排放到下水道的 ^{60}Co 总活度不应超过 1×10^{6} Bq；每次排放的总活度不应超过 1×10^{5} Bq，并且每次排放后用不少于 3 倍排放量的水进行冲洗；经监管部门批准后方可排放。

（4）当放射源有某种程度的意外泄漏或源表面带有一定的放射性物质污染时，辐照装置工作场所可能有放射性物质表面污染，应按表 8-13 进行控制。

表 8-13　γ辐照装置工作场所的放射性物质表面污染控制水平

表面类型		β 放射性活度（Bq/cm^2）
工作台、设备、墙壁、地面	控制区	40
	监督区	4
工作服、手套、工作鞋	控制区	4
	监督区	4
手、皮肤、内衣、工作袜		0.4

（5）工作场所内的设备与用品，经去污后，其污染水平低于 0.8 Bq/cm^2 时，经有资质的机构测量并经监管部门许可后，可作普通物件使用，但不得用于炊具。

3. 贮源水井水质要求

电导率 1~10 μS/cm；总氯离子（Cl$^-$）含量不大于 1×10^{-6} mg/L；pH 为 5.5~8.5。

4. 臭氧浓度和 NO₂ 浓度控制

当放射源降至井内贮存位置 5 min 后，辐照室内臭氧浓度不应超过 0.3 mg/m³，NO₂ 浓度（包括 NO、N₂O、NO₂ 等各种氮氧化物均换算为 NO₂ 的浓度）不应超过 5 mg/m³。

（四）屏蔽设施

辐照室屏蔽设计需保证辐射屏蔽的完整性和安全性。除辐照室墙壁屏蔽外，还应考虑：①辐射屏蔽薄弱的部位（如排风和穿墙孔道等）；②防止杂散辐射泄漏的局部屏蔽；③辐照室屋顶厚度设计应同时考虑贯穿至室顶外的辐射和天空散射；④迷道设计考虑迷道的散射辐射；⑤贮源水井（包括副井）的设计保证贮源水井辐射屏蔽的完整性和安全性，井内设备和井覆面选用耐腐蚀性好的不锈钢材料（保证好的密封性能和一定的承重能力），水池底部不应有贯穿件（如管道、管塞），通过水池壁的任何贯穿件都应低于正常水位 30 cm。

所有这些屏蔽设计应确保在最大设计装源活度时，人员受照的个人剂量满足"（三）辐射防护控制目标"中的要求。

（五）辐射装置安全联锁

辐照装置应设置下列安全联锁设施。

（1）多功能钥匙。源升降、辐照室人员通道门和货物通道门必须由一个唯一的多用途钥匙或多个串链在一起的钥匙进行控制，这一个或一串钥匙还应与一台有效的便携式辐射报警仪相连。控制台插入钥匙并置于照射位置时才能升源；照射中钥匙不能被拔下；钥匙转到贮源位置时降源，降源后钥匙才能被拔出。只有运行值班长才能持有该钥匙。

（2）设人员入口门联锁，只有门处于关闭位置才能由控制台升源；辐照中误开门自动降源。

（3）设置辐照室内固定剂量仪联锁。

（4）在贮源井底部设置接触式真实源（架）位置的探察部件，由其传出源到达、离开贮源井底的电信息，并与升源、人员入口门联锁。作为提升源的一个条件，只有在源（架）处于贮源井底位置时才能按程序提升辐照源（架）；作为人员入口门控的一个条件，当源（架）离开贮源井底位置时，人员入口门禁开。

（5）在辐照室内设置检查按钮，升源前操作人员必须进入辐照室内巡视检查有无人员误留，按顺序启动检查按钮（自第一个按钮动作起至最后一个按钮动作完成限于指定的时间间隔），否则不能升源辐照。

（6）人员迷道进出口端设置多道光电报警装置，在源处于辐照位置时人员通过第一道光电控制区发出警告信号，通过第二道光电控制区时自动降源，防止人员受到误照射。在货物进出迷道各设置二道光电报警装置，防止在辐照时人员从货物迷道误入辐照室。

（7）具有停电自动降源功能，避免因停电导致安全装置电器件不工作而引发误入辐照室人员受误照射事故。

（8）货物入口和出口防护门与传输的货物联动，在货物到达货物门处时自动开门，货物离开货物门时自动关闭。

（9）设贮源井水位监测报警与自动补水系统，避免因贮源井水位下降引起辐照室水井处出现高辐射剂量率。

（10）辐照室设置通风系统，并与控制系统联锁，通风系统故障时，不能升源。

（11）辐照室设置烟雾报警装置并与控制系统联锁，遇有火险时，源能自动降至贮源井底安全位。

（12）在辐照位置的源架周围设源架保护罩，并安装联锁，有物触及保护罩上的探测器时自动降源。

（13）在辐照室内设紧急降源设施（一般为拉线开关）和紧急开门按钮。

（14）在控制台上应安装紧急停止按钮，可在任何时刻终止辐照装置的运行并将放射源降至贮源井底安全位。

（15）设源架迫降系统，以便在升降源发生某种故障时，使源架得以降至水井（此项不得随意启用）。

（16）辐照室顶装源口的可移动式屏蔽塞必须与中心控制系统联锁，以便防止无防护塞情况下升源或源在工作位时移开屏蔽塞。

（六）其他辐射防护措施

1. 出入口控制设施

在满足以下条件下，只有用升降源钥匙才可以从外边打开通道口门。①源架在水井底的贮存位置；②剂量监测仪未报警；③通风系统启动并工作正常；④产品出口门剂量监测未报警；⑤无低水位报警信号；⑥水处理器剂量监测未报警；⑦源降至贮存位置的时间超过300s；⑧通道入口门钥匙开锁；⑨完成剂量监测仪的校验源检验等。

对于某些未单独设计了人员通道的动态辐射装置，应在入口和出口侧位设置检修门，该门用于防止因货物未能完整封堵入口和出口，辐照中人员由窄缝处误入辐照室，也用于货物在入口和出口处时人员进入辐照室检修，该门参与联锁，动态辐照时该门处于关闭状态，辐照中一旦此门打开，则自动降源，并只能按升源程序顺序操作才能重新启动辐照。这种辐照装置的货物进入迷道和输出迷道，像单独的人员迷道一样设有光电联锁和检修门内紧急开门按钮。

2. 声响与灯光警示

辐照室门口外醒目的位置和辐照室内设灯光与声响信号装置。

3. 警示标志

迷道和辐照室需设有明显的电离辐射警示标识和警告标识，应设置在迷道入口处的明显位置。操作大厅、控制室、通风间、设备间、倒源间和水处理间及辐照室相连的其他附属设施房间的出入处也应设置明显的电离辐射警示标识和警告标识。

（七）辐照装置意外事件与事故的预防与应急

1. 辐照装置意外事件与事故的表现

典型的辐照装置意外事件与事故包括：辐照中人员误入辐照室；人员滞留在辐照室时，工作人员误启动辐照；放射源从源板架跌出意外；源控设备被卡阻，源不能降至贮源位；辐照货物卡阻源板，源不能降至贮源位；贮源井水过低水位意外；放射源泄漏意外和贮源井水超量污染意外；因放射源台账和源的清点意外导致源丢失；源运输或倒源中源容器跌损；辐照装置场所或邻近环境失火意外。

2. 防止辐照装置意外事件与事故的预防设施和管理措施

应获取辐照装置单位的装置结构资料、辐射安全设施资料及辐射安全管理规章，针对以上各项辐照装置的意外事件与事故表现，逐一分析其预防设施与管理措施。除安全设施

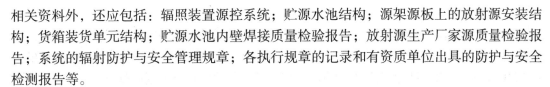

相关资料外，还应包括：辐照装置源控系统；贮源水池结构；源架源板上的放射源安装结构；货箱装货单元结构；贮源水池内壁焊接质量检验报告；放射源生产厂家源质量检验报告；系统的辐射防护与安全管理规章；各执行规章的记录和有资质单位出具的防护与安全检测报告等。

（八）放射源的质量管理与退役

1. 放射源的质量管理

市场上供应的 ^{60}Co 源棒为双层不锈钢包壳，出厂前已经过严密地泄漏检查，用源单位应获得源生产厂家的质量检验合格证件。放射源的保质期一般为 10 ~ 15 年，用源单位应在厂家的保质期内使用，到保质期时及时退役放射源。用源单位应请有资质技术服务机构对贮源井水的放射性进行定期和不定期监测。一旦发现井水水质超标，应停止辐照装置运行。发生放射性物质泄漏事故，在井水受到严重污染时，由于水的蒸发可能形成放射性气溶胶并在空气中达到一定浓度，此时需保持辐照室的通风。

2. 退役放射源的处置

新购放射源的用户应在购源时与供货厂商签订合同，在源达到保质期时或源出现质量问题时，源退回供货厂商或源生产单位。退役的 ^{60}Co 源由供货厂商负责处理；早期辐照装置遗留下来的放射源退役在有关部门的监督下送到贮存废源的单位，退役前应有退役方案评估。

四、辐射防护监测

γ 辐照装置的辐射监测包括个人剂量监测、工作场所监测、表面污染监测、液态流出物监测四部分。

1. 个人剂量监测

辐照装置工作人员应佩戴个人剂量计和个人剂量报警仪。个人剂量计中的元件应能测量正常工作情况下的剂量和意外事故情况下的剂量，即应有测量高辐射剂量的元件。个人剂量监测应委托有资质的单位进行，一般每 3 个月测读一次。所有辐照装置工作人员均应建立个人剂量档案。个人剂量报警仪的数量应满足进入辐照室工作人员的使用。

2. 工作场所监测

γ 辐照装置工作场所辐射剂量率监测内容包括：①控制区内设置固定式剂量监测探头，对控制区内的辐射剂量率水平进行监测，实时监控源的状态。②监测辐照室贮源井表面、辐照室墙、顶外距表面 30 cm 位置、穿出辐照室的设备管线外口等处的辐射剂量率水平，工作人员所有居留区的辐射水平。③天空反散射水平，由于天空反散射的影响，距屏蔽墙一定距离处辐射水平可能较高，而在靠近屏蔽墙外侧的辐射水平可能较低，因此天空反散射的剂量监测应从屏蔽墙外侧开始到足够远（如 30 m）的距离。

3. 表面污染监测

当使用中的辐照装置贮源水井呈现 ^{60}Co 放射性污染时或放射源泄漏时，应对可能会被污染的设备、墙壁、地面进行表面污染监测；在更换放射源操作时，应据源容器的放射性物质表面污染情况，对可能被污染的设备、地面、工作服、手套、工作鞋、工作人员手皮肤进行表面污染监测，发现污染及时去污。

4. 液态流出物监测

γ辐照装置的液态流出物主要是贮源井水，它们通常通过水处理系统循环使用，很少排放。需要排放时，应在排放前先对贮源井水中 ^{60}Co 活度浓度进行监测，监测结果在 10 Bq/L 以下，并得到监管部门的同意时，按照第一节的要求有计划的排放。

五、辐射防护屏蔽计算

（一）屏蔽墙厚度的确定

对于γ辐照装置而言，放射源一般是由许多根棒状源组成的板源，可以采用点核积分屏蔽计算程序 QAD-CGA 进行精确计算；考虑到辐照装置室墙外的距离相对源板的尺寸比值，也可以使用点源计算方法。在点源与关注点之间无介质的情况下，关注点的射线能通量密度的计算公式如下：

$$\varPhi = \frac{S_0}{4\pi R^2}$$

（式 8-14）

式中，$\varPhi$ 为γ射线能通量密度，单位为 MeV/（$cm^2 \cdot s$）；S_0 为点源能量强度，单位为 MeV/s；R 为点源与关注点之间的距离，单位为 cm。

由 ICRP 74 号出版物（1996）查得γ射线对应能量为 1.25 MeV 时的能通量密度与剂量率的转换因子为 1.765×10^{-2}（μSv/h）/［MeV/（$cm^2 \cdot s$）］。使用该因子乘以 $\varPhi$ 求得该关注点无屏蔽体时的剂量率 $\dot{D}$。

需要的混凝土屏蔽墙的有效减弱倍数计算公式如下：

$$k = \frac{\dot{D}}{\dot{D}_m}$$

（式 8-15）

式中，k 为屏蔽体的有效减弱倍数；$\dot{D}$ 为无屏蔽体情况下关注点的剂量率，单位为 μSv/h；$\dot{D}_m$ 为屏蔽体外关注点所在区域剂量约束值对应的剂量率，单位为 μSv/h。

对于贮源井，屏蔽水层厚度确定可采用同样的计算方法，各向同性 ^{60}Co 点源的γ射线有效减弱倍数 k 与混凝土、水屏蔽厚度的对应关系见 GB 10252-2009《γ辐照装置的辐射防护与安全规范》。

（二）辐照室迷道散射辐射剂量

GB 10252-2009 的计算公式如下：

$$\dot{D} = \frac{\dot{D}_0 \times \alpha_d \times \cos\theta_0 \times S}{r^2}$$

（式 8-16）

式中，$\dot{D}$ 为经一次散射后某测点位置处的反散射剂量率，单位为 μSv/h；S 为散射面积，单位为 m^2；r 为散射点到考查点的距离，单位为 m；$\dot{D}_0$ 为入射到面积元 A 处的剂量率，单位为 μSv/h；α_d 为注量微分反照率。

$$\alpha_d = \frac{c \times k(\theta_s) \times 10^{26} + c'}{1 + \dfrac{\cos\theta_0}{\cos\theta}}$$

（式 8-17）

式中，θ_0 为入射角；θ 为反射角；c、c' 为与入射射线能量和散射介质有关的系数。θ_s 为散射方向与入射方向的夹角。

$$K(\theta_s)\frac{r_0^2}{2}p\left[1+p^2-p\left(1-\cos^2\theta_s\right)\right]\qquad（式8-18）$$

$$p=\frac{E}{E_0}\qquad（式8-19）$$

$$E=\frac{E_0}{1+\dfrac{E_0}{0.511}\left(1-\cos\theta_s\right)}\qquad（式8-20）$$

式中，r_0 为经典电子半径，单位为 2.818×10^{-13} cm；E_0 为入射射线能量，单位为 MeV；E 为一次散射后射线能量，单位为 MeV；p 为一次散射后射线能量与入射线能量之比。

散射方向与入射方向的夹角 θ_s 由下式确定：

$$\cos\theta_s=\sin\theta_0\sin\theta\cos\varphi-\cos\theta_0\cos\theta\qquad（式8-21）$$

辐射反散射简化见图8-20。

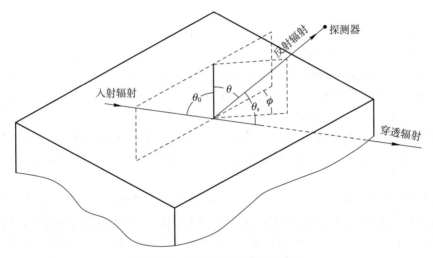

图8-20　辐射反散射简化示意图

（三）辐照室屋顶厚度

当辐照室顶上方为装源室时，按防护墙屏蔽计算方法和相应处人员的剂量控制值计算屋顶屏蔽厚度。当屋顶上方无建筑物且辐照室旁无楼房建筑物时，穿过屋顶的 γ 射线在大气反散射作用下，辐照室周围地面上会形成一个附加的辐射场。辐照室外 M 点的剂量率计算见下式，计算的几何条件见图8-21。

$$\dot{D}_M=\frac{8.775\times10^{-3}\times A\Omega^{1.3}}{kH^2X^2}\qquad（式8-22）$$

式中，$\dot{D}_M$ 为 M 点的剂量率，单位为 μSv/h；A 为放射源的放射性活度，单位为 MBq；Ω 为 ^{60}Co 源对辐照室屋顶所张的立体角，单位为 Sr；H 为 ^{60}Co 源到屋顶上方 2 m 处的距离，单位为 m；X 为 ^{60}Co 源到 M 点的距离，单位为 m。

在辐照室顶的屏蔽厚度达到对天空反散射辐射的防护要求，辐照室顶部辐射水平可能会较高，应有限制人员进入屋顶的设施，防止维修人员在辐照装置工作时在屋顶工作而受

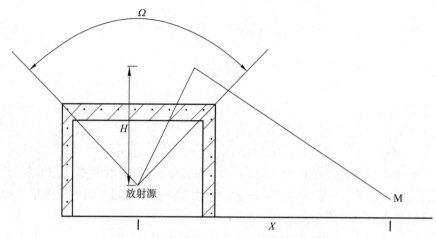

图 8-21 辐照室屋顶厚度计算的几何条件示意图

到照射。

（四）贮源水井深度的确定

贮源水井水层深度既要保证最大贮源量时井上工作人员的安全，又要保证水下移动源各种操作时仍有足够厚的屏蔽层。源在贮存位置时贮源水井屏蔽厚度计算，与主屏蔽厚度计算相同，仅仅把屏蔽介质换成水。

贮源水井的防护水层厚度设计，考虑两种情况：所有源均在贮存状态和在装源或倒源状态（源可处在的最高高度及在该高度处源的活度），取两者中的较大值，计算见图 8-22。

在水井中，源架上的源可视为线源，可按点源积分计算线源的屏蔽。作为简化，可将每层源视为位于源顶端的点源，分层按点源计算后相加。在每层源板的高度近似为 0.5 m 时，在各层源均等活度下，下层源的剂量小于上层的 1/10，此时可按最上层源板、以源顶端为源点计算。

副井设计包括确定井盖屏蔽和侧面屏蔽，井盖通常采用铅屏蔽，而侧面除混凝土墙外，还镶有上下不同厚度的铸铁内衬，副井见图 8-23。

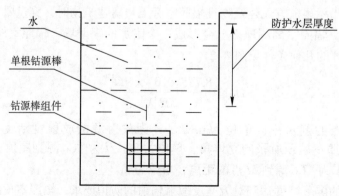

图 8-22 贮源水井计算示意图

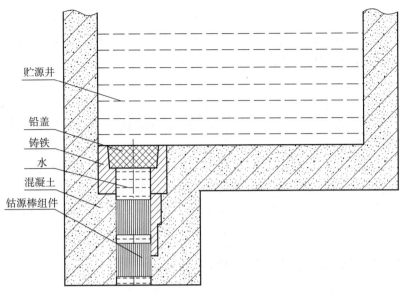

贮源井

铅盖
铸铁
水
混凝土
钴源棒组件

图 8-23　副井示意图

第四节　核技术工业应用中常见事故的原因

一、工业探伤应用过程中的事故原因

（一）监管不严格

事故的主要原因是监管控制不力、监管机构效率低下或缺乏辐射防护基础设施。如果要建立拥有、使用和处置放射性物质，以及拥有和使用 X 射线发生器的标准、制度，则必须通过授权相关部门进行有效的监管控制，旨在确保人员接受培训、使用处于良好工作状态的设备，并确保采用了辐射防护和安全的相关体系文件。如果监管控制不充分，报告程序和数据的收集通常也是不充分的。

（二）不遵守操作程序

不遵守操作程序及监管机构的要求，是大多数事故的主要原因或促成因素。这个问题出现在整个工人的层面上：资深和训练有素的人，可能自满大意；经验不足和未经训练的人根本不了解。

（三）培训不足

培训不足包括无效的初次和再教育培训计划，以及不合格的人员，例如没有监督的助理放射工作人员。

（四）不合理的维护

许多事件是由于射线照射、辅助和安全设备的检查和维护不充分造成的。不符合制造商建议的维护级别可能会导致必要组件的磨损、破损和损坏。在使用设备之前检查设备不安全的情况，例如松动的配件和破碎的导管。这些应在进行射线照射之前进行纠正。

（五）人为错误

即使设备运行正常并且建立了有效的操作程序，射线照射设备的安全操作在很大程度上依赖于放射线技师的判断和响应。在恶劣条件和压力条件下，人为错误的概率增加，例如夜间工作，低光和高噪声环境，生产压力和体力消耗引起的疲劳。随着药物使用、滥用或误用，人为错误的可能性会更高。

（六）制造和设计缺陷

虽然制造和设计缺陷并不常见，但它们偶尔会发生。设计变更源于现场经验及制造商、用户和监管机构的持续开发。另外，由于使用条件的改变，可能发生故障。

（七）故意违规

培训、设备设计和有效操作程序的实施不能防止个人故意违反安全程序。在有压力的情况下工作时，这些故意行为的可能性会增加，例如滥用药物、疲劳、经济因素、产生压力或体力消耗等。在那些没有强大安全文化的运营组织中，更有可能发生故意违规的行为。

二、工业辐照加工应用过程中的事故原因

（一）安全系统故障

由于辐照装置安全系统不足或故障，当放射源处于照射位置时，人员意外进入辐照室，受到事故剂量的照射。或当人员留在辐照室内时，其他人员提升放射源，使留在辐照室内的人员受到事故剂量的照射。

（二）放射源提升装置故障

放射源（架）在提升过程中被意外卡阻，不能提升到预定的辐照位置，放射源（架）在降源过程中被意外卡阻，不能降至贮源水池底部，辐照室内处于高剂量场状态，辐照物受超剂量照射生热致引燃发生火灾事故。

辐照货物传递过程中受到阻滞，若阻滞导致降源联锁同时失效，将使放射源处于极度不安全的状态或位置。

由于辐照装置设计缺失或故障，导致在辐照过程中意外停电时，电控安全系统被解除，源架不能自动降至贮源水池底部，呈现极度不安全状况。

（三）放射源破损

^{60}Co 密封源泄漏或不满足密封源安全质量要求，导致贮源水池中 ^{60}Co 活度浓度超过标准要求，放射性物质转移至水处理装置的离子交换柱，水池中的设备和工具上有放射性物质污染，并导致其他的放射性物质表面污染。

（四）屏蔽失效

贮源水池漏水，放射源在贮源状态失去水的正常屏蔽，水池外呈现高辐射剂量场。

贮源水池盖保护不足，在维修、安装源和转移源的操作中，人员可能意外跌落贮源水池中。

（五）放射源失控

源架上的放射源意外逸出源架，失落到贮源水池周围或辐照物品箱上，甚至随货物传送系统被带出辐照室。

在放射源运输中，源运输容器意外颠翻；在安装、退役或转移放射源时，吊装源容器过程中源容器跌落，砸向地面或贮源水池底。

辐照装置上或源容器中放射源的数量差错，在退役辐照装置、转移放射源或操作带有

放射源而被误认为空的源容器时，使放射源失控。在无剂量仪探查出这种事故的情况下，导致接近失控源的人员受到事故剂量的照射。

（侯长松　朱卫国）

思　考　题

1. 探伤室探伤的辐射防护要求有哪些？
2. 如何开展探伤室辐射防护检测？
3. 在正常情况下，核仪表应采取哪些辐射防护措施？
4. γ辐照装置的安全联锁措施有哪些？

数字课程学习

⬇教学课件　　　📚拓展阅读　　　💻课后习题

第九章
特殊作业环境的辐射防护

随着科学技术的发展和人们健康意识的增强，作业环境中电离辐射对人体的影响受到越来越广泛的关注。除了核工业和医疗照射等常规涉核作业环境外，涉核作业环境还存在一些较为特殊的作业环境。与放射源明确、防护措施完善的一般涉核作业环境相比，这些特殊作业环境中的放射源，无论种类、状态还是其作用于人体的时空因素都更为复杂。因此，有效的辐射防护对暴露于其中的人员显得越发重要。在当前人类科技水平条件下，时刻受到空间辐射照射的载人航天器、核动力潜艇（或航空母舰舱室）及核武器爆炸杀伤区是最具代表性的三种特殊涉核作业环境。以下将对这三种特殊作业环境中的辐射来源和特性、生物效应或损伤因素，以及主要防护措施进行着重介绍。还将就核武器爆炸所致放射性复合伤的伤类伤情、临床特点、诊断和救治措施进行简要介绍。

第一节　空间辐射及其防护

空间辐射（space radiation）是人类载人航天长期飞行及未来深空远距离航行面临的最重要的环境因素之一，其受到各国载人航天事业相关部门的高度关注。各国均将空间辐射列为航空航天发展规划的主要研究方向，其危害居航天事业 15 个主要风险因素中的第 4 位。目前，空间辐射研究方向主要聚焦在辐射剂量测量、辐射生物学效应、辐射风险评估技术及辐射防护技术等 4 个方向。以下就空间辐射来源及特征、空间辐射生物效应、空间辐射防护等内容做简要介绍。

一、空间辐射来源及特征

空间辐射目前主要来源于太阳的辐射和星际空间的辐射，包括粒子辐射和太阳电磁辐射，这些辐射环境受太阳活动影响最大。粒子辐射的粒子由电子、质子和少量的重离子等组成，主要包括星体捕获辐射带、太阳宇宙射线和银河宇宙射线。

星体俘获辐射带主要包括地球内辐射带（Van Allen radiation belt）、木星辐射带、土星辐射带等。其中地球内辐射带是指地球周围空间由地球磁场俘获的大量高能量带电粒子形成的粒子辐射聚集区。根据俘获粒子的空间分布可分为内辐射带和外辐射带，内辐射带离地面较近，中心位置到地心距离约为 1.5 个地球半径，范围限于磁纬度 ±40° 之间，东半球、西半球不对称。西半球起始高度比东半球低，最高处可在 9 000 km 处开始。两半球都向赤道方面突出。带内含有能量为 50 MeV 的质子和能量大于 30 MeV 的电子，外辐射带的中心距离地心 3 ~ 4 个地球半径，起始高度为 13 000 ~ 19 000 km，厚约 6 000 km，范围可延伸到磁纬度 50° ~ 60°。外带比较稀薄，主要由高能电子和少量低能质子组成，但外带含有能量变化较大，差别可达到 100 倍。在分布上，向阳面和背阳面的内外辐射带的粒子环境在空间上并不是完全对称的。南大西洋异常区（South Atlantic anomaly，SAA）是位于南美洲东侧南大西洋的地磁异常区域，内辐射带在该区的高度明显降低，其最低高度可降到 200 km 左右，是低地球轨道载人航天的一个重要电离辐射环境，对出舱活动的航天员将构成较大危害。

太阳宇宙射线（solar cosmic ray，SCR）是指太阳耀斑爆发期间发射的大量质子、电子、重核粒子流，其中绝大部分由质子组成，因此被称为太阳质子事件（solar proton event）。近年来的观测已证实，有的耀斑也辐射中子。太阳宇宙线并不是孤立的，它是受到星系的引力作用，激发出的内在的粒子运动，从而产生光、磁等看得见与看不见的射线。太阳宇宙射线可被日冕磁环或行星磁场加速，太阳宇宙射线粒子通常在一天内就可以到达地月空间。在爆发一次大的太阳耀斑之后，0.5 ~ 1 MeV 的电子能够在几十分钟到几十小时内到达 1 天文单位（astronomical unit，AU）的地方，能量 20 ~ 80 MeV 的太阳质子在 10 h 内就可能到达，一些高能太阳宇宙射线粒子甚至能够在不到 20 min 就可以从太阳西半球耀斑发生区到达。太阳活动 11 年为 1 个周期，其中 7 年为太阳活动高年，4 年为太阳活动低年。一般大的太阳耀斑发生在太阳活动高年，每个太阳活动周中，有 1 ~ 3 个特大的太阳耀斑发生，平均每年发生 10 个左右大太阳耀斑。当太阳活动处在极小年附近时，太阳几乎不发射太阳宇宙射线粒子。基于 SCR 可屏蔽和随机性特点，载人航天飞行任务中需重点研发高效、轻量化、低次级辐射的屏蔽技术，同时应加强空间天气预报，制定风险应急措施。

银河宇宙射线（galactic cosmic ray，GCR）指来自太阳系外银河系的高能粒子，由能量很高，而通量很低的带电粒子组成，其中质子约占 85%，α 粒子约占 14%，重离子约 1%，它们在整个行星际空间只具有小的各向异性，对于能量大于 5 GeV 的质子，各向异性为 0.4%，对于 10 MeV 的质子则小于 0.1%。它们在行星际空间中传播时，受到行星际磁场的影响，它们的时间特性明显受到太阳活动的控制。特别是银河宇宙射线中的低能粒子，受太阳活动的影响最大。GCR 是载人航天飞行任务及生物科学的重要挑战，一方面其能量高，贯穿能力极强，一般质量厚度难以屏蔽。另一方面，由于存在较大的生物效应不确定性，限制了其风险评估和防护措施的有效性。

总体上，空间辐射环境具有 4 个典型特征：①粒子类型多，粒子类型几乎包含了元素周期表中所有元素，且粒子带有和原子序数相同的电荷，粒子主要成分是质子、电子和氦核，重离子所占比重较小；②辐射连续能量宽，能量范围非常宽，从千电子伏特（keV）至 10^{20} 电子伏特，且为连续能谱；③全方位作用，4π 立体角全方位同时入射作用到靶物质；④辐射不稳定性，受太阳活动和磁场的调制而不稳定，其强度随时间和空间而变化，尤其是 SCR 的发生具有随机性。

二、空间辐射生物效应

载人航天事业的发展要求航天员在空间滞留时间增加，各种长期载人航天任务的安全性问题愈加凸显。在各类影响因素中，空间辐射引起的生物学效应，受到各国空间生物学研究领域的广泛关注。空间辐射存在着高能量的质子和重离子，产生的自由基可造成生物大分子结构损伤，从而影响着航天员的健康安全。

（一）质子辐射生物效应

质子是带有一个正电荷的亚原子粒子，空间辐射中，质子射线占有最大比例。在发生较大的太阳粒子事件时，质子辐射可直接威胁到航天员的生命。在太阳活动稳定期，大约每平方厘米有 3 个质子，近地球时速度约为 600 km/s，在太阳活动频繁期，质子速度会增加 10～100 倍。质子辐射与低传能线密度（linear energy transfer，LET）辐射（电子、X 射线、γ 射线等）相比，质子与介质作用产生的能量沉积更密集、径迹更复杂、局部剂量更大，能引起更高的相对生物效应（relative biological effectiveness，RBE）。

1. 质子辐射的生物物理特性

LET 与质子束自身的能量相关，对于能量在 0.01～0.1 MeV 的质子束，LET 随着质子束能量的增加而增加；而对于能量在 0.1～1 000 MeV 的质子束，LET 随着质子束能量的增加而减少（图 9-1）。当质子与组织相互作用时，同其他带电粒子一样，在接近射程末端沉积的能量最为密集，会出现一个高剂量峰值，即"Bragg 峰"。质子穿过组织时，它的径迹与生物学效应密切相关，质子辐射与低 LET 辐射有着相似的径迹，但质子可引起非弹性原子核碰撞并引起显著的生物学效应，这与光子辐射不同。在组织水平，质子的径迹也与光子辐射有所差异。除了 LET 和径迹，RBE 也是质子辐射的一个常用参数，指的是与产生相同生物学效应的其他辐射

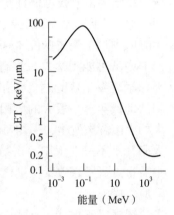

图 9-1 LET 与质子束能量

（如 γ 射线和硬 X 射线）的剂量比值，对于治疗用途的质子束（65～260 MeV），在扩展的 Bragg 峰中心 RBE 值为 1.1～1.2。

2. 亚细胞水平的质子辐射效应

质子辐射同其他类型电离辐射一样，可引起 DNA 损伤。质子辐射引起的 DNA 损伤部位数量更多且更易造成 DNA 双链断裂。据报道，质子辐射对正常细胞或肿瘤细胞 DNA 甲基化的影响与 X 射线不同，当 X 射线引起 DNA 整体低甲基化时，质子辐射却导致 DNA 超甲基化。

研究发现，质子辐射可产生大量的自由基。质子辐射产生自由基的速度要快于相同剂量的 X 射线，比光子辐射产生自由基的效率约高 50%。细胞膜是质子辐射的一个重要靶标，Lutola 等研究发现，20 MeV 的质子束导致了细胞内自由基的大量产生，引起细胞膜脂质过氧化，最终可引起细胞凋亡。全基因组表达分析结果表明，与 RBE 等量的 γ 射线（1.1 Gy 和 7 Gy）相比，质子辐射（1 Gy 和 6.4 Gy）对基因表达调控有显著的不同，其中基因表达改变最显著的是控制细胞凋亡、细胞周期和 DNA 损伤响应的基因。低 LET 的质子辐射（0.5～2 Gy）能够以剂量依赖的方式下调某些血管生成和炎症相关基因的表达，如

VEGF、IL-6、IL-8 和 HIF-1α，但相同条件下的光子辐射却上调这些基因的表达。

3. 细胞水平的质子辐射效应

与相同剂量的光子辐射相比，质子辐射对细胞的生存率影响不同。据报道，P53 突变的 Molt-4 白血病肿瘤细胞对光子辐射很敏感，但对质子辐射表现出一定的抵抗性；而 P53 正常表达的人肝癌 HepG2 细胞和鼠肺癌 LLC 细胞对质子辐射远比光子辐射敏感。

质子辐射可诱导细胞凋亡。体外研究发现，在相同辐照剂量下，质子辐射引起肿瘤细胞凋亡的数量大于 X 射线 2 倍以上，且在质子辐照后早期就可引起显著的肿瘤细胞凋亡。通过对人前列腺癌细胞研究发现，20 Gy 光子辐射可导致前列腺癌细胞凋亡率增加 4%，而 20 Gy 质子辐射可使前列腺癌细胞凋亡率增加 17.5%。在对白血病细胞 Molt-4、大鼠甲状腺细胞 FRTL-5 和人黑色素瘤细胞 HTB140 研究中也有类似发现。在体实验提示，小鼠分别经 γ 射线和低剂量质子全身辐照后，质子辐照对骨髓和白质细胞的凋亡诱导效应更为显著。也有研究表明，相同剂量的质子和 X 射线对人正常 $CD4^+$ 和 $CD8^+$ T 细胞的诱导凋亡率没有差别。通过对人肿瘤细胞系 PC-3、MCF-7 和 CA301D 细胞研究发现，质子辐射上调促凋亡因子 Bax 和 P21 的表达量是同剂量光子辐射的 2 倍以上。

通过对黑线仓鼠肺成纤维细胞、人成纤维细胞和人恶性胶质瘤细胞的研究发现，与同剂量 γ 射线相比，高 LET 的质子辐射会引起更长的 G_2 期阻滞。但也有研究者通过对人黑色素瘤细胞的研究发现，质子和 γ 射线辐照后 6 h 对细胞周期分布的影响没有明显差异，辐照后 48 h γ 射线组 G_2 期细胞比例反而高于质子辐照组。

4. 组织水平的质子辐射效应

质子辐射可调节血管生成和炎症反应。通过对人肿瘤细胞、鼠肿瘤细胞、人上皮细胞和人成纤维细胞的研究发现，低 LET 质子辐射下调了促血管生成因子 VEGF、IL-6、IL-8 和 HIF-α 的表达。C57BL/6 小鼠受到全身质子辐射后（1 GeV，0.5～5 Gy），肺组织的 VEGF 和 MMP-9 蛋白水平明显下降。3D 培养人脐带静脉上皮细胞（HUVEC）经 1 GeV 质子低至 0.4 Gy 剂量的辐射后，抑制了血管的发育。临床研究也发现，质子辐射可抑制患者虹膜组织的新生血管形成或减少新生血管数量。临床队列研究发现，质子辐射可减轻肺癌患者的炎症反应，这可能与下调 IL-6 和 IL-8 等炎症因子有关。

我国学者研究发现，4 Gy 和 8 Gy 质子辐照后小鼠存活率为 100%，16 Gy 质子辐照后的小鼠部分存活，32 Gy 质子辐照后的小鼠在 14 d 内全部死亡。当辐射小鼠的质子剂量 ≥4 Gy 时，小鼠出现表皮损害，表现为表皮坏死、脱落，皮下水肿，剂量越大，损害越严重；脾体积明显减少，淋巴细胞减少，骨髓出血、水肿、坏死，造血细胞减少；肺组织出血、水肿，细胞数量减少；骨皮质明显变薄，骨小梁变细。从 4 Gy 质子辐射开始，小鼠心、肝、肺出现损害，表现为小灶性坏死或伴出血。从 8 Gy 照射开始，肺组织出现充血及肺泡间隔明显增厚，肾小球出现明显固缩、坏死及消失。

（二）重离子辐射生物效应

重离子指的是原子序数大于或等于 2 的全部或部分剥离外周电子后带正电荷的原子核。重离子的物理特点是种类丰富，能量沉积大，射程长。宇宙射线的高能重离子是被剥去了外层电子的重元素核，受银河系天体引力场加速后，具备极高的能量，属于致密电子辐射，LET 高，剂量贡献占 10% 以上。可产生复杂的团簇损伤且难以修复，具有较强的相对生物效应，是空间辐射生物研究关注的重点。重离子辐射不仅能直接造成靶器官的损伤，而且还能引发旁效应，对非靶器官造成影响。

1. 重离子辐射对神经系统的影响

对航天员追踪调查结果显示，长时间空间飞行会导致记忆力衰退、持续精神紧张、疲劳和情绪改变。实验表明，遭受重离子辐射的老鼠丧失了正常的思维能力。

中枢神经系统受到大剂量重离子辐射后，早期脑组织损伤可表现为水肿、炎症和染色质溶解，还可出现细胞凋亡、空泡变性等，神经纤维发生肿胀和脱髓鞘，严重的嗜睡，注意力分散和短期记忆功能缺失等。而晚期症状包括脑部微血管循环障碍，白质坏死斑的出现和认知功能障碍等。在重离子辐射引起脑损伤的发病过程中，晚期反应常见于辐射后 6 个月以后，这种晚期反应大部分是不可逆的，甚至会逐渐恶化。

新生乳鼠在重离子辐射 24 h 后，皮质神经元的骨架发生重排，凋亡发生，神经元细胞膜粗糙度增加，并且刚度增加；同时，神经胶质细胞发生退行性改变，包括胞质淡染、核浓缩等；星形胶质细胞出现肿胀、肥大、胞核淡染、核仁肥大等；少突胶质细胞则出现肿胀或缩小等变化；此外，脑血管可见充血、水肿、内皮细胞脱落、胞核肿胀，这些都与神经炎症反映密切相关，严重者由于血脑屏障障碍和血管通透性增加等而出现脑出血症状。

小鼠脑局部重离子辐射后，脑组织中的超氧化物歧化酶和过氧化氢酶水平下降，丙二醛和羟基化蛋白水平显著上升，表明重离子辐射损伤将引起氧化应激水平升高，并引发级联反应，包括诱导炎症介质的产生。重离子中枢神经系统辐射引起的 ROS 可激活 NF-κB 与 IκB 解离，暴露核定位信号，从而由细胞质进入细胞核，调控多种炎症因子表达，包括 IL-2、IL-6、TNF-α、MCP-1 和 ICM-1 等，引发炎症反应。

在长期效应研究中，大鼠经 1 Gy 碳离子辐射，引起中枢神经系统不同脑区单胺水平的改变，前额叶皮质最为明显，伏隔核其次，海马最为微弱，提示大鼠中枢神经系统不同脑区对重离子辐射的敏感性不同。针对猴子的脑局部重离子辐射研究发现，高剂量辐射未能引起急性的脑部变化，但是在辐射后 18～36 周出现亚急性症状，如颅内压增高、星形细胞的髓鞘退化、神经元膜结构和突触可塑性改变，导致认知功能下降；同时，内皮细胞减少，微血管发生阻塞，呈现出血性渗透，血脑屏障功能被破坏。

2. 重离子辐射对免疫系统的影响

空间重离子辐射能够对免疫系统造成损伤，该损伤包括外周血中淋巴细胞的减少，以及外周免疫器官胸腺、脾的萎缩及免疫抑制等，造成抗感染能力下降。

无论是全身辐射，还是脑局部重离子辐射，均能引起免疫器官功能障碍，降低机体免疫功能。机体的造血和血液细胞更新活跃，对辐射损伤具有高度敏感性，按敏感程度来看，淋巴细胞最为敏感，其次是幼红细胞、单核细胞和幼粒细胞等。全身重离子辐射导致红细胞的细胞力学发生改变，红细胞骨架发生重构；作为对辐射最敏感的淋巴细胞，受到重离子辐射以后发生凋亡，淋巴细胞数目迅速下降，一般在受辐射损伤以后 3 d 即可降至最低值。

骨髓作为重要的中枢免疫器官，对辐射高度敏感。骨髓辐射损伤，特别是骨髓祖细胞和骨髓干细胞损伤，会引起贫血、出血和感染。

胸腺也是重离子辐射的敏感器官。小鼠经重离子全身辐射之后，胸腺过氧化水平增加，导致胸腺淋巴瘤的发病率明显升高。对青鳉鱼胸腺的重离子辐射损伤研究表明，胸腺的体积随着辐射剂量的增加而显著性减少。小鼠经碳离子辐射后第 1 天，胸腺中未分化的细胞，包括祖细胞和大量的淋巴细胞对辐射最为敏感，有丝分裂阻滞同期发生；而在辐射后第 22 天，胸腺中干细胞显著性聚集，有丝分裂增加。

免疫细胞及其分泌功能，可直接因重离子辐射而发生改变。4 Gy 碳离子全身辐射小鼠，在辐射后 0.5、2、4 和 12 h 各个时间点，提取外周血中淋巴细胞 DNA 进行完整性检测，发现 DNA 出现双链断裂最严重的时间是辐射后 2 h，同时，淋巴细胞出现 G_2/M 周期阻滞，并有凋亡发生；将食管癌患者外周血中的淋巴细胞分离出来，进行低剂量（0.5 Gy）碳离子辐射，24 h 后检测发现，IL-2 和 IFN-γ 在转录水平上明显升高。

3. 重离子辐射的致癌作用

高 LET、高能量的重离子具有较强的致癌能力。动物研究发现，高 LET 重离子导致肺癌的效率高于低 LET 电离辐射。美国航空航天局（NASA）根据已有的研究数据认为，肺癌是航天员在太空飞行完成后面临的最大健康威胁。关于空间辐射如何导致肺癌的研究取得了不少进展。美国 Brookhaven National Laboratory 模拟空间辐射，在 Wistar 大鼠身上探究高 LET 的铁离子、低 LET 的 γ 射线导致的微核及染色体损伤等生物学效应，测定了离体气管、深部肺组织的染色体异常及微核率，发现随着辐射剂量的增加，染色体损伤及微核率也增加，铁离子辐射导致的染色体异常是 γ 射线的 3.2 倍，铁离子导致的遗传损伤是 γ 射线的 0.9～3.3 倍。这些损伤的差异表明受铁离子照射导致肿瘤的风险更大。而最近的在体动物实验研究显示，包括铁离子在内的重离子诱导肺癌的效率远高于 X 射线，提示不同辐射品质的射线导致癌变的能力不同。小鼠实验研究发现，低剂量的铁离子辐射能在肺部产生长期的表观遗传学改变，从而导致肺的纤维化甚至促进癌变。

三、空间辐射防护

防止确定性效应的发生，限制随机性效应的发生率，同时不过分限制能为人类进步带来巨大利益的伴有辐射照射的实践活动，是辐射防护的根本目的。ICRP 建议书推荐正当性、最优化和个人剂量限值的辐射防护的基本原则，已被普遍各国采纳。依据可合理达到的最低量（as low as reasonable achievable，ALARA）原则，载人航天活动中同样需要遵循相应的防护措施，以降低航天人员的辐照水平。航空航天辐射防护应包括辐射剂量限值制定、航空航天任务规划及航天员返航后长时程随访的活动等，具体内容如表 9-1 所示。

表 9-1 载人航天任务人员辐射防护工作要点

任务准备阶段	空间航行阶段	返航随访
环境辐射特征分析	辐射剂量实时监测、预警	辐射远后效应的观察
航天人员筛选	任务计划与监测，航行时间、持续时间等	康复及健康保持
航天器设计研制	应对措施，药物，食品营养	定期随访筛查
辐射剂量限值标准制定	应急事件时的防护措施	对症治疗

1. 空间辐射剂量限值

自 1970 年由美国空间科学部空间医学委员会推荐的"空间带电粒子辐射保护指南"提出以来，对辐射量限值的研究探索工作，始终没有停止。随着各国航天事业的发展，越来越多的国家制定了针对本国载人航天活动的辐射剂量限值标准。目前，国际空间站参与国及机构都对航天探索任务可能带来的高辐射风险极为重视，多年来不断探寻更合理有效的辐射剂量限值标准界定方法，确保在知识和能力范围内为航天员提供最佳防护措施和方案。

目前，多数航天员在空间飞行的时间一般不超过两周。虽然接受的辐射水平超过了致癌风险，但比美国国家辐射防护与测量委员会（NCRP）所推荐的航天员一生容许接受辐射水平限制的风险要小，即不到航天员一生容许可超出接受辐射剂量水平的3%。空间带电粒子辐射对航天员的影响主要表现为：①使眼玻璃体不透明，或者生成白内障；②暂时性无生育能力；③骨髓再生能力下降。表9-2是美国公众、放射性职业人员和航天员年接受剂量的限制水平。

表 9-2　美国公众、放射性职业人员和航天员年接受辐射剂量的限制水平

类别	等级	接受剂量（mSv）
公众	接受的年平均有效剂量	2.4
	体检接受的年平均有效剂量	1.5
放射性职业人员	限制年接受有效剂量	50
	限制 5 年内接受最大的有效剂量	100
航天员	空间活动 30 d 内限制 BFO 接受的等效剂量	250
	空间活动 1 年限制 BFO 接受的等效剂量	500

注：BFO，造血器官。

针对不同任务期的辐射风险，各国分别制订了相应的辐射剂量限值和职业剂量限值（表9-3、表9-4），同时对性别、年龄等的辐射限值进行了细化分区。我国航天员科研训练中心也根据皮肤、眼、骨髓等辐射敏感和易损器官，提出了非癌症效应各器官（或组织）的剂量限值。

表 9-3　NASA 短期或职业非癌症效应剂量限值　　　　　　　　　　　单位：mGy-Eq

器官	30 d 限值	1 年限值	职业限值
眼①	1 000	2 000v	4 000
皮肤	1 500	3 000	6 000
造血器官	250	500	不可用
心脏②	250	500	1 000
CNS③	500	1 000	1 500
CNS（Z ≥ 10）		100 mGy	250 mGy

注：①晶状体限值，用以防止早期严重的白内障（< 5 年），如太阳高能粒子所致的白内障。另一种风险是由于低剂量的宇宙射线导致的萎缩性亚临床性白内障，在较长的潜伏期（> 5 年）之后，可能会发展成严重的类型，而现有的缓解措施对其无效。NASA 认为这种概率是一个可接受的风险。②心脏剂量限值，通过将心肌和邻近的动脉的剂量进行平均计算得出。③ CNS 限值，按照海马部位进行计算。

表 9-4　各国载人航天各组织器官辐射剂量限值对比表

	限值	NASA (Gy-Eq)	RSA (Sv)	ESA (Sv)	CSA (Sv)	JAXA (Sv)
眼	30 d 限值	1	0.5	0.5		0.5
	1 年限值	2	1	1		2
	职业限值	4	2	2	4	5
皮肤	30 d 限值	1.5	1.5	1.5		2
	1 年限值	3	3	4		7
	职业限值	6	6		6	20
造血器官	30 d 限值	0.25	0.25	0.25		
	1 年限值	0.5	0.5	0.5		0.5
生命周期限值			1	0.6	1	
对比及说明		①防止辐射导致的 95% 置信区间致死性癌症额外风险超过 3% ②1~3 d 飞行限值为 0.15 Sv；1 Sv 相当于全因致死性风险的 10%；眼、皮肤限值是在上述基础上换算确定的 ③基于 ICRP 60 组织器官确定效应的阈值，生命周期值由 1 Sv 调整为 0.6 Sv 采用美限值标准 ④终生致死性癌症风险接近 3%，限值制定方法同美接近；确定效应限值采用 ICRP 26 号限值					

迄今为止，各航天机构均未对近地轨道外（beyond low earth orbit，BLEO）飞行任务制订任何剂量限值。有研究提出，除非能充分理解辐射高能粒子对人健康风险评估的较大不确定性，否则很难阐释清楚限值的意义。在制订 BLEO 任务辐射限值时，除当前 BLEO 飞行任务考虑的癌症风险外，记忆丧失和认知问题等风险的影响，也必须纳入长时间 BLEO 任务总的辐射风险中，同时还应考虑飞行动力、微重力、工作环境等空间环境因素对辐射效应的影响。

2. 载人航天任务准备

航空任务的准备通常包括宇航员的选拔（年龄、性别、身高、辐射易感性、辐照史等），宇航员模拟飞行训练（辐射防护相关理论知识和任务中辐射应急技术等），飞行任务策划［飞行路径、时间、任务及舱外活动（EVA）计划，特别是 EVA 期间应避开南大西洋异常区］，空间辐射环境监测、记录及预测，飞行任务中辐射应急事件处置预案策划等。

3. 物理屏蔽防护

作为航天器设计的重要组成部分，物理屏蔽防护是满足 ALARA 原则的最有效方法，同时在实现上最灵活。研究发现，对于空间辐射原子序数低（富氢）的屏蔽材料辐射防护最有效，据此提出了水墙、可穿戴式背心、增强睡眠区配置等一系列设想。NASA 的一个工作组发现，对于原子序数 < 12 的聚合体，其屏蔽效果没有区别；原子序数 > 12 时，聚乙烯是所检测物质中最有效的厚屏蔽材料（> 18 g/cm²）。聚四氟乙烯是最有效的薄屏蔽物，对于月球及火星表面的次级中子也有很好的屏蔽作用。NASA 在"深空门"及火星任务研究中，提出了垃圾处置方案，建议将垃圾排列搭建屏蔽区，可以有效降低太阳质子事件中航天员辐射剂量。

4. 医学防护

医学防护措施是飞行任务中可考虑的重要手段之一。目前研究较为成熟的医学防护是药物防护，药物包括类维生素 A、维生素 A、维生素 C、维生素 E 等，谷胱甘肽、超氧化物歧化酶、褪黑素、植物提取物成分及金属（硒、锌及铜盐）等。对于 HZE 核等强电离辐射，抗氧化剂只能提供很少甚至不能提供保护作用，因为高 LET 辐射时对 DNA 的直接损伤作用远远超过自由基引起的非直接效应。但是抗氧化剂可以减轻与炎症和免疫有关的氧化损伤。也有研究发现，食品抗氧化剂（特别是草莓）可以保护中枢神经系统，消除高剂量 HZE 粒子的有害作用。

理想的医学防护药物具有以下特性：①发挥其保护作用时的状态可被公众所接受，如火星任务中需持续服用最长达 3 年，没有副作用或副作用概率低；②作用机制清楚，并反映了对癌症、中枢神经系统损伤等生物学效应的最新认识；③有效对抗高、低 LET 电离辐射，降低突变体和不稳定细胞，微重力状态下有效；④预防多种风险，如实体瘤、白血病、中枢神经系统效应、白内障、心血管病等，且有效性与年龄、性别相关；⑤与其他防护措施不抵触；⑥风险预测时其有效性预测的不确定性可控。

综上所述，辐射对人员的危害还有许多领域需要深入研究，在辐射环境监测领域，研发更准确、更全面的辐射测量技术，全面了解空间辐射粒子类型和能量，特别是针对深空探测任务需特别研发对中子进行精确反应的探测器，能够更加准确地了解辐射环境；在生物效应研究领域，还应加强空间重离子照射致癌风险，长期低剂量辐射对免疫、血管及消化系统的影响等研究，同时寻找筛选辐射生物标志物和敏感基因的相关研究，达到飞行前剔除辐射易感个体，飞行后防止病理改变的目的；在辐射防护技术领域，应加强辐射防护技术研究，包括新型防护材料、生物防护技术及先进的主动防护技术等。随着辐射剂量学、辐射生物学等研究的不断深入，将会对辐射对人体作用的机制有更深刻的理解，为开发更有效的辐射防护方法，降低辐射风险预估的不确定性提供更加有效的方法和措施。

（刘军叶　王　晋　安广洲）

第二节　航海医学辐射防护

大部分航海人员日常面临的辐射环境与一般公众无异，但是，工作在核动力舰船上的人员，可能会受到作为动力装置的核反应堆的额外辐射。自世界上第一艘核动力舰船"鹦鹉螺"号核潜艇于 1954 年 1 月 21 日下水以来，出现了多种类型的核动力舰船，如核动力航空母舰、核动力巡洋舰及核动力破冰船等。目前使用最多的核动力舰船主要是核潜艇及核动力航母，随着核能与核技术的不断进步和提高，今后核动力舰船的类型和数量可能会增多，做好辐射防护十分重要。

一、舰艇常见核辐射来源

（一）舰艇核动力装置

舰艇核动力装置是指从核裂变能开始，经过一系列能量转换过程，保证舰艇以一定方向和一定速度航行所必需的全套设备,以及保证供给舰艇上所需其他各种能量的辅助装置的总称。它是反应堆、主机、辅机装置及所有管路的完整综合体。目前,国际上舰艇核动力装置多采用压水堆。压水堆的突出优点是安全可靠、重量轻、体积小,适用于舰艇航行条件。

舰艇核动力装置组成如图9-2所示。它主要由一回路系统、二回路系统组成。一回路系统又称主回路系统,包括反应堆、稳压器、蒸汽发生器、主冷却剂泵及管道系统。它的功用是将核燃料释放的能量转换为工质的热能和冷却反应堆芯。反应堆是核动力能源中心,是产生热能的"原子锅炉",其中装有堆芯,核燃料裂变链式反应在堆芯中进行。二回路系统即蒸汽动力装置,由主汽轮机、主冷凝器、给水泵、预热器及管道系统组成。它的主要功用是将蒸汽的热能转换为机械能或电能,带动螺旋桨转动,用以推动舰艇前进。

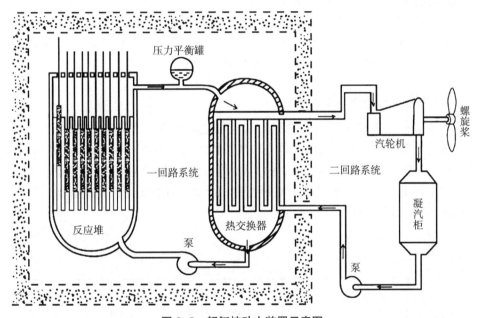

图9-2 舰艇核动力装置示意图

核动力装置运行时,在一回路中,反应堆内核燃料吸收中子发生核裂变链式反应,释放大量热量,利用水作冷却剂,水流经反应堆堆芯时将核裂变产生的热量带出,在蒸汽发生器内冷却水将带出的热量传给二回路水,使二回路水变成蒸汽。而一回路水本身被冷却,然后通过主泵送回反应堆内再次被加热,冷却剂如此在一回路中循环着。在二回路中,二回路水从蒸汽发生器中获得热量,变成高温高压蒸汽,然后流到汽轮机中做功,使汽轮机转子转动,经减速后带动螺旋桨旋转产生推力,由推进轴承传给舰艇体,推动舰艇前进,或利用蒸汽推动汽轮发电机发电。工作后的废气在冷凝器中冷凝成水,通过给水泵再送回热交换器重新蒸发,使二回路的水不断循环利用。

(二)核动力装置辐射的来源及成分

1. 外照射

外照射的辐射成分主要为γ射线和中子。γ射线主要来自原子核裂变、裂变碎片衰变、感生放射性核素衰变,以及裂变中子与堆内材料非弹性碰撞、热中子被堆内材料俘获(n, γ反应）所释放。中子主要来自裂变中子（瞬发中子）和裂变碎片衰变释放的中子（缓发中子），前者占中子总量99%以上，后者占不足1%。γ射线和中子具有极强的穿透能力，但通过反应堆压力壳和生物防护层的屏蔽，基本可被吸收，外漏的值正常情况下处于限值以下。

2. 造成污染的放射性核素

造成污染的放射性核素主要由三部分组成：核燃料（为α放射体）；裂变碎片（绝大多数为β和β-γ放射体，少数为α放射体）；感生放射性核素（为β和β-γ放射体）。裂变碎片和核燃料都包裹在燃料元件中，一般不会外漏。但燃料元件的外层如有破裂则有可能漏出至第一回路的载热剂中。另外，载热剂在中子作用下可能含有感生放射性核素，主要为 ^{16}N。所以，经常循环于反应堆内的一回路系统含有较高的放射性，称为活性回路系统。一回路若有泄漏，将会造成放射性沾染。

3. 可能泄漏的放射性气体

反应堆内有大量的放射性裂变气体，平时密闭在堆内，若反应堆某些管道或部件发生破损或泄漏，可造成舱室空气中气态放射性核素含量增高。

二、核动力舰艇电离辐射特点

核动力舰艇中，因核潜艇空间受限，其电离辐射场分布更有代表性，相对危险也较高。以核潜艇为例，世界上绝大多数攻击型核潜艇艇内布局如图9-3所示。舰艇内高放射性设备多集中布置于反应堆舱和安全壳内，如反应堆和一回路系统设备等。所以，反应堆舱的辐射水平最高，其次是取样间和屏蔽走廊，再次是堆舱附近的前辅机舱、后辅机舱，其他所有舱室辐射水平较低。

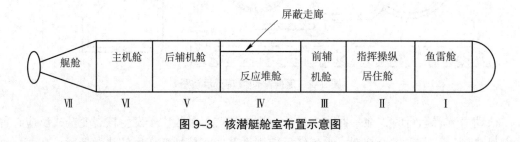

图9-3　核潜艇舱室布置示意图

按辐射水平大小，全艇可分为三个区：严格控制区（反应堆舱）、控制区（屏蔽走廊、取样间、一次仪表间、带缆时堆舱上甲板及堆舱前后隔壁2 m以内）和非限制区（居住生活区及其他所有区）。

假设以Ⅳ舱作为安装反应堆的所在舱室（反应堆舱），国际上潜艇各舱室相对剂量分布如图9-4所示。

根据反应堆满功率运行时估算，一回路冷却剂的放射性核素中 ^{16}N占大多数。反应堆在运行期间，堆舱辐射水平最高，所以一般不允许人员进入堆舱。但 ^{16}N半衰期为7.13 s，故停堆半小时后，堆舱辐射水平可很快下降到2 mSv/h，人员可进入堆舱进行短时间检修。

在反应堆正常运行时，要求废水从一回路泄入废水箱或取样排放，由此造成堆舱空气的污染，应控制在一定水平以下。当核燃料元件发生0.1%破损时，堆舱需要采用负压密

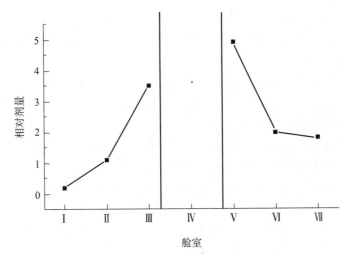

图 9-4 核潜艇各舱室相对剂量分布示意图

闭。引出到后辅机舱的设备冷却水系统，正常情况下有稍高于本底水平的微量放射性，对艇员并无危险，但当掺入冷却剂后，放射性水平将会明显增高。

主蒸汽管道通过后辅机舱，通常没有放射性，但当蒸汽发生器出现破损泄漏时，一回路冷却剂掺入二回路，引起蒸汽污染。放射性气体从喷射器喷到机舱空间也使主辅机舱空气污染。当同时发生 0.1% 元件破损时，预计大大超过限制浓度，需加强通风、净化，如无效，则需将破损的蒸汽发生器停止运行。冷却剂掺入二回路时，还会使放射性固体微粒随泄放水进入泄放水蒸发器，并且会在设备中浓缩积累，从而妨碍艇员操作和接近蒸发器，同时可使海水蒸发器产生的淡水带有放射性。当有 0.3 L/h 的冷却剂掺入二回路时，此淡水便不能用作淋浴和洗漱。

核动力舰艇反应堆运行时，邻近反应堆周边环境是一个低剂量率的中子 –γ 混合辐射环境，是一个辐射能谱复杂的混合辐射场。混合辐射场对艇员的损伤要比单一辐射因素的作用复杂得多，人员长期生活在这样的环境之中，特别是近堆舱的人员，有可能受到核辐射的损伤，包括随机性效应和确定性效应损伤，这一特征应该引起足够警惕和重视。

从剂量水平上来说，在没有发生核事故的情况下，核潜艇艇员所受的辐射照射属于低剂量辐射照射。反应堆运行期间，人员受到的辐射仅限于反应堆及邻近堆舱的舱室，主要辐射是中子和 γ 射线。反应堆退役或堆舱维修期间，工作人员可能受到的照射包括 α、β、γ 射线，如果拆卸反应堆系统，则有摄入或吸入放射性物质的危险。核事故情况下，若冷却剂系统的回路密闭性被破坏，则会有放射性物质逸出的危险，污染的空气和物件可能导致人员受到内照射。从事放射性废物处理的工作人员，可能受到各种辐射照射和污染；当发生与放射性有关的误操作时，会造成人为放射源的照射；当工作人员进堆舱检修、冷却剂取样测量、使用和运输放射源时，由于放射卫生制度执行不严会造成放射性污染和照射。因此，工作人员必须严格执行放射卫生防护规定和辐射安全制度。

三、核动力舰艇电离辐射监测

应制订工作场所（舱室、甲板等）辐射监测大纲和监测计划，包括拟测量的内容和实施测量的频度、方法与程序，以及超过控制水平时应采取的行动等。监测项目包括γ射线和中子辐射水平，空气中放射性物质的浓度，以及设备、舱室和甲板的表面污染水平等。

（一）主要检测内容

（1）舱室辐射场监测：主要是舱室外照射（主要是γ和中子辐射）剂量的监测。重点监测可能存在辐射而艇员又经常停留的区域。在堆舱设备检修或发生核事故时要进行现场剂量监测，以便控制艇员的个人剂量。

（2）表面污染监测：包括定期或不定期地对舱室内的墙壁、地板及有关台面进行表面污染监测，判断是否有放射性污染并确定污染的程度，以便及时采取去污染措施。

（3）空气放射性污染监测：主要包括对反应堆舱、机舱和生活舱室空气中放射性气体和气溶胶进行定期或连续的监测，以便了解其浓度及动态变化情况。

（4）排出流监测：包括监测气载排出流中的 ^{3}H、^{131}I、放射性气溶胶等，以及液态排出流中的 ^{3}H、^{58}Co、^{60}Co、^{89}Sr、^{90}Sr、^{106}Ru、^{134}Cs、^{137}Cs 等。

（5）工艺监测：包括元件破损监测、蒸汽发生器泄露监测和设备冷却水污染监测等。

（二）环境监测方法

环境监测在总体上可分为就地测量和取样分析两大类，其中就地测量又可分为瞬时测量和连续自动测量两类，取样分析可分为物理法和化学法两类。

1. 就地测量

（1）瞬时测量：是指使用便携式仪器即时测量环境辐射水平，获得的是测量时刻该部位瞬时的环境辐射水平情况，一般用于环境γ射线及中子辐射水平的测量，使用简单便捷。国内外可用于辐射环境瞬时测量的仪器较多，技术也比较成熟，其基本的技术要求包括灵敏度高、能量响应好、稳定性高、一致性好、角响应小、自身本底低、环境适应性好、功耗低等。

另外，就地γ能谱测量也可归入此类。就地γ能谱测量是指在现场将γ谱仪（一般为高纯锗谱仪）架设于一定高度（一般为 1 m）进行测量，以便迅速掌握地表和一定深度土壤中的放射性污染情况，并能够给出各核素的剂量贡献和总剂量。

核潜艇配备了种类齐全的便携式瞬时测量设备。

（2）连续自动测量：为监视环境辐射水平的变化，应尽可能对环境辐射水平进行连续自动监测，这类监测使用设备包括核动力舰艇上固定监测设备，或由于事故需要临时便携式监测设备。监测内容主要包括γ、β及中子剂量率水平，以及空气中放射性气溶胶和 ^{131}I 浓度。

2. 取样分析

（1）取样要求：①从采样点布设到样品处理的全过程，都应进行严格的质量控制；②样品应具有代表性；③采样方法和器具的选用需满足具体分析方法的要求，并符合相关标准的规定；④应防止污染，包括加入试剂可能带来的干扰；⑤在取样方案中，应考虑各种途径之间的相关性。

（2）物理分析法：是指对样品做简单的粉碎、烘干、蒸发等物理处理后，在分析仪器上进行分析。物理分析方法可分析样品的总放射性和放射性核素情况，其中应用最广泛的是用γ谱仪分析样品中的γ射线，使用的谱仪一般为高纯锗谱仪或反符合谱仪。对于γ射线分析需注意以下几点。

1）效率刻度：一般是在模拟样品中加入已知量的多种γ射线进行，核素发射的能量与待测样品相同或涵盖待测样品的能区，这种方法称为有源效率刻度。而随着计算机技术的发展，通过理论计算进行刻度的方法逐渐成熟，被称为无源效率刻度。

无源效率刻度方法的基础是蒙特卡罗方法，无须标准放射源，但严格来说应使用标准放射源对其计算结果进行测试验证。在实际使用中，更需注意对探测器进行表征测试，特别是使用国外无源效率刻度软件时（需送至国外进行），否则将导致刻度结果的错误。

2）符合相加修正：在γ能谱测量中，两个或多个级联γ射线有可能在探测器的分辨时间内被记录成一个事件，称为符合相加。

符合相加效应与待分析核素、探测器所张立体角等有关。对于环境样品的分析，由于待测样品要尽量靠近探测器，因此符合相加效应较强，可达30%以上，但必须进行修正。符合相加修正因子可通过理论计算和实验测量获得。

3）自吸收修正：自吸收是指相对于无介质而言，γ射线在进入探测器被记录前与样品介质发生了相互作用而损失部分能量，使其在探测器中的计数不在全能峰上，从而使全能峰计数受到了损失。如果样品的测量条件与刻度条件完全一致或基本相同，则不存在自吸收修正问题；但在实际应用中保持条件的一致性比较困难，因此一般都需要进行自吸收修正，特别是对于低能γ射线（200 keV以下）的测量，自吸收修正尤为重要。自吸收修正因子可通过理论计算和实验测量获得。

（3）化学分析法：由于环境中放射性核素含量很低，所采用的物理方法或直接仪器测量的探测限可能难以达到，尤其是对α和β放射性核素的探测，因此化学分析法是必不可少的。由于涉及放射性，此法又被称为放射化学法。放射化学法是指通过化学方法将样品中的目标核素分离纯化，然后在分析仪器上进行分析。

对放射性核素的分离是放射化学法的重点，其目的是：减少样品体积和质量，提高核素浓度；除去干扰放射性核素，提高放射性纯度。其具体方法包括共沉淀法、溶剂萃取法、离子交换法、色层法、电化学法等。

目前应用广泛的是单一核素的放射化学法，可用于单一核素的测量，但在实际应用中常常需要同时分析某一样品中的多种核素，为减少工作量，多个核素的联合分析法也逐步发展，国内外已有不少成功的例子。

（三）舰员个人剂量监测

1. 核潜艇工作人员分类

核潜艇工作人员可分为甲、乙两类工作人员。甲类工作人员是指年有效剂量可能大于10 mSv的艇员；乙类工作人员是指年有效剂量预计小于10 mSv的艇员。

2. 外照射个人剂量监测

（1）监测要求：新建艇和经过中修的艇，交付使用后至少1年内，应对所有艇员均进行外照射个人剂量监测；对甲类工作人员必须进行外照射个人剂量监测，对乙类工作人员只在必要时有选择地进行监测；监测项目根据工作场所的辐射特性确定，包括γ射线、中子和高能β射线辐射。

（2）监测方法：常规外照射个人剂量监测采用热释光剂量计和相应的读出器进行。对作业监测和特殊监测，还应根据操作场所的辐射水平，佩戴直读式剂量计。某些特殊情况下，工作人员的外照射个人剂量可以根据工作场所的剂量率水平和工作时间进行估算，也可参照同一岗位工作人员的剂量计读数估算。

（3）剂量计性能要求：国际上一般要求剂量计的探测下限不大于 10 μGy，γ 射线能量响应范围为 0.02～8 MeV，可适用于含有 γ 射线、中子和高能 β 射线辐射的混合辐射场。

（4）剂量计佩戴位置：常规监测时佩戴于胸部；作业监测和特殊监测时，佩戴于可能受到较大辐射的部位。

（5）测量周期：出海训练期间，每月测量一次；没有出海训练任务时，3 个月测量一次。

3. 内污染监测

（1）监测要求：对甲类工作人员每年进行内污染测量；因核事故或设备检修而可能导致工作人员内污染时，应及时估算放射性物质摄入量，当其超过年摄入量限值的 3/10 时，必须及时进行内污染测量；对调离核潜艇工作的所有艇员，离队前必须进行内污染测量。

（2）监测方法：①直接检测，利用全身计数器或人体局部计数器直接对工作人员进行体外测量，估算其体内或组织内的放射性核素含量及其摄入量；②取样监测，采集人体排泄物或体液样品进行测量和分析；③辅助监测，利用空气、食物和饮水中的放射性污染测量结果，估算放射性物质摄入量。

（四）人员体表污染监测

当工作艇员离开以下区域时，必须进行体表污染监测：严格控制区、取样间；放射性污染区域；放射性污染的事故现场。体表污染监测一般采用便携式 α、β 表面污染监测仪，使用时应注意周围环境本底对监测的影响。

四、舰艇电离辐射防护主要措施

舰艇电离辐射防护的目的在于防止有害的确定性效应，并降低随机性效应的发生概率。

（一）外照射防护

外照射防护有时间防护、距离防护和屏蔽防护三种方法，通常采用多种方法的组合。

1. 时间防护

在放射性场所工作时，人员所受的累积剂量随着时间的延长而增加，可通过控制人员受照时间来限制个人所接受的剂量，这称为时间防护。在实际应用中，一般先由剂量监测人员测量工作场所的辐射水平，确定人员允许工作的时间，此为时间防护的底线。

具体的时间防护方法很多。例如，在实际操作前，进行无源操作练习，以熟悉操作过程，缩短实际操作所需的时间；剂量较大、操作时间较长时，采取轮班操作方式，限制每个人的操作时间以降低个人所接受的剂量；尽可能避免在放射源附近有不必要的停留，如核潜艇的屏蔽走廊均要求快速通过。艇员在控制区的工作时间，应按表 9-5 加以限制。

2. 距离防护

对于点源，当忽略空气和周围物体对辐射的吸收和散射作用时，照射量率与距放射源距离的平方成反比。因此，随着距放射源距离的增加，人员所受的剂量显著降低，这称为距离防护。在实际工作中，可使用远距离操作工具，如长柄钳子、机械手、远距离自动控制装置等，以增大人体与放射源之间的距离；另外，人员经常活动的场所与放射源必须保持足够的距离。

表 9-5　控制区内允许停留时间

部位	每天允许停留时间
堆舱	运行时未经艇首长批准不准进入；辐射剂量率 < 2 mSv/h 时，允许进入；停留时间由辐射安全员确定
运行时走廊	只准通过，不应停留，每天往返应少于 10 次
运行时取样间和一次仪表间	少于 4 h
反应堆运行时的堆舱上甲板	少于 2 h
运行时堆舱前后隔壁 2 m 以内区域	少于 8 h

对核潜艇，为便于防护管理，将核潜艇艇内工作场所划分为控制区和监督区。①控制区：反应堆舱、屏蔽走廊、取样间、一次仪表间和反应堆运行时的堆舱上甲板及堆舱前后隔壁 2 m 以内区域；②监督区：除控制区以外的艇内舱室。

3. 屏蔽防护

在某些场合，时间防护和距离防护方法可能受到限制而无法应用，而且在放射源强度较大的情况下，时间防护和距离防护难以达到辐射防护目标，此时只有采用在人员和放射源之间设置屏蔽的方法来进行防护，以减弱射线强度，降低人员所接受的剂量。在实际使用中，可采用放射源屏蔽，人员和放射源之间设置临时屏蔽或人员防护等措施。例如，目前的核潜艇均设置了完善的一次屏蔽、二次屏蔽和散射屏蔽等措施，以屏蔽放射源，把各舱室的辐射控制在较低水平；在人员防护上，海军医学研究所研制了一种中子防护装具，能够减少核潜艇快中子剂量 62% 左右，降低热中子剂量 95% 以上。

（二）内照射防护

造成内照射的原因，通常是吸入被放射性污染的空气、饮用被放射性污染的水，以及食入被放射性污染的食物或者放射性物质经皮肤进入体内，下面分别简要介绍其防护措施。

1. 防止吸入

（1）集体防护

1）对受到放射性污染的空气进行处理，方法包括用滤器进行净化、加强通风等。

2）撤离被放射性污染的场所，并隔离。

（2）个人防护：佩戴隔绝式呼吸装置、过滤式呼吸装置、口罩等个人防护用品。

2. 防止食入

（1）禁止在放射性工作场所进食、饮水和吸烟。

（2）操作放射性物质时，必须戴手套，操作完毕后认真洗手。

（3）严禁将在放射性工作场所穿戴过的工作服带入食堂和宿舍等场所。

3. 防止皮肤吸收

（1）人员穿戴防护服后方可进入放射性工作场所。

（2）离开放射性工作场所时，应进行放射性污染检查，如有污染应及时进行洗消。

（3）皮肤上有创伤时，必须妥善包扎。

（4）伤口受到放射性物质污染时，应尽快用蒸馏水或大量清水冲洗伤口，用生理盐水更好，但不要因等待等渗溶液而延误时间。必要时在 2% 利多卡因局部麻醉下进行伤口清创，一方面可清除污染，另一方面可清除异物。清创手术除遵循一般外科手术原则外，尚应遵循放射性污染手术的处理规程，每进一刀，或更换刀片，或测量污染程度，避免因手术器械导致的污染扩散。严重伤口污染，应留尿样分析放射性核素或做整体测量。

（三）放射性废物的管理与处理

核动力舰船的反应堆，在运行和维修过程中都会产生大量的放射性"三废"，即固体、液体和气体废物。这些废物在处理和排放前应将其与一般废物严格区分开，并按固体、液体，高活性、低活性分别存放，其处理或排放应符合国家有关规定或标准，在海上排放时还应履行国际有关规定。

1. 管理原则

（1）保护人员与公众的健康，保护环境，以利于核动力事业的长远发展和建设。

（2）所有产生废物的单位都必须建立放射性废物处理系统，并使放射性废物的产生量和体积尽可能减少到最小。

（3）尽量减少二次废物产生量。在废物处理与处置过程中遵守保护后代健康及不给后代增加过多负担的原则。防止因废物管理不当而造成工作人员意外受照事件。

（4）放射性废水、废液的排放，必须按国家有关规定执行，严禁随意向港口或港区内排放。任何放射性废物不准任意丢弃和随意存放。

（5）核动力舰船内必须配置放射性废水和废液储存箱，以及存放固体废物的容器。

（6）放射性废物的处理应有有效的管理制度，并有专人负责。

（7）放射性废物与非放射性废物应隔离存放。

2. 处理的基本原则

（1）放射性固体废物处理：放射性固体废物应存放在废物储存箱内，一般带回陆地处理。因此，在反应堆舱、机舱和产生大量固体放射性废物的舱室，均应设置能密封、耐压，并有一定防护能力的废物储存箱，便于将废物就近存放，以免在搬运时污染其他舱室。

（2）放射性液体废物处理：属于低活性放射性废液，可采用稀释排放法，将其稀释至限值以下排入海洋；对于短半衰期低活性的放射性废液，如 ^{125}I、^{131}I 等，可以贮存在专用容器，放置 7~10 个半衰期后，可作为一般废物向海洋排放。对于长半衰期高活性的放射性废液，常采用化学沉淀、蒸发浓缩、离子交换及电渗析等方法处理，待符合有关规定后再排放。为防止海洋污染，一方面排放海区宜远离渔场、产卵场、盐场、养殖场等区域，海流方向应背离海岸；另一方面应严格控制排放量。为此，必须制订科学的放射性海洋排放标准，不得超值排放。

（3）放射性废气处理：处理放射性废气（含气体和气溶胶）的最常用方法，是采用与外界交换空气的办法，消除舱内污染的空气或通过净化过滤，由通风系统排出舱外。

3. 舰船放射性废液海洋排放的限制

港口内禁止排放放射性废液；在 2 海里内，原则上不排；在 2~12 海里，每月可排放 3.7×10^{10} Bq（氚除外）；在 12 海里以外，根据有关规定排放；排放区应避开经济鱼类产卵区、水生生物养殖场、盐场、海滨游泳场所等。无论以何种形式排放，每次排放前都要向运行单位主管部门或负责人报告，经同意后方可执行。

豁免废物：对公众造成的年剂量值小于 0.01 mSv，对公众的集体剂量不超过 1 人·Sv/a 的含极少量放射性核素的废物。

（高 福 蔡建明 李百龙）

第三节 核武器与放射性复合伤及其防护

一、核武器概述

核武器（nuclear weapon）是利用原子核裂变或聚变反应，瞬间释放出巨大能量，造成大规模杀伤和破坏作用的武器。原子弹、氢弹和中子弹统称核武器。核武器是战略威慑和扼制常规战争的重要手段，现代战争大多是核武器威慑背景下的常规武器局部战争。

（一）核武器的爆炸原理及其结构

1. 原子弹

（1）爆炸原理：原子弹（atomic bomb）的爆炸原理是重原子核裂变的链式反应（chain reaction of heavy nuclear fission）。一些重元素（如 ^{235}U、^{239}Pu）的原子核受到一个中子轰击后，分裂成两个质量相近的新核（也称核碎片），并放出 2~3 个中子和 200 MeV 能量的过程，称为重核裂变反应。如 ^{235}U 的裂变反应式为：

$$^{235}U + {}_0^1n \rightarrow X + Y + (2\sim3){}_0^1n + 200\ MeV \qquad （式 9-1）$$

式中，X、Y 为新原子核（核碎片）。

每个重核裂变时释放出的 2~3 个中子，若有一个中子再轰击另一个重核引起分裂，分裂后又发生这样的反应；如此能使重核裂变反应自动连续地进行，称为重核裂变的链式反应。图 9-5 为中子引发的 ^{235}U 重核裂变链式反应示意图。

重核裂变链式反应，必须在一定质量和体积中才能够进行。能维持重核裂变链式反应持续进行的裂变物质的最小质量，叫作临界质量（critical mass）。与临界质量相对应的体积，叫作临界体积（critical size）。

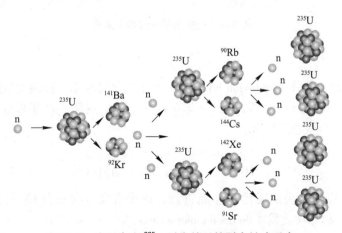

图 9-5 中子轰击 ^{235}U 引发的重核裂变链式反应

（2）基本结构：原子弹主要由核装料（^{235}U 或 ^{239}Pu）、引爆装置、中子源、中子反射层和核装料弹壳等组成。

（3）起爆过程：当引爆装置点火后，引起各炸药块同时爆炸，产生巨大压力向中心挤压，使分装的、每块小于临界质量的核装料骤然合拢成一个球体，达到超临界状态。在中子源发射的中子轰击下，引起按等比级数发展得越来越激烈的重核裂变链式反应，从而在极短的时间内使一定量的重核裂变并释放巨大能量，形成猛烈的核爆炸。1 kg ^{235}U 或 ^{239}Pu，只需百万分之几秒，经 200 代就可全部裂变，释放的能量相当于 20 kt TNT 炸药爆炸时所释放的能量。根据达到临界状态的方式不同，原子弹可分为内爆式原子弹（图 9-6）和枪式原子弹（图 9-7）。

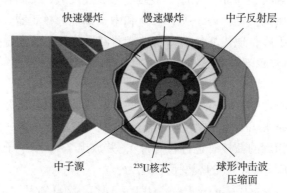

快速爆炸　　慢速爆炸　　中子反射层

中子源　　　^{235}U核芯　　球形冲击波压缩面

图 9-6　内爆式原子弹结构示意图

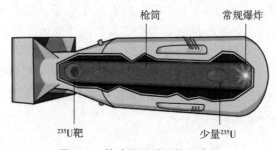

枪筒　　　　常规爆炸

^{235}U靶　　　　少量^{235}U

图 9-7　枪式原子弹结构示意图

2. 氢弹

（1）爆炸原理：氢弹（hydrogen bomb）的爆炸原理是轻原子核聚变反应（light nuclear fusion reaction）。一些轻核素（如 $^{2}_{1}$H、$^{3}_{1}$H 等）的原子核，在几千万度的高温下发生聚变反应，并放出中子和巨大能量。如：

$$^{6}_{3}\text{Li} + ^{1}_{0}\text{n} \rightarrow ^{3}_{1}\text{H} + ^{4}_{2}\text{He}$$
$$^{2}_{1}\text{Hi} + ^{3}_{1}\text{H} \rightarrow ^{4}_{2}\text{He} + ^{1}_{0}\text{n} + 17.6 \text{ MeV}$$

（式 9-2）

由于聚变反应须在极高温度下才能进行，故聚变反应又称热核反应（thermonuclear reaction），氢弹也称热核武器（thermonuclear weapon）。

（2）基本结构：氢弹主要由热核装料（通常用氘化锂）、引爆装置（为一枚小当量原子弹）和弹壳（常掺有 ^{238}U）等组成（图 9-8）。

（3）起爆过程：先引爆原子弹，氘化锂在高温、高压和中子作用下，锂即产生氚，随之氘氚迅速聚合，放出高能中子和巨大能量，引起比原子弹更为猛烈的爆炸。1kg 氘氚混合物完全聚变，所释放的能量为 1kg ^{235}U 或 ^{239}Pu 完全裂变所释放能量的 3 ~ 4 倍。氢弹是裂变 - 聚变双相弹。若弹壳中含有 ^{238}U，则氘氚聚变产生的高能中子能使 ^{238}U 发生裂变，增加裂变碎片的产额，提高爆炸威力。这种氢弹称裂变 - 聚变 - 裂变三相弹。

3. 中子弹

中子弹（neutron bomb）是利用氘氚聚变反应，产生高能中子杀伤人员的战术核武器。其结构与氢弹类似（图 9-9）。中子弹的特点如下。

（1）中子产生额高、能量大；中子弹是氘与氘、氘与氚、氚与氚的聚变，聚变能量的 80% 以上以中子形式释放出来。与同等爆炸威力的原子弹相比，中子的产额可以增大 10 倍，中子的平均能量达 14 MeV，甚至高达 17 MeV。

（2）光辐射、冲击波作用仅为同当量原子弹的 1/10，放射性沾染轻微。

（3）当量小，一般为 1 ~ 3 kt。

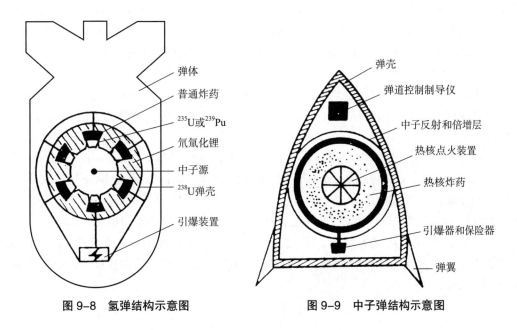

图 9-8 氢弹结构示意图   图 9-9 中子弹结构示意图

（二）核武器的威力和分类

1. 核武器的威力

核武器的威力取决于其爆炸时所释放出的能量。其能量以 TNT 当量（TNT equivalent）表示。TNT 当量是指核爆炸时所释放的能量相当于多少吨（t）TNT 炸药爆炸所释放的能量。

2. 核武器的分类

核武器按照爆炸原理可分为原子弹、氢弹、中子弹和特殊效应性核武器。按爆炸威力可分为百吨（10^2 t）级、千吨（kt）级、万吨（10^1 kt）级、十万吨（10^2 kt）级、百万吨（Mt）级和千万吨（10^1 Mt）级。所谓万吨级核武器，是指其当量在万吨数量级之内，即 1 万吨以上至 10 万吨以下（不含 10 万吨）。其他吨级的含义依此类推。

核武器按战斗使用情况又可分为战略核武器和战术核武器。战略核武器包括陆基、核

331

潜艇发射的核弹道导弹，远程飞机运载核导弹，巡航导弹核航弹；战术核武器包括地面、海上和飞机上发射的中短程核弹头导弹、巡航导弹、核航弹，以及核大炮、核地雷、核水雷和核鱼雷等。

3. 核武器的发展历程

从开始研发至今，核武器共经历了4代发展历程。第一代核武器是原子弹；第二代核武器是氢弹；第三代核武器是效应经过"裁剪"或增强的核弹，如中子弹、冲击波弹、钻地核弹头、电磁脉冲弹等；第四代核武器是在原子弹和氢弹基础上，以高能炸药代替核裂变所需条件，其关键研究设施是民用研究中使用的惯性约束聚变装置，由于它不使用原子弹爆炸的能量作为核聚变的反应条件，因而不产生剩余核辐射，可以作为"常规武器"使用。目前已经在研的第四代核武器主要有：当量可调弹头、"合二为一"弹头（利用核部件插入技术实现常规弹头和核弹头的相互转化）、干净的裂变弹、反物质弹、粒子束武器、激光引爆的炸弹、同质异能素武器等。其中，标志性的第四代核武器主要有金属氢武器，它是将氢气在一定压力下转化为固态结晶体，然后使其爆炸，其威力是目前威力最大的化学爆炸物。同质异能素的爆炸能量比高能炸药高100万倍。反物质武器，主要是利用极少量的物质和它的反物质（如带正电的电子称为反电子、带负电的质子称为反质子）相互作用（称"湮没"反应），产生巨大能量而引起核爆炸。

（三）核武器的爆炸方式

核武器的爆炸方式可直接影响其杀伤破坏效应，因此可根据使用目的选用相应的爆炸方式，以达到最大的杀伤破坏效应。也可参照爆炸方式，分析、预测核袭击造成的杀伤破坏情况。

核爆炸可分为空中爆炸（air burst，简称空爆）、地面爆炸（land surface burst，简称地爆）、地下爆炸（underground burst），以及水面爆炸（water surface burst）和水下爆炸（underwater burst）等几种。

大气层中的核爆炸，通常以火球是否接触地面作为划分空爆和地爆的标准，接触地面的为地爆，不接触地面为空爆。不同爆炸方式用爆炸高度（m）和当量（kt）立方根的比值来表示，此比值称为比例爆高（scaled height of burst），简称比高（h），其单位是 $m \cdot kt^{-1/3}$。即：

$$h = \frac{H(m)}{\sqrt[3]{Q(kt)}} \left[m \cdot kt^{1/3} \right]$$ （式9-3）

不同核武器爆炸方式按比高可划分为地爆（比高为0~60）和空爆（比高>60），其中空爆又分为低空爆炸（low altitude explosion，比高为60~120）、中空爆炸（middle altitude explosion，比高为120~250）和高空爆炸（high altitude explosion，比高>250）。比高为0时即为直接贴在地面的爆炸，比高<60时，火球接触地面。爆炸高度在30 km以上为超高空爆炸。地下或水下爆炸，是指在地下或水下一定深度的爆炸。

（四）核武器的爆炸景象

核爆炸时产生特异的外观景象，除地下（水下）爆炸外，其共同的特点是依次出现闪光（flash）、火球（fire ball）、蘑菇状烟云（mushroom cloud），并发出巨大响声。

根据核爆炸外观景象的特征（表9-6），可以初步估算爆炸方式，还可根据火球大小、

表 9-6　核武器空爆和地爆时外观景象的特征

外观景象	空爆	地爆
火球	不接触地面 空中爆炸时，开始为球形，当地面反射冲击波到达时变形 超高空爆炸时始终是球形	接触地面 始终近似半球形
烟云和尘柱	低空、中空爆炸时，烟云和尘柱最初不连接，而后尘柱追及烟云，互相连接 高空爆炸时，烟云和尘柱始终不相连 超高空爆炸时不形成尘柱	烟云和尘柱一开始就连接在一起，烟云颜色深暗，尘柱较粗大

上升速度等参数估算爆炸当量。

二、核武器的杀伤因素

核爆炸瞬间产生的巨大能量，形成光辐射、冲击波、早期核辐射和放射性沾染四种杀伤破坏因素。前三种因素的作用时间均在爆后的几秒至几十秒之内，故称为瞬时杀伤因素（instantaneous killing factor）。放射性沾染的作用时间长，可持续几天、几周或更长时间，以其放射性危害人员健康，因此称为剩余核辐射（residual nuclear radiation）。此外，由核爆炸释放的 γ 射线，使空气分子电离，形成核电磁脉冲（nuclear electro-magnetic pulse），它的作用时间不到 1 s。主要是破坏和干扰电子和电气设备，对人员中枢神经系统、内分泌系统与心血管系统等有一定影响。

在 30 km 高度以下大气层中的核爆炸，上述 4 种杀伤破坏因素在爆炸总能量中所占比例大致为：光辐射 35%、冲击波 50%、早期核辐射 5%、放射性沾染 10%。但由于核武器种类、当量和爆炸环境的不同，能量分配的比例会有很大差异。例如，中子弹的早期核辐射（主要是高能中子）的能量比例可高达 40%～80%，其他杀伤因素的能量比例则显著降低。

（一）光辐射

1. 光辐射的形成

光辐射（light radiation）是核爆炸瞬间产生的几千万度高温火球向四周辐射的光和热，光辐射也称热辐射（thermal radiation）。

2. 光辐射的主要性质

（1）能量释放：光辐射能量释放有两个脉冲。第一脉冲为闪光阶段，持续时间极短，所释放的能量仅为光辐射总能量的 1%～2%，主要是紫外线。这一阶段不会引起皮肤损伤，但有可能引起视力障碍。第二脉冲为火球阶段，持续时间可达数秒至数十秒，所释放的能量占光辐射总量的 98%～99%，主要是红外线和可见光，是光辐射杀伤破坏作用的主要阶段。

（2）光冲量（photoimpact）：是衡量光辐射杀伤破坏作用的主要参数，是指火球在整个发光时间内，投射到与光辐射传播方向相垂直的单位面积上的能量，单位是焦耳·每平方米（J/m^2）或焦耳·每平方厘米（J/cm^2）。

（3）光辐射的传播：光辐射具有普通光的特性，在大气中是以光速（3×10^8 m/s）沿直线传播。传播中，受到大气中各种介质的反射、散射和吸收，强度逐渐被削减，但能透过透明物体发挥作用。

（二）冲击波

1. 冲击波的形成

核爆炸形成的高温高压火球猛烈向外膨胀，压缩周围的空气层，形成一个球形的空气密度极高的压缩区。随着压缩区向外迅速运动，其后形成一个球形的低于正常大气压的稀疏区。两个区域紧密相连，在介质中迅速传播，形成核爆炸的冲击波（blast wave）（图 9-10）。

2. 冲击波的主要性质

（1）冲击波的压力：有超压（overpressure）、动压（dynamic pressure）及负压（underpressure or negative pressure）三种。压缩区内超过正常大气压的那部分压力称为超压；高速气流运动所产生的冲击压力称为动压。波阵面上的超压和动压最大，分别称为超压峰值和动压峰值，以单位面积所承受的压力表示，其单位是帕斯卡（简称帕，符号Pa，1 Pa = 1 N/m^2，1 kPa = 7.501 mmHg）。稀疏区内低于正常大气压的那部分压力称为负压。冲击波的杀伤破坏作用主要是由超压和动压造成的，既往认为冲击波负压在致伤过程中所起作用不大，但新近的研究表明，在一定条件下，其致伤作用与超压相似。

（2）冲击波的传播：冲击波传播的规律与声波相同。压力越大，传播越快，最初速度可达每秒数公里。以后随着传播距离渐远，压力渐小，速度则渐慢。当压力降至正常大气压时，冲击波就变成声波而消失。

（3）冲击波的作用时间：冲击波到达某一距离所需的时间，称为冲击波的到达时间。冲击波到达某一点，压力从开始上升至达到峰值所需时间，称为压力上升时间。超压持

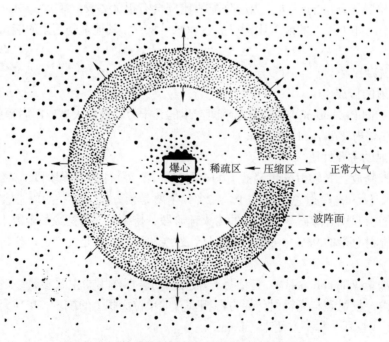

图 9-10 核武器爆炸后冲击波形成和传播模式图

续作用的时间，称为正压作用时间。压力上升时间越短，正压作用时间越长，则杀伤破坏作用就越强，反之则越弱。

（三）早期核辐射

1. 早期核辐射的形成

早期核辐射（initial nuclear radiation）是核爆炸特有的一种杀伤因素，又称贯穿辐射（penetrating radiation），是核爆炸后最初十几秒内产生的 γ 射线和中子流。

2. 早期核辐射的主要性质

（1）传播速度快：γ 射线以光速传播；中子传播速度由其能量决定，最大可接近光速。

（2）作用时间短：核裂变和聚变中子，以及氮俘获产生的 γ 射线，作用时间不到半秒；裂变碎片 γ 射线，因碎片多为半衰期短，衰变快，又随火球、烟云上升，因此不论当量大小，早期核辐射对地面目标的作用时间多为十几秒以内。

（3）能发生散射：早期核辐射最初基本上呈直线传播，但在传播过程中与介质相碰撞可发生散射，运动方向呈杂乱地射向目标物。

（4）贯穿能力强，能被介质减弱的早期核辐射贯穿能力强，但在通过各种介质时均会不同程度地被吸收而减弱。各种物质对早期核辐射的减弱能力通常用物质的半值层表示。半值层是指将早期核辐射减弱一半所需的物质层厚度。从表 9-7 中可见 14 cm 厚的土层，能将早期核辐射减弱 50%。另外，不同物质对不同种类射线的减弱能力是不同的。

（5）产生感生放射性土壤、兵器、含盐食品及药品中某些稳定性核素的原子核，俘获慢中子形成放射性核素。这种放射性核素被称为感生放射性核素，相应的放射性称为感生放射性。

表 9-7 某些物质对早期核辐射的半值层

射线类型	半值层（cm）				
	土壤	混凝土	木材	水	铁
γ 射线	14.0	10.0	30.0	20.0	3.2
中子	13.8	10.3	11.7	5.5	4.7

（6）早期核辐射量：通常以吸收剂量表示，单位是戈瑞（Gy）。中子量有时用中子通量表示，中子通量是指单位面积（m^{-2} 或 cm^{-2}）上的中子数。

（四）放射性沾染

1. 放射性沾染的形成

核爆炸时产生的大量放射性核素，在高温下气化，分散于火球内，当火球冷却成烟云时，与烟云中微尘及由地面上升的尘土凝结成放射性微粒。受重力作用向地面沉降，称放射性落下灰（radioactive fallout），简称落下灰。由此造成空气、地面、水源、各种物体和人体的沾染称为放射性沾染（radioactive contamination）。

2. 放射性沾染的主要性质

（1）组成成分：放射性落下灰由核裂变产物、感生放射性核素和未裂变的核装料三部分组成。落下灰主要发射 β 射线、γ 射线。

（2）理化特性

1）状态：落下灰粒子多呈球形或椭圆形微粒，微粒内放射性物质分布均匀。颜色与爆区土壤有关，可呈黑色、灰色或其他颜色。粒径大小与爆炸方式有关，地爆的粒径较大，由数微米至数毫米；空爆的粒径较小，仅为数微米至数十微米。

2）溶解度：溶解度与落下灰的粒径大小、放射化学组成成分及溶剂的酸碱度有关。水中溶解度较低，仅为 10% 左右。在酸性溶液中溶解度较高，如在 0.1 mol/L 的盐酸溶液中溶解度为 35% ~ 60%。

3）比活度：落下灰的比活度，随其粒径的增大而减少。爆后 1 h 的落下灰，地爆的比活度为 $10^7 ~ 10^{10}$ Bq/g；空爆的比活度为 $10^8 ~ 10^{13}$ Bq/g。

落下灰的衰变规律试验证明，在爆后 1 ~ 5 000 h，地面辐射级（即剂量率）的衰变可用"六倍规律"粗略计算，即时间每增加 6 倍，辐射级降至原来的 1/10。如某处爆后 1 h 辐射级为 80 cGy/h；爆后 6 h 降至 8 cGy/h；爆后 36h 降至 0.8 cGy/h。

（3）放射性沾染量

1）地面沾染：用距地面 0.7 ~ 1 m 高度辐射级表示，单位是戈瑞每小时（Gy/h）或厘戈瑞每小时（cGy/h）。通常将 0.5 cGy/h 的地域定为沾染边界。将地面沾染的严重程度划分为 4 级：0.5 ~ 10 cGy/h 的地域为轻微沾染区，10 ~ 50 cGy/h 的地域为中等沾染区，50 ~ 100 cGy/h 的地域为严重沾染区，> 100 cGy/h 的地域为极严重沾染区。

2）人体或物体表面沾染：用单位面积上的放射性活度表示，单位是 Bq/m^2 或 Bq/cm^2。

3）物质污染：用比活度表示，单位是 Bq/kg 或 Bq/g。

4）空气或液体污染：用放射性浓度表示，单位是 Bq/L 或 Bq/mL。

三、核武器的杀伤作用及特点

核武器的杀伤作用通常以杀伤范围和发生的伤类伤情来表示，而杀伤范围和伤类伤情又受多种因素的影响。

（一）核武器几种杀伤因素的致伤作用

1. 光辐射的致伤作用

光辐射可引起体表皮肤、黏膜等烧伤，称为直接烧伤或光辐射烧伤。在光辐射作用下，建筑物、工事和服装等着火引起人体烧伤，称为间接烧伤或火焰烧伤。光辐射的致伤作用，主要取决于光冲量的大小。光辐射烧伤的主要特点如下。

（1）烧伤部位的朝向性：光辐射的直线传播，使烧伤常发生于朝向爆心一侧，故有侧面烧伤之称。烧伤创面界线比较清楚。

（2）烧伤深度的表浅性：光辐射作用时间的短暂，决定了烧伤深度的表浅。除近距离内可发生大面积深度烧伤外，多以Ⅱ度为主。即使发生Ⅲ度烧伤，也很少累及皮下深层组织。创面深浅程度一般比较均匀。

（3）特殊部位烧伤的发生率高

1）身体暴露部位烧伤：面部、耳、颈和手部等身体暴露部位最容易发生烧伤。

2）呼吸道烧伤：是一种间接烧伤，是由于吸入炽热的空气、尘埃、泥沙、烟雾，甚至在燃烧环境中吸入火焰引起的。

3）眼烧伤：光辐射可引起眼睑、角膜和眼底烧伤。眼底烧伤亦称视网膜烧伤，是光辐射引起的特殊烧伤。若人员直视火球，通过眼的聚焦作用，使光冲量比入射光增大 $10^3 \sim 10^4$ 倍，在视网膜上形成火球影像而引起烧伤。引起视网膜烧伤的致伤边界比轻度皮肤烧伤的致伤边界大 $3 \sim 4$ 倍。

（4）闪光盲：核爆炸的强光刺激眼后，使视网膜上感光的化学物质——视紫质被"漂白分解"，从而造成暂时的视力障碍，称为闪光盲（flash blindness）。人员发生闪光盲后，立即出现视力下降、眼发黑、"金星"飞舞、色觉异常、胀痛等，严重者出现头痛、头晕、恶心、呕吐等自主神经功能紊乱症状，但症状持续时间短，不经治疗，在爆后数秒到 $3 \sim 4$ h 即可自行恢复，不留任何后遗症。闪光盲的发生边界远远超过眼底烧伤，对于执行指挥、飞行、驾驶和观察人员的影响较大。

2. 冲击波的致伤作用

冲击波损伤，简称冲击伤（blast injury），是冲击波直接或间接作用于人体所造成的各种损伤。

（1）直接冲击伤

1）超压和负压的直接作用：单纯的超压和负压作用一般不造成体表损伤，主要伤及心、肺、胃肠道、膀胱、听器等含气体或液体的器官，以及密度不同的组织之间的连接部位。例如，超压作用于体表后，一方面挤压腹壁，使腹压增高，横膈上顶、下腔静脉血突然涌入心、肺，心肺血容量骤增；另一方面又压迫胸壁，使胸腔容积缩小，胸腔内压急剧上升。超压过后，紧接着负压作用，又使胸腔、腹腔扩张。这样急剧的压缩和扩张，使胸腔内发生一系列血流动力学的急剧改变，从而造成心、肺、血管的损伤。

2）动压抛掷的撞击作用：人体受冲击波的冲力作用后，获得加速度，发生位移或被抛掷，在移动和降落过程中，与地面或其他物体碰撞而发生各种损伤。如肝、脾破裂，软组织撕裂，颅脑损伤，骨折，脱臼，甚至肢体离断。

（2）间接冲击伤：由于冲击波的作用，使各种工事、建筑物倒塌，产生大量高速飞射物，间接地使人员产生各种损伤。常见的间接冲击伤有挤压伤、砸伤、飞石伤、玻片伤、泥沙堵塞致上呼吸道窒息等。

（3）冲击伤的临床特点：多处受伤，多种损伤，伤情复杂。由于多种致伤因素（如超压和动压，直接作用和间接作用）几乎同时作用于机体，决定了冲击伤伤类和伤情的复杂性。中度以上冲击伤常是多处受伤，多种损伤。既有直接损伤，又有间接损伤；既有外伤又有内脏损伤；既可能是单纯冲击伤，又可能复合烧伤和放射性损伤。

外轻内重，发展迅速。尤其是以超压作用为主的冲击伤，往往体表可能无伤或仅有轻微损伤，而内脏器官可能发生了严重损伤。重度以上的内脏损伤，因伤情急剧发展，代偿失调，可迅速出现休克和心肺功能障碍，甚至导致伤员死亡。

3. 早期核辐射的致伤作用

早期核辐射是核武器所特有的杀伤因素。当人体受到一定的剂量照射后，可能引起急性放射病，也可能发生小剂量外照射生物效应。

4. 放射性沾染的致伤作用

放射性沾染对人员的损伤有三种方式。

（1）外照射损伤：人员在严重沾染区停留，受到 γ 射线外照射剂量 >1 Gy 时，可引起外照射急性放射病，是落下灰对人员的主要损伤。

（2）内照射损伤：落下灰通过各种途径进入体内，当体内放射性核素达到一定沉积量时，可引起内照射损伤。

（3）β射线皮肤损伤：落下灰直接接触皮肤，当剂量 > 5 Gy 时，可引起β射线皮肤损伤。

在沾染区停留较久而又没有防护的人员，可能同时受到三种方式的复合损伤。

（二）核武器的杀伤范围

核武器的杀伤范围是以杀伤边界、杀伤半径和杀伤面积来表示的。核爆炸时，由三种瞬时杀伤因素的作用而使人员发生现场死亡（阵亡）和损伤的地域，称为杀伤区。从地爆时的爆心或空爆时的爆心投影点到达能发生不同程度杀伤（伤情）的距离称为杀伤半径，其最远处称为杀伤边界。由杀伤半径可以计算杀伤区的面积，这样就可以划出光辐射、冲击波和早期核辐射的单一杀伤范围和它们的综合杀伤范围。从爆心向外，由近到远，人员所受损伤的程度，由重到轻，一般可将人员遭受杀伤的地域划分为极重度、重度、中度和轻度 4 个杀伤区。轻度杀伤区的边界也就是整个杀伤区的边界。万吨级以上核爆炸时以发生皮肤浅Ⅱ度烧伤的最远距离为其边界；万吨级以下核爆炸时以发生轻度放射病（ > 1.0 Gy）的最远距离为其边界。

三种瞬时杀伤因素对开阔地面暴露人员的单一和综合杀伤半径均以致伤概率为50%计。杀伤区面积的大小，作为概数，千吨级核爆炸时为零点几至数平方公里；万吨级核爆炸时，为十几至数十平方公里；十万吨级核爆炸时为上百至数百平方公里；百万吨级核爆炸时为数百至上千平方公里。要强调指出，杀伤区面积虽然大，但中度和轻度杀伤面积可占40%~70%，也就是说，在人员分布比较均匀的情况下，所发生核武器损伤的很大一部分属于中度和轻度损伤。

（三）影响核武器杀伤作用的主要因素

核武器的杀伤作用受多种因素的影响，主要有以下三个方面。

1. 核武器的当量和爆炸方式

（1）核武器当量：当量不同，三种瞬时杀伤因素的单一和综合杀伤范围不同，发生的伤类和伤情也有很大差异。当量增大，总的杀伤范围随之增大，但三种杀伤因素的杀伤范围并非按比例增大的，其中光辐射增加最多，其次冲击波，而早期核辐射增加最少。

万吨当量以下核爆炸，以早期核辐射的杀伤半径最大，冲击波次之，光辐射最小。因此，对于开阔地暴露人员发生的主要伤类是单纯放射病和放射性复合伤。复合伤的发生比例，地爆时占 20%~80%；空爆时占 30%~100%。

万吨当量以上核爆炸，以光辐射的杀伤半径最大，冲击波次之，早期核辐射最小。且前两者随当量增大而迅速增大，而早期核辐射的增大甚少，一般不超过 4 km。对于开阔地面暴露人员发生的主要伤类：随着当量的增大，单纯烧伤和烧放冲复合伤、烧冲复合伤增多。50 万吨当量以上因为现场死亡区域已超过早期核辐射杀伤区域，所以基本上均是单纯烧伤和烧冲复合伤。复合伤的发生比例，地爆时占 60%~90%，空爆时占 30%~50%。

（2）核武器爆炸方式：一般讲，如当量相同，空爆的总杀伤范围大于地爆，但 4 种杀伤因素的杀伤范围又不尽相同。烧伤和冲击伤的范围空爆大于地爆，但近区内的伤情地爆重于空爆；早期核辐射的杀伤范围地爆大于空爆；地爆时放射性沾染地域较局限而严重，空爆时放射性沾染地域广泛而较轻，比高越大，沾染越轻。

2. 人口密度和防护情况

人口稠密、大部队集结地区遭到核袭击时，造成的伤亡必然严重。在杀伤区范围内，如近爆心区域人员密集，则发生复合伤和重伤的比例定会增加。

核袭击时，如人员准备充分，采取有效防护，则杀伤范围将比开阔地无防护的暴露人员大为缩小。因避免或减轻了一种或几种杀伤因素的作用，单一伤发生比例增多，而复合伤发生比例相应减少，伤情明显减轻。

3. 自然条件

（1）气象条件：大气能见度低能缩短光辐射和早期辐射的杀伤半径。冰和积雪的反射能增强光辐射的作用。核武器在云层以上爆炸，云层的吸收会削弱光辐射和早期核辐射对地面的作用；在云层下爆炸，则会增强光辐射对地面的作用。雨、雪能加速落下灰沉降，减轻空气沾染而加重地面沉降局部沾染，地面沾染后下大雨冲刷或冰雪覆盖，能降低地面剂量率。高空风向能改变云迹区形状和沿横向的沾染分布；风速能改变热线方向的沾染分布。风速增大，沾染地域扩大而均匀，近区的沾染程度普遍降低而远区相对升高。天气寒冷，大气密度增大，可缩短早期核辐射的杀伤半径。天寒穿着厚实，暴露部位减少，发生光辐射烧伤会明显减少。

（2）地形地物：丘陵、山地、建筑物等正斜面，因冲击波反射再压缩而增强作用。反斜面可避免或减轻三种瞬时杀伤因素的作用。低于地面的凹地、弹坑、涵洞、沟渠等均能削弱三种杀伤因素的作用；但山谷通道如遇冲击波的合流则可加重杀伤效应。

四、常见放射性复合伤的伤类和伤情

（一）定义

复合伤（combined injuries）是指机体同时或先后受到两种或两种以上不同性质致伤因素作用而发生的复合性损伤。不同性质致伤因素是指它能引起独立的、特定的一类损伤，如射线引致放射性损伤，高热引致烧伤，暴力及机械力引致创伤，其他致伤因素（如激光、微波、次声、粒子束、粉尘、纤维、激素、病毒等）引致的特殊损伤等。同一致伤因素作用于机体不同部位而发生多处损伤，称为多发伤（multiple injuries），与复合伤的概念不同。

核武器爆炸时产生 4 种杀伤因素，所发生的多种复合伤统称核爆炸复合伤（combined injuries from nuclear explosions）。核爆炸复合伤发生率高，伤类杂，伤情重，发展快，诊治难，是核战争和核恐怖袭击造成减员和伤亡的重要原因，是救治的主要对象。

（二）战时与平时的发生情况

核武器袭击时，复合伤的发生率很高。日本遭原子弹袭击后，在 20 d 生存的伤员中，复合伤约占 40%。如将早期死亡者包括在内，估计全部伤员中有 60% ~ 85% 为复合伤。我国核试验现场动物实验结果表明，复合伤的发生率为 50% ~ 85%。在核事故中则可见到放射性损伤与烧伤或冲击伤等的复合伤。主要伤类如图 9-11。

在和平时期，如 1986 年苏联切尔诺贝利核电站事故伤员中，重度以上放射病患者多合并有热烧伤，部分同时有 β、γ 辐射皮肤损伤。在贫铀武器伤害中，贫铀弹可导致包括贫铀弹片伤、烧伤、内照射放射性损伤、重金属化学毒性伤害及相应的复合伤。在核设施、核电站如遭精确武器直接打击造成破坏的同时，可次生地发生核泄漏外溢和火灾、爆

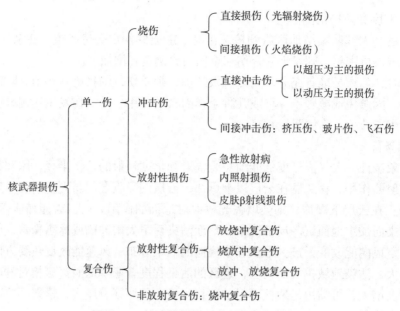

图 9-11　核武器爆炸所致主要损伤的类型

炸，从而引致复合伤。恐怖分子有可能获得核材料，以粗制核武器，用核材料加爆炸材料制成"脏弹"，也能引发复合伤。

（三）伤类和伤情

有放射性损伤的复合伤称为放射性复合伤（combined radiation injury），如放射损伤复合烧伤（简称放烧复合伤，combined radiation-burn injury），放射性损伤复合冲击伤（放冲复合伤，combined radiation-blast injury），放射性损伤复合创伤（放创复合伤）等；无放射损伤者，称为非放射复合伤，如烧伤复合冲击伤（烧冲复合伤，combined burn-blast injury）等。复合伤的命名原则是按损伤的严重程度排列，将主要伤列于前，次要伤列于后，如放冲复合伤，表明放射性损伤是主要损伤，冲击伤为次要损伤。

核爆炸复合伤的伤类和伤情与核武器的当量、爆炸方式、人员分布和防护情况等密切相关。核爆炸时暴露人员主要发生放烧冲、烧冲和烧放冲三类复合伤。对于小当量，如千吨级、万吨级核武器在地爆、低空爆炸时，突出问题是放射性损伤，主要发生放射性复合伤；大当量，如百万吨级在空爆时，突出问题是烧伤，主要发生烧冲复合伤。大当量核武器，爆心附近的暴露人员由于同时遭受三种杀伤因素的强烈作用，现场死亡区较大。引起现场死亡的直接原因主要是冲击伤和烧伤，特别是冲击伤。人员在工事、建筑物或大型兵器内，由于屏蔽了光辐射的作用，主要发生放冲复合伤。当工事和建筑物倒塌、燃烧时，可发生以间接损伤为主的烧冲复合伤。

为了及时有效地进行急救、诊断、后送和治疗，必须对复合伤的伤情进行分度。各类复合伤按伤情的严重程度，可分为轻度、中度、重度和极重度四级（表9-8）。复合伤的分度是以各单一伤的伤情为基础，考虑复合伤的加重效应而划分，一般复合中度以上损伤，就可加重伤情等级。

表 9-8　各类复合伤伤情的分度标准

复合伤	分度标准（具备下列条件之一者）
极重度	几种损伤中有一种达到极重度者；或有两种达到重度；或一种重度复合两种中度损伤
重度	几种损伤中有一种达到重度者；或三种损伤均为中度；或中度放射性损伤复合中度烧伤
中度	几种损伤中有一种达到中度者
轻度	几种损伤均为轻度

五、放射性复合伤的临床特点

复合伤的基本特点是"一伤为主"和"复合效应"（combined effects）。"一伤为主"是指复合伤的主要致伤因素在疾病的发生、发展中起主导作用；"复合效应"是指机体遭受两种或两种以上致伤因素作用后所发生的损伤效应，不是单一伤的简单相加。单一伤之间可相互影响，使原单一伤的表现不完全相同于单独发生的损伤，整体伤情也变得更为复杂。

大量研究表明，"相互加重"是复合效应的重要表现。但复合伤在有些情况下也可不加重，甚至减轻。复合效应可表现在整体效应、组织器官和细胞效应上或分子水平效应上；复合效应也可表现在重要的病理过程中，不同病程环节和不同器官表现可不尽一致。

放射性复合伤时，放射性损伤常起主导作用。其主要临床特点如下。

（一）伤情严重程度主要取决于照射剂量

随照射剂量增大，伤情严重，死亡率升高，存活时间缩短。

（二）病程经过具有放射病特征

一般说来，具有初期（休克期）、假愈期（假缓期）、极期和恢复期的病程阶段性，但放射复合伤极期提前、延长，假愈期缩短。

（三）休克的发生率高，程度重

在单纯放射性损伤时，早期休克是比较少见的。只有在受到很大剂量照射后，由于中枢神经系统和心血管系统的功能严重障碍，方可出现休克。而在放射性复合伤时，休克发生率增加，程度更重。如小鼠单纯 12 Gy 放射性损伤几乎不发生休克，15% Ⅲ度单纯烧伤休克发生率为 20%，而两种损伤合并后，休克的发生率增加到 50%；根据日本原子弹爆炸伤员的调查资料，复合伤休克发生率为 20% 左右。严重的休克常是放射性复合伤早期死亡的重要原因之一。通过对 ^{60}Co γ 射线 6 Gy 全身照射合并 30% Ⅲ度烧伤大鼠的研究表明，早期休克发生的重要原因在于放烧复合伤的心功能损害，而心肌功能损害的原因主要包括能量代谢、钙离子通道的改变，伤后血清成分对心肌收缩功能的影响，心肌细胞膜 β 受体的改变，内源性一氧化氮对心肌功能的抑制作用等。

（四）感染发生率高，出现早，程度重

感染在单纯放射病、烧伤和冲击伤中都比较突出，但复合伤时感染发生更早，更多，更重。复合伤时发热和感染灶开始时间均早于单纯放射病。复合伤时创面细菌数量比单纯烧伤更多（百万至千万倍）。在极重度复合伤中，常发现休克刚过，感染就接踵而来，甚至休克期和感染期重叠，发生早期全身严重感染。在伤后 2～3 d 死亡者，心脏和脾等组织器官内均能培养出细菌。对 7 d 内不同时间死亡犬进行尸检观察，显示放射性复合伤时感染病变发生率明显高于单纯放射病（表9-9）。从感染在死亡原因中的地位看，骨髓型放射病约有75%的犬主要死于感染，而相应剂量的放射性复合伤，则约有90%主要死于感染。放射性复合伤常见的临床感染主要有创伤感染和局灶性感染。创伤感染发生率高，病程较严重。局灶性感染多见于体表、口腔和咽喉等部位，常见的有皮肤和黏膜糜烂和溃疡、压疮感染、牙龈炎、扁桃体炎和咽峡炎等。在战争条件下，放射性复合伤并发厌氧菌感染机会增多，伤情明显加重，预后严重。

表 9-9　单纯放射病和放射性复合伤后 1 周内死亡犬感染发生率（%）比较

感染病变	伤类	存活时间（d）		
		0.5 ~ 2.9[①]	3.0 ~ 4.0	4.1 ~ 7.0
肺炎	放射病	—	9.1	29.4
	复合伤	6.5	12.2	29.4
扁桃体炎	放射病	—	4.5	57.1
	复合伤	15.2	21.9	70.6
口腔黏膜溃疡	放射病	—	19.5	14.3
	复合伤	32.6	19.5	47.1
血源性感染灶	放射病	—	4.5	11.8
	复合伤	4.3	4.9	11.8

注：①放射病组 0.5 ~ 2.9 d 死亡犬。

（五）造血功能障碍加重，出血明显

　　放射性复合伤和相同剂量的单纯放射病相比较，骨髓发生空虚和外周血细胞开始减少的时间都出现前提（图9-12）。放射性复合伤达到一定严重程度，可使造血组织（包括造血细胞和基质细胞）损伤明显加重加快，表现为骨髓腔充血明显，有核细胞数量明显减少，呈现骨髓空虚现象，几乎全为脂肪细胞所代替，提早进入骨髓衰竭期，骨髓再生延缓。此时，复合放射性损伤的剂量越大，白细胞数下降越快，水平越低，回升越慢；复合烧伤的伤情越重，面积越大，对白细胞的破坏作用也越重；复合冲击伤时冲击波超压值的大小也对白细胞的变化产生较大影响（图9-13）。

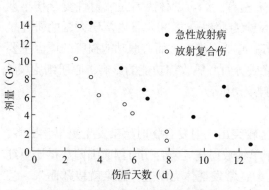

图 9-12　犬放射病和放射性复合伤时
骨髓造血组织发生空虚时间的比较

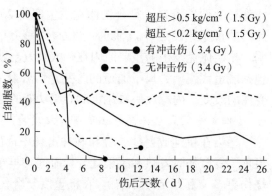

图 9-13　犬放射病和放冲复合伤
外周血白细胞数的变化

放射性复合伤时，外周血象血小板数下降比单纯放射病更快，也更低，同时有毛细血管脆性增加，凝血障碍明显。胃肠出血严重，胃肠黏膜常发生斑片状出血，形成血便，从而加重贫血的发生。出血处黏膜常陷于坏死，更易发生肠道感染。复合伤时，临床出血症状一般也比单纯放射病提早出现，且更为严重。在造血组织发生再生的相应剂量范围内，放射性复合伤时的造血组织再生率比单纯放射病时也明显降低（表9-10）。

表9-10　犬放射性复合伤和单纯放射病时抑制造血组织再生剂量

造血组织	伤类	抑制剂量（Gy）	复合伤时下降（%）
骨髓	单纯放射病	>6.5	23
	复合伤	>5.0	
淋巴结	单纯放射病	>9.5	26
	复合伤	>7.0	
脾	单纯放射病	>7.0	20.8
	复合伤	>5.0	

（六）创伤愈合延缓

放射性复合伤时创面或伤口的组织修复十分困难。放射性复合伤时炎症反应削弱，局部发生感染、出血、水肿和血栓形成，创面和开放性伤口有可能受到放射性物质的沾染，从而造成局部延缓愈合。其难以愈合的原因主要有炎症反应减弱，细胞增殖抑制，胶原合成受抑，细胞生长因子合成减少，表达降低，细胞外基质反应减弱，局部组织缺血缺氧，伤部并发感染、出血、水肿等。同时因辐射的抑制作用，使表皮细胞生长停滞；横纹肌虽有再生，却少见或不见横纹形成，肌肉组织的形成变得延缓，不完全；毛细血管和成纤维细胞或生长迟缓，或显得脆弱，肉芽组织迟缓以至难以形成。在骨折时，骨痂开始形成、骨痂连接和完全恢复的时间较单纯骨折时明显延缓，并可经久不愈或形成假关节，造成放射复合伤时创面或伤口的组织修复十分困难。因此，放射性复合伤时，烧伤创面、创伤伤口及骨折因放射性损伤的影响而延迟愈合。但由于辐射对创伤愈合的影响主要发生在极期，故应在加强全身治疗的基础上，力争在极期到来之前，尽量治愈或最大限度地缩小创面或伤口，并在极期严密防治局部感染和出血，这不仅有利于局部创伤愈合，也能为放射性复合伤的整体治疗创造良好条件。

六、诊断

（一）早期分类

核爆炸时杀伤因素多，致伤条件不一，人体对损伤的反应也有差异。因此，无论从杀伤因素的复合上或从临床表现特点上进行分类，复合伤的类别都是比较多的。最简单的分类方法就是将复合伤分为两大类：凡遭受有放射性损伤者称为放射性复合伤，包括放射性落下灰沾染外伤等均属之；未受到放射性损伤者称为非放射复合伤，如烧伤复合骨折、复合内脏冲击伤等。放射性复合伤是核爆炸所引起的特殊伤类，应依据受伤史、受照剂量、所处环境、体表伤情、早期症状与体征、外周血象变化等方面进行早期分类诊断。

1. 受伤史

根据核爆炸的景象和有关情报，判断核武器当量、爆炸方式和爆心位置，推算出杀伤区位置范围和可能发生复合伤的类型。仔细了解伤员在核爆炸当时的位置，有无屏蔽和防护，是否看到爆炸景象或听到爆炸声响，曾否被抛掷、撞击、挤压和掩埋，在重沾染区停留时间和活动情况，怎样撤离沾染区，这些情况将有助于间接推测可能发生的损伤。

2. 伤员周围环境

不同的冲击波超压和动压，不仅可以使人员造成不同程度的损伤，而且对建筑物、工事、兵器等物体也可造成不同等级的破坏。因此，可以根据伤员周围的一些物体的破坏情况来推测人员可能发生的冲击伤（表9-11）。

表 9-11　造成物体破坏的冲击波超压值和造成人员冲击伤的超压值（kg/cm^2）

观察对象	轻微破坏	中等破坏	严重破坏
单层砖木民房	0.06	0.09	0.15
低层砖木混凝土楼房	0.06	0.18	0.40
无被覆露天战壕	0.58	0.98	1.28
载重汽车	0.15 ~ 0.32	0.44 ~ 0.62	0.91 ~ 1.09
人员冲击伤	0.2 ~ 0.3	0.3 ~ 0.6	0.6 ~ 1.0

3. 体表伤情

三种瞬时杀伤因素所造成的各种损伤程度是相互联系的，可从比较容易诊断的烧伤情况，间接推测可能发生的放射性损伤和内脏冲击伤。对暴露人员来说，小型核武器爆炸时，当发现有某种程度的烧伤时，就要考虑可能发生同等程度或更重一些的冲击伤和放射性损伤。当量越小，复合的放射性损伤就越重。中型核武器爆炸时，烧伤程度和冲击伤大致相近或烧伤要重一些。大型核武器爆炸，烧伤程度将比冲击伤重 1 ~ 2 级。伤员在防护屏蔽条件下，因所发生的烧伤大多为火焰烧伤，情况比较复杂。

4. 早期症状和体征

体表烧伤和外伤易于察见，诊断的难点和重点在于是否复合放射损伤和内脏冲击伤。以下症状和体征有助于复合伤的早期诊断。

（1）大面积烧伤而无明显的放射病早期症状，可能是以烧伤为主的复合伤。

（2）烧伤伴有耳鸣、耳痛、耳聋、咳嗽或有泡沫血痰，可能是烧冲复合伤。

（3）伤后有恶心、呕吐、腹泻，同时有烧伤和冲击伤的症状，可能是放烧冲复合伤。如还伴有共济失调、头部摇晃、抽搐等中枢神经系统症状，可考虑为脑型放射系统复合伤。

（4）整体伤情表现比体表烧伤或外伤要严重，应考虑是否复合放射系统损伤或内脏冲击伤。

5. 外周血象变化

以放射性损伤为主的复合伤，白细胞数有不同程度的下降，受照剂量越大，白细胞数下降越快、越低。以烧伤为主的复合伤，白细胞数一般呈增高反应，伤情危重者也可出现白细胞下降，但中性粒细胞一般不减少（表9-12）。

参考伤后 3 d 淋巴细胞数和伤后 6 d 白细胞数的变化，可以估计放烧冲复合伤的严重程度（表9-13）。

表 9-12 几种复合伤的外周血白细胞数变化趋势

伤类	白细胞总数	淋巴细胞绝对数	中性粒细胞比值（%）
放烧冲	减少	减少	降低或波动
烧放冲	波动或稍减	减少	增高或波动
烧冲	增加	增加或稍减	增高
危重的烧冲或烧放冲	减少	减少	不降低

表 9-13 不同程度放烧冲复合伤的白细胞数变化

伤情	伤后 3 d 淋巴细胞数（×10⁹/L）	伤后 6 d 白细胞数（×10⁹/L）
轻度	>1.0	无明显变化
中度	0.5~1.0	>3.5
重度	0.3~0.5	2.0~3.5
极重度	<0.3	<2.0

（二）临床诊断

1. 症状和体征

复合伤的临床诊断是根据复合伤中度以上损伤常产生相互加重伤情的特点，在识别单一伤种类与伤情的基础上进行的。因此，主要损伤的重要症状和体征就成为诊断的依据。但应掌握单一伤复合后伤情规律的变化。在严重烧伤情况下，血便和柏油便均不能作为诊断放射性损伤的特异性征象，因为严重烧伤也可引起血便和柏油便。此时，应根据其他征象综合判断放射性损伤的有无及其程度。此外，无论何类复合伤，在病程中如出现衰竭、拒食、柏油便或体温下降等，都表明伤情在重度以上，是疾病危重的表现。

2. 血象和生化指标

（1）重度放射性复合伤白细胞总数降到很低，淋巴细胞可以从外周血中消失；重度烧伤复合伤也见不到白细胞数增加。放射性复合伤外周血淋巴细胞染色体畸变率和微核率增加；骨髓象具有急性放射病的特点。

（2）烧冲复合伤时，血清谷草转氨酶（SGOT）的升高程度与伤情比较一致。重度以上伤情大多有明显升高，伤后 1 d，若 SGOT 超过 300 U 多为极重度伤情。而中度以下伤情可无明显变化。

（3）极重度烧冲复合伤时，血中非蛋白氮（NPN）显著升高。伤后 3 d 平均为伤前的276%。NPN 的极度升高表明伤情严重，肾可能发生肾小球缺血病变。

（4）极重度烧冲复合伤，二氧化碳结合力迅速降低。伤后 3 d 内降至 14 mmol/L 以下者，说明伤情严重。

3. 特殊检查

（1）心电图：烧冲复合伤时心电图变化的概率较高，如 P 波增高、低电压、ST 段移位及 T 波倒置等。这些变化在一定程度上反映心脏及肺病变，但属非特异性，可作为判断整体伤情严重程度的参考。

（2）肺分流量和血气分析：肺部受冲击伤后，肺分流量显著增高，其变化比血氧分压更敏感，在很大程度上可反映肺部损伤程度。严重肺损伤时，血氧下降，对观察伤情发展有一定参考。

（3）影像检查：X射线检查对诊断骨折、胸部冲击伤（气胸、肺出血和肺水肿等）、腹部冲击伤（气腹等）、呼吸道烧伤和异物的定位等有特殊价值。

（4）其他：肺冲击伤时，也可做超声波、CT、磁共振成像等检查，脑电图、脑血流图都可提供参考，必要时可进行腰椎穿刺术测脑压和检查脑脊液。与此同时，在检查伤口或烧伤区的放射性沾染时，还应与体内的放射性（感生的，吸入的）进行鉴别诊断。

七、急救和治疗

（一）急救

复合伤的急救与一般战伤基本相同，包括止血、止痛、包扎、骨折固定、防治窒息、治疗气胸、抗休克等。如在沾染区，对有放射性物质沾染的伤口，应先放纱布或棉花填塞后再予以包扎，以阻止放射性物质的吸收，并迅速撤离沾染区。

由于复合伤时休克发生率高，程度重，感染又常是复合伤的重要致死原因，故应尽早采取抗休克和抗感染措施。如复合急性放射性损伤有呕吐者，进行止吐处理。烧伤或其他外伤创面较大时，为预防感染可给长效磺胺或其他抗菌药物，而后迅速后送。在伤情允许的情况下，皆应先洗消后再做其他处理。

（二）治疗

放射性复合伤的治疗可参照急性放射病的治疗原则，积极地进行有计划的综合治疗。

（1）防治休克原则和措施：与一般战争创伤相同。

（2）早期使用抗辐射剂：对急性放射病有效的抗辐射剂对放射性复合伤也基本有效，伤后应尽早给予；疑有放射性物质进入体内者，应尽早服用碘化钾；必要时还可采用加速排出措施。

（3）防治感染：早期、适量和交替使用抗菌药物，积极防治感染。中度以上复合伤，初期可选用长效磺胺，发热或白细胞明显降低时，可换用青霉素等，极期改用广谱抗生素。除全身使用抗菌药物外，应加强对创面局部感染的控制，以防止和减少细菌入血。同时应注意对厌氧菌感染的防治，如注射破伤风抗毒素、配合使用抗生素、早期扩创等。

（4）防治出血、促进造血和纠正水电解质紊乱：辐射剂量超过6 Gy的极重度复合伤，有条件时应尽早进行骨髓移植，也可使用细胞因子或干细胞移植，但应注意其应用的时机和剂量。输血输液时要注意总量及速度，防止发生或加重肺水肿。

（5）手术处理：争取创伤在极期前愈合，尽量使沾染的创伤转为清洁的创伤，多处伤转为少处伤，开放伤转为闭合伤，重伤转为轻伤。

1）手术时机：一切必要的手术应及早在初期和假愈期内进行，争取极期前创面、伤口愈合；极期时，除紧急情况外（如血管结扎术和穿孔修补术等），原则上禁止施行手术；凡能延缓的手术，应推迟到恢复期进行。

2）麻醉选择：针麻、局部和硬膜外麻醉在复合伤病程的各期都可应用。乙醚麻醉和硫喷妥钠麻醉在初期和假愈期可以使用。有严重肺冲击伤者，不用乙醚麻醉，以防止加重肺部症状。

3）创面处理：对复合放射性损伤的烧伤创面，如创面不很大，整体伤情允许，可做切痂植自体皮。放射性损伤达一定剂量使免疫功能显著下降时，可做切痂植异体皮。切痂和植皮（自体或异体）时间应在创面细菌侵入性感染发生以前进行。植异体皮前，可伍输经处理的低淋巴细胞血（照射血或贮存血），并切实加强其他全身治疗。

（6）手术原则：因手术可能加重病情，故术前要周密计划，充分准备。麻醉充分，严格无菌，手术操作熟练，尽量缩短麻醉和手术时间。清创要彻底，但应注意保护健康组织。严密止血，伤口一般延期缝合。骨折应及早复位，骨折固定时间应根据临床及 X 射线检查结果适当延长。

八、核武器损伤的防护

核武器虽然具有巨大的杀伤破坏作用，但也具有局限性和可防性，只要掌握其致伤规律，做好防护工作，就能避免或减轻核武器损伤。

对核武器的防护，从广义上讲，包括：战时积极摧毁敌人的核设施，拦截、摧毁来袭的核导弹和飞机，按防核要求部署和配置部队；组织城市人口疏散；构筑防护工事；研制和使用防护装备和措施；组织辐射侦察；组织抢救伤员，消除沾染，抢修被破坏的设施；采用医学手段防止或减轻核武器损伤。

除采用军事手段摧毁敌人的核力量的积极防御外，在各种防护措施中，以工事防护为主，工事防护是最重要和最有效的措施。工事防护又以防冲击波为主，凡能防冲击波的工事，一般也能防其他杀伤因素。在整个防护中医学防护是辅助性的，但它是卫生部门的重要工作，主要是预防放射性损伤。

对核武器损伤的防护，内容广泛，任务艰巨，必须做到军队防护与人民群众防护相结合，医学防护与其他各种防护相结合，群众性防护与专业技术分队防护相结合，使用制式装备防护与开展简易防护相结合。这样，军地实行统一指挥领导，组织协同，人力物力上互相支援；既放手发动群众，又发挥专业分队的骨干作用；既充分利用现有技术装备器材的优势，又能因地制宜地发挥简易防护措施的作用。

（一）核武器的可防护性和难防性

1. 核武器的可防性

（1）光辐射和普通光一样，呈直线传播，有方向性，且作用时间短暂。因此，凡能挡住光线的物体，均能削弱或屏蔽其作用。

（2）冲击波传播速度比光辐射慢，且动压是沿地面水平方向传播的。所以，发现闪光，立即进入工事，或合理利用地形地物，或卧倒缩小迎风面，就能减轻其杀伤作用。

（3）早期核辐射贯穿能力很强，但能被一定厚度的土层或其他物体吸收而减弱。例如 2 m 厚的土层就能削弱核辐射 99.99%。

（4）放射性落下灰的沉降有一个时间过程，沉降时可以发现，沉降后可用仪器探测，且衰变又快。因此，当发现闪光时，尚有准备时间。迅速撤离，推迟进入沾染区或采取简易有效的防护措施，就能避免或减轻落下灰对人体的作用。

2. 核武器的难防性

（1）突然袭击的核爆炸，几乎在闪光的同时或随即人体就受到三种瞬时杀伤因素的作用，人们往往来不及采取措施进行防护。

（2）光辐射经反射而增强；冲击波因反射或合流可增强，超压无孔不入；早期核辐射因散射可改变作用方向，增加了防护的难度。

（3）城市遭受核袭击，顷刻间大面积的建筑物倒塌，发生大量伤亡，犹如大地震。加上火海一片，间接烧伤增多。人们在高温的废墟中熏烤，无法撤离，外部人员也很难进入抢救。

（4）核爆炸使城市水源、电源、通信、交通道路破坏，医疗机构、设施的破坏和医护人员的伤亡，严重的放射性沾染，给开展防护和救治工作造成巨大困难。

在防护工作中，应全面辨证分析核武器的可防性和难防性，做好充分准备，采取各种措施，趋利避害，以提高防护效果。

（二）对瞬时杀伤因素的防护

1. 个人防护动作

听到空袭警报，人员应立即进入邻近工事，或利用地形地物迅速疏散隐蔽。

遇到核袭击时，发现闪光，应立即采取下列防护行动。防护效果取决于防护动作是否迅速、果断和正确。

（1）进入邻近工事：发现闪光，立即进入邻近工事，注意避开门窗、孔眼，可避免或减轻损伤。如一次百万吨级氢弹空爆试验时，利用闪光启动，动物在一定时间内先后进入工事，均显示不同程度的防护效果。进入工事越快，效果越好（表9–14）。

表9–14　犬在闪光后不同时间进入工事的防护效果[①]

进入工事的时间（爆后s）	烧伤		冲击伤	结局
	程度	面积（%）		
1	燎毛	—	轻度	活存
2	轻度	3	轻度	活存
5	中度	5	轻度	活存
10	重度	21	轻度	活存
未进入工事	极重度	30	重度	伤后5d死亡

注：①百万吨级空爆9.4 km处。

（2）利用地形地物：邻近无工事时，应迅速利用地形地物隐蔽。如利用土丘、土坎、沟渠、弹坑、树桩、桥洞、涵洞等，均有一定防护效果。例如，在一次百万吨级空爆试验中，隐蔽在120 cm高的土坎后和涵洞内的犬未受伤，全部存活；而开阔地面上的犬受到极重度烧冲复合伤，分别于伤后第2天和第4天死亡。

（3）背向爆心就地卧倒：当邻近既无工事又无可利用的地形地物时，应背向爆心，立即就地卧倒。同时应闭眼、掩耳，用衣物遮盖面部、颈部、手部等暴露部位，以防烧伤。当感到周围高热时，应暂时憋气，以防呼吸道烧伤。

（4）避免间接损伤：室内人员应避开门窗玻璃和易燃易爆物体，在屋角或靠墙（不能紧贴墙壁）的床下、桌下卧倒，可避免或减轻间接损伤。

2. 简易器材防护

（1）服装：普通衣服、雨衣在一定范围内均能屏蔽或减轻光辐射烧伤。浅色（尤以白色为宜）、宽敞、致密、厚实的衣服比深色、紧身、疏松、单薄的衣服好。氯丁胶雨衣、防火布比普通衣服好。

（2）防护器材

1）聚氯乙烯伪装网：利用核爆炸闪光作为光电启动形成水幕或烟幕屏障，对光辐射有较好的防护作用。

2）偏振光防护眼镜：对光辐射所致视网膜烧伤有很好的防护效果，可供观测、驾驶和执勤人员使用。

3）坦克帽、耳塞或棉花等：柔软物品塞于耳内，均能减轻鼓膜损伤。

用任何可以挡住射线的物体，如军用水壶等，遮盖身体躯干有骨髓的部位，可减轻核辐射对造血的损伤。

3. 大型兵器防护

装甲车辆、舰艇舱室等均为金属外壳，具有一定的厚度和密闭性能，能有效屏蔽光辐射的直接烧伤，对冲击波和早期核辐射有一定的削弱作用。但若内部着火，可引起间接烧伤。

4. 工事防护

工事防护是对核武器的各种防护中最重要、最有效的措施。工事可分为平时有计划地构筑的各种永备工事和临战时根据任务和条件构筑的各种野战工事两大类。

根据核武器杀伤破坏因素的特点，在工事构筑上着重考虑对光辐射的防护，主要取决于隐蔽区的大小及构筑材料的阻燃性能；对冲击波防护，主要取决于工事的抗压能力和消波密闭性能；对早期核辐射防护，主要取决于工事构筑材料对核辐射的减弱能力和厚度；对放射性沾染的防护，主要取决于工事构筑材料对核辐射的减弱能力、厚度及密闭性能。综上所述，对核武器防护效果理想的工事，在构筑上必须要求有坚固的抗压防震强度，优良的消波密闭性和足够的防护层厚度。

多种工事均有不同程度的防护效果。由于工事构筑材料、结构、形状、内部设施等不同，防护效果有明显差异（表9-15）。

表9-15 几种常用工事的防护效果

工事种类	烧伤	冲击伤	核辐射（减弱倍数）	放射性沾染	致伤半径（缩小倍数）	防护效果
战壕	无或减轻	减轻	2～10	有	2～8	较好
崖孔	无或减轻	无或减轻	20～300	有或无	3～4	好
掩蔽部	无或减轻	无或减轻	600～5 000	无或减轻	4～6	良好
人防工事（4、5级）	无	无或减轻	800～1 500	无	6～11	很好
永备工事	无	无	10 000～1 000 000	无	基本无伤	最好

（三）对放射性沾染的防护

1. 辐射侦察

辐射侦察（radiation detection）是对放射性沾染防护的重要措施。它的任务是利用辐射探测仪器实地查明地面沾染范围和剂量率分布、沾染区内各种物体和水源的沾染程度及其动态变化，并选择和标志通道等。辐射侦察由各级指挥员组织实施，通常由防化部队负责完成。卫生部门在辐射侦察中的主要任务是：

（1）对救护所或医院的展开地域进行辐射侦察。

（2）对进出沾染区人员进行剂量监测和沾染检查。

（3）对食物、饮水和医疗器械、药品等的沾染检查，并提出能否使用的建议。

（4）对疑有放射性内污染人员，测定甲状腺、血、尿、粪便的放射性，概略估算体内污染量，及时提出救治建议。

2. 外照射防护

（1）战时 γ 射线全身外照射控制量：战时核辐射控制不同于平时辐射防护剂量限值。制定的要求是：受到这种剂量照射的人员，一般不影响作战能力，但可能产生一些轻微的放射反应，不需处理，在短期内即可自行恢复，且不会遗留明显的后患。从战时条件来看，是可以接受的。具体规定如下：

1）一次全身照射应控制在 0.5 Gy 以内。在受到 0.5 Gy 照射后的 30 d 内，或受到 0.5～1 Gy 照射后的 60 d 内，不得再次接受照射。

2）多次全身照射，年累积剂量应控制在 1.5 Gy 以内，总累积剂量不得超过 2.5 Gy。

3）由于军事任务的需要，必须超过上述规定的控制量时，由上级首长权衡决定，确定人员的照射剂量，并应采取相应的防治措施。

（2）外照射防护措施

1）缩短在沾染区通过和停留的时间：在保证完成任务的前提下，应尽可能缩短在沾染区停留的时间。必要时采取轮流作业法，控制个人受照剂量。当需要通过沾染区时，应选择较窄的、道路平坦的、辐射级较低的地段通过，或乘坐车辆通过，缩短通过的时间。

在核爆炸一天以后进入地面辐射级＞0.5 Gy/h 的沾染区，其容许停留时间（t）可用下式进行粗略估算：

$$容许停留时间（t）= \frac{50 \text{ cGy}}{地面辐射级（\text{cGy/h}）} \qquad （式 9-4）$$

2）推迟进入沾染区的时间：进入沾染区越迟，地面辐射级越低，人员所受外照射剂量就越小。所以在条件许可时，人员应推迟进入沾染区。

3）利用屏蔽防护：人员在沾染区工作，应尽可能进入工事、民房、车辆、大型兵器内，或利用地形地物屏蔽防护，以减少受照剂量。

4）清除地表的污染物：在需要停留处及其周围，铲除 5～10 cm 厚的表层土壤，或用水冲、扫除等措施去除表层尘土，可降低所在位置的辐射级。实践证明，在开阔地域内，如铲除直径 6 m 的圆面积的表层土壤，则中心位置的辐射级可降低一半以上。

5）应用抗辐射剂：因任务需要而进入沾染区的人员，有可能受到超过战时控制量的照射时，尤其有可能超过 1 Gy 剂量时，应事先应用抗辐射剂。从沾染区撤出的人员，如已受到较大剂量照射，也应尽早应用抗辐射剂，可以减轻辐射损伤。

3. 体表沾染的防护

（1）人员体表和物体表面的沾染控制量：早期放射性落下灰在人员体表或有关物体表面的沾染程度应控制在表 9-16 所列数值以下。

（2）放射性落下灰在空气中的控制浓度：人员在沾染区较长时间（数天）停留时，空气中早期放射性落下灰的起始浓度一般应控制在 0.4 kBq/L 以下。

表 9-16 放射性落下灰在人体和物体表面沾染程度控制值

物体名称	表面 β 射线沾染程度（Bq/cm²）	γ 剂量率[①]（μGy/h）
人体皮肤、内衣	1×10^4	40
手	1×10^4	—
创面	3×10^3	—
炊具和餐具	3×10^2	—
服装、防护用品、轻型武器	2×10^4	80
建筑物、工事和车船内部	2×10^4	150
大型武器、装备	4×10^4	250
露天工事	4×10^4	250

注：①为爆炸后 10 d 内的放射性落下灰数值，爆后 10~30 d 者，为表内数值的 2 倍。

（3）体表沾染的防护措施

1）使用防护器材：人员处在落下灰沉降过程中，或通过沾染区，或在沾染区内作业时，应根据沾染程度和当时条件采取防护措施，或穿戴制式的个人防护服装，或利用就便器材，凡能挡灰或滤灰的器材对落下灰均有防护作用。例如，戴口罩或用毛巾等掩盖口鼻，扎紧领口、袖口和裤口，戴上手套，穿上雨衣或披上斗篷、塑料布、床单等，脚穿高筒靴，对于防止落下灰进入体内和沾染皮肤有良好的效果。

2）利用车辆、工事、大型兵器和建筑物进行防护。

3）遵守沾染区的防护规定：指挥人员可以根据具体情况，作出一些必要的规定。例如：必须穿戴相应的个人防护器材，不得随意脱下；尽可能减少扬尘，不得随地坐卧和接触沾染的物品。

4）洗消和除沾染：人员撤离沾染区后和对疑有沾染的物品在使用前，必须进行沾染检查，超过控制值应对人员局部和全身洗消，对服装和装备进行除沾染。

4. 体内污染的防护

（1）放射性落下灰食入控制量：早期放射性落下灰通过饮水、食物等进入体内的总量一般应不超过 10 MBq。

（2）体内污染的防护措施

1）穿戴防护装备：为防止放射性物质经消化道、呼吸道和皮肤、伤口进入体内，人员在进入沾染区时应根据沾染程度和当时条件，穿戴制式的个人防护服装，或利用就便器材，如戴口罩或用毛巾等掩盖口鼻，扎紧衣服领口和袖口，必要时戴防毒面具。

2）服用碘化钾：在进入沾染区前，每人口服碘化钾片 130 mg（含稳定碘 100 mg）。如事先未服用，在撤离沾染区后应立即补服（不晚于 6 h）。碘化钾可有效地减少放射性碘在甲状腺的沉积量。

3）遵守沾染区的防护规定：指挥人员可以根据具体情况做出一些必要的规定。例如：必须穿戴相应的个人防护器材，不得在沾染区内吸烟、进食；如在沾染区内停留时间较长而必须进食时，应选择沾染较轻的地域，在工事或帐篷内使用自带的清洁食品和饮水。

4）洗消和除沾染：人员撤离沾染区后和对疑有沾染的物品在使用前，必须进行沾染检查，超过控制值应洗消和除沾染。

（3）消除体内污染：如确定有体内污染，应迅速将伤员转移至非沾染区，对伤员进行局部或全身洗消，以防止放射性物质继续进入体内。口服碘化钾、海藻酸钠和普鲁士蓝胶囊等阻吸收药，使用喷替酸钙钠、氢氯噻嗪等药物。

（王　崧　王军平）

思 考 题

1. 简述航空航天辐射的来源及特征。
2. 简述核动力舰艇电离辐射的特点。
3. 简述核动力装置放射性废物的管理与处理。
4. 简述核武器的杀伤作用及特点。
5. 简述放射性复合伤的治疗原则。

数字课程学习

⬇ 教学课件　　　◈ 拓展阅读　　　🖳 课后习题

第十章
放射卫生监督与管理

我国自 20 世纪 60 年代初逐步建立了适合我国国情的放射卫生法规和标准体系,这些法规和标准对保障人类健康、保护环境和促进放射性同位素与射线装置的合理应用起到了极为重要的作用,同时也是规范和指导放射卫生监督工作的重要依据和评价基础。

第一节　放射卫生法规标准

一、基本概念

(1)法规:是由国家制定或认可,并由国家强制执行或实施的具有普遍效力的行为规范体系。法规的定义有广义和狭义的区别。狭义的法规专指国务院或地方人民政府发布的行政管理条例。广义的法规包括国家公布的法律,国务院或地方人民政府发布的行政管理条例,国务院所属部委发布的部门规章和规范性文件等。本章指的是广义的法规定义。

(2)法律:是体现国家意志、依靠国家强制力保证执行、规定和调整国家某一方面社会关系或基本行为规则的文件。我国的法律由国家立法机关制定经全国人大常委会通过后,以国家主席令公布。

(3)规章:作为法律用语,专指特定国家行政机关依法制定的有关行政管理的规范性文件。

(4)规范性文件:是指为各种活动或其结果提供规则、指南或特性的文件。

(5)卫生法:是指由国家制定或认可并由国家强制力保证实施的,旨在调整和保护公民生命健康活动中形成的各种社会关系的法律规范的总和。卫生法有广义和狭义之分。狭义的卫生法,是指由全国人民代表大会及其常务委员会制定的各种卫生法律。广义的卫生法,不仅包括上述各种卫生法律,而且还包括被授权的其他国家机关制定颁布的从属于卫生法律的、在其所辖范围内普遍有效的卫生法规和规章,以及宪法和其他规范性法律文件中涉及卫生法的内容。本章所指的卫生法是指广义的卫生法。

(6)放射卫生法:是指调整因保护放射工作人员与广大公众的健康与安全,以及生态系统,防止和减少电离辐射造成的危害而产生的各种社会关系的法律规范的总称。

(7)标准:是通过标准化活动,按照规定的程序经协商一致制定,为各种活动或其结果提供规则、指南或特性，供共同使用和重复使用的文件。

（8）标准化：是指为了在既定范围内获得最佳秩序，促进共同效益，对现实问题或潜在问题确立共同使用和重复使用的条款，以及编制、发布和应用文件的活动。

（9）标准化文件：是指通过标准化活动制定的文件，是标准、技术规范、可公开获得规范、技术报告等文件的通称。

（10）卫生健康标准：是指国家卫生健康委为实施国家卫生健康法律法规和政策，保护人体健康，在职责范围内对需要在全国统一规范的事项，按照标准化制度规定的程序及格式制定并编号的各类技术要求。

（11）放射卫生标准：是指国家卫生健康委员会为实施放射卫生法律法规和政策，保护人体健康，在职责范围内对需要在全国统一规范的事项，按照卫生健康标准化制度规定的程序及格式制定并编号的各类技术要求。

二、放射卫生法规与标准的关系

法律、行政法规、部门规章依次形成一个从高到低的效力位阶，下位法不能与上位法相冲突。标准是这些法律、行政法规和部门规章能够有效实施的技术支撑，其层次关系见图 10-1。

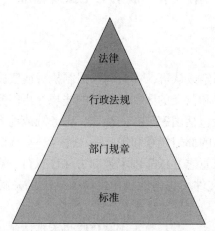

图 10-1　法律、行政法规、部门规章、标准之间的层次关系

三、放射卫生法规

（一）发展历程

我国历来重视放射卫生工作。1960 年，国务院批准发布了我国第一部专门的放射卫生法规《放射性工作卫生防护暂行规定》，随后卫生部、国家科委制定发布了《电离辐射最大容许量标准》《放射性同位素工作的卫生防护细则》和《放射性工作人员的健康检查须知》等 3 项配套的技术文件，并于 1964 年根据《放射性工作卫生防护暂行规定》制定了《放射性同位素工作卫生防护管理办法》，在全国范围内试行，从而奠定了我国放射卫生法制基础。

1979 年，《放射性同位素工作卫生防护管理办法》修订后，由卫生部、公安部与国家科委重新发布，重申卫生、公安和科技行政部门为主体的监督管理体制，强调了对放射性同位素工作实施许可登记制度。

1989 年，国务院公布了《放射性同位素与射线装置放射防护条例》。该条例明确界定了卫生、环保和公安等相关部门各自的监督管理范围和职责分工，在后来相当长的时期内发挥了重要的作用。为贯彻实施《放射性同位素与射线装置放射防护条例》，卫生部又制定、公布了一系列部门规章，如《放射防护监督员管理规定》《非医用加速器放射卫生管理办法》《γ辐照加工装置卫生防护管理规定》《医用 X 射线诊断放射卫生防护及影像质量保证管理规定》《核事故医学应急管理规定》《放射治疗卫生防护与质量保证管理规定》《放射工作人员健康管理规定》等，初步形成了放射卫生法规体系。

2001 年，《中华人民共和国职业病防治法》（以下简称《职业病防治法》）发布，此后分别于 2011 年、2016 年、2017 年和 2018 年修订。该法以预防、控制和消除职业病危害，防治职业病，保护劳动者健康及其相关权益，促进经济社会发展为目的，是开展职业卫生和放射卫生工作的主要法律依据。随后，卫生部陆续制定、公布了《国家职业卫生标准管理办法》《职业健康检查管理办法》《职业病诊断与鉴定管理办法》《职业卫生技术服务机构管理办法》等一系列部门规章，以促进《职业病防治法》的贯彻实施。

2003 年，按照《关于放射源安全监管部门职责分工的通知》中"卫生部门负责职业病危害评价管理工作，负责放射诊疗技术和医用辐射机构的准入管理，参与放射源的放射性污染事故应急工作，负责放射源的放射性污染事故的医疗应急"的职责划分，且放射源的安全监管和许可职责已划归环保部门，故由国务院环保部门主持将《放射性同位素与射线装置放射防护条例》修订为《放射性同位素与射线装置安全和防护条例》，并于 2005 年9 月以国务院令第 449 号发布（后于 2014 年和 2019 年两次修订）。

依据《职业病防治法》《放射性同位素与射线装置安全和防护条例》等法律法规的规定，卫生部于 2006 年发布了《放射诊疗管理规定》（卫生部令第 46 号），同时废止《放射工作卫生防护管理办法》。于 2007 年将《放射工作人员健康管理规定》修订为《放射工作人员职业健康管理办法》，并以卫生部令第 55 号重新发布。

2003 年，公布了国务院令第 376 号《突发公共卫生事件应急条例》。2007 年公布《中华人民共和国突发事件应对法》（以下简称《突发事件应对法》）。《突发事件应对法》是针对包括"核与辐射事件"在内的所有突发事件的预防、应急准备和处置而制订的法律。对于"公共卫生事件"，除了《突发公共卫生事件应急条例》外，还公布了《国家突发公共事件医疗卫生救援应急预案》《国家突发公共卫生事件应急预案》等与公共卫生事件应急有关的文件，用于指导公共卫生事件的应急准备与处置工作。对于核或放射事故（事件）的应急，除《突发事件应对法》和《突发公共卫生事件应急条例》外，还有《核电厂核事故应急管理条例》《国家核应急预案》等专门用于核或放射事故应急的法规文件。

2019 年，《中华人民共和国基本医疗卫生与健康促进法》（以下简称《基本医疗卫生与健康促进法》）公布施行。这部法律作为我国医疗卫生领域的基本法，明确定义了医疗卫生机构、专业公共卫生机构等，并对有关疾病和健康危险因素监测、职业病预防控制、职业健康管理等作出了规定。而且明确，从事放射性工作的医疗卫生人员，应当按照国家规定给予适当的津贴，津贴标准应当定期调整。

（二）放射卫生法规体系

放射卫生法规体系由法律、行政法规、部门规章和规范性文件4个层次构成（图10-2）。

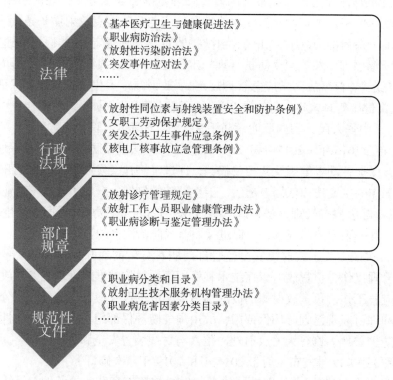

法律
《基本医疗卫生与健康促进法》
《职业病防治法》
《放射性污染防治法》
《突发事件应对法》
......

行政法规
《放射性同位素与射线装置安全和防护条例》
《女职工劳动保护规定》
《突发公共卫生事件应急条例》
《核电厂核事故应急管理条例》
......

部门规章
《放射诊疗管理规定》
《放射工作人员职业健康管理办法》
《职业病诊断与鉴定管理办法》
......

规范性文件
《职业病分类和目录》
《放射卫生技术服务机构管理办法》
《职业病危害因素分类目录》
......

图 10-2　放射卫生法规体系框架

（三）放射卫生管理的主要制度

1. 分类管理制度

（1）放射源和射线装置：国家对放射源和射线装置实行分类管理。根据放射源、射线装置对人体健康和环境的潜在危害程度，从高到低将放射源分为Ⅰ类、Ⅱ类、Ⅲ类、Ⅳ类、Ⅴ类，具体分类办法由国务院生态环境主管部门制定；将射线装置分为Ⅰ类、Ⅱ类、Ⅲ类，具体分类办法由国务院生态环境主管部门和国务院卫生主管部门制定。

（2）放射诊疗工作：按照诊疗风险和技术难易程度分为放射治疗、核医学、介入放射学和X射线影像诊断四类管理。

2. 监督管理制度

国务院生态环境主管部门对全国放射性同位素、射线装置的安全和防护工作实施统一监督管理。国务院及公安、卫生部等部门按照职责分工和《放射性同位素与射线装置安全和防护条例》的规定，对有关放射性同位素、射线装置的安全和防护工作实施监督管理。县级以上地方人民政府生态环境主管部门和其他有关部门，按照职责分工和《放射性同位素与射线装置安全和防护条例》的规定，对本行政区域内放射性同位素、射线装置的安全和防护工作实施监督管理。

3. 许可制度

生产、销售、使用放射性同位素和射线装置的单位，应当依照《放射性同位素与射线装置安全和防护条例》规定取得许可证。

除医疗使用Ⅰ类放射源、制备正电子发射断层成像用放射性药物自用的单位外，生产放射性同位素、销售和使用Ⅰ类放射源、销售和使用Ⅰ类射线装置的单位的许可证，由国务院生态环境主管部门审批颁发。除国务院生态环境主管部门审批颁发的许可证外，其他单位的许可证，由省、自治区、直辖市人民政府生态环境主管部门审批颁发。

使用放射性同位素和射线装置进行放射诊疗的医疗卫生机构，除取得生态环境主管部门审批的许可（辐射安全许可）外，还应当获得放射源诊疗技术和医用辐射机构许可（放射诊疗许可）。

医疗机构开展放射治疗、核医学工作的，其放射诊疗许可由省级卫生行政部门审批颁发；开展介入放射学工作的，其放射诊疗许可由设区的市级卫生行政部门审批颁发；开展X射线影像诊断工作的，其放射诊疗许可由县级卫生行政部门审批颁发。同时开展不同类别放射诊疗工作的医疗机构，其放射诊疗许可由具有高类别审批权的卫生行政部门审批颁发。

4. 放射性标志管理制度

生产、销售、使用、贮存放射性同位素和射线装置的场所，应当按照国家有关规定设置明显的放射性标志，其入口处应当按照国家有关安全和防护标准的要求，设置安全和防护设施，以及必要的防护安全联锁、报警装置或者工作信号。射线装置的生产调试和使用场所，应当具有防止误操作、防止工作人员和公众受到意外照射的安全措施。

放射性同位素的包装容器、含放射性同位素的设备和射线装置，应当设置明显的放射性标识和中文警示说明；放射源上能够设置放射性标识的，应当一并设置。运输放射性同位素和含放射源的射线装置的工具，应当按照国家有关规定设置明显的放射性标志或显示危险信号。

在室外、野外使用放射性同位素和射线装置的，应当按照国家安全和防护标准的要求划出安全防护区域，设置明显的放射性标志，必要时设专人警戒。具体标志按照GB 18871—2002 的附录 F 执行。其中，电离辐射警告标志如图 10-3 所示。

5. 放射性同位素和放射源的储存管理制度

放射性同位素应当单独存放，不得与易燃、易爆、腐蚀性物品等一起存放，并指定专人负责保管。贮存、领取、使用、归还放射性同位素时，应当进行登记、检查，做到账物相符。对放射性同位素贮存场所应当采取防火、防水、防盗、防丢失、防破坏、防射线泄漏的安全措施。对放射源还应当根据其潜在危害的大小，建立相应的多层防护和安全措施，并对可移动的放射源定期进行盘存，确保其处于指定位置，具有可靠的安全保障。

6. 放射性产品管理制度

辐射防护器材、含放射性同位素的设备和射线装置，以及含有放射性物质的产品和伴有产生X射线的电器产品，应当符

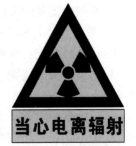

图 10-3 电离辐射警告标志

合辐射防护要求，不合格的产品不得出厂和销售。

7. 放射诊疗管理制度

放射诊疗工作人员对患者和受检者进行医疗照射时，应当遵守医疗照射正当化和辐射防护最优化的原则，有明确的医疗目的，严格控制受照剂量；对邻近照射野的敏感器官和组织进行屏蔽防护，并事先告知患者和受检者辐射对健康的影响。对婴幼儿及少年儿童体检，不得将核素显像检查和 X 射线胸部检查列入常规检查项目。对受孕后 8～15 周的育龄妇女，非特殊需要不得进行下腹部放射影像检查。

医疗机构的放射诊疗设备及其相关设备的技术指标和安全、防护性能，应当符合有关标准与要求。

医疗机构应当定期对放射诊疗工作场所、放射性同位素储存场所和防护设施进行辐射防护检测，保证辐射水平符合有关规定或者标准。

8. 放射工作人员健康管理制度

（1）培训：放射工作人员在辐射防护和有关法律知识培训考核合格后方可参加相应的工作，且在岗期间应由放射工作单位定期组织辐射防护和有关法律知识培训。

（2）职业健康检查：放射工作人员上岗前，应当进行上岗前的职业健康检查，符合放射工作人员健康标准的，方可参加相应的放射工作。放射工作单位应当组织上岗后的放射工作人员定期进行职业健康检查。放射工作人员脱离放射工作岗位时，放射工作单位应当对其进行离岗前的职业健康检查。对参加应急处理或者受到事故照射的放射工作人员，放射工作单位应当及时组织健康检查或者医疗救治，按照国家有关标准进行医学随访观察。

放射工作人员的职业健康检查项目和周期及检查结果评价按照 GBZ 98-2020《放射工作人员健康要求及监护规范》执行，放射工作单位应当为放射工作人员建立并终生保存职业健康监护档案。

（3）个人剂量监测：《职业病防治法》第二十五条明确规定：对放射工作场所和放射性同位素的运输、贮存，用人单位必须配置防护设备和报警装置，保证接触放射线的工作人员佩戴个人剂量计。《放射性同位素与射线装置安全和防护条例》第二十九条规定：生产、销售、使用放射性同位素和射线装置的单位，应当严格按照国家关于个人剂量监测和健康管理的规定，对直接从事生产、销售、使用活动的工作人员进行个人剂量监测和职业健康检查，建立个人剂量档案和职业健康监护档案。配套的《放射工作人员职业健康管理办法》中对个人剂量计的佩戴、监测周期、监测报告等有进一步的要求，而对具体的佩戴方法、监测形式、剂量评价等在有关标准中做了进一步规定。

（4）职业性放射性疾病的诊断与鉴定：职业性放射性疾病的诊断与鉴定工作按照《职业病诊断与鉴定管理办法》和国家有关标准执行。

9. 放射事故管理制度

（1）事故分级：根据辐射事故的性质、严重程度、可控性和影响范围等因素，从重到轻将辐射事故分为特别重大辐射事故、重大辐射事故、较大辐射事故和一般辐射事故 4 个等级。

（2）应急预案：县级以上人民政府生态环境主管部门应当会同同级公安、卫生、财政等部门编制辐射事故应急预案，报本级人民政府批准。生产、销售、使用放射性同位素和射线装置的单位，应当根据可能发生的辐射事故的风险，制订本单位的应急方案，做好应急准备。

（3）事故报告与处理：发生辐射事故时，生产、销售、使用放射性同位素和射线装置的单位应当立即启动本单位的应急方案，采取应急措施，并立即向当地生态环境主管部门、公安部门、卫生主管部门报告。上述部门接到辐射事故报告后，应当立即派人赶赴现场，进行现场调查，采取有效措施，控制并消除事故影响，同时将辐射事故信息报告本级人民政府和上级人民政府生态环境主管部门、公安部门、卫生主管部门。县级以上地方人民政府及其有关部门接到辐射事故报告后，应当按照事故分级报告的规定及时将辐射事故信息报告上级人民政府及其有关部门。发生特别重大辐射事故和重大辐射事故后，事故发生地的省、自治区、直辖市人民政府及国务院有关部门应当在 4 h 内报告国务院；特殊情况下，事故发生地的人民政府及其有关部门可以直接向国务院报告，并同时报告上级人民政府及有关部门。

四、放射卫生标准

（一）发展历程

1. 国际原子能机构（IAEA）国际基本安全标准

在国际政府间组织系统内，国际原子能机构于 20 世纪 50 年代进行了制订国际辐射防护与安全标准的第一次尝试。国际原子能机构理事会于 1960 年 3 月首次核准了健康与安全措施（《国际原子能机构的健康与安全措施》，INFCIRC/18 号文件，1960；《国际原子能机构的安全标准与措施》INFCIRC/18/Rev.1 号文件，1976）。于 1962 年首次核准发布了基本安全标准（《辐射防护基本安全标准》，1962），该标准由国际原子能机构作为国际原子能机构《安全丛书》第 9 号出版，修订版于 1967 年印发。

第三次修订版由国际原子能机构作为 1982 年版国际原子能机构《安全丛书》第 9 号出版，该版本由国际原子能机构、国际劳工组织、经济合作与发展组织核能机构和世界卫生组织共同倡议。其后的版本便是国际原子能机构 1996 年 2 月作为国际原子能机构《安全丛书》第 115 号出版并由联合国粮食及农业组织（FAO）、国际原子能机构（IAEA）、国际劳工组织（ILO）、经济合作与发展组织核能机构（OECD-NEA）、泛美卫生组织（PAHO）和世界卫生组织（WHO）共同倡议的《国际电离辐射防护和放射源安全的基本安全标准》。

2014 年，修订后的《国际辐射防护和放射源安全基本安全标准》出版，共同倡议编写机构在原来 6 个国际组织的基础上增加了欧洲委员会（EC）和联合国环境规划署（UNEP）。

2. 国际辐射防护委员会（ICRP）出版物

国际辐射防护委员会的前身是国际放射学大会于 1928 年设立的国际 X 射线和镭防护委员会，1950 年改用现名。1928 年 7 月，ICRP 发布了其第一份国际建议书：《1928 年国际 X 射线和镭防护建议书》（1928 International Recommendations for X-ray and Radium Protection）。1958 年，ICRP 发布了第 1 号出版物《国际辐射防护委员会建议书》（ICRP Publication 1, Recommendations of the International Commission on Radiological Protection）。此后，ICRP 采用"ICRP Publication+ 阿拉伯数字"的形式编号发布出版物。ICRP 出版物的科学性和严谨性，使得其成为专业领域内的权威出版物，是 IAEA、WHO、ISO（国际标准化组织）等国际组织及有关国家的标准化机构制定辐射防护标准时的重要依据。

3. 我国放射卫生标准

（1）20 世纪 60 年代，卫生部和国家科学技术委员会制定并发布了与《放射性工作卫生防护暂行规定》（以下简称《暂行规定》）相配套的《电离辐射的最大容许量标准》《放射性同位素工作的卫生防护细则》和《放射性工作人员的健康检查须知》三个技术文件。《暂行规定》和配套的三个技术文件，以"标法混合"的形式，构成了我国最早的放射卫生法规与标准。

（2）20 世纪 70 年代，国家计划委员会、国家基本建设委员会、国防科学技术委员会和卫生部联合批准发布 GBJ 8-74《放射防护规定》，规定了辐射防护及其管理的各种技术要求。它是在《放射性工作卫生防护暂行规定》的基础上，经过补充修改的辐射防护规定，文件集中规定了辐射防护及其管理的各种技术要求，形成了比较完整的辐射防护国家标准。此后，又陆续发布了《医用诊断 X 射线卫生防护规定》《医用治疗 X 射线卫生防护规定》《医用远距治疗 γ 射线卫生防护规定》《医用高能 X 射线和电子束卫生防护规定》等最初几项国家标准。同一时期，卫生部组织有关单位在总结既往实践经验的基础上，参考国外资料编制了 GBW 1—80《放射病诊断标准及处理原则》，并于 1980 年在全国试行，是我国第一项放射性疾病诊断标准。

（3）1981 年，卫生部组织成立第一届放射卫生防护标准委员会和第一届放射病诊断标准委员会（直到 2013 年底，第七届国家卫生标准委员会将两大专业委员会合并，成立放射卫生标准专业委员会，并建立了新的放射卫生标准体系），正式开启了我国放射卫生标准化工作，我国放射卫生标准工作正式进入了"标法分立"阶段。

（4）在放射卫生防护方面，1983 年卫生部将 GBJ 8-74 中有关卫生防护、医疗和人体健康等内容进行修订，以 GB 4792-1984《放射卫生防护基本标准》发布；GBJ 8-74 中的其他内容（主要是放射性三废管理部分）由国家环保局组织修订后，以 GB 8703-88《辐射防护规定》发布。同一时期，卫生部门还陆续制定发布了 ZBC 57001-84《核电站放射卫生防护标准》（专业标准，相当于后来的行业标准）、GB 5294-85《放射工作人员个人剂量监测方法》及与基本标准相配套的许多其他专项标准。到 1996 年底，放射卫生防护标准已有 50 项左右。

（5）在放射性疾病诊断方面，标委会在 1986 年组织制定了 5 项放射性疾病诊断标准，并于 1987 年发布，即 GB 8280-87《外照射急性放射病诊断标准及处理原则》、GB 8281-87《外照射慢性放射病诊断标准及处理原则》、GB 8284-87《内照射放射病诊断标准及处理原则》、GB 8282-87《放射性皮肤疾病诊断标准及处理原则》和 GB 8283-87《放射性白内障诊断标准及处理原则》。此后，随着标准范围和深度的逐步扩展，陆续制定并发布了用于放射性疾病诊断的物理学和生物学剂量估算、医学处理、放射性复合伤和放射性器官损伤诊断等十余项标准。

（6）1994 年，卫生部、国家环保局、国家核安全局和核工业总公司联合组成编制组，编制了我国统一的辐射防护基本标准。编制组以 ICRP 第 60 号出版物为依据，同时对 GB 4792-1984 和 GB 8703-1988 进行整合修订，最终决定等效采用 IAEA 安全丛书第 115 号，编制成国家标准 GB 18871-2002，于 2002 年发布。

（7）2001 年，《职业病防治法》公布，明确规定有关防治职业病的国家职业卫生标准，由国务院卫生行政部门组织制定并公布。为配套《职业病防治法》实施，卫生部于2002年3月公布《国家职业卫生标准管理办法》。同年4月，发布了第一批157项国家职业卫生标准，其中包括了43项放射卫生防护标准和19项放射性疾病诊断标准。

（8）随着《中华人民共和国标准化法》《职业病防治法》《放射性同位素与射线装置放射防护条例》等一系列法律法规的逐步完善，我国放射卫生标准也得到了长足的发展。在放射卫生防护方面涵盖了计划照射、现存照射、应急照射的辐射防护要求，检测与核素分析，防护设施与器材，培训与管理等多个方面。在放射性疾病诊断方面涵盖了职业健康监护、职业性放射性疾病诊断与处理、剂量估算、核与放射事故医学处置等多个方面。

（二）范围和分类

1. 范围

核和辐射相关的放射卫生防护标准，核和辐射突发事件及事故的卫生应急准备与处置标准，放射工作人员职业健康监护标准，职业性放射性疾病的诊断标准，放射诊疗设备质量控制检测标准，辐射检测、监测标准，辐射防护设施与防护器材等标准。

2. 分类

我国标准按照制定主体分为国家标准、国家职业卫生标准、行业标准、地方标准、团体标准和企业标准。国家标准、国家职业卫生标准、行业标准和地方标准属于政府主导制定的标准。团体标准和企业标准属于市场主体自主制定的标准。其中，国家标准由国务院标准化行政主管部门制定。国家职业卫生标准，依据《职业病防治法》由国务院卫生健康行政主管部门制定。行业标准由国务院行业行政主管部门制定。地方标准由省、自治区、直辖市及设区的市人民政府标准化主管部门制定。团体标准由学会、协会、商会、联合会、产业技术联盟等社会团体制定。企业标准由企业或企业联合制定。

根据放射卫生标准的定义，放射卫生标准可以分为国家标准、国家职业卫生标准和卫生行业标准三类（图10-4）。

根据实施效力，放射卫生标准分为强制性标准和推荐性标准。强制性标准必须执行，不符合强制性标准的产品、服务，不得生产、销售、进口或提供，违反强制性标准的，依法承担相应的法律责任。推荐性标准国家鼓励采用，即自愿采用。

（三）放射卫生标准体系

1. 放射卫生标准体系发展历程

在成立了第一届卫生标准委员会后，卫生部于1983年委托哈尔滨医科大学牵头开展

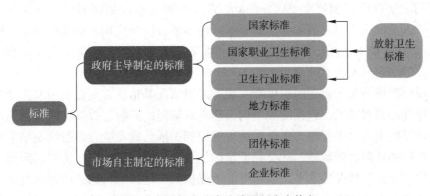

图10-4 标准分类（按照制定主体）

卫生标准体系的研究，其中放射卫生（防护）标准体系和放射性疾病诊断标准体系分别由当时的放射卫生防护标准专业委员会和放射性疾病诊断标准专业委员会负责编制。编制完成的标准体系于 1988 年经全国卫生标准技术委员会工作会议审议通过，卫生部于 1989 年批准颁布。

2002—2013 年，第五届和第六届卫生部卫生标准委员会工作期间，放射卫生防护标准专业委员会和放射性疾病诊断标准专业委员会分别开展了标准体系修订编制工作，形成了我国第二代放射卫生防护标准体系和放射性疾病诊断标准体系。

2013 年底，卫生部放射卫生防护标准专业委员会和放射性疾病诊断标准专业委员会合并，成立了第七届国家卫生标准委员会放射卫生标准专业委员会。

2014—2015 年，为了推进放射卫生领域工作持续健康发展，统筹规划放射卫生标准工作，将放射卫生防护标准体系和放射性疾病诊断标准体系进行了合理整合并重新分类，形成了第三代放射卫生标准体系。

2021 年，第八届国家卫生健康标准委员会放射卫生标准专业委员会根据国家卫生健康委卫生健康标准体系升级改造项目的要求，重新编制形成了第四代放射卫生标准体系。

2. 放射卫生标准体系结构

根据放射卫生标准专业委员会的工作机制，目前放射卫生标准体系分为"放射卫生防护标准"和"放射性疾病诊断标准"两个部分。其中，放射卫生防护标准分为通用基础类、计划照射类、现存照射类、应急照射类、检测与核素分析类、防护设施与器材类、培训与管理类和其他标准 8 类。放射性疾病诊断标准分为通用基础类、职业健康监护类、职业性放射性疾病诊断与处理类、剂量估算类、核与放射事故医学处置类和其他标准 6 类。

（四）放射卫生标准内容介绍

1. 放射卫生防护标准

（1）通用基础标准：放射卫生防护标准中的通用基础标准，是指规定了放射卫生防护通用条款的标准和具有广泛适用范围的标准。这类标准包括规定辐射防护基本要求、防护体系框架等通用内容的标准，还包括放射卫生防护领域内的名词术语标准、符号标识标准、分类标准、剂量限值和导出的次级限值标准，以及用于支持辐射防护检测、评价、剂量估算等放射卫生实践中用到的各类转换系数参数、计算模型标准等。

（2）计划照射情况的辐射防护标准：计划照射情况是指在照射发生之前可以对辐射防护进行预先计划的，以及可以合理地对照射的大小和范围进行预估的照射情况，其中包括了职业照射、医疗照射和公众照射。因此，此类标准是对计划照射情况下的各类实践活动，以保护人员健康为目的的辐射防护要求，内容涉及医学应用（如放射诊疗、医学研究等）、工业应用（如工业探伤、测井、含源仪器仪表等）、货物行李等的安全检查，以及含放射性产品等多个方面。

（3）现存照射情况的辐射防护标准：现存照射情况是指在需要做出采取控制措施的决定时已经存在的照射情况，包括应控制的天然本底辐射的照射、放射性残留物的照射，这些放射性残留物来自过去实践（未曾受过审管控制）或已宣布应急照射情况结束后的核或放射应急事件的放射性残留物。此类标准是以尽可能控制照射水平，将照射降低到接近或可近似视为"正常"情况的水平，以尽可能地保护人员健康为目的，内容涉及住宅、工作场所（如铀矿和非铀矿山井下）及其他建筑物中的氡照射控制、饮用水中天然来源放射性核素引起的照射的控制、宇宙辐射对空勤人员和宇航员照射的控制等，适当的参考水平是此类标准中重要的技术指标。

（4）应急照射情况的辐射防护标准：应急照射情况是指作为事故、恶意行动或任何其他未预期事件的结果，并需要立即采取行动以避免或减轻其有害后果而发生的照射情况。应急照射情况属于意外情况，对此可能要求实施紧急防护行动，也可能需要实施更长时间的防护行动。在此情况下，可能会发生公众成员或工作人员的照射，照射可能会非常复杂，而且有可能存在放射危害伴随其他危害（物理、化学等）。因此，此类标准是以预防和减少核与放射事故的健康危害为目的制定的防护策略，内容包括应急管理体系相关标准（如危害评价、应急计划和程序的制定和演练、个人监测和环境监测及剂量评价等）、公众照射的防护、应急工作人员受到照射的控制（职业照射防护）等。

（5）检测与核素分析标准：此标准属于方法标准，包括实施有关法律法规要求所必需的检测规范标准，如为落实《放射性同位素与射线装置安全和防护条例》和《放射诊疗管理规定》对放射诊疗设备质量控制的要求而制定，包含检测要求、检测项目和周期及对应检测方法的放射诊疗设备质量控制检测标准，为落实《职业病防治法》《放射性同位素与射线装置安全和防护条例》和《放射工作人员职业健康管理办法》中关于个人剂量监测要求的个人监测标准等。还包括与有关限值要求配套和放射卫生监测评价工作所需要的各类放射性物质检测方法标准，以及关于辐射防护器材及含放射性产品检测的标准。

（6）防护设施与器材标准：此类标准是为了落实《职业病防治法》中有关防护设施的规定而制定的对于防护设施和器材的技术要求，如机房的辐射屏蔽规范、器材的防护性能要求等。

（7）培训与管理标准：培训标准是为了落实《职业病防治法》《放射性同位素与射线装置安全和防护条例》和《放射工作人员职业健康管理办法》中对工作人员的培训要求而制定具体的技术细则，如针对不同类型放射工作的培训内容、培训形式等。

管理标准是实施《职业病防治法》规定的用人单位职业病防治综合管理和建设项目放射性职业病危害评价所需的技术要求。

2. 放射性疾病诊断标准

（1）通用基础标准：放射性疾病诊断标准中的通用基础标准是指放射性疾病诊断的通用要求和基础内容，如术语标准、疾病名单（分类）标准、疾病诊断的通用要求等。

（2）职业健康监护标准：此类标准是为了落实《职业病防治法》《职业健康检查管理办法》和《放射工作人员职业健康管理办法》中有关放射工作人员健康监护要求制定的，包括放射工作人员从业必须符合的健康要求，职业健康检查的项目、周期、适任性评价要求，过量照射人员的医学随访等。

（3）职业性放射性疾病诊断与处理标准：此类标准是为了落实《职业病防治法》和《职业病诊断与鉴定管理办法》中关于职业病诊断和鉴定要求制定的，是与《职业病分类和目录》规定的我国法定职业性放射性疾病对应的疾病诊断标准。针对每项职业性放射性疾病，规定诊断原则、诊断标准、分期分型、鉴别诊断和处理原则，是医疗卫生机构进行职业性放射性疾病诊断的重要依据。

（4）剂量估算标准：此类标准是各类照射情况下对受照人员进行剂量估算的方法标准，通过估算剂量为相关放射性损伤和疾病的诊断和治疗提供依据和支持，包括物理学方法和生物学方法。

（5）核与放射事故医学处置标准：此类标准是为了落实卫生健康部门承担的核与放射事故医学处置（救援）责任制定的技术标准，用于指导事故情况下对辐射损伤人员的医学诊断及救治、心理援助、去除或降低人员、设备、场所、环境等的放射性污染等工作。

（陈尔东）

第二节 建设项目职业病危害（辐射防护）评价

建设项目职业病危害（辐射防护）评价是国家"预防为主、防治结合"职业病防治工作方针的体现，也是从源头预防和控制职业病危害的重要管理制度。

《中华人民共和国职业病防治法》《放射诊疗管理规定》中都明确规定了新建、改建、扩建放射建设项目，建设单位应当向卫生行政部门提交职业病危害预评价报告；建设项目竣工前，建设单位应当进行建设项目职业病危害控制效果评价。

在职业病防治法中，放射性危害属于可能产生严重职业性危害类别。放射事故不仅会造成人员伤亡和财产损失，还往往使大范围人群产生严重的心理恐慌，影响社会的安定和相应应用产业的可持续发展。为此，国家发布了一系列辐射防护管理法规和规范性文件，加强建设项目职业病危害的评价工作。

我国的辐射防护评价工作是伴随着我国的法律、法规体系不断完善的过程中开始的。1989年10月24日我国首次公开发布了辐射防护的专项管理条例《放射性同位素与射线装置放射防护条例》，将辐射防护工作从过去几十年的行政式管理转向法治化管理，而辐射防护评价工作正是在这之后开始起步的。20世纪90年代初，针对存在高潜在危险的放射工作领域（如放射治疗装置、核设施等），在新建、改建、扩建放射工作场所时，辐射防护机构开始编制辐射防护评价报告，经过十余年的不断摸索和完善，辐射防护评价报告的质量有了明显的提高，涵盖的内容更加丰富，从单纯的屏蔽防护向场所、设施、设备、人员和管理等多方面扩展，也建立了评价资质管理制度。2002年5月1日《职业病防治法》实施后，将原有的辐射防护评价报告的格式与内容进行了规范，完成了与新发布的法律法规对接，并转变为建设项目职业病危害辐射防护预评价报告和建设项目职业病危害控制效果辐射防护评价报告。

放射技术已经在各领域得到广泛应用，为便于管理，我们将放射技术应用领域分为医用辐射和非医用辐射，将在医疗卫生机构中应用的放射治疗、核医学、介入放射学和X射线影像诊断归类为医用辐射应用，其余的归类为非医用辐射应用。本节内容围绕医用辐射应用介绍。

一、建设项目职业病危害分类和报告形式

（一）危害因素分类

国家对产生或可能产生职业病危害的建设项目实行分类管理，依据《放射诊疗建设项目卫生审查管理规定》，对放射诊疗项目按照可能产生的放射性危害程度与诊疗风险分为危害严重和危害一般两类。

危害严重类的放射诊疗项目包括立体定向放射治疗装置（γ 刀、X 刀等）、医用加速器、质子治疗装置、重离子治疗装置、钴 -60 治疗机、中子治疗装置与后装机等放射治疗设施，正电子发射断层成像（PET）装置，单光子发射计算机断层显像（SPECT）装置及使用放射性药物进行治疗的核医学设施。

危害一般类的放射诊疗项目包括 X 射线 CT、DSA、CR、DR、乳腺摄影、牙科摄影及普通 X 射线机等 X 射线影像检查设施，PET、SPECT 和放射性药物治疗以外的核医学设施以及危害严重类未包括的其他放射诊疗建设项目。

（二）评价报告形式

评价报告的形式根据建设项目职业病危害因素的分类确定，对于危害严重类的放射诊疗项目，应当编制评价报告书；对于危害一般类的放射诊疗项目，应当编制评价报告表；同时具备不同放射性危害类别的，应按较为严重类别编制。通常，评价报告书的内容较评价报告表要复杂，评价报告表的编制应简单、明了，编制的评价报告内容应涵盖对场所、设施、设备、人员、规章制度等。

依据国家发布的相应规范和标准（GBZ/T 181-2006），一般情况下评价报告包括评价报告书与评价报告表，两者的要素在整体结构上的对比见表 10-1。

表 10-1　评价报告书与评价报告表对比

评价报告书	评价报告表（以 B 类预评价为例）
概述	基本信息
建设项目概况与工程分析	辐射源项
辐射源项分析	评价依据
放护措施评价	—
辐射监测计划、辐射监测及评价	—
辐射危害评价、辐射危害综合评价	职业病危害因素分析
应急准备与响应	—
辐射防护管理	拟采取的防护措施
结论与建议	结论与建议

二、建设项目职业病危害辐射防护预评价

依据《职业病防治法》等相关国家法律法规，新建、改建、扩建放射工作场所，技术改造、技术引进与放射相关的项目，在建设项目建造初期，初步设计完成后，要委托有资质的放射卫生技术服务机构对该建设项目进行职业病危害辐射防护预评价，并编制建设项目职业病危害辐射防护预评价报告。

（一）预评价的目的

建设项目设计的初期，通过对建设项目可能产生的辐射危害因素、辐射强度，拟采取的防护措施，工作人员可能受到的照射和健康影响进行预防性分析、评估，确定辐射危害类别，对劳动者可能产生的健康的影响，论证建设项目辐射防护措施的可行性，为建设单位改进防护设施设计和完善职业卫生管理提供指导性意见。

（二）预评价的实施

1. 资料收集

预评价是在建设项目施工前进行的，因此，评价工作的基础信息主要来自建设单位提供的各种资料，主要包括以下几方面。

（1）建设单位基本信息：机构成立时间、地址、所属行业类别与主管部门、医院级别、规模、门急诊量、病床数、专业特色，既往放射诊疗工作开展情况，以及放射诊疗相关科室人员的岗位设置等。持有放射诊疗许可证、医疗机构执业许可证、大型医用设备配置许可文件、辐射安全许可证和医疗器械注册证等情况。

（2）建设项目场地信息：建设类型、场地位置、毗邻环境，工作场所平面布置图。

（3）辐射源项：拟建设项目的目的和规模；辐射源项性能参数、用途、使用量或出束时间，辐射能量和辐射类型等，放射性核素活度，工作量等。

（4）辐射防护措施：放射工作场所的辐射防护设计方案、辐射防护设施配置规划、辐射监测计划与措施等。

（5）拟配置的放射工作人员信息：放射工作人员数量、资格信息、职业健康体检、个人剂量监测和辐射防护知识与法规培训情况等。

（6）辐射防护管理信息：拟建或已建辐射防护组织、规章制度及操作规程等管理文件信息。

（7）现场调查资料：指评价单位到现场察看和必要的本底监测数据等。

2. 预评价报告编制

预评价报告的内容应至少满足上述组成结构内容的基本要求，应根据收集的资料，对照国家标准和法律法规，分析建设项目的选址、防护设计、防护措施、人员配置、组织管理、质量控制与应急处置等的符合性并做出评价。需要明确的主要内容如下。

（1）概述：包括任务来源与目的、评价范围、评价内容、评价依据、评价目标。

1）评价依据：包括法律法规和规范性文件、标准、参考资料意见建设单位提供的资料。报告中所引用的文件应确保现行有效。

2）评价目标：包括剂量限值、单位管理目标值、本项目剂量约束值等。GB 18871–2002 中，明确了职业人员、公众的剂量限值；各放射工作单位，根据本单位开展工作的内容，取剂量限值的几分之几制定为本单位放射工作人员的管理目标值；在进行建设项目评价时，通常是建设单位和评价单位根据项目情况和单位制定的管理目标值，协商制定本建设项目的剂量约束值，剂量约束值不应大于建设单位管理目标值。应当注意的是，建设项目预评价的各个环节都是围绕着评价目标开展的。

（2）建设项目概况与工程分析：包括项目基本情况与工程分析。

应明确描述出待评价项目的性质、位置、毗邻关系，建设目的、建设厂区环境辐射水平。工作场所要分别给出整体平面图、区域平面图和局部平面图；要明确描述拟配置工作人员数量、执业资格、技术职称等。设置的区域位置与场所防护评价条件的选取相关，人员的配置与工作人员的剂量负担评价相关，因此，应详细描述。

（3）辐射源项分析：包括辐射源项概况、不同运行状态下的辐射源项和职业病危害因素分析。

要明确辐射源项基本参数，如放射性核素名称、活度、个数、射线装置名称、射线类

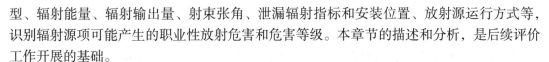

型、辐射能量、辐射输出量、射束张角、泄漏辐射指标和安装位置、放射源运行方式等，识别辐射源项可能产生的职业性放射危害和危害等级。本章节的描述和分析，是后续评价工作开展的基础。

（4）防护措施评价：包括工作场所布局与分区、屏蔽设计、防护安全装置等。

1）工作场所的布局与分区：这关系项目投入使用后的辐射安全问题，因此，应结合工作开展后场所的可能运行方式对场所的设计布局进行分析评估，从而使布局和分区既满足防护要求，又便于工作的开展。预评价时，应识别出控制区和监督区，根据场所类别，标识出人流、物流、药物流和气流，并对流向的合理性进行评价。

2）放射工作场所的屏蔽防护：应满足国家标准的要求，并符合防护最优化的原则，过厚也是不合理的，评价过程中，要充分考虑不同的照射方向、射线类型和照射条件，六面体毗邻环境人员所处位置和滞留时长，防护材料的搭接方式，给出平面图，必要时还要给出剖面图。通过对初步设计方案的复核，提出建议，不仅要关注欠防护，也要关注过防护，值得注意的是，评价单位不得承担设计任务。

3）放射工作场所的防护设施与屏蔽防护：是组合式互补，在满足建筑体屏蔽厚度的同时，采用附加防护措施，以保障在工作状态下，工作人员和周围工作场所的放射安全。在预评价中，应详细描述拟设置哪些防护措施，设置的位置、工作或显示方式、防护用品形式等。关注放射工作场所区域控制措施、放射设备运行安全保障措施和控制外照射剂量措施，不要疏漏对潜在照射的辐射安全评价。

通过分析、评估，应明确建设项目的辐射屏蔽设计是否满足国标和本项目的剂量约束目标值，放射工作场所的分区和采取的防护措施是否满足国家法律法规和标准的要求，以及需要改进的地方。

（5）辐射监测计划：包括辐射源监测、工作场所监测、个人剂量监测、监测计划的评价。

放射线的特性决定了辐射监测与检测是重要的防护手段，监测是建设单位的主动行为，检测是委托有资质单位进行的。开展监测工作，需要配置仪器设备，包括与源项相关的质控监测设备和与场所、人员辐射安全相关的防护监测设备。在预评价中，应描述监测设备配置计划和已有的配置，放射工作人员、放射工作场所和辐射源的监测计划和职责分工。客观评价监测项目、监测频次、监测人员和监测设备的适宜性。

（6）辐射危害评价：包括正常运行条件下的辐射危害评价和异常情况下的辐射危害评价。

主要是针对辐射工作人员可能受到的辐射剂量估算，并对可能发生的潜在照射对健康的影响进行分析评估。因此，应明确给出不同类型（如眼晶状体、甲状腺、皮肤和性腺）典型确定性效应的剂量阈值。一是结合建设项目正常运行条件下放射工作人员可能受到的剂量，评价相应水平的受照剂量可能造成的健康影响；在意外受照情形下，分别对工作人员可能受到的健康影响和受检者／患者可能产生的不良反应及其防控措施进行评价。二是对建设项目拟采取的安全防护措施对人员健康保护的预期效果进行评价。三是对拟开展项目的事故处理措施的适用性和有效性进行评价。通过分析、评估，判定放射工作人员和公众所受剂量是否满足本项目的评价目标，对存在潜在风险的，应提出明确建议。

（7）应急准备与响应：包括应急组织与职责、应急计划。

为在辐射技术应用的过程中，能够及时、有序、正确地处理辐射事故，建设单位应建立相应的组织机构，明确各部门、各类人员的职责，编制事故应急处置方案，人员、物资等保障计划，并组织演练。预评价时，应对建设单位拟建立的组织机构和职责等做出评价并提出建议。

（8）辐射防护管理：包括管理组织和制度、职业人员健康管理。依据国家法律法规，放射工作单位应建立辐射防护管理组织，明确职责，建立规章制度和操作规程。预评价时，应结合建设单位提供的已建立或拟建立的防护组织机构、已制定或拟制定的规章制度和操作规程进行评价，防护组织应明确组成结构和职责，规章制度应至少涵盖放射诊疗工作管理、放射工作场所和放射诊疗设备管理、放射工作人员管理、放射设备检查与维修管理、辐射应急管理、放射诊疗的质量保证与质量控制和设备安全操作规程等，对与辐射安全相关的各类档案的管理也要评价。所有的管理性文件，不仅要满足种类的要求，还要满足内容的适宜性和有效性。

（9）结论与建议：包括评价给出的结论和提出的建议。对整个预评价报告的高度概括，结论表述应清晰、明确，对不满足国家法律法规和标准要求的要明确表述，不得以建议的形式提出；建议要具有针对性，不能虚拟化、大众化，不具备可操作性。预评价环节是在项目建设前的辐射防护安全论证，是前期预防的重要体现，必须避免形式化；预评价完成后，建设项目的辐射源项、屏蔽防护、工作场所位置、布局发生变化时，应重新进行预评价。

三、建设项目职业病危害控制效果辐射防护评价

依据《职业病防治法》等相关国家法律法规，新建、改建、扩建放射工作场所，技术改造、技术引进与放射相关的项目，在建设项目完成建设、设备安装调试完成、防护设施落实到位、竣工验收前，建设单位应当委托有资质的放射卫生技术服务机构进行职业病危害控制效果评价。

（一）控制效果评价的目的

建设项目竣工验收前，通过对建设项目的辐射源项、辐射防护设施、放射工作人员及规章制度等的现场核验，确认与预评价和法律法规的、标准的符合性，为建设单位申请竣工验收和完善职业卫生管理提供指导性意见。

（二）控制效果评价的实施

1. 资料收集

控制效果评价是在建设项目完成建设、设备安装调试完成，辐射防护设施、辐射防护管理落实到位的情况下进行的，因此评价工作的基础信息主要来自评价单位的现场采集和建设单位的提供，其主要包括以下两方面：

（1）评价单位采集的资料：辐射源项参数、设备与场所检测数据、场所位置和布局、辐射防护设施与防护用品核验记录、防护检测与质控检测设备配置记录等。

（2）建设单位提供的资料：场所的屏蔽防护厚度、放射工作人员配置及体检、培训、个人剂量监测证明文件、辐射防护管理的规章制度、操作规程、质控检测的记录表格等。

2. 控制效果评价报告编制

控制效果评价报告的内容应至少满足上述组成结构内容的基本要求，在每一个章节

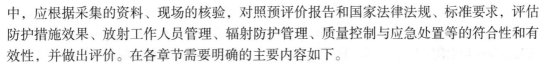

中，应根据采集的资料、现场的核验，对照预评价报告和国家法律法规、标准要求，评估防护措施效果、放射工作人员管理、辐射防护管理、质量控制与应急处置等的符合性和有效性，并做出评价。在各章节需要明确的主要内容如下。

（1）概述：包括评价目的、评价范围、评价内容、评价依据、评价目标。控制效果评价报告中的评价范围和评价内容应与预评价报告相符或是预评价报告中的一部分，但不能多于评价报告范围和内容；评价依据应使用开展评价时现行有效的法规和标准；评价目标应与预评价一致，如果进行了调整，应进行说明。

（2）建设项目概况与工程分析：包括项目基本情况、防护措施布置情况。要描述评价项目的性质，核实并描述建设项目的位置、毗邻关系，如与预评价存在不一致的，应详细说明。分别给出工作场所整体平面图、区域平面图和局部平面图，配置的工作人员在现场核实的基础上，要详细描述人员数量、执业资格、技术职称、体检、培训和个人剂量监测等信息，并进行符合性评价。

（3）辐射源项分析：包括放射源安装或使用位置、放射源产生的射线种类、辐射强度及相关参数指标等。要核实并详细描述与放射源相关的各项参数，特别是源项的活度或能量、操作方式等，与预评价对照并进行评价，如有不一致的，应酌情对变化部分补充评价。

（4）防护措施评价：包括对预评价中涉及的工作场所布局、分区与分级和屏蔽防护、防护安全装置和其他防护措施进行核实与评价。通过现场查验，核实工作场所布局、分区，以及人流、物流、药物流和气流走向，评价适宜性和与预评价的一致性；核实屏蔽设施是否按屏蔽设计条件施工建造，结合设备与场所的验收检测报告，评估放射设备性能和工作场所的辐射剂量水平是否满足国家标准和评价目标的要求；检查各项安全设施、防护用品的落实情况，将应急开关、监控设备、防护宣传板等安全设施的位置标注在平面示意图上，并对安全设施的有效性和冗余性进行评估。

（5）辐射监测与评价：包括建设单位自主监测、评价报告编制单位的验证监测。自主监测是建设单位依法主动开展的，验证监测是由第三方技术服务机构完成的。核验建设单位是否依照法规和标准，建立本单位的日常监测计划，建立设备稳定性监测和质量控制监测规范，编制了记录表格，落实了监测主体，配置的监测设备和模体是否符合要求；委托监测项目和委托服务的机构是否满足管理要求。描述评价单位或有资质的技术服务机构验证检测位置、条件、辐射剂量水平。通过现场查验，结合预评价报告的相关内容和国家法规与标准的要求进行评估。

（6）辐射危害综合评价：包括正常运行条件下的辐射危害评价和异常情况下的辐射危害评价。

在正常运行条件下，利用验证获得的检测数据，结合不同岗位人员的工作负荷和居留时间，计算各类人员的剂量负担，对照评价目标评估可能导致的辐射危害。

利用检测获得的异常情况下高风险位置的剂量数据，结合职业人员的工作负荷和居留时间，计算可能造成的职业人员的剂量负担并进行评价。

（7）应急准备与响应：包括应急组织与职责、应急准备、应急计划、应急能力的保持。查验建设单位是否建立了应急组织并明确职责，是否有应急准备和应急计划，是否具备应急处置能力并开展演练，通过查验进行评估。

（8）辐射防护管理：包括管理组织、管理制度及其实施、职业人员健康管理。通过现场对放射工作人员的体检、培训、个人剂量监测落实情况的检查和对前述内容的查验，核实建设单位辐射防护管理组织、辐射防护管理规章制度和操作规程等的可行性和有效性并进行评价。

（9）结论与建议：包括评论给出的结论和提出的建议。对整个控制效果评价报告的总结和概括，结论表述要求准确、清楚，应清晰地表述建设项目的辐射防护设施是否能有效控制职业危害，是否满足法律法规、标准和放射卫生学的要求，所建立的规章制度、操作规程和应急响应管理是否可行，建设项目的放射性职业病危害防护措施是否达到竣工验收要求。建议应是建设单位后续工作中可进一步提高的内容，要有针对性，不能泛泛地提，不能有在控制效果评价中发现不符的内容。

控制效果评价环节是在现场对各种辐射防护措施的检测和查验，验证预评价设定的各种防护措施与要求的落实情况，是在建设项目竣工验收前的辐射防护安全评估，因此必须认真、仔细，不可敷衍和弄虚作假。

需要注意的是，进行控制效果评价的项目如果在辐射源项、工作场所位置、屏蔽防护等较预评价项目发生明显变化时，该建设项目不应判定进行了预评价。

（娄　云）

第三节　辐射机构的监督与管理

一、放射卫生监督概述

卫生监督是指卫生行政部门执行国家法律法规，维护公共卫生和医疗服务秩序，保护人民群众健康及其相关权益，对特定的公民、法人和其他组织所采取的能直接产生法律效果的卫生行政执法行为。放射卫生监督是国家卫生监督的一部分，是卫生行政部门依据放射卫生法律法规、标准和规范等规定，对管理相对人实施监督检查，督促其履行法定义务，并对违法行为依法给予处罚的卫生行政执法行为。

（一）监督目的

放射卫生监督的根本目的是通过放射卫生执法，预防、控制和消除放射性危害，尽可能降低或避免放射工作人员、患者（受检者）及公众的受照剂量，防止或减少放射性损伤现象的发生，保障放射工作人员、患者（受检者）及公众的身体健康与生命安全，促进电离辐射技术的合理应用及可持续发展。

（二）监督依据

放射卫生监督的依据主要包括放射卫生法律、放射卫生行政法规、地方性放射卫生法规、放射卫生部门规章、地方政府放射卫生规章、放射卫生标准、放射卫生技术规范及放射卫生规范性文件。上述具体内容可以查阅第一节。

（三）监督检查

放射卫生监督检查是卫生行政部门依据法定的卫生监督职权，依法对管理相对人履行法定义务情况实施的检查、了解和监督的具体行政行为。放射卫生监督检查可以预防和及时纠正相对人的违法行为，促使相对人守法，从而保障放射卫生法律法规的有效实施。放射卫生监督检查根据检查的对象不同，可以分为日常监督检查、专项监督检查、随机监督检查、投诉举报调查等；根据检查与相对人活动的时间关系，可以分为事前检查、事中检查和事后检查。放射卫生监督检查的方法有以下几种。

（1）审查：是指对相对人提交的书面资料进行核实、查验，判断其真实、合法和合理性，并做出相应的决定。例如，对医疗机构提交的放射诊疗建设项目预防性审查申请资料、放射诊疗许可申请资料的审查。

（2）调查：是指采取查明的手段了解相对人遵守放射卫生法律法规的情况。例如，某放射工作人员投诉其所在用人单位未开展职业健康检查，对该用人单位开展包括投诉内容的职业健康管理情况进行全面调查。

（3）检验：是指对相对人的产品或物品进行采样、送检，确定其是否符合国家放射卫生标准的要求。例如，委托技术机构对放射诊疗设备的质量状态、放射诊疗工作场所的防护状况进行检测。

（4）勘验：是指对相对人实施某种行为的现场进行实地了解、查看，以确定相对人的责任。勘验时对现场各种情况可以摄录、拍照和快速检测。例如，对医疗机构放射诊疗场所、设备和人员进行检查、检测等。

（5）汇报：是指通过听取相对人汇报、说明有关情况，了解相对人守法情况。例如，听取医疗机构开展放射诊疗工作情况的汇报。

（6）查阅资料：是指依法要求相对人就有关调查事项提供必要的资料，对资料内容进行查阅，确定其守法情况。例如，要求医疗机构提供放射工作人员个人剂量监测报告。

（7）其他方法：在开展监督检查时，也可以灵活采用询问有关工作人员、进行座谈、暗访等方式。

（四）监督结果处理

卫生监督检查结果的处理应公正、公平、公开，坚持监督与服务相结合、处罚与教育相结合的原则。

1. 行政处罚

放射卫生行政处罚是指卫生行政机关为维护公民健康，保护公民、法人或者其他组织的合法权益，依法对管理相对人违反放射卫生法律法规尚未构成犯罪的行为给予的惩戒或制裁。经调查取证，违法事实查实的，应予行政处罚。违法行为轻微并及时改正，没有造成危害后果的，不予行政处罚。初次违法且危害后果轻微并及时改正的，可以不予行政处罚。行政机关实施行政处罚时，应责令当事人改正或者限期改正违法行为。违法行为涉嫌犯罪的，行政机关应当及时将案件移送司法机关，依法追究刑事责任。

2. 教育指导

对当事人的违法行为依法不予行政处罚的，行政机关应当对当事人进行教育。教育指导可以采取书面责令改正的方式，如制作《卫生监督意见书》，提出明确的整改意见书。

二、医用辐射机构监督与管理

卫生行政部门依法对开展放射诊疗工作的医疗机构（以下简称"放射诊疗机构"）开展卫生监督。放射诊疗工作是指使用放射性同位素、射线装置进行临床医学诊断、治疗和健康检查的活动，按照诊疗风险和技术难易程度分为 4 类，分别是放射治疗、核医学、介入放射学及 X 射线影像诊断。卫生行政部门通过对放射诊疗机构监督检查，了解其执行法律法规及标准等情况，及时发现问题，督促整改，纠正违法行为。

（一）放射诊疗建设项目卫生审查

建设项目是指可能产生职业病危害的新建、改建、扩建项目和技术改造、技术引进项目。放射诊疗建设项目是医疗机构以放射性职业病危害为主的建设项目，如新建 DR、CT 等 X 射线影像诊断机房、改建核医学工作场所等。对放射诊疗建设项目开展卫生审查的目的是从源头预防、控制和消除放射性职业病危害，防止放射性职业病发生，保护放射工作人员、患者（受检者）和公众的生命健康。国家对放射诊疗建设项目实行分类管理，按照可能产生的放射性危害程度与诊疗风险分为危害严重和危害一般两类。危害严重类的放射诊疗建设项目包括立体定向放射治疗装置（γ 刀、X 刀等）、医用加速器、质子治疗装置、重离子治疗装置、钴 -60 治疗机、中子治疗装置与后装治疗机等放射治疗设施，PET、SPECT 及使用放射性药物进行治疗的核医学设施，其他放射诊疗建设项目为危害一般类。

1. 职业病危害辐射防护预评价审核

建设单位在可行性论证阶段，应委托具有资质的放射卫生技术服务机构对放射诊疗建设项目进行职业病危害辐射防护预评价（以下简称"预评价"）。承担预评价的放射卫生技术服务机构完成"预评价报告"编制后，对危害严重类的建设项目应组织专家对预评价报告进行技术评审，危害一般类的预评价报告专家评审按照省级卫生行政部门规定执行。预评价报告完成后，建设单位应向具有审批权的卫生行政部门提出预评价报告审核申请，并提交预评价审核申请表、预评价报告、专家评审意见等材料。放射治疗、核医学建设项目由省级卫生行政部门负责卫生审查，设区的市级卫生行政部门负责介入放射学建设项目的卫生审查，县级卫生行政部门负责 X 射线影像诊断建设项目的卫生审查。同时拟建不同类别放射诊疗建设项目的，向具有高类别审查权限的卫生行政部门申请卫生审查。

卫生行政部门收到申请后，应对材料进行形式审查，申请材料齐全、符合法定形式的，应当受理其卫生行政许可申请，出具"行政许可申请受理通知书"。卫生行政部门审查的内容主要包括：放射卫生技术服务机构资质证书是否有效；报告编制是否符合相关的规范标准要求，评价依据和引用的法律法规和标准是否准确，评价内容是否齐全、真实可靠，分析及评价是否科学、客观，提出辐射防护的建议是否切实、有效等。卫生行政部门应当自收到预评价报告之日起 30 日内，做出审核决定，审核同意的，予以批复；不同意的，书面通知建设单位并说明理由。

2. 辐射防护设施设计审查

建设项目的辐射防护设施应与主体工程同时设计，同时施工，同时投入生产和使用（以下简称"三同时"）。放射性危害严重类的建设项目的辐射防护设施设计，应当经卫生行政部门审查同意后，方可施工。辐射防护设施设计的相关内容可以合并在预评价报告中。卫生行政部门对预评价报告审查时，对报告中辐射防护设施设计一并审查。审查内容包括：辐射防护设施设计是否符合法律法规及放射卫生标准要求，预评价报告及专家提出的辐射防护设施建议是否落实等。

3. 辐射防护设施竣工验收

建设单位在放射诊疗建设项目竣工验收前，应委托具有资质的放射卫生技术服务机构对放射诊疗建设项目进行职业病危害辐射防护控制效果评价（以下简称"控效评价"）。控效评价报告完成后，建设单位向卫生行政部门申请竣工验收，并提交辐射防护设施竣工验收申请表、控效评价报告、预评价审核同意（含危害严重类项目辐射防护设施设计）证明材料等材料。

卫生行政部门收到相关申请材料后，对材料进行形式审查，申请材料符合法定形式、齐全的，受理其竣工验收申请，出具"行政许可申请受理通知书"。危害严重类的建设项目，卫生行政部门组织专家对控效评价报告进行评审，危害一般类的控效评价报告专家评审按照省级卫生行政部门规定执行。专家评审组对控效报告进行评审后，给出建议同意（建议通过）、建议修改后同意（建议整改后通过）或建议不予同意（建议不予通过）的审查结论。卫生行政部门根据审查结论，组织相关人员对建设项目进行现场验收。材料审查的主要内容：放射卫生技术服务机构资质、服务项目；评价报告的规范性及专家审查意见落实情况等。现场验收主要包括控效评价报告指出的问题和提出的意见是否进行了整改并落实，辐射防护设施、放射诊疗工作场所辐射水平监测结果是否符合相关标准要求，防护设施落实及有效运行情况，各项规章制度落实执行等情况。

卫生行政部门对验收符合要求的建设项目，予以批复，并出具验收合格证明文件；不合格的，书面通知建设单位并说明理由。对竣工验收提出整改意见的，建设单位提交整改报告后，卫生行政部门组织复核，确认符合要求的，予以批复，出具验收合格证明文件；没有提交整改报告的不批复。

（二）放射诊疗许可审查

开展放射诊疗工作的医疗机构，应根据所开展的放射诊疗工作类别，向卫生行政部门提出放射诊疗许可申请，取得《放射诊疗许可证》后，方可从事许可范围内的放射诊疗工作。

1. 许可申请与审批

放射诊疗许可实行分级管理，开展放射治疗、核医学工作的，向省级卫生行政部门提出申请；开展介入放射学工作的，向设区的市级卫生行政部门提出申请；开展 X 射线影像诊断工作的，向县级卫生行政部门提出申请。同时开展几个项目的，向具有最高类别审批权的卫生行政部门提出申请。

医疗机构申请放射诊疗许可，需提交下列相关材料：①放射诊疗许可申请表；②《医疗机构执业许可证》（复印件）或《设置医疗机构批准书》（复印件）；③放射诊疗专业技术人员一览表及其任职资格证书（复印件）；④放射诊疗设备清单；⑤属于配置许可管理的放射诊疗设备，尚需提交大型医用设备配置许可证明文件（复印件）；⑥《辐射安全许可证》（复印件）；⑦有资质的技术服务机构出具的年度内放射诊疗设备性能检测报告和相应的放射工作场所防护监测报告（复印件）；⑧新建、改建、扩建项目，需要提交放射诊疗建设项目卫生审查与竣工验收证明（复印件）等。

卫生行政部门对申请材料进行形式审查，申请材料齐全、符合法定形式，应当受理其卫生行政许可申请，出具"行政许可申请受理通知书"。卫生行政部门对已受理的医疗机构提供的申请材料内容进行实质审查，必要时，可以进行现场审核。现场审核人员根据放射诊疗许可现场审核表（表 10-2），对审核内容逐项进行审核，根据审核结论判断标准（表 10-3）给出"建议批准""建议整改"或"建议不批准"的结论。

表 10-2　放射诊疗许可现场审核项目与审核内容

审核项目		序号	审核内容
一、基本条件		1*	有符合国家相关标准和规定的放射诊疗场所
		2	有质量控制与安全防护专（兼）职管理人员
		3	制定了质量控制与安全防护管理制度
		4*	工作人员接受防护知识培训并取得放射工作人员证
		5*	为工作人员建立了个人剂量、职业健康监护档案
		6	有放射事件应急处理预案
二、放射治疗	人员	7	有中级以上专业技术职务任职资格的放射肿瘤医师
		8	有病理学、医学影像学专业技术人员
		9	有大学本科以上学历或中级以上专业技术职务任职资格的医学物理人员
		10	有放射治疗技师和维修人员
	设备防护用品	11*	至少有一台远距离放射治疗装置，并具有模拟定位设备和相应的治疗计划系统等设备
		12	放射治疗场所应当按照相应标准设置多重安全联锁系统、剂量监测系统、影像监控、对讲装置和固定式剂量监测报警装置；配备放疗剂量仪、剂量扫描装置和个人剂量报警仪
	警示标志	13	含源放疗设备表面设有电离辐射标志
		14	放射诊疗工作场所的入口处，设有电离辐射警告标志和工作指示灯
	安全防护质量保证	15*	有放射治疗设备辐射防护性能报告
		16	辐射防护和质量控制的检测仪表有校准证书
		17	有工作场所和防护设施检测报告
		18*	工作人员应当按照有关规定配带个人剂量计
		19*	有放射治疗质量保证方案
三、核医学	人员	20	有中级以上专业技术职务任职资格的核医学医师
		21	有病理学、医学影像学专业技术人员
		22	有大学本科以上学历或中级以上专业技术职务任职资格的技术人员或核医学技师
	设备防护用品	23*	具有核医学设备及其他相关设备
		24	设有专门的放射性同位素分装、注射、储存场所，放射性废物屏蔽设备和存放场所；配备活度计、放射性表面污染监测仪
	警示标志	25	装有放射性同位素和放射性废物的设备、容器，设有电离辐射标志
		26	放射性同位素和放射性废物储存场所，设有电离辐射警告标志及必要的文字说明
		27	工作场所的入口处，设有电离辐射警告标志和工作指示灯

续表

审核项目		序号	审核内容
	安全防护质量保证	28	有核医学设备辐射防护性能报告
		29	辐射防护和质量控制的检测仪表校准证书
		30*	有工作场所和防护设施检测报告
		31*	工作人员应当按照有关规定配带个人剂量计
		32	有核医学诊疗质量保证方案
四、介入放射学	人员	33	有大学本科以上学历或中级以上专业技术职务任职资格的放射影像医师
		34	有放射影像技师
		35	有相关内科、外科的专业技术人员
	设备防护用品	36*	具有带影像增强器的医用诊断 X 射线机、数字减影装置等设备
		37*	有工作人员防护用品和受检者个人防护用品
	警示标志	38	工作场所的入口处，设有电离辐射警告标志和工作指示灯
	安全防护质量保证	39	有介入放射学设备辐射防护性能报告
		40*	有工作场所和防护设施检测报告
		41*	工作人员应当按照有关规定配带个人剂量计
		42	有介入放射学诊疗质量保证方案
五、X 射线影像诊断	人员	43	有专业的放射影像医师
	设备防护用品	44*	有医用诊断 X 射线机或 CT 机等设备
		45*	有工作人员防护用品和受检者个人防护用品
	警示标志	46	工作场所的入口处，设有电离辐射警告标志和工作指示灯
	安全防护质量保证	47*	有影像设备辐射防护性能报告
		48	有工作场所和防护设施检测报告
		49	工作人员应当按照有关规定配带个人剂量计
		50	有 X 射线影像诊断质量保证方案

注：带"*"的项目为"关键项"，其他为"一般项"。

表 10-3　审核结论判断标准

审核结论	关键项	一般项（%）
建议批准	全部符合或基本符合	不符合项不超过一般项总数的 15
建议整改	有不符合项，但不超过 2 项	不符合项不超过一般项总数的 30
建议不批准	不符合项超过 2 项	不符合项超过一般项总数的 30

2. 放射诊疗许可管理

（1）校验：《放射诊疗许可证》与《医疗机构执业许可证》同时校验，校验周期按照《医疗机构执业许可证》校验周期。校验应提交下列材料：①《放射诊疗许可证》正、副本；②放射诊疗设备、人员清单及变动情况；③放射工作人员个人剂量监测、健康检查和教育培训情况；④辐射防护与质量控制管理与检测情况及检测报告；⑤放射事件发生与处理情况。卫生行政部门对校验的审查重点是检查、评估放射诊疗机构的基本执业条件和放射诊疗状况是否符合放射诊疗管理的要求。经审查符合要求的，予以校验。不符合要求的，提出整改意见，要求医疗机构限期整改。对校验合格或经整改后合格的，在其《放射诊疗许可证》正、副本校验记录栏加盖印章。

（2）变更：放射诊疗机构变更单位名称、法定代表人或负责人、地址的，应当向原发证的卫生行政部门申请提出变更，提供与变更事项相应的有效证明材料。医疗机构变更放射诊疗场所（如迁址）、诊疗设备或诊疗项目的，按照新办放射诊疗许可程序，向对变更项目有审批权的卫生行政部门申请办理。

（3）注销：放射诊疗机构存在医疗机构申请注销、逾期不申请校验或者擅自变更放射诊疗科目、校验或者办理变更时不符合相关要求且逾期不整改或者整改后仍不符合要求、歇业或者停止放射诊疗科目连续一年以上、被依法吊销《医疗机构执业许可证》的，由原许可的卫生行政部门注销《放射诊疗许可证》。医疗机构申请注销《放射诊疗许可证》时，向原发证的卫生行政部门提出注销申请。

（三）监督检查内容

1. 组织机构建立情况

放射诊疗机构建立了辐射防护管理组织，有明确职责和具体工作内容，并有工作开展记录；有专（兼）职管理人员及具体职责；定期对放射诊疗工作场所、设备和人员进行辐射防护检测、监测和检查。

2. 辐射防护管理规章制度建设情况

放射诊疗机构制订的辐射防护管理制度与现行国家法律法规和标准符合，制度的内容涵盖了放射诊疗工作相关安全和防护问题，至少应包含：①辐射防护定期检查制度；②辐射防护检测制度；③放射诊疗设备维护维修制度；④放射工作场所安全和防护管理制度；⑤辐射防护知识培训制度；⑥放射工作人员个人剂量监测制度；⑦放射工作人员职业健康检查制度；⑧放射卫生档案管理制度；⑨医疗照射防护管理制度。

对于使用放射性同位素开展放射诊疗活动的医疗机构，还应建立：①放射源领用、归还、保管制度；②放射源安全管理制度；③放射性废物收集及处理制度。

3. 建设项目管理情况

在可行性论证阶段按规定进行了职业病危害辐射防护预评价；开工建设前，向卫生行政部门提交预评价报告并经审核同意；辐射防护设施与主体工程同时设计，同时施工，同时投入生产和使用；危害严重的放射诊疗建设项目的辐射防护设施设计，经卫生行政部门审查同意后，方可施工（在预评价报告中）。放射诊疗建设项目在竣工验收前，进行控制效果评价；其放射性职业病防护设施经卫生行政部门验收合格后，方可投入使用。

4. 放射诊疗许可情况

开展放射诊疗工作的医疗机构经所在地县级以上卫生行政部门放射诊疗许可；取得《放射诊疗许可证》后，到核发《医疗机构执业许可证》的卫生行政执业登记部门办理相应诊疗科目登记手续；变更放射诊疗项目、场所或设备的，向放射诊疗许可批准机关提出许可变更申请，同时向卫生行政执业登记部门提出诊疗科目变更申请；《放射诊疗许可证》与《医疗机构执业许可证》同时校验；存在不再开展放射诊疗项目等应申请注销的情形，申请注销。

5. 放射诊疗设备管理情况

放射诊疗设备建立台账，并有维护维修记录；放射诊疗设备新安装或对关键部件维修、更换后由具有相应资质的检测机构进行验收检测合格后方可投入使用；在正常运行状态下由具有资质的检测机构每年进行一次状态检测；按照有关标准和质量保证方案定期进行稳定性检测；检测记录和检测报告妥善保管，存档备查。

6. 放射诊疗工作场所安全和防护管理情况

对放射诊疗工作场所以下内容进行重点检查。

（1）工作场所分区：按要求分为控制区和监督区，通常 X 射线影像诊断、介入放射学场所机房为控制区，控制室为监督区；放射治疗机房、迷道为控制区，其他相邻的、不需要采取专门防护手段和安全控制措施，但需经常检查其职业照射条件的区域设为监督区；核医学工作场所的控制区一般包括使用非密封放射性同位素的房间［放射性药物储存室、分装和（或）药物准备室、给药室等］、扫描室、给药后候诊室、样品测量室、放射性药物治疗的床位区、非密封放射性废物暂存场所、核素治疗病房、卫生通过间等，监督区一般包括控制室、员工休息室、更衣室等。

（2）工作场所布局和设计：X 射线影像诊断工作场所每台固定使用的 X 射线设备设有单独的机房，其最小有效使用面积、最小单边长度，机房屏蔽体外剂量水平符合标准要求；放射治疗机房设置了迷道（除 X 射线管治疗设备、术中放疗、手术室可不设迷道，γ 刀治疗机房根据场所空间和环境条件选用迷道），设置强制排风系统（通风换气次数不小于 4 次 /h），机房屏蔽体外剂量水平符合标准要求；核医学工作场所，治疗区域和诊断区域相对分开；合理设置人员通道和非密封放射性物质传递通道，防止发生交叉污染，控制区屏蔽体外剂量水平符合标准要求。

（3）警示标志：放射诊疗工作场所的入口处，设有电离辐射警告标志；在控制区进出口及其他适当位置，设有电离辐射警告标志、工作指示灯和必要的文字说明；装有放射性同位素和放射性废物的设备、容器设有电离辐射标志；放射性同位素和放射性废物储存场所设有电离辐射警告标志及必要的文字说明；设置的电离辐射警告标志和电离辐射标志符合要求；工作指示灯能正常使用。

（4）安全联锁、安全和防护设施：X 射线影像诊断机房平开机房门有自动闭门装置，推拉式机房门设有曝光时关闭机房门的管理措施，工作指示与机房门有效关联。核医学工作场所给药后患者或受检者候诊室、扫描室配备监视设施或观察窗和对讲装置；制药用回旋加速器机房内装备应急对外通信设施；回旋加速器机房内、药物制备室安装固定式剂量率巡测仪；回旋加速器机房设置门机联锁装置，机房内设置紧急停机开关和紧急开门按键。放射治疗机房安装门机联锁装置；治疗机房有从室内开启治疗机房门的装置，防护门有防挤压功能；含放射源的放射治疗机房内安装固定式剂量监测报警装置；放射治疗设备控制台、机房不同方向的墙面、入口门内旁侧等处设置急停开关；放射源后装近距离治疗工作场所控制台、后装机设备表面人员易触及位置，以及治疗机房内墙面各设置一个急停开关。控制室设有在实施治疗过程中观察患者状态、治疗床和迷道区域情况的视频装置，以及便于操作者和患者之间进行双向交流的对讲交流系统。放射治疗机房配备个人剂量报警仪，放射工作人员持报警仪进入治疗室。现场验证，上述设备能正常运行。

7. 放射工作人员职业健康管理情况

放射工作人员按规定进行上岗前、在岗期间和离岗时的职业健康检查，并建立职业健康检查档案；对于职业健康检查结果为复查、职业禁忌证、疑似职业病的放射工作人员按规定作出相应安排；放射工作人员按规定佩戴个人剂量计、进行个人剂量监测，并建立个人剂量监测档案；核医学和介入放射学放射工作人员的个人剂量监测符合相关标准的特殊要求；按规定组织放射工作人员进行上岗前和在岗期间的辐射防护知识培训；按规定对职业性放射性疾病患者进行诊治。

8. 放射源安全管理情况

放射源存入、领取、归还账目清楚、账物相符；放射性同位素不与易燃、易爆、腐蚀性物品同库储存，储存场所采取了有效防盗防泄漏措施；液态放射性物质的操作有防止液体滴漏的措施；操作放射性碘化物等挥发性或放射性气体在通风橱内进行；对工作场所地面、台面、工作服和操作人员等进行日常表面污染监测并予以记录。

9. 放射性废物管理情况

已污染的物品是否按照放射废物进行处理，如使用过的放射性药物注射器、绷带和敷料；放射性废物的容器符合要求，如污染的针头、注射器和破碎的玻璃器皿等不泄漏、较牢固并有合适屏蔽的容器内；放射性废物按长短半衰期分类收集、存放，标注了核素名称、存入时间并给予适当屏蔽；放射性废物按规定处理，由生产厂家回收或环保部门收贮；根据本单位放射性废液的产生状况设置了放射性废物衰变池。

10. 放射诊疗质量保证开展情况

建立了与本机构所开展的放射诊疗项目相适应的质量保证方案，内容包含从计划到诊疗完成的全过程，提出了确保方案实施的质量控制措施。

（1）X射线影像诊断和介入放射学质量保证：根据质量保证方案定期开展影像质量评价并有相关记录；使用介入设备时将设备名称、关键性技术参数等信息，以及与使用质量安全密切相关的必要信息记载到病历等相关记录中；开展病例追踪及结果评价并有相应记录；设备稳定性检测周期符合国家标准要求，详细记录检测结果，检测结果不符合要求的及时进行调整，复测合格后投入使用。

（2）核医学质量保证：放射性药物诊断时参考有关医疗照射指导水平，采用能达到预期诊断目的所需要的最低放射性核素使用量；给每例患者施用的放射性药物的活度与处方量一致，并在服药时记录；对施用的药物进行放射性活度检测或抽测；核医学设备如PET/CT、PET/MR、SPECT/CT在投入使用后，按照相关标准进行稳定性检测，详细记录检测结果，检测结果不符合要求的及时进行调整。

（3）放射治疗质量保证：按照质量保证方案要求开展患者固定、肿瘤定位、治疗计划设计；实施任何照射前对患者身份、肿瘤部位、物理和临床因素进行核查；治疗期间至少有两名操作人员协调操作，不擅自离开岗位，并做好当班记录；患者治疗过程进行书面记录并保存档案；验证治疗计划的执行情况，发现偏离计划现象时，及时采取补救措施并向主管部门报告；设备稳定性检测周期符合国家标准要求，检测结果与基线值进行比较，若两者偏差超过允许水平，查明原因并及时纠正。

11. 医疗照射防护

医疗照射应遵循正当性和防护最优化原则，检查重点从这两方面开展。

（1）正当性：所有新型医疗照射的技术和方法，使用前都通过正当性判断；对每项医疗照射实践进行正当性判断；使用受检者（患者）先前已有的诊断信息和医学记录，避免不必要的重复照射；X射线诊断群体检查不使用普通荧光屏透视检查方法；对妊娠妇女和可能妊娠妇女的诊断性医疗照射进行正当性判断，特别是腹部和骨盆检查；只有在临床上有充分理由要求，才对已妊娠或可能妊娠的妇女进行会引起其腹部或骨盆受到照射的放射学检查；对儿童的诊断性医疗照射进行严格的正当性判断；移动式和便携式X射线设备不用于常规检查；车载式诊断X射线设备在巡回体检或医学应急时使用，不作为固定场所的常规X射线诊断设备；尽量避免对妊娠的妇女使用诊断性放射性药物；除有临床指征并必须使用放射性药物诊断技术外，尽量避免对哺乳期妇女使用放射性药物；除有临床指征并必须使用放射性药物诊断技术外，通常不对儿童实施放射性核素显像检查；除非是挽救生命的情况，对妊娠的妇女不应施放射性药物的治疗，特别是含 ^{131}I 和 ^{32}P 的放射性药物；除非是挽救生命的情况，尽量避免对哺乳期妇女进行放射性药物治疗。

（2）防护最优化：对确实具有正当理由需要进行的检查，应用有关诊断参考水平后，在保证获得足够的诊断信息情况下，使受检者所受剂量尽可能低；在施行检查时，严格控制照射野范围，避免邻近照射野的敏感器官或组织（如性腺、晶状体、乳腺和甲状腺）受到有用线束的直接照射；为受检者（患者）配备必要的辐射防护用品，对邻近照射野的敏感器官或组织采取必要的屏蔽防护措施；在施行检查时，除受检者以外其他人员不要滞留在机房内；当受检者需要人员协助时，对陪检者采取必要的防护措施。核医学医师审查放射性药物诊疗申请时，参考核医学诊断参考水平，使患者或受检者接受的剂量尽可能低；放射性药物的患者出院时，提供书面和口头的指导。患者在接受放射治疗之前，有执业医师标明日期并签署的照射处方，包含下列信息：治疗的位置、总剂量、分次剂量、分次次数和总治疗周期，并说明在照射体积内所有危及器官的剂量；在放射治疗计划制定时，除考虑对靶区施以所需要的剂量外，尽量降低靶区外正常组织的剂量；在治疗过程中采取适当措施使正常组织所受到的照射剂量保持在可合理达到的最低水平；除有明确的临床需要外，避免对妊娠或可能妊娠的妇女施行腹部或骨盆受照射的放射治疗；若确有临床需要，对孕妇施行的任何放射治疗周密计划，以使胚胎或胎儿所受到的照射剂量减至最小。

12. 放射事件应急处置情况

建立了放射事件应急处置预案，并针对预案定期开展演练；发生放射事件按规定进行了报告和处理，并进行了记录。

（四）行政处罚

放射诊疗机构违法行为行政处罚的主要依据是《职业病防治法》和《放射诊疗管理规定》，在适用法律法规时，还应遵守各地的行政处罚自由裁量基准。放射诊疗机构的违法行为及行政处罚主要包括以下内容：

（1）未按规定进行放射性职业病危害预评价。该行为违反了《职业病防治法》第十七条第一款的规定，依据《职业病防治法》第六十九条进行处罚。

（2）未按规定提交放射性职业病危害预评价报告或预评价报告未经卫生行政部门审核同意，开工建设。该行为违反《职业病防治法》第十七条第二款的规定，依据《职业病防治法》第六十九条进行处罚。

（3）建设项目的职业病危害辐射防护设施未按照规定与主体工程同时设计、同时施工、同时投入生产和使用。该行为违反了《职业病防治法》第十八条第一款的规定，依据《职业病防治法》第六十九条进行处罚。

（4）建设项目的职业病危害辐射防护设施设计不符合国家放射卫生标准和卫生要求，或者放射性职业病危害严重的建设项目的防护设施设计未经卫生行政部门审查同意擅自施工。该行为违反了《职业病防治法》第十八条第二款的规定，依据《职业病防治法》第六十九条进行处罚。

（5）未按照规定对职业病危害辐射防护设施进行放射性职业病危害控制效果评价。该行为违反了《职业病防治法》第十八条第三款的规定，依据《职业病防治法》第六十九条进行处罚。

（6）建设项目竣工投入使用前，职业病危害辐射防护设施未按照规定验收合格。该行为违反了《职业病防治法》第十八条第四款的规定，依据《职业病防治法》第六十九条进行处罚。

（7）未取得放射诊疗许可从事放射诊疗工作。该行为违反了《放射诊疗管理规定》第十六条第二款的规定，依据《放射诊疗管理规定》第三十八条进行处罚。

（8）未办理诊疗科目登记或者未按照规定进行校验。未办理诊疗科目登记的行为违反了《放射诊疗管理规定》第十六条第二款的规定；未按照规定进行校验的行为违反了《放射诊疗管理规定》第十七条第一款的规定；依据《放射诊疗管理规定》第三十八条进行处罚。

（9）未经批准擅自变更放射诊疗项目或者超出批准范围从事放射诊疗工作。未经批准擅自变更放射诊疗项目的行为违反了《放射诊疗管理规定》第十七条第二款的规定；超出批准范围从事放射诊疗工作的行为违反了《放射诊疗管理规定》第三十八条第三项的规定；依据《放射诊疗管理规定》第三十八条进行处罚。

（10）使用不具备相应资质的人员从事放射诊疗工作。该行为违反了《放射诊疗管理规定》第七条的规定，依据《放射诊疗管理规定》第三十九进行处罚。

（11）未配备专（兼）职管理人员。该行为违反了《放射诊疗管理规定》第十九条的规定，依据《放射诊疗管理规定》第四十一条进行处罚。

（12）介入放射学与其他X射线影像诊断工作场所未为放射工作人员或受检者配备使用个人防护用品。该行为违反了《放射诊疗管理规定》第九条第三项的规定，依据《放射诊疗管理规定》第四十一条进行处罚。

（13）未按规定设置电离辐射警示标志。装有放射性同位素和放射性废物的设备或容器未设置电离辐射标志、放射性同位素和放射性废物储存场所未设置电离辐射警告标志或必要的文字说明、放射诊疗工作场所的入口处未设电离辐射警告标志、控制区进出口及其他适当位置未设电离辐射警告标志的行为，分别违反了《放射诊疗管理规定》第十条第一、二、三、四项的规定，依据《放射诊疗管理规定》第四十一条进行处罚。

（14）在控制区进出口及其他适当位置，未按照规定设置工作指示灯。该行为违反了《放射诊疗管理规定》第十条第四项的规定，依据《放射诊疗管理规定》第四十一条进行处罚。

（15）新安装、维修或更换重要部件后的放射诊疗设备，未按规定进行验收检测。该行为违反了《放射诊疗管理规定》第二十条第一款第一项的规定，依据《放射诊疗管理规定》第四十一条进行处罚。

（16）放射诊疗设备未按规定进行状态检测或稳定性检测。该行为违反了《放射诊疗管理规定》第二十条第一款第二项的规定，依据《放射诊疗管理规定》第四十一条进行处罚。

（17）购置、使用不合格或国家有关部门规定淘汰的放射诊疗设备。该行为违反了《放射诊疗管理规定》第二十条第一款第四项和第二十条第二款的规定，依据《放射诊疗管理规定》第四十一条进行处罚。

（18）未定期进行放射诊疗场所辐射水平检测或放射诊疗工作场所辐射水平不符合规定或标准。该行为违反了《放射诊疗管理规定》第二十一条第一款的规定，依据《放射诊疗管理规定》第四十一条进行处罚。

（19）对患者和受检者进行医疗照射时，未对邻近照射野的敏感器官和组织进行屏蔽防护。该行为违反了《放射诊疗管理规定》第二十五条的规定，依据《放射诊疗管理规定》第四十一条进行处罚。

（20）实施放射性药物给药和X射线照射操作时，非受检者进入操作现场或未对陪检者采取防护措施。该行为违反了《放射诊疗管理规定》第二十六条第五项的规定，依据《放射诊疗管理规定》第四十一条进行处罚。

（21）未事先告知患者和受检者辐射对健康的影响情况。该行为违反了《放射诊疗管理规定》第二十五条的规定，依据《放射诊疗管理规定》第四十一条进行处罚。

（22）放射治疗场所未按规定设置安全联锁系统、剂量监测系统或固定定式剂量报警仪、未按规定设置对讲系统或监视系统、未按规定配备放疗剂量仪或剂量扫描装置、未按规定配备个人剂量报警仪。该行为违反了《放射诊疗管理规定》第九条第一项的规定，依据《放射诊疗管理规定》第四十一条进行处罚。

（23）开展核医学工作场所未设专门的放射性同位素分装、注射、储存场所、放射性废物屏蔽设备和存放场所，未配备活度计或放射性表面污染监测仪器。该行为违反了《放射诊疗管理规定》第九条第二项的规定，依据《放射诊疗管理规定》第四十一条进行处罚。

（24）未制定与本单位从事的放射诊疗项目相适应的质量保证方案。该行为违反了《放射诊疗管理规定》第二十四条的规定，依据《放射诊疗管理规定》第四十一条进行处罚。

（25）发生放射事件并造成人员健康严重损害。该行为违反了《放射诊疗管理规定》第四十一条第五项的规定，依据《放射诊疗管理规定》第四十一条进行处罚。

（26）发生放射事件未立即采取应急救援和控制措施或未按照规定及时报告。根据该违法行为的具体情形，分别违反了《放射诊疗管理规定》第三十一条，第三十二条第一项、第二项、第三项、第四项、第五项的规定，依据《放射诊疗管理规定》第四十一条进行处罚。

（27）未按照规定对放射诊疗工作人员进行专业及防护知识培训。该行为违反了《放射诊疗管理规定》第二十三条的规定，依据《放射诊疗管理规定》第四十一条进行处罚。

（28）放射诊疗工作人员未按规定佩戴个人剂量计、未按照规定进行个人剂量监测、建立个人剂量档案。该行为违反了《放射诊疗管理规定》第二十二条、第二十三条的规定，依据《放射诊疗管理规定》第四十一条进行处罚。

（29）订立或者变更劳动合同时，未告知放射工作人员职业病危害真实情况。该行为违反了《职业病防治法》第三十三条第一款、第二款的规定，依据《职业病防治法》第七十一条进行处罚。

（30）未按照规定组织放射工作人员职业健康检查、建立职业健康监护档案或者未将检查结果书面告知劳动者。该行为违反了《职业病防治法》第三十五条第一款，第三十六条第一款、第二款的规定，依据《职业病防治法》第七十一条进行处罚。

（31）未依照规定在劳动者离开用人单位时提供职业健康监护档案复印件。该行为违反了《职业病防治法》第三十六条第三款的规定，依据《职业病防治法》第七十一条进行处罚。

（32）未按照规定安排职业病患者、疑似职业病患者进行诊治。该行为违反了《职业病防治法》第五十五条第二款、第五十六条第二款的规定，依据《职业病防治法》第七十二条进行处罚。

（33）未按照规定承担职业病诊断、鉴定费用和职业病患者的医疗、生活保障费用。该行为违反了《职业病防治法》第五十三条第三款、第五十五条第三款、第五十九条的规定，依据《职业病防治法》第七十二条进行处罚。

（34）未按照规定报告职业病、疑似职业病。该行为违反了《职业病防治法》第五十条的规定，依据《职业病防治法》第七十四条进行处罚。

（35）安排未经职业健康检查的劳动者、有职业禁忌的劳动者、未成年工或者孕期、哺乳期女职工从事接触职业病危害的作业或者禁忌作业。该行为违反了《职业病防治法》第三十五条第二款、第三十八条的规定，依据《职业病防治法》第七十五条进行处罚。

三、非医用辐射机构监督与管理

非医用辐射机构是指放射诊疗机构以外的生产、销售、使用放射性同位素与射线装置的单位，主要有放射性同位素和射线装置生产销售、工业辐射照射、工业射线探伤、核仪表、放射性测井、科学研究等单位。对非医用辐射机构的监督与管理主要依据《职业病防治法》《放射性同位素与射线装置安全和防护条例》《工作场所职业卫生管理规定》等要求，对其职业病防治情况依法开展监督。

（一）监督检查内容

1. 组织机构建立情况

建立符合要求的放射卫生管理机构或组织，危害严重的非医用辐射机构，设置职业（放射）卫生管理机构或者组织，配备专职职业（放射）卫生管理人员；其他存在职业病危害的用人单位，劳动者超过一百人的，设置职业（放射）卫生管理机构或者组织，配备专职职业（放射）卫生管理人员；劳动者在100人以下的，配备专职或者兼职的职业（放射）卫生管理人员。

2. 放射卫生管理制度和操作规程制订情况

建立、健全以下管理制度和操作规程：①放射性职业病危害防治责任制度；②放射性职业病危害警示与告知制度；③职业病危害项目申报制度；④职业病防治宣传教育培训制度；⑤辐射防护设施维护检修制度；⑥辐射防护用品管理制度；⑦放射性职业病危害监测及评价管理制度；⑧建设项目辐射防护设施"三同时"管理制度；⑨放射工作人员职业健康监护及其档案管理制度；⑩放射事故处置与报告制度；⑪放射性职业病危害应急救援与管理制度；⑫岗位放射卫生操作规程。

3. 职业病危害项目申报情况

按规定在国家申报系统中进行职业病危害项目申报，申报的放射性职业病危害因素与生产过程中产生的职业病危害因素一致；有关事项发生重大变化后进行了变更申报：进行新建、改建、扩建、技术改造或者技术引进建设项目的，自建设项目竣工验收之日起30日内进行申报；因技术、工艺、设备或者材料等发生变化导致原申报的职业病危害因素及其相关内容发生重大变化的，自发生变化之日起15日内进行申报；用人单位工作场所、名称、法定代表人或者主要负责人发生变化的，自发生变化之日起15日内进行申报；经过放射性职业病危害因素检测、评价，发现原申报内容发生变化的，自收到有关检测、评价结果之日起15日内进行申报。

4. 建设项目"三同时"实施情况

根据建设项目的实施阶段，检查"三同时"实施具体情况。

（1）预评价：对建设项目可能产生的放射性职业病危害因素及其对工作场所、劳动者健康影响与危害程度进行分析、评价；对建设项目拟采取的辐射防护设施和措施进行评价，提出对策与建议；主要负责人或其指定的负责人组织放射卫生专业技术人员对预评价报告进行评审，并按照评审意见进行修改完善；预评价工作过程形成书面报告备查。

（2）职业病防护设施设计：采纳预评价报告中的对策与建议（如未采纳进行充分论证说明）；明确职业病防护设施和应急救援设施的名称、规格、型号、数量、分布，并对防控性能进行分析；明确辅助用室及卫生设施的设置情况；主要负责人或其指定的负责人组织放射卫生专业技术人员对职业病防护设施设计进行评审，按照评审意见进行修改完善；防护设施设计工作过程形成书面报告备查。

（3）控效评价及职业病防护设施验收：主要负责人或其指定的负责人组织放射卫生专业技术人员对控效评价报告进行评审和对职业病防护设施进行验收，按照评审意见和验收意见对控效评价报告和职业病防护设施进行整改完善；形成书面报告备查；建设项目职业病防护设施验收方案、职业病危害严重建设项目控效评价与职业病防护设施验收工作报告按照规定向卫生行政部门进行报告。

5. 放射工作场所管理情况

（1）警示标志：存在或者产生放射性职业病危害的工作场所、作业岗位、设备、设施，按照 GBZ 158-2003 等相关标准的规定，在醒目位置设置图形、警示线、警示语句等警示标识和中文警示说明；警示说明载明产生职业病危害的种类、后果、预防和应急处置措施等内容。γ 辐照装置在通往辐照室的人员通道门上和货物进出口门上设置明显可见的电离辐射标志和电离辐射警告标志及源状态指示灯；加速器辐照装置入口门上设有电离辐射警告标志和工作状态指示灯。固定式 X 射线探伤机、γ 射线探伤机房门口应设有工作状态指示灯和声音提示装置，并与探伤机联锁；探伤室防护门上有电离辐射警告标志和中文警示说明；野外探伤时，控制区边界设有电离辐射警告标志和清晰可见的警告牌，监督区边界设有电离辐射警告标志和禁止无关人员入内的警告牌。

（2）安全和防护设施：按照相关标准的要求，设置安全和防护设施，以及必要的安全联锁、报警装置。γ辐照装置的辐照室人员通道门设置安全联锁，与源的升降联锁；人员通道门的内侧设有开门按钮；迷道内设有防人误入联锁；控制室和辐照室设有紧急制动装置；设有烟雾报警器与降源联锁；安装有固定式辐射监测仪等。加速器辐照装置防护门与控制台总电源或装置高压联锁；辐照室出入口门与控制台总电源或装置高压联锁；迷道内光电显示与控制台总电源或装置高压联锁紧急停机按钮等。固定式X射线探伤机、γ射线探伤机房门口设有门机联锁；设有紧急停机按钮；γ射线探伤机房还应安装固定式辐射监测仪。

（3）工作场所检测、评价：实施由专人负责的工作场所放射性职业病危害因素日常监测，确保监测系统处于正常工作状态；危害严重的用人单位，委托具有相应资质的放射卫生技术服务机构，每年至少进行一次放射性职业病危害因素检测，每三年至少进行一次职业病危害现状评价；职业病危害一般的用人单位，委托具有相应资质的放射卫生技术服务机构，每三年至少进行一次放射性职业病危害因素检测；检测、评价结果存入本单位放射卫生档案，并向卫生行政部门报告和放射工作人员公布。

（4）公示：在工作场所醒目位置设置公告栏，公布有关职业病防治的规章制度、操作规程、放射事故应急救援措施和放射性职业病危害因素检测结果。

6. 放射工作人员职业健康管理情况

放射工作人员按规定进行上岗前、在岗期间和离岗时的职业健康检查，并建立职业健康检查档案；对于职业健康检查结果为复查、职业禁忌证、疑似职业病的放射工作人员按规定作出相应安排；放射工作人员按规定佩戴个人剂量计、进行个人剂量监测，并建立个人剂量监测档案；按规定组织放射工作人员进行上岗前和在岗期间的辐射防护知识培训；按规定对职业性放射性疾病患者进行诊治。

7. 放射卫生档案建立情况

建立了以下档案：职业病防治责任制文件；放射卫生管理规章制度、操作规程；工作场所放射性职业病危害因素种类清单、岗位分布及作业人员接触情况等资料；辐射防护设施、应急救援设施基本信息，以及其配置、使用、维护、检修与更换等记录；工作场所放射性职业病危害因素检测、评价报告与记录；辐射防护用品配备、发放、维护与更换等记录；主要负责人、放射卫生管理人员和放射性职业病危害严重工作岗位的劳动者等相关人员放射卫生培训资料；放射事故报告与应急处置记录；放射工作人员职业健康检查结果汇总资料，存在职业禁忌证、职业健康损害或者职业病的放射工作人员处理和安置情况记录；建设项目"三同时"有关资料；职业病危害项目申报等有关回执或者批复文件。

（二）行政处罚

（1）未按规定进行职业病危害预评价。该行为违反了《职业病防治法》第十七条第一款的规定，依据《职业病防治法》第六十九条进行处罚。

（2）建设项目的职业病危害辐射防护设施未按照规定与主体工程同时设计、同时施工、同时投入生产和使用。该行为违反了《职业病防治法》第十八条第一款的规定，依据《职业病防治法》第六十九条进行处罚。

（3）建设项目的职业病危害辐射防护设施设计不符合国家放射卫生标准和卫生要求。

该行为违反了《职业病防治法》第十八条第二款的规定，依据《职业病防治法》第六十九条进行处罚。

（4）未按照规定对职业病危害辐射防护设施进行职业病危害控制效果评价。该行为违反了《职业病防治法》第十八条第三款的规定，依据《职业病防治法》第六十九条进行处罚。

（5）建设项目竣工投入生产和使用前，职业病危害辐射防护设施未按照规定验收合格。该行为违反了《职业病防治法》第十八条第四款的规定，依据《职业病防治法》第六十九条进行处罚。

（6）工作场所放射性职业病危害因素检测、评价结果没有存档、上报、公布。该行为违反了《职业病防治法》第二十六条第二款的规定，依据《职业病防治法》第七十条进行处罚。

（7）未设置或者指定放射卫生管理机构或者组织，配备专职或者兼职的放射卫生管理人员，制定职业病防治计划和实施方案，建立、健全放射卫生管理制度和操作规程，建立、健全放射卫生档案和放射工作人员健康监护档案，建立、健全工作场所放射性职业病危害因素监测及评价制度，建立、健全放射事故应急救援预案等职业病防治管理措施。该行为违反了《职业病防治法》第二十条的规定，依据《职业病防治法》第七十条进行处罚。

（8）未按照规定公布有关职业病防治的规章制度、操作规程、放射事故应急救援措施。该行为违反了《职业病防治法》第二十四条第一款的规定，依据《职业病防治法》第七十条进行处罚。

（9）未按照规定组织放射工作人员进行职业卫生培训，或者未对放射工作人员个人职业病防护采取指导、督促措施。该行为违反了《职业病防治法》第三十四条第二款的规定，依据《职业病防治法》第七十条进行处罚。

（10）未按照规定及时、如实向卫生行政部门申报产生职业病危害的项目。该行为违反了《职业病防治法》第十六条第二款的规定，依据《职业病防治法》第七十一条进行处罚。

（11）未实施由专人负责的放射性职业病危害因素日常监测，或者监测系统不能正常监测。该行为违反了《职业病防治法》第二十六条第一款的规定，依据《职业病防治法》第七十一条进行处罚。

（12）订立或者变更劳动合同时，未告知放射工作人员职业病危害真实情况。该行为违反了《职业病防治法》第三十三条第一款、第二款的规定，依据《职业病防治法》第七十一条进行处罚。

（13）未按照规定组织放射工作人员职业健康检查、建立职业健康监护档案或者未将检查结果书面告知劳动者。该行为违反了《职业病防治法》第三十五条第一款、第三十六条第一款、第二款的规定，依据《职业病防治法》第七十一条进行处罚。

（14）未依照规定在劳动者离开用人单位时提供职业健康监护档案复印件。该行为违反了《职业病防治法》第三十六条第三款的规定，依据《职业病防治法》第七十一条进行处罚。

（15）工作场所放射性职业病危害因素的强度或者浓度超过国家放射卫生标准。该行为违反了《职业病防治法》第十五条第（一）项的规定，依据《职业病防治法》第七十二条进行处罚。

（16）未提供辐射防护设施和个人使用的辐射防护用品，或者提供的辐射防护设施和个人使用的辐射防护用品不符合国家放射卫生标准和卫生要求。该行为违反了《职业病防治法》第二十二条第一款、第二款的规定，依据《职业病防治法》第七十二条进行处罚。

（17）未按照规定对工作场所放射性职业病危害因素进行检测、评价。该行为违反了《职业病防治法》第二十六条第二款的规定，依据《职业病防治法》第七十二条进行处罚。

（18）工作场所放射性职业病危害因素经治理仍然达不到国家放射卫生标准和卫生要求时，未停止存在放射性职业病危害因素的作业。该行为违反了《职业病防治法》第二十六条第四款的规定，依据《职业病防治法》第七十二条进行处罚。

（19）未按照规定安排职业病患者、疑似职业病患者进行诊治。该行为违反了《职业病防治法》第五十五条第二款、第五十六条第二款的规定，依据《职业病防治法》第七十二条进行处罚。

（20）发生或者可能发生放射事故时，未立即采取应急救援和控制措施或者未按照规定及时报告。该行为违反了《职业病防治法》第三十七条第一款的规定，依据《职业病防治法》第七十二条进行处罚。

（21）未按照规定在产生严重职业病危害的作业岗位醒目位置设置警示标识和中文警示说明。该行为违反了《职业病防治法》第二十四条第二款的规定，依据《职业病防治法》第七十二条进行处罚。

（22）隐瞒、伪造、篡改、毁损职业健康监护档案、工作场所职业病危害因素检测评价结果等相关资料，或者拒不提供职业病诊断、鉴定所需资料。该行为违反了《职业病防治法》第四十七条第一款的规定，依据《职业病防治法》第七十二条进行处罚。

（23）未按照规定承担职业病诊断、鉴定费用和职业病患者的医疗、生活保障费用。该行为违反了《职业病防治法》第五十三条第三款、第五十五条第三款、第五十九条的规定，依据《职业病防治法》第七十二条进行处罚。

（24）未按照规定报告职业病、疑似职业病。该行为违反了《职业病防治法》第五十条的规定，依据《职业病防治法》第七十四条进行处罚。

（25）可能发生急性职业损伤的放射工作场所或者放射性同位素的运输、贮存不符合规定。该行为违反了《职业病防治法》第二十五条第一款、第二款的规定，依据《职业病防治法》第七十二条进行处罚。

（26）将产生放射性职业病危害的作业转移给没有辐射防护条件的单位和个人，或者没有辐射防护条件的单位和个人接受产生放射性职业病危害的作业。该行为违反了《职业病防治法》第三十一条的规定，依据《职业病防治法》第七十五条进行处罚。

（27）擅自拆除、停止使用辐射防护设备或者应急救援设施。该行为违反了《职业病防治法》第二十五条第三款的规定，依据《职业病防治法》第七十五条进行处罚。

（28）安排未经职业健康检查的劳动者、有职业禁忌的劳动者、未成年工或者孕期、哺乳期女职工从事接触职业病危害的作业或者禁忌作业。该行为违反了《职业病防治法》第三十五条第二款、第三十八条的规定，依据《职业病防治法》第七十五条进行处罚。

（29）用人单位违反《职业病防治法》规定，已经对劳动者生命健康造成严重损害。依据《职业病防治法》第七十七条进行处罚。

（陈春晖）

第四节　职业人群的健康管理

一、职业健康检查

为加强对从事接触电离辐射照射人员的管理，保障其健康与安全，国家先后颁布了《中华人民共和国职业病防治法》《放射性同位素与射线装置安全和防护条例》《工作场所职业卫生管理规定》《放射工作人员职业健康管理办法》《职业健康检查管理办法》《职业病诊断与鉴定管理办法》等法规，国家卫生健康委员会发布了《放射工作人员健康要求及监护规范》《职业健康监护技术规范》《放射工作人员职业健康检查外周血淋巴细胞染色体畸变检测与评价》等。

（一）职业人群

放射职业人群是指在职业活动中受到职业照射的放射工作人员，《放射工作人员职业健康管理办法》对放射工作人员做出规定，是指在放射工作单位从事放射职业活动中受到电离辐射照射的人员。同时，该办法对放射工作单位也作出了规定，规定了开展下列活动的企业、事业单位和个体经济组织属于放射工作单位：①放射性同位素（非密封放射性物质和放射源）的生产、使用、运输、贮存和废弃处理；②射线装置的生产、使用和维修；③核燃料循环中的铀矿开采、铀矿水冶、铀的浓缩和转化、燃料制造、反应堆运行、燃料后处理和核燃料循环中的研究活动；④放射性同位素、射线装置和放射工作场所的辐射监测；⑤国家卫生健康委员会规定的与电离辐射有关的其他活动。

在上述单位中从事接触电离辐射的放射工作人员均纳入放射职业人员管理，其职业健康受到法律保护。

（二）健康检查

《职业病防治法》规定，对从事接触职业病危害作业的放射工作人员，放射工作单位应当按照国务院卫生行政部门的规定组织上岗前、在岗期间和离岗时的职业健康检查，并将检查结果书面告知放射工作人员。职业健康检查费用由放射工作单位承担。

放射工作人员的职业健康检查包括上岗前、在岗期间和离岗时的检查，不包括应急（或事故）照射检查，应急（或事故）照射检查属于职业健康监护范围。

1. 上岗前职业健康检查

放射工作人员上岗前，应当进行上岗前的职业健康检查，符合放射工作人员健康标准的，方可参加相应的放射工作。放射工作单位不得安排未经职业健康检查或不符合放射工作人员职业健康标准的人员从事放射工作。

上岗前医学检查不仅是淘汰不应（或不宜）从事放射工作的人员，而且是从业人员接触放射线前的本底资料，可为就业后定期检查、过量照射等提供对比和参考。此类检查应着重于评价工作人员的健康状况及其对预期从事的任务的适任性，并确定哪些工作人员需要在工作过程中采取特殊防护措施。

上岗前职业健康检查项目如下。

1）必检项目：医学史、职业史调查；内科、皮肤科常规检查；眼科检查（色觉、视力、晶状体裂隙灯检查、玻璃体、眼底）；血常规和白细胞分类；尿常规；肝功能；肾功能检查；外周血淋巴细胞染色体畸变分析；胸部 X 射线检查；心电图；腹部 B 超。

2）选检项目：耳鼻喉科、视野（核电厂放射工作人员）；心理测试（如核电厂操纵员和高级操纵员）；甲状腺功能；肺功能（放射性矿山工作人员，接受内照射、需要穿戴呼吸防护装置的人员）。

2. 在岗期间职业健康检查

放射工作单位应当组织上岗后的放射工作人员定期进行职业健康检查，两次检查的时间间隔不应超过 2 年，必要时可增加临时性检查。不得安排有职业禁忌的劳动者从事其所禁忌的作业；对在职业健康检查中发现有与所从事的职业相关的健康损害的劳动者，应当调离原工作岗位，并妥善安置。

在岗期间定期检查的目的是判断放射工作人员对其工作的适任性和继续适任性，发现就业后可能出现的某些与辐射有关的效应及其他疾病。

在岗期间职业健康检查项目如下。

1）必检项目：医学史、职业史调查；内科、外科、皮肤科常规检查；眼科检查（色觉、视力、晶状体裂隙灯检查、玻璃体、眼底）；血常规和白细胞分类；尿常规；肝功能；肾功能检查；外周血淋巴细胞微核试验；胸部 X 射线检查。

2）选检项目：心电图；腹部 B 超、甲状腺功能；血清睾酮；外周血淋巴细胞染色体畸变分析；痰细胞学检查和（或）肺功能检查（放射性矿山工作人员，接受内照射、需要穿戴呼吸防护装置的人员）；使用全身计数器进行体内放射性核素滞留量的检测（从事非密封源操作的人员）。

3. 离岗时职业健康检查

放射工作人员脱离放射工作岗位时，放射工作单位应当对其进行离岗时的职业健康检查，对未进行离岗时职业健康检查的劳动者不得解除或者终止与其订立的劳动合同。

离岗时健康检查的主要目的是了解工作人员离开工作岗位时的健康状况，以分清健康损害的责任，特别是依据《职业病防治法》所要承担的民事赔偿责任。其健康检查的结论是职业健康损害的医学证据，有助于明确健康损害的责任，保障工作人员的健康权益，减少社会负担。

离岗时检查项目如下。

（1）必检项目：医学史、职业史调查；内科、皮肤科常规检查；眼科检查（色觉、视力、晶体裂隙灯检查、玻璃体、眼底）；血常规和白细胞分类；尿常规；肝功能；外周血淋巴细胞染色体畸变分析；胸部 X 射线检查；心电图；腹部 B 超。

（2）选检项目：耳鼻喉科、视野（核电厂放射工作人员）；心理测试（如核电厂操纵员和高级操纵员）；甲状腺功能；肺功能（放射性矿山工作人员，接受内照射、需要穿戴呼吸防护装置的人员）；使用全身计数器进行体内放射性核素滞留量的检测（从事非密封源操作的人员）。

（三）健康要求

放射工作人员应具备在正常、异常或紧急情况下，都能准确无误地履行其职责的健康条件。

1. 健康要求

（1）意识清晰，精神状态良好，无认知功能障碍，语言表达和书写能力未见异常。

（2）内科、外科和皮肤科检查未见明显异常，不影响正常工作。

（3）裸眼视力或矫正视力不应低于4.9，无红绿色盲；耳语或秒表测试无听力障碍。

（4）造血功能未见明显异常，参考血细胞分析（静脉血仪器检测）结果，白细胞和血小板不低于参考区间下限值（表10-4）。

表 10-4　放射工作人员血细胞分析参考区间

性别	血红蛋白（g/L）	红细胞数（$\times 10^{12}$/L）	白细胞数（$\times 10^9$/L）	血小板数（$\times 10^9$/L）
男性	120 ~ 175	4.0 ~ 5.8	4.0 ~ 9.5	100 ~ 350
女性	110 ~ 150	3.5 ~ 5.1	4.0 ~ 9.5	100 ~ 350

注：高原地区应参照当地参考区间。

（5）甲状腺功能未见明显异常。

（6）外周血淋巴细胞染色体畸变率和微核率在正常参考值范围内。

2. 不应从事放射工作的指征

（1）严重的视、听障碍。

（2）严重和反复发作的疾病，使之丧失部分工作能力，如严重造血系统疾病、恶性肿瘤、慢性心肺疾患导致心肺功能明显下降、未能控制的癫痫和暴露部位的严重皮肤疾病等。

（3）未完全康复的放射性疾病。

3. 特殊工种的健康要求

核电厂操纵员：①符合普通放射工作人员的健康要求；②心理警觉和情绪稳定。感觉敏锐，能够进行快速而准确的沟通，包括说、写及运用听、视或触摸等；③体质，耐受力、运动能力、动作范围和灵巧性能够保证安全地执行其职责；④不存在干扰安全操作的精神和身体疾患；不存在任何因药物或习惯所造成的可能突然丧失工作能力的情况；⑤具有紧急情况下完成紧张体力活动的心、肺储备能力；⑥心理学测试正常。

核电厂操纵员工作期间的健康检查，每年一次。特殊情况时，可适当增加。

（四）检查机构

职业健康检查应当由取得《医疗机构执业许可证》的医疗卫生机构承担。

承担职业健康检查的医疗卫生机构（以下简称"职业健康检查机构"）应当具备以下条件。

（1）持有《医疗机构执业许可证》，涉及放射检查项目的还应当持有《放射诊疗许可证》。

（2）具有相应的职业健康检查场所、候检场所和检验室，建筑总面积不少于 400 m^2，每个独立的检查室使用面积不少于 6 m^2。

（3）具有与备案开展的职业健康检查类别（接触放射因素类）和项目相适应的执业医师、护士等医疗卫生技术人员。

（4）至少具有1名取得职业病诊断资格（职业性放射性疾病）的执业医师。

（5）具有与备案开展的职业健康检查类别（接触放射因素类）和项目相适应的仪器、设备；开展外出职业健康检查，应当具有相应的职业健康检查仪器、设备、专用车辆等条件。

（6）建立职业健康检查质量管理制度。

（7）具有与职业健康检查信息报告相应的条件。

医疗卫生机构进行职业健康检查备案时，应当提交证明其符合以上条件的有关资料。开展职业健康检查工作的医疗卫生机构对备案的职业健康检查信息的真实性、准确性、合法性承担全部法律责任。

职业健康检查机构开展职业健康检查应当与放射工作单位签订委托协议书，由放射工作单位统一组织放射工作人员进行职业健康检查；也可以由放射工作人员持单位介绍信进行职业健康检查。

职业健康检查机构应当依据相关技术规范，结合放射工作单位提交的资料，明确放射工作单位应当检查的项目和周期。

（五）检查报告

职业健康检查报告分放射工作人员个人职业健康检查报告和放射工作单位职业健康检查总结报告。

职业健康检查机构应当在职业健康检查结束之日起30个工作日内将职业健康检查结果，包括放射工作人员个人职业健康检查报告和放射工作单位职业健康检查总结报告，书面告知放射工作单位，放射工作单位应当将放射工作人员个人职业健康检查结果及职业健康检查机构的建议等情况书面告知放射工作人员。

职业健康检查机构发现疑似职业性放射性疾病患者时，应当告知放射工作人员本人并及时通知放射工作单位，同时向所在地卫生健康主管部门报告。发现职业禁忌的，应当及时告知放射工作单位和放射工作人员。

职业健康检查机构要依托现有的信息平台，加强职业健康检查的统计报告工作，逐步实现信息的互联互通和共享。

（六）报告处理

放射工作单位收到放射工作人员个人职业健康检查报告和放射工作单位职业健康检查总结报告后，应当根据职业健康检查报告，采取下列措施。

（1）对有职业禁忌的放射工作人员，调离或者暂时脱离原工作岗位。

（2）对健康损害可能与所从事的放射性工作相关的放射工作人员，进行妥善安置。

（3）对需要复查的放射工作人员，按照职业健康检查机构要求的时间安排复查和医学观察；

（4）对疑似职业性放射性疾病患者，按照职业健康检查机构的建议安排其进行医学观察或者职业病诊断。

（5）对存在职业病危害的岗位，立即改善劳动条件，完善职业病防护设施，为放射工作人员配备符合国家标准的职业病危害防护用品。

二、个人剂量监测

个人剂量监测是放射工作人员职业健康管理工作的重要内容，是控制职业照射、保障放射工作人员健康与安全的主要管理措施。《职业病防治法》规定，对放射工作场所和放射性同位素的运输、贮存，放射工作单位必须配置防护设备和报警装置，保证接触放射线的工作人员佩戴个人剂量计，接受个人剂量监测，本文主要针对外照射个人剂量监测。个人剂量监测由具备资质的技术服务机构进行。

1. 个人剂量计佩带

（1）对于比较均匀的辐射场，当辐射主要来自前方时，剂量计应佩戴在人体躯干前方中部位置，一般在左胸前或锁骨对应的领口位置；当辐射主要来自人体背面时，剂量计应佩戴在背部中间。

（2）对于如介入放射学、核医学放射性药物分装与注射等全身受照不均匀的工作情况，应在铅围裙外锁骨对应的领口位置佩戴剂量计，同时，建议采用双剂量计监测方法（在铅围裙内躯干上再佩戴另一个剂量计），且宜在身体可能受到较大照射的部位佩戴局部剂量计（如头箍剂量计、腕部剂量计、指环剂量计等）。

2. 剂量评价原则

（1）按照 GB 18871–2002 的规定，对职业照射用年有效剂量评价。

（2）当职业照射受照剂量大于调查水平时，除记录个人监测的剂量结果外，并做进一步调查。GBZ 128–2019 建议的年调查水平为有效剂量 5 mSv，单周期的调查水平为 5 mSv/（年监测周期数）。

（3）当放射工作人员的年个人剂量当量小于 20 mSv 时，一般只需将个人剂量当量 H_p（10）视为有效剂量进行评价，否则，估算人员的有效剂量；当人员的晶状体、皮肤和四肢的剂量有可能超过相应的年当量剂量限值时，给出年有效剂量的同时估算其年当量剂量。

3. 技术服务机构

取得《放射卫生技术服务机构资质证书》的技术服务机构可以承担放射工作人员的个人剂量监测，其资质业务范围必须包含个人剂量监测。

外照射个人剂量监测周期一般为 30 d，最长不超过 90 d。内照射个人剂量监测周期按照有关标准执行。个人剂量监测技术服务机构在完成一个监测周期的监测任务后，在 1 个月内出具检测 / 检验报告。

4. 检测报告

职业性外照射个人检测报告（存档版）至少包含以下要素：

（1）个人剂量监测技术服务机构名称。

（2）检测报告、样品受理编号、检测报告页码。

（3）检测项目、检测方法、用人单位、委托单位、检测 / 评价依据、检测类别 / 目的、检测仪器名称 / 型号 / 编号、探测器。

（4）检测结果：编号、姓名、性别、职业类别、剂量计佩戴起始日期、佩戴天数、监测的量。

（5）签发人及签发日期；存档文件还应包含检测人、校核人、审核人、签发人，签字日期。

（6）本周期的调查水平、最低探测水平。

三、职业健康监护

职业健康监护是指为保证放射工作人员参加工作时及参加工作后都能适任其拟承担或者所承担的工作任务而进行的医学检查和评价。

《用人单位职业健康监护监督管理办法》明确了放射工作人员的职业健康监护主要包括职业健康检查和评价，以及职业健康监护档案管理等内容。具体为上岗前、在岗期间、离岗时、受到应急照射或者事故照射时的健康检查，以及职业性放射性疾病患者和受到过量照射放射工作人员的医学随访观察。

职业健康监护中的上岗前、在岗期间、离岗时的职业健康检查在职业健康检查章节已经叙述。对参加应急处理或者受到事故照射的放射工作人员，放射工作单位应当及时组织健康检查或者医疗救治，按照国家有关标准进行医学随访观察。

1. 应急或事故照射检查

应急或事故照射的医学记录应尽可能完整，应详细记录应急照射的经过、防护情况、机体反应、详尽的体格检查，在在岗期间定期检查项目的基础上，职业健康检查机构可结合个人剂量监测或生物、物理剂量估算和临床表现等具体情况，参照相关的放射性疾病诊断标准，可适当增加必要的有针对性的检查项目，估算受照剂量，实施适当的医学处理。

应急或事故照射检查项目如下：

（1）必检项目：应急或事故照射史、医学史、职业史调查；详细的内科、外科、眼科、皮肤科、神经科检查；血常规和白细胞分类（连续取样）；尿常规；外周血淋巴细胞染色体畸变分析；外周血淋巴细胞微核试验；胸部 X 射线片（在留取细胞遗传学检查所需血样后）；心电图。

（2）选检项目：根据受照和损伤的具体情况，参照国家有关标准进行必要的检查和医学处理。

2. 监护档案

放射工作单位应为放射工作人员建立并终身保存职业健康监护档案。职业健康监护档案应包括以下内容。

（1）职业史（放射和非放射）、既往病史、个人史、应急照射和事故照射史（如有）。

（2）历次职业健康检查结果评价及处理意见。

（3）职业性放射性疾病诊治资料（病历、诊断证明书和鉴定结果等）、医学随访资料。

（4）需要存入职业健康监护档案的其他有关资料，如工伤鉴定意见或结论；妊娠声明等。

放射工作人员职业健康监护档案应有专人负责管理，妥善保存；应采取有效措施维护放射工作人员的职业健康隐私权和保密权。

放射工作人员有权查阅、复印本人的职业健康监护档案。放射工作单位应如实、无偿提供，并在所提供复印件上盖章。

（马明强）

思 考 题

1. 简述我国放射卫生相关的法律法规种类。
2. 简述国际核事故与辐射事故的分级。
3. 放射性职业病危害因素分类如何分类? 分为几类?
4. 危害严重的职业病建设项目有哪些?
5. 评价报告有几种形式? 主要包括哪些内容?
6. 简述预评价和控制效果评价目的和相互间的关系。
7. 简述职业健康监护的主要内容。

数字课程学习

⬇️教学课件　　◈拓展阅读　　🖥️课后习题

参考文献

［1］陈志.电离辐射防护基础［M］.北京：清华大学出版社，2020.

［2］宋清伟.放射医学［M］.2 版.北京：中国协和医科大学出版社，2020.

［3］夏益华.高等电离辐射防护教程［M］.哈尔滨：哈尔滨工程大学出版社，2018.

［4］胡波，刘广仁，王跃思.生态系统气象辐射监测质量控制方法［M］.北京：中国环境科学出版社，
　　　2012.

［5］苏旭，张良安.实用辐射防护与剂量学［M］.北京：中国原子能出版社，2013.

［6］牛胜利，迪波特·帕斯卡，西伊伯·哈约.职业性电离辐射照射有害健康效应的归因方法及其在癌
　　　症赔偿计划中的应用实用指南［M］.北京：中国原子能出版社，2013.

［7］强永刚.医学辐射防护学［M］.2 版.北京：高等教育出版社，2013.

［8］涂彧.放射卫生学［M］.北京：中国原子能出版社，2014.

［9］陈佳洱.加速器物理基础［M］.北京：北京大学出版社，2012.

［10］孙亮，李士骏.电离辐射剂量学基础［M］.3 版.北京：中国原子能出版社，2014.

［11］罗顺忠.核技术应用［M］.2 版.哈尔滨：哈尔滨工程大学出版社，2015.

［12］肖雪夫，岳清宇.环境辐射监测技术［M］.哈尔滨：哈尔滨工程大学出版社，2015.

［13］封章林.工业辐射防护［M］.北京：中国环境出版社，2015.

［14］张彦涛.电离辐射防护与安全实用基础［M］.天津：南开大学出版社，2015.

［15］蒋宁一，戎明海.实用医疗辐射防护［M］.北京：人民卫生出版社，2015.

［16］苏旭.放射防护检测与评价［M］.北京：中国原子能出版社，2016.

［17］尚爱国，边惠平，秦晋.核武器辐射防护技术基础［M］.2 版.西安：西北工业大学出版社，2016.

［18］朱国英，陈红红.电离辐射防护基础与应用［M］.上海：上海交通大学出版社，2016.

［19］中国标准出版社.核辐射防护仪器与辐射监测国家标准汇编［M］.北京：中国标准出版社，2017.

［20］张梦龙，牛学才，徐金法.电离辐射剂量学医学应用［M］.北京：军事医学科学出版社，2012.

［21］潘自强.辐射安全手册［M］.北京：科学出版社，2011.

郑重声明

高等教育出版社依法对本书享有专有出版权。任何未经许可的复制、销售行为均违反《中华人民共和国著作权法》，其行为人将承担相应的民事责任和行政责任；构成犯罪的，将被依法追究刑事责任。为了维护市场秩序，保护读者的合法权益，避免读者误用盗版书造成不良后果，我社将配合行政执法部门和司法机关对违法犯罪的单位和个人进行严厉打击。社会各界人士如发现上述侵权行为，希望及时举报，我社将奖励举报有功人员。

反盗版举报电话　　（010）58581999　58582371
反盗版举报邮箱　　dd@hep.com.cn
通信地址　　北京市西城区德外大街4号　高等教育出版社法律事务部
邮政编码　　100120

读者意见反馈

为收集对教材的意见建议，进一步完善教材编写并做好服务工作，读者可将对本教材的意见建议通过如下渠道反馈至我社。

咨询电话　　400-810-0598
反馈邮箱　　gjdzfwb@pub.hep.cn
通信地址　　北京市朝阳区惠新东街4号富盛大厦1座　高等教育出版社总编辑办公室
邮政编码　　100029

防伪查询说明

用户购书后刮开封底防伪涂层，使用手机微信等软件扫描二维码，会跳转至防伪查询网页，获得所购图书详细信息。

防伪客服电话　　（010）58582300